C. Marischler

BASICS Endokrinologie

BASICS

Clemens Marischler

BASICS Endokrinologie

4. Auflage

ELSEVIER

Elsevier GmbH, Bernhard-Wicki-Str. 5, 80636 München, Deutschland
Wir freuen uns über Ihr Feedback und Ihre Anregungen an kundendienst@elsevier.com

ISBN 978-3-437-41248-6
eISBN 978-3-437-05683-3

4. Auflage 2024

Wichtiger Hinweis
Die medizinischen Wissenschaften unterliegen einem sehr schnellen Wissenszuwachs. Der stetige Wandel von Methoden, Wirkstoffen und Erkenntnissen ist allen an diesem Werk Beteiligten bewusst. Sowohl der Verlag als auch die Autorinnen und Autoren und alle, die an der Entstehung dieses Werkes beteiligt waren, haben große Sorgfalt darauf verwandt, dass die Angaben zu Methoden, Anweisungen, Produkten, Anwendungen oder Konzepten dem aktuellen Wissensstand zum Zeitpunkt der Fertigstellung des Werkes entsprechen.
Der Verlag kann jedoch keine Gewähr für Angaben zu Dosierung und Applikationsformen übernehmen. Es sollte stets eine unabhängige und sorgfältige Überprüfung von Diagnosen und Arzneimitteldosierungen sowie möglicher Kontraindikationen erfolgen. Jede Dosierung oder Applikation liegt in der Verantwortung der Anwenderin oder des Anwenders. Die Elsevier GmbH, die Autorinnen und Autoren und alle, die an der Entstehung des Werkes mitgewirkt haben, können keinerlei Haftung in Bezug auf jegliche Verletzung und/oder Schäden an Personen oder Eigentum, im Rahmen von Produkthaftung, Fahrlässigkeit oder anderweitig übernehmen.
Obwohl alle Werbemittel mit ethischen (medizinischen) Standards übereinstimmen, stellt die Erwähnung in dieser Publikation keine Garantie oder Anerkennung der Qualität oder des Wertes dieses Produkts oder der Aussagen der Herstellerfirmen dar.

Für die Vollständigkeit und Auswahl der aufgeführten Medikamente übernimmt der Verlag keine Gewähr.
Geschützte Warennamen (Warenzeichen) werden in der Regel besonders kenntlich gemacht (®). Aus dem Fehlen eines solchen Hinweises kann jedoch nicht automatisch geschlossen werden, dass es sich um einen freien Warennamen handelt.

Bibliografische Information der Deutschen Nationalbibliothek
Die Deutsche Nationalbibliothek verzeichnet diese Publikation in der Deutschen Nationalbibliografie; detaillierte bibliografische Daten sind im Internet über https://www.dnb.de abrufbar.

24 25 26 27 28 5 4 3 2 1

In ihren Veröffentlichungen verfolgt die Elsevier GmbH das Ziel, genderneutrale Formulierungen für Personengruppen zu verwenden. Um jedoch den Textfluss nicht zu stören sowie die gestalterische Freiheit nicht einzuschränken, wurden bisweilen Kompromisse eingegangen. Selbstverständlich sind **immer alle Geschlechter** gemeint.

Planung: Inga Schickerling
Gestaltungskonzept: Waltraud Hofbauer, Andrea Mogwitz, Rainald Schwarz
Projektmanagement: Dr. Nikola Schmidt, Berlin; Sabine Hennhöfer, München
Redaktion: Dr. Nikola Schmidt, Berlin
Rechteklärung: Elisabeth Pillhofer
Herstellung: Sabine Hennhöfer, München; Waltraud Hofbauer, München
Satz: STRAIVE, Puducherry/Indien
Druck und Bindung: Drukarnia Dimograf Sp. z o. o., Bielsko-Biała/Polen
Umschlaggestaltung: SpieszDesign, Neu-Ulm
Titelfotografie: © ville – stock.adobe.com (Stethoskop); © colourbox.de (Tabletten); © MVshop – stock.adobe.com (Skalpell)

Aktuelle Informationen finden Sie im Internet unter **www.elsevier.de**

Vorwort

Es freut mich ganz besonders, dass das Basics Endokrinologie bereits in die vierte Auflage geht. Nachdem es in der Diabetesbehandlung bahnbrechende neue Therapien gab, sind nun auch für die Behandlung der Hyperlipidämie, der Adipositas sowie in anderen Bereichen der Endokrinologie neue Medikamente entwickelt worden und zum Teil bereits in der Anwendung. Ich bin überzeugt, dass auch in Zukunft das Verständnis von Grundlagen der Medizin entscheidend ist für eine korrekte Beurteilung von Symptomen und Befunden sowie für den Fortschritt in der Endokrinologie. Es würde mich freuen, wenn ich mit diesem Buch einen Beitrag dazu leisten kann. Ich denke, dass sich auch meine fachliche Weiterentwicklung in diesem Buch widerspiegelt. Dementsprechend wurden alle Kapitel überarbeitet und zusätzlich ein Abschnitt zu endokrinen Disruptoren eingefügt.
Ganz besonders möchte ich mich bei meiner Frau und meinen Kindern für ihre Unterstützung und Geduld bedanken, sowie bei Frau Dr. Nikola Schmidt für ihre Erfahrung und ihr Engagement bei der Betreuung des Buches.

Linz, im Frühjahr 2024
Clemens Marischler

Vorwort zur 1. Auflage

Als Leser überspringe ich selbst meist das Vorwort. Daher möchte ich hier vor allem praktische Hinweise zur Benutzung dieses Buches geben. Es wurde besonderer Wert darauf gelegt, klinische Symptome sowie diagnostische und therapeutische Vorgehensweisen übersichtlich darzustellen. Dieses Buch aus der BASICS-Reihe soll es dem Studenten ermöglichen, begleitend zu einer Famulatur oder einem Praktikum in kurzer Zeit einen Einblick in den praktischen Alltag der Endokrinologie zu bekommen. Daneben findet man sowohl Antworten auf einfache Fragen, die man sich vielleicht keinem Arzt zu stellen traut, als auch Antworten auf komplizierte Mechanismen, die einem auch ein Facharzt nicht immer so schnell erklären kann.
Das Buch ist in einen allgemeinen und einen speziellen Abschnitt gegliedert. Im allgemeinen Teil werden grundlegende Begriffe und Mechanismen erklärt, auf die in späteren Kapiteln nicht mehr eingegangen wird. Diese sind vor allem für das Verständnis von diagnostischen und therapeutischen Grundprinzipien von Bedeutung. Der spezielle Teil enthält die häufigsten endokrinen Erkrankungen, die den jeweiligen Organsystemen zugeordnet sind. Dabei findet man zu Beginn eines Kapitels eine Wiederholung physiologischer Grundlagen. Dies soll helfen, pathophysiologische Mechanismen besser zu verstehen. Mir selbst fällt das Lernen im Allgemeinen leichter, wenn ich die Zusammenhänge kenne. Leider kann man sich jedoch nicht alle Sachverhalte auf logische Weise herleiten. Dennoch hoffe ich, dass durch dieses Buch das Wissen über das breite Gebiet der Endokrinologie auf verständliche Weise nähergebracht wird. Und vielleicht gelingt es mir ja auch, einige Leser für diesen faszinierenden Bereich der inneren Medizin zu begeistern.
Wegen des wissenschaftlichen Fortschritts sind zahlreiche Vorgehensweisen, die noch vor einigen Jahren gültig waren, nun bereits überholt. Ich habe mich daher auch bemüht, aktuelle Erkenntnisse einzubeziehen. Es kann jedoch aufgrund des Umfangs nicht auf alles detailliert eingegangen werden. Dies kommt dafür dem Leser zugute, der sich nicht mit Details aufhalten möchte. Für all diejenigen, die sich vertiefend mit der Endokrinologie beschäftigen möchten, ist weiterführende Literatur zu empfehlen.
Schließlich möchte ich mich noch bei allen bedanken, die maßgeblich an der Entstehung dieses Buches beteiligt waren. Besonderer Dank gebührt Frau Primar Dr. Wilhelmine Maschek, die ohne zu zögern und mit viel Erfahrung diese Arbeit betreut hat. Aufgrund des umfassenden Themenbereiches war ich auf die Hilfe weiterer Fachärzte angewiesen. Ich bedanke mich besonders bei Primar Prof. Dr. Georg Biesenbach, Dr. Eva Bentz, Prof. Dr. Georg Schatzl und Dozent Dr. Jörg Berg für die Korrektur einzelner Kapitel. Große Unterstützung habe ich auch durch zahlreiche Kommilitoninnen und Kommilitonen, insbesondere Andreas Pollreisz und Hans Christian Lederhuber, durch meine Familie und nicht zuletzt durch die Lektorinnen Willi Haas und Veronika Sonnleitner (Elsevier/Urban & Fischer Verlag) und die Redakteurin Dagmar Reiche (Sprachquadrat) bekommen.

Wien, im Frühjahr 2007
Clemens Marischler

Abkürzungsverzeichnis

A., Aa.	Arteria, Arteriae
ACE	Angiotensin-converting-Enzym
Acetyl-CoA	Acetyl-Coenzym A
ACTH	adrenokortikotropes Hormon
ADH	antidiuretisches Hormon (= Vasopressin)
ADP	Adenosindiphosphat
AGE	advanced glycation endproducts
AGS	adrenogenitales Syndrom
AIRE	Autoimmune-Regulator
AK	Antikörper
AMP	Adenosinmonophosphat
AN	Anorexia nervosa
ANP	atriales natriuretisches Peptid
AP	alkalische Phosphatase
APECED	autoimmune Polyendokrinopathie-Candidiasis-ektodermale Dystrophie
AT II	Angiotensin II
ATP	Adenosintriphosphat
AZ	Allgemeinzustand
BB	Blutbild
BE	Broteinheit
BGA	Blutgasanalyse
BMD	Knochenmineraldichte (bone mineral density)
BMI	Body-Mass-Index
BSG	Blutkörperchensenkungsgeschwindigkeit
BZ	Blutzucker
Ca2+	Kalzium
cAMP	zyklisches Adenosinmonophosphat
CBG	kortisolbindendes Globulin
CCK	Cholezystokinin
CETP	Cholesterinester-Transferprotein
CGH	Komparative genomische Hybridisierung
cGMP	zyklisches Guanosinmonophosphat
CK	Kreatinkinase
CMV	Zytomegalievirus
COMT	Katecholamin-O-Methyltransferase
CRH	Corticotropin-releasing-Hormon
CRP	C-reaktives Protein
CT	Computertomografie, Computertomogramm
DD	Differenzialdiagnose
DDG	Deutsche Diabetes Gesellschaft
DHEA	Dehydroepiandrosteron
DHEAS	Dehydroepiandrosteronsulfat
DHT	Dihydrotestosteron
Diff-BB	Differenzialblutbild
DNA	deoxyribonucleic acid (= Desoxyribonukleinsäure, DNS)
DOC	Desoxykortikosteron
DXA	Dual-X-Ray-Absorptiometrie
EEG	Elektroenzephalografie, Elektroenzephalogramm
EGF	epidermal growth factor
EIA	enzyme-linked immunoassay
EKG	Elektrokardiografie, Elektrokardiogramm
ELISA	enzyme-linked immunosorbent assay
EPO	Erythropoetin
FDA	Food and Drug Administration
FDG	Fluordesoxyglukose
FISH	Fluoreszenz-in-situ-Hybridisierung
FIT	funktionelle Insulintherapie
FMTC	familial medullary thyroid carcinoma
FNP	Feinnadelaspirationspunktion
FSH	follikelstimulierendes Hormon
fT3	freies Triiodthyronin
fT4	freies Thyroxin
GADA	Antikörper gegen Glutamatdecarboxylase
GDP	Guanosin-5'-diphosphat
GEP	gastroenteropankreatische Tumoren
GH	growth hormone (Wachstumshormon)
GHIH	Somatostatin (Growth-Hormone-inhibiting-Hormon)
GHRH	Growth-Hormone-releasing-Hormon
GLA-Protein	Gammacarboxyglutamat-Protein
GLP-1	glucagon-like peptide
GM-CSF	Granulozyten-Makrophagen-koloniestimulierender Faktor
GnRH	Gonadotropin-releasing-Hormon
GTP	Guanosin-5'-triphosphat
h	Stunden
Hb	Hämoglobin
HbA1c	C-Fraktion des glykosylierten Hämoglobins
hCG	humanes Choriongonadotropin
HDL	High-Density-Lipoprotein
HT	Hormontherapie
Hg	Quecksilber
5-HIES	5-Hydroxyindolessigsäure
Hkt	Hämatokrit
HLA	human leukocyte antigen
hMG	humanes menopausales Gonadotropin
HMV	Herzminutenvolumen
HPT	Hyperparathyreoidismus
5-HT	5-Hydroxytryptamin (= Serotonin)
HVL	Hypophysenvorderlappen
HWZ	Halbwertszeit
IAA	Insulinautoantikörper
IA-2A	Antikörper gegen Tyrosinphosphatase
ICA	Inselzellantikörper
IDL	Intermediate-Density-Lipoproteine
IE	Insulineinheit/Internationale Einheit
IFG	impaired fasting glucose (gestörte Nüchternglukose)
IFN-α	Interferon-α
IGF-1	insulin-like growth factor 1
IGT	impaired glucose tolerance (gestörte Glukosetoleranz)
IHH	idiopathischer hypogonadotroper Hypogonadismus
i. m.	intramuskulär
INR	International Normalized Ratio
IP3	Inositoltriphosphat
i. S.	im Serum
i. v.	intravenös
IVF	In-vitro-Fertilisation
KEV	konstitutionelle Entwicklungsverzögerung
KG	Körpergewicht
KH	Kohlenhydrat(e)
KHK	koronare Herzkrankheit
KI	Kontraindikation(en)
LADA	latent autoimmune diabetes mellitus in adults
LDL	Low-Density-Lipoprotein
LH	luteinisierendes Hormon
Lj.	Lebensjahr
LPL	Lipoproteinlipase
M., Mm.	Musculus, Musculi
MAO	Monoaminooxidase
MEN	multiple endokrine Neoplasie
MIBG	Metaiodbenzylguanidin (mit ^{128}I oder ^{131}I markiertes Noradrenalin-Analogon)

MIBI	2-Methoxy-2-Methylpropyl-Isonitril (mit ^{99m}Tc markiertes Radiopharmakon zur Tumorszintigrafie)
min	Minute(n)
MODY	maturity-onset diabetes of the young
MR	Mineralokortikoidrezeptor
mRNA	Botenribonukleinsäure (messenger RNA)
MRT	Magnetresonanztomografie, Magnetresonanztomogramm
MSH	melanozytenstimulierendes Hormon
N., Nn.	Nervus, Nervi
NA	Noradrenalin
NaCl	Natriumchlorid
NET	neuroendokrine Tumore
NMH	niedermolekulares Heparin
NNM	Nebennierenmark
NNR	Nebennierenrinde
NO	Stickstoffmonoxid
NPH-Insulin	neutrales Protamin Hagedorn (Insulin, das auf dem von Hagedorn 1936 eingeführten Verzögerungsprinzip durch Protamin beruht)
NSAR	nichtsteroidale Antirheumatika
NW	Nebenwirkung(en)
OAD	orales Antidiabetikum
oGTT	oraler Glukosetoleranztest
PAS	polyglanduläres Autoimmunsyndrom
pAVK	periphere arterielle Verschlusskrankheit
PCOS	polyzystisches Ovar-Syndrom
PET	Positronenemissionstomografie
PGE	Prostaglandin E
pHPT	primärer Hyperparathyreoidismus
PIF	Prolaktin-inhibiting-Faktor
PIP2	Phosphatidylinositoldiphosphat
POMC	Proopiomelanocortin
PP	pankreatisches Polypeptid
PPAR	Peroxisomen-Proliferator-aktivierter Rezeptor
PPV	positive predictive value (positiver Vorhersagewert)
PRL	Prolaktin
PSA	prostataspezifisches Antigen
PTH	Parathormon
PTHrP	parathormone-related peptide
qCT	quantitative Computertomografie
RAAS	Renin-Angiotensin-Aldosteron-System
RANK	receptor activator of NF-κB
RANKL	receptor activator of NF-κB ligand
RF	Raumforderung
RGP	relative glukokortikoide Potenz
RIA	Radioimmunoassay
RIT	Radioiodtherapie
RMP	relative mineralokortikoide Potenz
RNA	Ribonukleinsäure
Rö-Thorax	Röntgen-Thorax
RR	Blutdruck (Riva-Rocci)
rT3	reverses Triiodthyronin
s	Sekunden
s. c.	subkutan
SD	Schilddrüse
sek.	sekundär
SERM	selektive Östrogen-Rezeptor-Modulatoren
SH	Sulfonylharnstoff(e)
SHBG	sexualhormonbindendes Globulin
sHPT	sekundärer Hyperparathyreoidismus
SRY	sex-determining region of Y
SSRI	selektiver Serotonin-Wiederaufnahmehemmer
Syn.	Synonym
T3	Triiodthyronin
T4	Thyroxin
TA	Transaminase(n)
TBG	thyroxinbindendes Globulin
TCA	trizyklisches Antidepressivum
TcTU	Technetium-Pertechnetat thyreoidaler Uptake
TESE	testikuläre Spermienextraktion
TG	Triglyzeride
Tg	Thyreoglobulin
Tg-AK	Antikörper gegen Thyreoglobulin
TGF-β	transforming growth factor-β
THG	Tetrahydrogestrinon
TIA	transiente ischämische Attacke
TNF	Tumor-Nekrose-Faktor
TPO	thyreoidale Peroxidase
TPO-AK	Antikörper gegen thyreoidale Peroxidase
TRAK	Anti-TSH-Rezeptor-Antikörper
TRH	Thyreotropin-releasing-Hormon
TSH	thyreoideastimulierendes Hormon
UKPDS	United Kingdom Prospective Diabetes Study
US	Ultraschall
V. a.	Verdacht auf
VIP	vasoaktives intestinales (Poly-)Peptid
VLDL	Very-low-Density-Lipoproteine
WADA	World Anti-Doping Agency
WHI	Women's Health Initiative
WHO	World Health Organization
WHR	waist-to-hip ratio
Wo.	Woche(n)
WS	Wirbelsäule
Z. n.	Zustand nach
ZNS	zentrales Nervensystem
ZVD	zentraler Venendruck

Fehler gefunden?

An unsere Inhalte haben wir sehr hohe Ansprüche. Trotz aller Sorgfalt kann es jedoch passieren, dass sich ein Fehler einschleicht oder fachlich-inhaltliche Aktualisierungen notwendig geworden sind. Sobald ein relevanter Fehler entdeckt wird, stellen wir eine Korrektur zur Verfügung.

Mit diesem QR-Code gelingt der schnelle Zugriff.
https://else4.de/978-3-437-41248-6

Wir sind dankbar für jeden Hinweis, der uns hilft, dieses Werk zu verbessern. Bitte richten Sie Ihre Anregungen, Lob und Kritik an folgende E-Mail-Adresse: kundendienst@elsevier.com

Inhaltsverzeichnis

Allgemeiner Teil

GRUNDLAGEN

DIAGNOSTIK UND THERAPIE

Spezieller Teil

KOHLENHYDRAT- UND FETTSTOFFWECHSEL

HYPOTHALAMUS – HYPOPHYSE

SCHILDDRÜSE

NEBENSCHILDDRÜSE UND KNOCHENSTOFFWECHSEL

NEBENNIERE

GONADEN – MANN

GONADEN – FRAU

SPEZIELLE THEMEN

Fallbeispiele

Anhang

Allgemeiner Teil

BASICS

Grundlagen

Diagnostik und Therapie

→ 1 Physiologische Grundlagen: Hormone

Die Endokrinologie ist die Lehre von der inneren Sekretion von Hormonen durch Drüsen und deren Störungen. Man unterscheidet drei Gruppen hormoneller Systeme:

- **Endokrines System:** Durch Hormone werden entfernte Organe oder periphere endokrine Drüsen gesteuert (→ Abb. 1.1).
- **Neurokrines System:** Hormone sind Informationsträger der neuronalen Übertragung.
- **Autokrin-parakrines System:** Durch Hormone steuert die Zelle sich selbst (autokrin) oder die benachbarte Zelle (parakrin).

Das endokrine System dient zur Steuerung und Regulierung zahlreicher Funktionen des Körpers wie Stoffwechsel, Wachstum, Entwicklung, Fortpflanzung, Stimmung, Verhalten sowie der Homöostase, also der Herstellung eines dynamischen Gleichgewichts des inneren Milieus im Organismus. Darunter fällt die Regulation des Blutkreislaufs, der Körpertemperatur, des Säure-Basen-Haushalts sowie des Wasser- und Elektrolythaushalts. Die Homöostase wird nicht nur durch das endokrine System, sondern auch in enger Zusammenarbeit mit dem ZNS und dem Immunsystem gewährleistet.

Hormone

Das endokrine System wirkt über Hormone. Das Wort „Hormon" stammt aus dem Griechischen und bedeutet „antreiben", „erregen".

> Hormone sind essenzielle Botenstoffe, die in spezialisierten Zellen gebildet werden, bereits in sehr geringen Konzentrationen wirken und über die Blutbahn (klassische endokrine Wirkung) oder durch Diffusion im Gewebe (parakrine und autokrine Wirkung) ihre Zielzellen erreichen.

Hormone sind Botenstoffe, die zahlreiche Körperfunktionen regulieren. Sie wirken über Rezeptoren, die sich an der Zellmembran, im Zytoplasma oder im Zellkern der Zielzellen befinden.

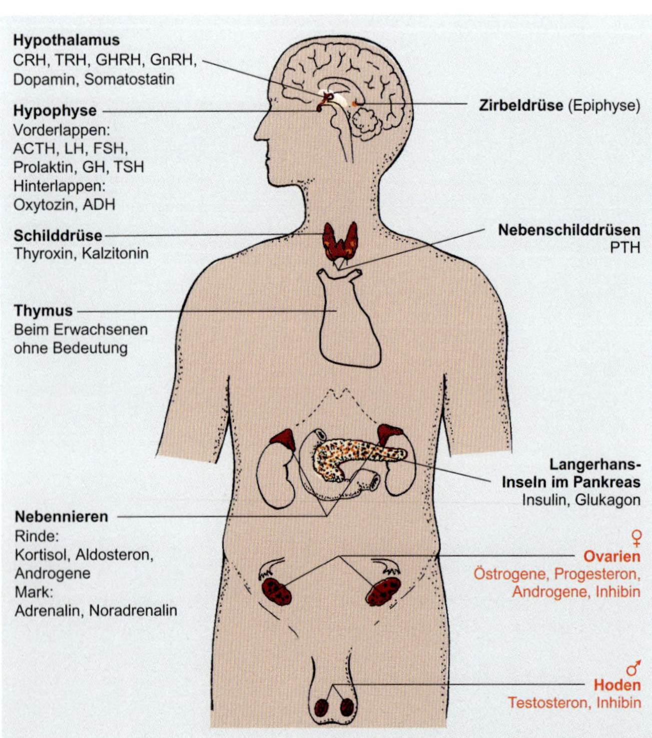

Abb. 1.1 Übersicht über die wichtigsten Organe des klassischen endokrinen Systems und deren Hormone [L190]

Glandotrope Hormone (z. B. TSH, ACTH) wirken auf Rezeptoren von untergeordneten Hormondrüsen, während **nichtglandotrope Hormone** (z. B. Thyroxin, Kortisol) auf Rezeptoren von nicht-endokrinen Zellen wirken. Im Gegensatz zum Nervensystem mit schneller Übertragung sind Hormone v. a. für die langsame und längerfristige Übertragung von Signalen zuständig. Hormone erreichen dabei Zielzellen im gesamten Körper. In Abhängigkeit von der Hormonsynthese und den Rezeptoren setzt ihre Wirkung innerhalb von Sekunden bis Stunden ein.

Klassifikation

Hormone können nach verschiedenen Kriterien eingeteilt werden:

- **Bildungsort:** glanduläre Hormone aus endokrinen Drüsen, neurosekretorische Hormone im Nervengewebe, Gewebshormone
- **Ursprungsorgan:** z. B. Pankreas-, Nebennieren-, Hypophysenhormone
- **Wirkort und Funktion:** z. B. im Hypothalamus gebildete Inhibiting- und Releasing-Hormone oder in der Hypophyse gebildete „-trope" Hormone, die nach dem Zielgewebe bezeichnet werden, das zur Hormonausschüttung angeregt wird (z. B. thyreotropes Hormon)
- **Chemische Struktur:** Dabei unterscheidet man fünf Gruppen (→ Tab. 1.1):
  1. **Peptid- und Proteohormone:** Bei Molekülen bis ca. 100 Aminosäuren spricht man von Peptiden, darüber von Proteinen.
  2. **Glykoproteine:** Sie entstehen durch die Anlagerung von Zuckergruppen (Glykosylierung) an Aminosäuren, was die Rezeptorbindung und Halbwertszeit beeinflusst. Die Gonadotropine und TSH besitzen eine identische α-Einheit und unterscheiden sich nur in der für die biologische Wirkung verantwortlichen β-Untereinheit.
  3. **Von Aminosäuren abgeleitete Hormone:** Ausgehend von Tyrosin oder Tryptophan entstehen Amine oder Aminosäurederivate.
  4. **Steroidhormone:** Ihre Grundstruktur ist das Cholesterin.
  5. **Von ungesättigten Fettsäuren abgeleitete Hormone**

Peptid- und Proteohormone, Glykoproteine

Peptide entstehen durch Translation der mRNA am Ribosom. Aus diesem Prä-Prohormon wird durch posttranslationale Modifikation das inaktive Prohormon gebildet. Glykoproteine entstehen durch Anfügen von Kohlenhydratresten. Durch Abspaltung des Propeptids wird schließlich das biologisch aktive Hormon gebildet. Die Hormone werden in sekretorischen Granula gespeichert und durch Exozytose freigesetzt. Sie haben meist ein großes Molekulargewicht.

Tab. 1.1 Einteilung von Hormonen nach ihrer chemischen Struktur

Peptid-/ Proteohormone	Glykoproteine	Von AS abgeleitete Hormone	Steroidhormone	Von ungesättigten FS abgeleitete Hormone
ACTH, GH, Prolaktin, ADH, Oxytocin, Calcitonin, PTH, Insulin, Glukagon, Somatostatin, PP, CCK, Ghrelin, Angiotensin, IGF-1	Gonadotropine (FSH, LH, hCG), TSH, Erythropoietin	T_3, T_4, Noradrenalin, Adrenalin, Dopamin, Serotonin	Östrogene, Gestagene, Androgene, Glukokortikoide, Mineralokortikoide, *Vitamin D (steroidähnlich)*	Prostaglandine u. a. Eikosanoide

Peptidhormone sind hydrophile Hormone und im Blut gut löslich. Sie benötigen keine Transportproteine. Eine Ausnahme bilden IGF-1 (Insulin-Like-Growth-Faktor-1) und Wachstumshormon (GH), die spezielle Bindungsproteine besitzen. Nach Bindung an Membranrezeptoren wird der Hormon-Rezeptor-Komplex meist in die Zelle aufgenommen und die Peptidhormone werden in Lysosomen durch Peptidasen abgebaut.

Amine

Katecholamine Die Katecholamine (Dopamin, Noradrenalin, Adrenalin) entstehen aus Tyrosin in adrenergen, postganglionären Nervenendigungen, im Nebennierenmark und im ZNS (→ Abb. 39.1). Sie haben eine kurze Halbwertszeit und werden ebenfalls in Vesikeln gespeichert. In den meisten Geweben und v. a. in Blutgefäßen werden sie rasch durch die Katecholamin-O-Methyltransferase (COMT) abgebaut. Im Nervengewebe erfolgt der enzymatische Abbau durch die Monoaminooxidase (MAO). Diagnostisch bedeutsam ist auch der Nachweis der Metaboliten Normetanephrin und Metanephrin (Messung der Konzentration im Plasma oder Urin zur Diagnose des Phäochromozytoms).

Serotonin (5-Hydroxytryptamin) Es wird aus der Aminosäure Tryptophan in den enterochromaffinen Zellen (EC) der Darmschleimhaut und in den Raphe-Kernen des ZNS gebildet. Das Serotonin in Thrombozyten stammt aus EC-Zellen und wird bei der Darmpassage aufgenommen. Der Abbau erfolgt ebenfalls durch die MAO.

Aminosäurederivate Im Vergleich zu anderen Hormonen ist die Halbwertszeit von Thyroxin mit etwa 7–10 Tagen um ein Vielfaches länger. Mehr zum Metabolismus der Schilddrüsenhormone → Kap. 23 und folgende.

Steroidhormone

Cholesterin wird mit der Nahrung aufgenommen oder aus Acetyl-CoA synthetisiert. In den hormonbildenden Zellen folgt die Umwandlung zu Pregnenolon als gemeinsame Ausgangssubstanz für die Steroidsynthese (→ Abb. 34.1). Die lipophilen Steroidhormone können nicht in der Zelle gespeichert werden, sondern diffundieren durch die Plasmamembran. Eine erhöhte Sekretion ist also nur über einen Anstieg der De-novo-Synthese möglich. Steroidhormone werden vorwiegend in der Leber durch Biotransformation inaktiviert. Dabei werden in Phase I funktionelle Gruppen eingeführt oder freigelegt, an die in der Phase II polare Moleküle wie Glukuron- oder Schwefelsäure gekoppelt werden. Dadurch wird die Löslichkeit der Steroide im Blut erhöht. Die Ausscheidung erfolgt über den Harn und die Galle. Nur ein geringer Anteil wird unverändert renal eliminiert. Die Halbwertszeit kann bis zu mehreren Stunden betragen. Auch Gallensäuren leiten sich vom Cholesterin ab und haben intrazelluläre Rezeptoren. Sie haben auch hormonelle Effekte bei der Verdauung.

Von ungesättigten Fettsäuren abgeleitete Hormone

Arachidonsäure entsteht durch Abspaltung von Membranphospholipiden durch die membranständige Phospholipase A_2. Die Derivate der Arachidonsäure (Eikosanoide) werden auch als Gewebshormone bezeichnet. Zu ihnen gehören die Cyclooxygenase-abhängigen Prostaglandine und Thromboxane sowie die 5-Lipoxygenase-abhängigen Leukotriene. Sie kommen fast im gesamten Organismus vor und werden auf verschiedene Reize hin neu synthetisiert und freigesetzt. Sie werden rasch enzymatisch und nichtenzymatisch inaktiviert und sind v. a. lokal wirksam.

Transport

Lipophile Hormone (z. B. Steroid- oder Schilddrüsenhormone) sind im Blut nichtkovalent an Transportproteine gebunden, die ihre Löslichkeit erhöhen. Diese Proteine werden in der Leber gebildet und binden Hormone mit unterschiedlicher Affinität. Nur ein geringer Hormonanteil zirkuliert frei. Es stellt sich dabei ein Gleichgewicht zwischen gebundenem und ungebundenem Anteil ein.

> Nur die ungebundene Fraktion ist für die Hormonwirkung verantwortlich.

Albumin hat eine große Bindungskapazität, bei jedoch nur geringer Affinität. Eine höhere Bindungsaffinität haben spezielle Transportproteine. Der Anteil der Hormone, die an diese Proteine gebunden sind, übersteigt zumeist den an Albumin gebundenen Anteil (→ Tab. 1.2).

Eine **Erhöhung** der Transportproteine wie SHBG, TGB und CBG tritt in der Schwangerschaft, durch orale Kontrazeptiva (Östrogenwirkung) oder bei einer Hyperthyreose ein. Zu einer **Erniedrigung** können hingegen Androgene, Glukokortikoide, Progesteron, Insulin und GH oder ein nephrotisches Syndrom (durch Eiweißverlust) führen. Bei Veränderungen des Transportproteinspiegels kommt es bei einem intakten hypothalamisch-hypophysären Regelkreis zu einer Anpassung der Gesamthormonkonzentration, während die Konzentration an freien Hormonen konstant bleibt.

> Eine Erhöhung der Transportproteine führt auch zu einer Erhöhung der Gesamthormonkonzentration. Bei funktionierenden Rückkopplungsmechanismen ergeben sich daraus jedoch keine endokrinen Funktionsstörungen!

Tab. 1.2 Hormone und ihre Transportproteine

Transportprotein	Hormone
TBG (thyreoxinbindendes Globulin) Transthyretin (keine Bindung von T_3)	Thyroxin (T_4), Triiodthyronin (T_3)
CBG (kortisolbindendes Globulin)	Kortisol, Progesteron
SHBG (sexualhormonbindendes Globulin)	Testosteron, Östradiol

Zusammenfassung

- Das endokrine System steuert zahlreiche Funktionen des Organismus.
- Hormone vermitteln Botschaften über Rezeptoren an teilweise weit entfernte Zellen im gesamten Körper.
- Hormone kann man nach dem Bildungsort und Ursprungsorgan, dem Wirkort und der Funktion sowie der chemischen Struktur einteilen. Sie unterscheiden sich auch in der Art der Synthese, der Freisetzung, des Transports und der Elimination.
- Transportproteine erhöhen die Löslichkeit von lipophilen Hormonen.

→ 2 Physiologische Grundlagen: Rezeptoren

Hormone vermitteln ihre Botschaft über Rezeptoren an die Zielzellen. Rezeptoren sind hochspezifische Bindungsproteine. Eine nichtkovalente (reversible) Bindung des Hormons führt zu einer Konformationsänderung des Rezeptors, die eine weitere Fortleitung des Signals (Signaltransduktion) oder die Expression bestimmter Gene bewirkt. Entscheidend bei diesem Vorgang sind eine hohe Bindungsaffinität und Spezifität des Hormons zu seinem Rezeptor. Dadurch werden die Rezeptoren auch durch sehr niedrige Hormonkonzentrationen zwischen 10^{-9} und 10^{-11} mol/l aktiviert. Aufgrund der niedrigen Konzentrationen werden **Hormonspiegel** teilweise in Einheiten angegeben, mit denen die meisten Mediziner nicht vertraut sind.

> Rezeptoren und Liganden kann man mit einem Schloss und Schlüssel vergleichen. So können mehrere Schlüssel (Liganden bzw. Hormone) in ein Schloss passen, aber nur ein oder zwei Schlüssel können es auch öffnen.

Membranrezeptoren

Heptahelikale Rezeptoren

Heptahelikale Rezeptoren sind membranständig und besitzen sieben transmembranäre Helices (schraubenförmig angeordnete Polypeptidketten). Bei der Bindung des Liganden an den Rezeptor kommt es zur Aktivierung eines G-Proteins, bestehend aus einer α- und einer βγ-Untereinheit. Dies führt zu einem Austausch von GDP durch GTP an der α-Untereinheit und einer Dissoziation der Untereinheiten, die dann jeweils unterschiedliche membranständige Effektoren aktivieren. Dabei kann ein G-Protein mehrere Effektoren aktivieren, die in weiterer Folge mehrere Second Messenger bilden können, was zu einer kaskadenartigen Verstärkung der Signaltransduktion führt. Je nach Verlauf der Signaltransduktion unterscheidet man verschiedene G-Proteine (→ Abb. 2.1). Nach Hydrolyse des GTP zu GDP an der α-Untereinheit bindet diese erneut an die βγ-Untereinheit, wodurch das G-Protein inaktiviert wird.

In weiterer Folge werden durch Second Messenger zahlreiche Zellfunktionen beeinflusst. Zum Beispiel aktiviert cAMP eine Kinase (ein Enzym, das durch Phosphorylierung eine Aktivitätsänderung von Zellproteinen bewirkt). IP_3 setzt über einen eigenen Rezeptor Kalzium aus dem endoplasmatischen Retikulum frei, das wie cAMP eine Proteinkinase aktiviert. Kalzium ist der einfachste Botenstoff in der Zelle und auch zahlreiche weitere Reaktionen werden durch ein Kalziumsignal ausgelöst, z. B. die Kontraktion von Myofibrillen, die Sekretion von Hormonvesikeln oder auch die Einleitung der Apoptose. Diacylglycerol ist das zweite Produkt von PIP_2 und aktiviert die Proteinkinase C, die ebenso Zellproteine phosphoryliert. Hormone, die über heptahelikale Rezeptoren wirken, sind z. B. ADH, Angiotensin II, TSH, Adrenalin oder Dopamin. Die Wirkung tritt schnell ein, da die Zellproteine, die sie in ihrer Aktivität beeinflussen, nicht neu gebildet werden, sondern bereits vorhanden sind.

Ligandengesteuerte Ionenkanäle

Serotonin kann sowohl über spezifische heptahelikale Rezeptoren als auch über den ionotropen 5-HT_3-Rezeptor wirken. Dieser Ionenkanal besitzt dabei selbst eine Bindungsstelle für Serotonin. Die klinische Bedeutung des 5-HT_3-Rezeptors besteht darin, dass sich durch 5-HT_3-Antagonisten z. B. zytostatikainduziertes Erbrechen hemmen lässt.

Rezeptorproteinkinasen

Verschiedene Hormone, die für die Proliferation und Differenzierung der Zelle verantwortlich sind, wirken über Rezeptorproteinkinasen. Proteinkinasen sind Enzyme, die die Übertragung von Phosphatresten katalysieren (Phosphorylierung). Eine Bindung des Liganden führt dabei zu einer Dimerisierung von zwei Rezeptormolekülen (→ Abb. 2.2).

- Die Rezeptoren für Insulin, IGF-1 oder EGF (*epidermal growth factor*) werden dabei selbst am Tyrosin phosphoryliert (Autophosphorylierung) und aktivieren weitere Signalkaskaden, die auf die Zellproliferation Einfluss nehmen.
- Anders führen Erythropoietin oder Interleukine durch Rezeptordimerisierung zur Anlagerung einer weiteren Tyrosinkinase (JAK: *just another kinase,* später Umbenennung in „Januskinase"), die danach aktiviert wird. Der Rezeptor selbst besitzt jedoch keine Kinaseaktivität. In weiterer Folge kommt es zur Expression bestimmter Differenzierungsgene.

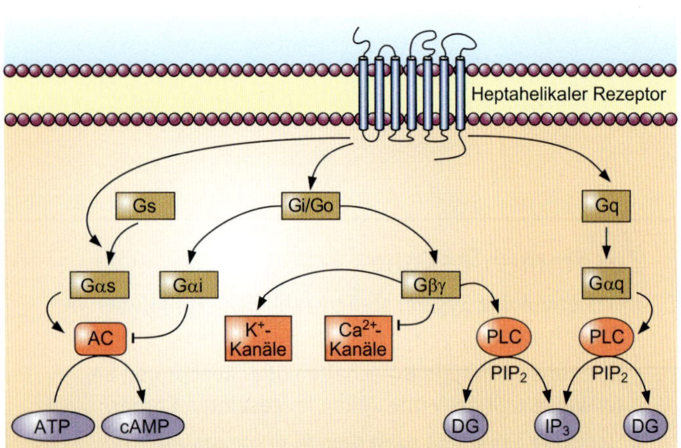

Abb. 2.1 Durch Aktivierung eines G_s-(stimulierend) oder G_i-(inhibierend)Proteins kommt es zu einer Stimulation bzw. Hemmung der membranständigen Adenylatcyclase (AC), die in weiterer Folge aus ATP den Second Messenger cAMP bildet. Dieses wird durch Phosphodiesterasen (PDE) zu AMP inaktiviert. Durch Aktivierung der Phospholipase C (PLC) werden Inositoltriphosphat (IP_3) und Diacylglycerol (DG) aus dem Membranphospholipid Phosphatidylinositoldiphosphat (PIP_2) gebildet. Anders als beim cAMP-System fehlt hier ein hemmender Faktor der PLC. Daneben können die Untereinheiten auch direkt an Ionenkanäle binden und diese hemmen oder erregen. [L253]

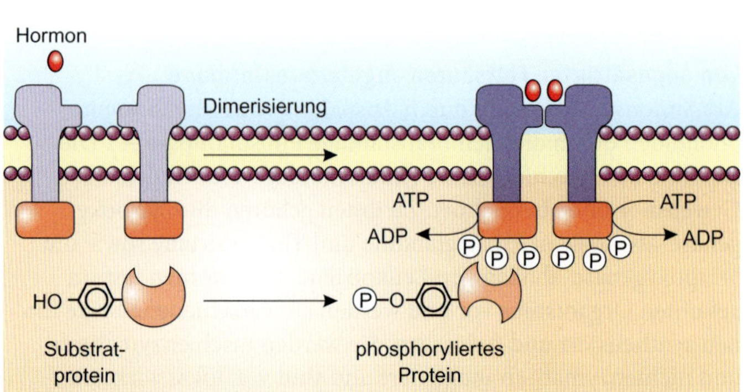

Abb. 2.2 Schema von Rezeptortyrosinkinasen: Die Bindung von Hormonen wie Insulin oder EGF führt zur Bildung eines Rezeptordimers mit Autophosphorylierung und Phosphorylierung anderer Proteine. [L253]

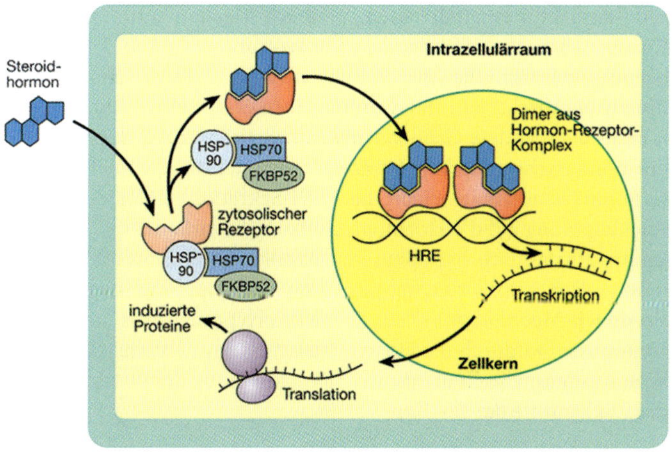

Abb. 2.3 Schematische Darstellung des Wirkmechanismus von intrazellulären Rezeptoren [L106]

Intrazelluläre Rezeptoren

Lipophile Hormone wie Vitamin D, Steroid- oder Schilddrüsenhormone diffundieren durch die Zellmembran und binden im Zytosol oder Zellkern an ihre Rezeptoren, die als Transkriptionsfaktoren agieren (→ Abb. 2.3). Dabei können nur Hormone diffundieren, die nicht an Transportproteine gebunden sind. Ihre Rezeptoren besitzen eine hormon- und eine DNA-bindende Domäne.

Guanylylcyclase

Über cGMP, einen weiteren Second Messenger, wirken Stickstoffmonoxid (NO), atriales natriuretisches Peptid (ANP) und andere vasoaktive Peptide. Im Gegensatz zu NO, das eine zytosolische Guanylylcyclase stimuliert, wird durch ANP eine membrangebundene Form des Enzyms aktiviert.

Mechanismen mit DNA-Bindung (genomisch)

Transaktivierung Steroidrezeptoren haben normalerweise ein Hitzeschockprotein (HSP) gebunden, das die Wanderung des Rezeptors in den Kern verhindert. Bindet ein Ligand (Hormon) an den Rezeptor, kommt es zu einer Konformationsänderung mit Dissoziation des Hitzeschockproteins und zur Translokation in den Nukleus. Dort erfolgt die Anlagerung der DNA-bindenden Domänen eines Rezeptordimers an regulatorische Genabschnitte. Weitere Koaktivatoren sind nötig, um die DNA zu entwinden. Dies geschieht u. a. durch Acetylierung der Histone, um welche die DNA gewickelt ist. Die Anlagerung der RNA-Polymerase II an die DNA induziert schließlich die Bildung der mRNA (Transkription). Da die Hormonwirkung bei der Transkription über eine De-novo-Proteinsynthese entsteht, dauert es längere Zeit, bis die Proteine synthetisiert und für ihre Funktionen modifiziert werden. Die genomische Wirkung von Steroiden setzt daher nach frühestens nach 1–2 h ein.

Transrepression Für den Glukokortikoidrezeptor gibt es einen weiteren Mechanismus, bei dem indirekt die Transkription bestimmter Gene gehemmt wird. NF-κB und AP-1 sind Transkriptionsfaktoren, die bei der Regulation des Immunsystems eine wesentliche Bedeutung haben. Der Glukokortikoidrezeptorkomplex bindet an diese Transkriptionsfaktoren und führt dadurch zu einer verminderten Transkription der entsprechenden Gene. Es wird angenommen, dass die Hemmung von NF-κB und AP-1 wesentlich für die antiinflammatorische und immunsupressive Wirkung der Glukokortikoide ist. Der Mechanismus der Transrepression ist auch teilweise für die Suppression der Hypothalamus-Hypophysen-Nebennierenachse zuständig.

Nichtgenomischer Mechanismus

Bei hoher Kortikosteroiddosis beobachtet man auch Effekte, die früher als beim genomischen Mechanismus eintreten. Bezüglich des Mechanismus gibt es verschiedene Hypothesen. So könnte die Wirkung z. B. über intrazelluläre oder membranständige Glukokortikoidrezeptoren bzw. durch chemische Interaktion mit der Zellmembran selbst entstehen. Nichtgenomische Effekte bestehen insbesondere für Vitamin D_3, aber wahrscheinlich auch für Östradiol, Progesteron oder Thyroxin.

Zusammenfassung

- Hormone binden reversibel mit hoher Affinität an ihre Rezeptoren.
- Second Messenger haben über Kinasen Einfluss auf Zellproteine. Die Aktivität von Proteinen kann durch Phosphorylierung verändert werden.
- Das Second-Messenger-Signal wird in einer kaskadenartigen Transduktion verstärkt.
- Steroid- und Schilddrüsenhormone bewirken über eine Bindung an intrazelluläre Rezeptoren die Expression bestimmter Gene.

Physiologische Grundlagen: Regelkreise

Die Hormonkonzentration ist abhängig von der Sekretion und der Eliminationsgeschwindigkeit. Entscheidend für eine exakte Steuerung der Hormonausschüttung durch endokrine Drüsen und damit der Hormonkonzentration ist die Rückkopplung durch Regelkreise. Für eine schnelle Regulation ist dabei v. a. eine kurze Halbwertszeit des Hormons notwendig.

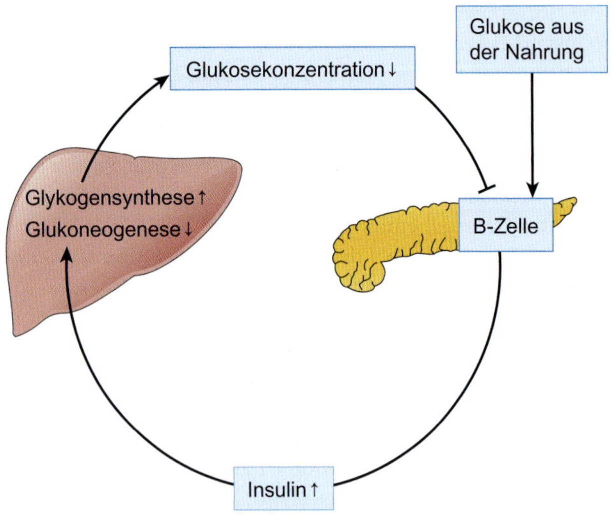

Abb. 3.1 Schema eines Regelkreises am Beispiel der Blutglukosekonzentration: Der Regler (B-Zelle) vergleicht Sollwert mit Istwert und beeinflusst die periphere Regelstrecke (Glukosekonzentration) durch Stellglieder (z. B. Leber). Stellglieder und Störgrößen (Nahrungsglukose) führen zu einer Veränderung des Istwerts. Eine Verstellung des Sollwerts bewirkt eine dynamische Anpassung des Regelkreises, bis ein neues Gleichgewicht erreicht ist. [E984]

Ein Beispiel für einen **direkten Feedback-Mechanismus** ist die Konstanthaltung der Blutglukosekonzentration (→ Abb. 3.1). Hier beeinflusst Insulin die Glukosekonzentration. Andererseits hat der Blutzucker direkten Einfluss auf die Hormonsekretion. Ebenso können auch andere Größen wie Elektrolytkonzentrationen (Parathormonausschüttung bei Hypokalzämie) oder die Osmolalität (erhöhte Osmolalität steigert die ADH-Sekretion) eine direkte Rückkopplung auf die Hormonfreisetzung bewirken.
Im hypothalamisch-hypophysären Regelkreis führt das Endhormon (z. B. Kortisol) zu einer negativen Rückkopplung (**negativer Feedback-Mechanismus**) auf Ebene des Hypothalamus und der Hypophyse, wodurch die Hormonausschüttung gebremst wird. Eine Ausnahme stellt die positive Rückkopplung des Östradiols in der Zyklusmitte dar (→ Kap. 42).

Hypothalamisch-hypophysäre Achse

Das wichtigste Zentrum zur Steuerung der Homöostase ist der Hypothalamus. Hier werden zahlreiche vegetative und endokrine Funktionen integriert (→ Kap. 18). Auf humoralem Weg steuert der Hypothalamus die Adenohypophyse über das hypothalamisch-hypophysäre Pfortadersystem durch geringe Konzentrationen sog. **Releasing- und Inhibiting-Hormone.** Erst die daraufhin ausgeschütteten **hypophysären Hormone** wirken dann auf die peripheren Drüsen und die Körperzellen. Durch die dort produzierten Hormone kommt es zu einer negativen Rückkopplung auf Ebene des Hypothalamus und der Hypophyse (→ Abb. 3.2).

> Diese Regulationsmechanismen können nicht so schnell auf Reize reagieren wie das Nervensystem, erlauben dafür aber eine sehr präzise Steuerung zahlreicher Funktionen im gesamten Körper.

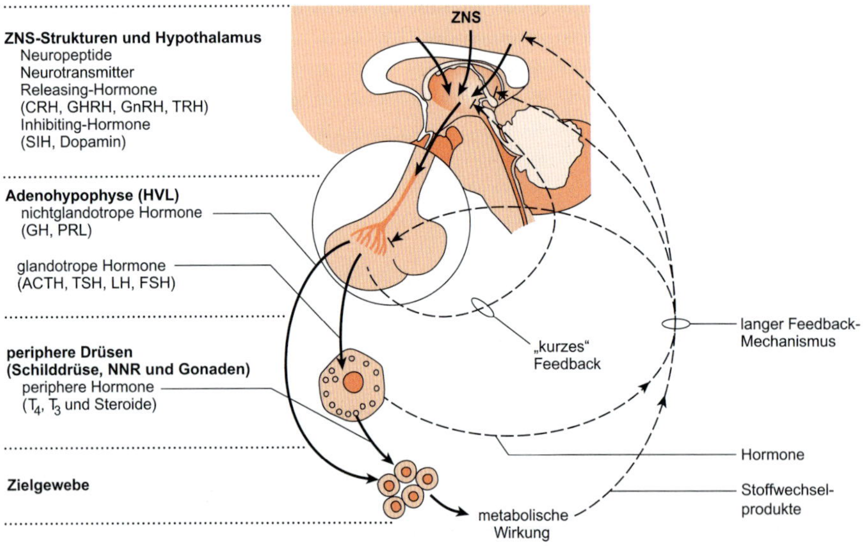

Abb. 3.2 Schema der Regulation der Hormonsekretion durch das Hypothalamus-Hypophysen-System: Releasing- und Inhibiting-Hormone steuern die Hormonsekretion der Adenohypophyse. Glandotrope Hypophysenhormone stimulieren dann die peripheren endokrinen Drüsen (Gonaden, NNR und Schilddrüse), während nichtglandotrope Hormone direkt auf die Zielgewebe wirken. Negativ rückkoppelnde Mechanismen regulieren die Hormonsekretion. [E984]

Zusammenfassung

- Regelkreise führen durch Rückkopplung zur dynamischen Anpassung der Hormonsekretion.
- Die Sekretion der Endhormone der hypothalamisch-hypophysären Achse wird durch einen negativen Rückkopplungsmechanismus gehemmt.

4 Grundlagen endokriner Störungen

Für die Einteilung von endokrinen Störungen gibt es mehrere Prinzipien. So kann z. B. nach der Hormonkonzentration (Über-, Unterfunktion) oder nach der Ebene der Störung in Bezug auf das Hypophysen-Hypothalamus-System (primär, sekundär, tertiär) unterschieden werden. Daneben kann auch eine Hormonresistenz zu Störungen führen.

Unter- und Überfunktion

Ursachen für **Unterfunktionen** sind das vollständige Fehlen der Drüse oder die Zerstörung von hormonbildenden Zellen (häufig durch Autoimmunerkrankungen wie Hashimoto-Thyreoiditis oder Morbus Addison, → Abb. 4.1). Störungen der Hormonsynthese können durch Enzymmangel oder Mangel an Substrat (z. B. Iodmangel) bedingt sein. Die Wirkung des Hormons am Rezeptor kann durch Rezeptormutationen, hemmende Antikörper oder Antagonisten gestört sein. Eine **Überfunktion** entsteht häufig durch endokrine Tumoren oder eine Hyperplasie. Auch Hormonagonisten oder Antikörper können zu einer Überfunktion führen. Im Rahmen eines paraneoplastischen Syndroms kann es zu einer ektopen Hormonproduktion (d. h., Hormone werden nicht von den üblichen Drüsenzellen, sondern an einem anderen Ort gebildet, z. B. ACTH-Sekretion durch kleinzelliges Bronchialkarzinom) kommen. Ebenso kann durch eine exogene Hormonzufuhr das klinische Bild einer Überfunktion entstehen (z. B. iatrogenes Cushing-Syndrom).
Durch die Rückkopplung in Regelkreisen ergeben sich charakteristische Hormonveränderungen. Die Auswirkungen sind schematisch in → Abb. 4.2 dargestellt.

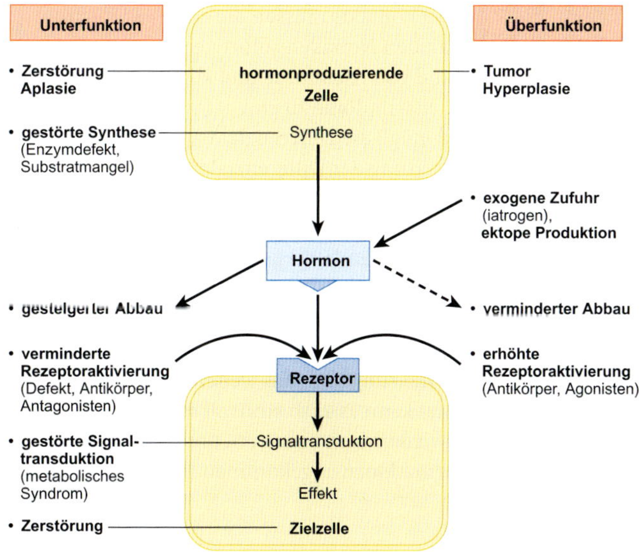

Abb. 4.1 Zahlreiche Ursachen können zu einer Unter- oder Überfunktion führen. [L231]

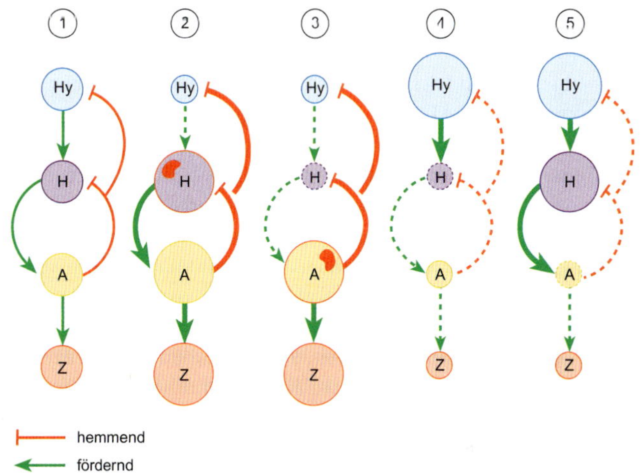

Abb. 4.2 Vereinfachte Darstellung der Auswirkung von endokrinen Funktionsstörungen: Hy = Hypothalamus; H = Hypophyse; A = periphere Drüse; Z = Zielorgane der Hormone der peripheren Drüsen; (1) physiologischer Regelkreis; (2) endokrin aktives Hypophysenadenom; (3) Überfunktion der peripheren Drüse; (4) Hypopituitarismus; (5) Aplasie oder Zerstörung der peripheren Drüse [L106]

Primäre, sekundäre und tertiäre Störungen

Erfolgt die Regulation der Hormonsekretion durch das Hypothalamus-Hypophysen-System, bezeichnet man eine Unter- oder Überfunktion der peripheren Drüse als primäre Störung. Bei sekundären Störungen liegt die Ursache auf der Ebene der Hypophyse und bei tertiären auf Ebene des Hypothalamus.

Latente und manifeste Störungen

Bei einer latenten Störung liegt die Konzentration der peripheren Drüsenhormone (z. B. T_4) noch im Normbereich, während die Konzentration der hypophysären Hormone (z. B. TSH) bereits erhöht oder erniedrigt ist. Bei einer manifesten Störung sind sowohl die peripheren als auch die hypophysären Hormonkonzentrationen außerhalb der Normwerte.

Periphere Hormonresistenz

Eine besondere Form der endokrinen Störung stellt die periphere Hormonresistenz dar, bei der das Hormon aufgrund eines Rezeptordefekts oder anderer Ursachen keine Wirkung an der Zielzelle hat. Die mit Abstand häufigste Form ist die periphere Insulinresistenz beim metabolischen Syndrom. Beispiele für seltenere Störungen sind die ADH-Resistenz (vormals renaler Diabetes insipidus), die periphere Schilddrüsenhormonresistenz oder die Androgeninsensitivität. Während in diesen Fällen die ADH-, Thyroxin- bzw. Testosteronkonzentrationen normal oder erhöht sind, liegt klinisch häufig eine Unterfunktion vor.

Zusammenfassung

- Bei endokrinen Störungen unterscheidet man eine Unterfunktion von einer Überfunktion.
- Bei einer Regulation durch das Hypothalamus-Hypophysen-System kann man auch primäre, sekundäre und tertiäre Störungen unterscheiden.

→5 Anamnese und körperliche Untersuchung

Zu Beginn des Patientenkontakts müssen die aktuelle Situation eingeschätzt und bei akuten Notfällen sofortige Maßnahmen eingeleitet werden. Anhand von Anamnese und körperlicher Untersuchung werden die Leitsymptome zu einem Symptommuster zusammengefasst und mögliche Differenzialdiagnosen erstellt. Die systematische Abklärung der Differenzialdiagnosen sollte unter Berücksichtigung des Wahrscheinlichkeitsgrads einer Erkrankung erfolgen. Dabei kommen weitere diagnostische Methoden wie z. B. Labordiagnostik und bildgebende Verfahren zur Anwendung. Nach Diagnosestellung ist das Therapieziel klar zu definieren. Dadurch soll gewährleistet werden, dass der Patient und nicht nur „seine Hormonwerte" behandelt werden. Dies erhöht – zusammen mit einer umfassenden Aufklärung über das weitere Vorgehen – auch die Compliance. Zuletzt kann es auch sinnvoll sein, die Patienten den Gesprächsinhalt wiederholen zu lassen, um sicher zu sein, dass die notwendigen Informationen angekommen sind.

Anamnese

Bei endokrinen Erkrankungen ist v. a. ein besonderes Augenmerk auf die Anamnese zu legen. Neben einer **aktuellen Anamnese** über die derzeitigen Beschwerden sollen zielgerichtete Fragen gestellt werden, um die wesentlichen Leitsymptome zu ermitteln. Daneben ist es auch wichtig, nach **bestehenden und früheren Erkrankungen** sowie Operationen zu fragen, die möglicherweise in Zusammenhang mit den aktuellen Beschwerden stehen. Eine **Familienanamnese** gibt Auskunft über eine mögliche genetische Prädisposition. Bei der **Medikamentenanamnese** sind auch die Dosis, die Dauer und die regelmäßige Einnahme zu erheben. Dabei soll nicht nur nach rezeptpflichtigen Arzneimitteln, sondern auch nach nichtrezeptpflichtigen Präparaten gefragt werden. Zudem kann v. a. bei einer größeren Anzahl an Medikamenten nicht immer davon ausgegangen werden, dass die Patienten alle regelmäßig einnehmen. So sollte bei auffälligen Laborbefunden immer berücksichtigt werden, dass z. B. eine Hormonsubstitution nicht konsequent eingehalten wurde. Außerdem soll für die Hormoninterpretation nach der Einnahme hormoneller Kontrazeptiva gefragt werden. Die **Sozialanamnese** (Beruf, Bildung, Familienstand, Wohnsituation) kann helfen, ein verständliches Gesprächsniveau zu finden, und kann Informationen über die mögliche Krankheitsverarbeitung und die Compliance des Patienten geben. Bei manchen Patienten kann es notwendig sein, weitere oder korrigierende Informationen bei Familienangehörigen einzuholen **(Fremdanamnese).** Arztbriefe und frühere Befunde sollten nach Möglichkeit vor dem Gespräch mit dem Patienten studiert werden, um ihm dann mehr Aufmerksamkeit widmen zu können.
In Abhängigkeit von der Erfahrung des Arztes und der Persönlichkeit des Patienten kann die Anamnese unterschiedlich verlaufen.

> Die Kunst der Anamnese ist es, in relativ kurzer Zeit eine klare und umfassende Information zu den Beschwerden zu erhalten und dabei dem Patienten die volle Aufmerksamkeit zukommen zu lassen.

Aktuelle Anamnese

Nach offenen Fragen zu den aktuellen Beschwerden müssen gezielte Fragen zur genaueren Charakterisierung der Symptome folgen:
- **Wann?** – erstmaliges Auftreten und zeitlicher Verlauf, bestanden ähnliche Beschwerden schon früher?
- **Wie?** – Qualität
- **Wie stark?** – Schweregrad (z. B. visuelle Analogskala 0–10)
- **Wo?** – genaue Lokalisation und Ausstrahlung
- **Wodurch ausgelöst?** – verstärkende oder mildernde Faktoren
- **Gibt es Begleitsymptome** oder weitere Beschwerden?
- **Grad der Behinderung?** Gibt es Beeinträchtigungen im Alltag?

Systemanamnese

Neben dem Leitsymptom soll mit gezielten Fragen auf andere Begleitbeschwerden aller Organsysteme eingegangen werden. Auch ein Fehlen von Symptomen kann differenzialdiagnostisch bedeutsam sein. Bei endokrinen Erkrankungen ist dabei v. a. auf folgende Beschwerden und Organsysteme zu achten:
- **Allgemeinsymptome** kann man keinem speziellen Organ zuordnen, sondern sie müssen an mehrere Organsysteme denken lassen. Zu den Allgemeinsymptomen gehören u. a. Müdigkeit, Abgeschlagenheit, Leistungsknick, Schwindel, Appetitlosigkeit, Fieber, Durst, Nachtschweiß und Schwitzen.
- **Größe und Gewicht** und deren Veränderungen, Wachstumsentwicklung
- **Hypothalamus, Hypophyse und ZNS:** Kopfschmerzen, Sehstörungen, Gesichtsfeldausfälle, Schlafstörungen, Kälte-/Wärmeintoleranz, Depression, Durstgefühl, Trinkmenge
- **Augen:** Sehstörungen, Doppelbilder, Fremdkörpergefühl, Lichtempfindlichkeit, trockene Augen, verstärkter Tränenfluss, Brille oder Kontaktlinsen
- **Ohr:** eingeschränktes Hörvermögen, Infektionen, Schmerzen
- **Mund/Zunge/Tonsillen/Rachen/Hals:** Schluckbeschwerden, Schmerzen, Kloßgefühl, Umfang (Zunahme der Hemdkragengröße)
- **Mammae:** Sekretion, Vergrößerung, Verkleinerung
- **Herz und Kreislauf:** Hypotonie, Hypertonie, Herzrasen, Herzstolpern, Angina pectoris
- **Lunge:** Rauchen, Dyspnoe, Husten, Auswurf
- **Magen-Darm-Trakt:** Appetit, Bauchschmerzen, Stuhl
- **Harntrakt:** Polyurie, Nykturie, gesteigertes Durstgefühl, Urinfarbe
- **Gonaden und Geschlechtsorgane:** Dazu gehören Menarche, Menopause, letzte Menstruation, Zyklusunregelmäßigkeiten, Geburten, Aborte, Schwangerschaftskomplikationen, Libido, Potenz. Bei der Frage nach der Sexualität sollte es keine Tabus geben. Vor allem bei Patienten mit Kinderwunsch muss auch offen nach dem Sexualverhalten gefragt werden.
- **Bewegungsapparat:** inadäquate Frakturen (ohne adäquates Trauma), Gelenkschmerzen, Muskelschmerzen
- **Gefäßstatus:** mögliche Gehstrecke (kleiner/größer 200 m)
- **Haut:** veränderte Behaarung, Jucken, Atrophie (häufigeres Schneiden beim Rasieren, Striae), verdickte Haut
- **Allergien:** inkl. Medikamentenunverträglichkeiten und damit aufgetretene Symptome
- **Risikofaktoren:** Rauchen, Alkohol, Übergewicht, Bewegungsarmut, arterielle Hypertonie, Hyperlipidämie, Diabetes mellitus

Körperliche Untersuchung

Mit dem ersten Patientenkontakt beginnen auch die Beobachtung und Untersuchung durch den Arzt. Da die meisten Drüsen jedoch nicht tastbar sind, muss besonders auf die Manifestationen von Hormonstörungen geachtet werden. Bei der Diagnostik endokriner Erkrankungen ist es teilweise möglich, bestimmte Syndrome sofort durch Blickdiagnosen zu erkennen. Umso schwieriger ist hingegen die Diagnose von Erkrankungen mit geringer Aktivität oder

langsamer Progression. Dann kann ein Vergleich des aktuellen Aussehens mit früheren Fotos hilfreich sein.
Bei der körperlichen Untersuchung sollte dann der aktuelle Zustand des Patienten wiedergegeben werden (Status praesens). Zu Beginn sollte der Arzt den Allgemeinzustand und auch die Vitalparameter (Puls, Atemfrequenz, Temperatur, Blutdruck) beurteilen.

Bei der körperlichen Untersuchung ist es von Vorteil, nach einem Schema vorzugehen, um kein wichtiges Organ auszulassen!

Der Ablauf einer körperlichen Untersuchung könnte wie folgt aussehen (mögliche Befunde kursiv gesetzt).

- **Allgemeinzustand:** Gesundheitszustand, Größe, Gewicht, Alter, Bewusstseinslage, Verhalten; *gut/mäßig/schlecht*
- **Ernährungszustand:** *adipös/gut/herabgesetzt/kachektisch*
- **Konstitutionstypen:** *leptosomal/pyknisch/athletisch*
- **Fettverteilung:** *android/gynoid*
- **Größe:** Messung und Vergleich im Somatogramm (altersbezogene Perzentilenkurve bei Kindern); *Hochwuchs/Kleinwuchs* (sollte nicht als Zwerg- oder Minderwuchs bezeichnet werden)
- **Haut:** Farbe, Turgor, Ödeme, Narben, Striae, Schwellungen, (Sekundär-)Behaarung; *männlicher/weiblicher Behaarungstyp, Hirsutismus, Hypertrichose*
- **Kopf und ZNS:** Form, Symmetrie, Beweglichkeit, Meningismus, Druckschmerzhaftigkeit, Haare; *androgenetische Alopezie, Alopecia areata*
- **Hirnnerven:** Sensibilitätsprüfung, Prüfung der Motorik, Geruchs- und Geschmacksprüfung, Pupillenreaktion, Augenbeweglichkeit
- **Augen:** Pupillengröße und -form, Bulbusbeweglichkeit, Exophthalmus, seltener Lidschlag (normal alle 2–3 s), Schließfähigkeit, *konsensuelle, prompte Lichtreaktion; isokor; runde, mittelweite Pupillen; Arcus lipoides corneae*
- **Ohren:** eingeschränktes Hörvermögen, Schmerzen; *Gichttophi*
- **Mundhöhle und Rachen:** Lippen, Zähne, Zunge, Tonsillen, Schleimhaut; *feucht und rosig, trocken, belegt, ulzeriert, inflammiert, Foetor ex ore, Mundwinkelrhagaden*
- **Halsgefäße:** Halsvenenstauung, hepatojugulärer Reflux, Pulsationen
- **Schilddrüse:** Palpation, Verschieblichkeit; tastbar/nicht tastbar; *schluckverschieblich, tastbare Knoten*
- **Lymphknoten:** Palpitation submandibulärer, zervikaler, axillärer und inguinaler Lymphknoten; *tastbar/nicht tastbar, verschieblich/verbacken, prall, derb, druckschmerzhaft*
- **Mammae:** Form, Einziehung, Knoten, Galaktorrho
- **Herz-Kreislauf:** Auskultation des Herzens und Fortleitung in Jugulum, Karotiden und A. axillaris, Ödeme; *reine Herztöne, Systolikum, Diastolikum, rhythmisch/arrhythmisch*
- **Lunge:** Thoraxform, Perkussion, Auskultation, Atemfrequenz; *Dyspnoe, sonorer Klopfschall, vesikuläres Atmen, Rasselgeräusche, Giemen*
- **Abdomen und Nieren:** Palpation, Auskultation der Darmgeräusche, Messung des Bauchumfangs; *Resistenzen, Abwehrspannung, Druckschmerz*
- **Geschlechtsorgane:** Fehlbildungen, Veränderungen, Größe
- **Bewegungsapparat:** Beweglichkeit, Klopfempfindlichkeit, Rundrucken, Proportionen, Myopathie (einfacher Test: Patient aus der Hocke ohne Arme aufstehen lassen; bei ausgeprägter Muskelschwäche nicht möglich!)
- **Gefäßstatus:** Pulspalpation (Härte, Frequenz, Unterdrückbarkeit), Inspektion der Extremitäten, Gefäßzeichnung, Tests (im Seitenvergleich): Ratschow-Lagerungsprobe, CW-Doppler; *zyanotische Akren, Varizen, Spider Naevi, Ulzera, Gangrän, seitendifferente Pulsstärke*

Perkussion bzw. Auskultation von Herz, Lunge und Abdomen sind bei jeder klinischen Untersuchung durchzuführen!

Zusammenfassung

- Die Anamnese ist die Grundlage einer erfolgreichen Arzt-Patienten-Beziehung und ein wichtiger Bestandteil des Weges zur Diagnose.
- Die Anamnese soll Fragen nach den derzeitigen Beschwerden und früheren Erkrankungen beinhalten. Weitere wichtige Bestandteile sind die Medikamentenanamnese, die Sozialanamnese und die Familienanamnese.
- Die körperliche Untersuchung soll klar von der Anamnese getrennt werden und nach einem bestimmten Schema erfolgen.

Endokrinologische Diagnostik

Voraussetzung für die Diagnostik sind eine sorgfältige Anamnese und Untersuchung. Nur im Zusammenhang mit dem klinischen Kontext (Bioassay, im Gegensatz zum Laborassay) ist es möglich, den Krankheitswert einer pathologischen Hormonkonzentration einzuschätzen. Für die Diagnostik stehen zahlreiche biochemische Methoden zur Verfügung. Erst im Anschluss sollen bildgebende Verfahren (US, CT, MRT), nuklearmedizinische Verfahren (Szintigrafie) und die histologische Aufarbeitung (Zytologie, Biopsie) eingesetzt werden. Raumforderungen, die in bildgebenden Verfahren entdeckt werden, haben nicht immer einen Krankheitswert oder sind nicht immer die Ursache für die Erkrankung. Andererseits können kleinere Raumforderungen häufig gar nicht dargestellt werden. Daher gilt:

> Endokrine Funktionsdiagnostik (Labor) hat Vorrang vor der Lokalisationsdiagnostik (Bildgebung)!

Biochemische Methoden

Hormonbestimmung

Ausgehend von einem klinischen Verdacht muss der Endokrinologe eine zielgerichtete Labordiagnostik durch Bestimmung einer begrenzten Anzahl sinnvoller Parameter beginnen. Der tatsächliche Nachweis einer Erkrankung ist dabei nicht immer auf Anhieb möglich. Teilweise erfordert es wiederholte Untersuchungen und die klinische Erfahrung des Arztes, bis die richtige Diagnose gestellt werden kann. Bei der Interpretation von Laborwerten ist darauf zu achten, dass immer auch ein geringer Anteil gesunder Menschen außerhalb des Referenzbereichs liegt. Es ist daher eine Betrachtung anderer Laborparameter hilfreich, die bei bestimmten Erkrankungen verändert sein können (z. B. primärer Hyperaldosteronismus und Hypokaliämie). Daneben ist es für die Bewertung von Hormonkonzentrationen wichtig, die physiologischen Rückkopplungsmechanismen zu berücksichtigen, ebenso wie die bei manchen Hormonen sehr ausgeprägte Tagesrhythmik (z. B. bei Kortisol, → Abb. 34.2) oder pulsatile sekretorische Episoden (z. B. bei Gonadotropinen oder GH, → Abb. 20.1). Manche Hormone zeigen altersabhängige Konzentrationsänderungen. Bei den lipophilen Hormonen ist bei Messung der Gesamthormonkonzentration auch die Konzentration der Bindungsproteine zu beachten. Ein besonderes Problem stellt die Interpretation von Hormonwerten bei Kindern dar.

> Die Interpretation eines Laborparameters erfordert Erfahrung und soll immer in Zusammenhang mit Anamnese, Klinik und anderen Einflüssen erfolgen!

Basale Hormonkonzentration

Als einfachster Parameter dient die basale Hormonkonzentration, also die Konzentration eines Hormons ohne Stimulation, Suppression oder andere Interventionen (körperliche Anstrengung u. Ä.). Die Bestimmung erfolgt in der Regel morgens und meist nüchtern.

Diagnostische Paare

Die Regulation der Hormonausschüttung geschieht häufig durch weitere Hormone oder metabolische Veränderungen (→ Kap. 1). Es ist daher von Vorteil, zusammengehörige Parameter gemeinsam zu bestimmen und als diagnostische Paare in Kontext zu setzen, z. B. fT_4 und TSH, Parathormon und Kalzium, Testosteron und LH. Als Hilfe dient die Kombination der Werte in einem zweidimensionalen Schema, mit dessen Hilfe man teilweise schon auf die Ursache der Störung schließen kann (→ Abb. 6.1).

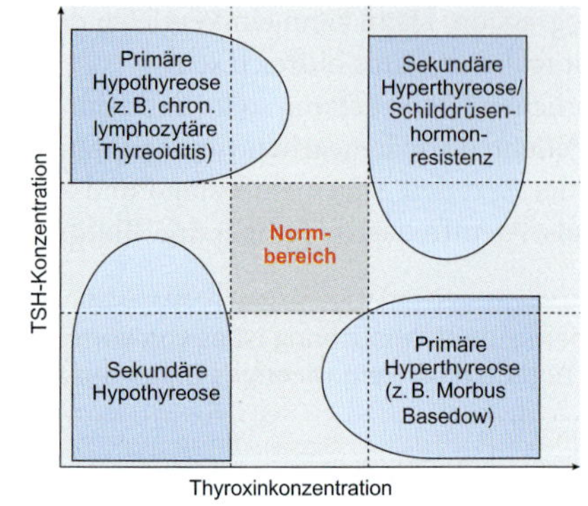

Abb. 6.1 Kombinierte Darstellung von diagnostischen Paaren am Beispiel von TSH und Thyroxin (fT_4) [L106]

Dynamische Funktionstests

Zur Bestätigung der Diagnose reicht die Messung der basalen Hormonkonzentration meist nicht aus. Besonders die einmalige Bestimmung von Hormonen mit einem ausgeprägten zirkadianen Rhythmus oder pulsatiler Freisetzung ist eine Zufallsmessung und kaum aussagekräftig. Für die Diagnose von Funktionsstörungen dieser Hormone oder zur Aufdeckung subklinischer Störungen mit normalen Hormonwerten werden häufig dynamische Funktionstests verwendet. Dabei wird durch **Stimulation** oder **Suppression** Einfluss auf die Hormonsekretion genommen. Es folgen mehrere Blutabnahmen zur Hormonbestimmung über einen definierten Zeitraum. Man kann dabei Prinzipien der basalen Hormonmessung mit der Analyse der Hormonwirkung und der Messung diagnostischer Paare kombinieren.

> **Dynamische Funktionstests**
> **Überfunktion ↑**: Nachweis durch **Suppressionstest ↓**
> **Unterfunktion ↓**: Nachweis durch **Stimulationstest ↑**

Verfahren

Für die Bestimmung von Hormonkonzentrationen werden quantitative immunologische Methoden (Immunoassay) verwendet:
RIA (Radioimmunoassay) Kompetitives Verfahren, bei dem die zu bestimmende Substanz gegen eine konstante Menge radioaktiv markierter Substanz konkurriert. Wegen Strahlenschutzauflagen, Gesundheitsgefährdung des Personals, begrenzter Haltbarkeit und hohen bürokratischen Aufwands bei der Entsorgung werden heute vermehrt nichtradioaktive Verfahren wie **EIA**s (*enzyme-linked immunoassays*) verwendet.
ELISA (enzyme-linked immunosorbent assay, Enzymimmunoassay) Eine Platte wird mit Antikörpern (AK) beschichtet, die die Hormone binden. Ein zweiter enzymgekoppelter AK bindet an eine andere Stelle des Hormons. Durch Substratzugabe kommt es schließlich zu einer Farbreaktion, die photometrisch bestimmt wird. Für den Nachweis von Autoantikörpern (z. B. TPO-AK) wird die Platte hingegen mit Antigenen beschichtet, an die die pathologischen AK binden (→ Abb. 6.2). Vorteil dieser Verfahren ist, dass Konzentrationsmessungen mit fertigen Assays teilautomatisiert mit sehr großer Empfindlichkeit durchgeführt werden können.

Genetische Diagnostik

Für die Diagnostik endokriner Erkrankungen mit genetischer Ursache kommen verschiedene Methoden zum Einsatz. Durch ein **Karyogramm** (Darstellung der Metaphasenchromosomen

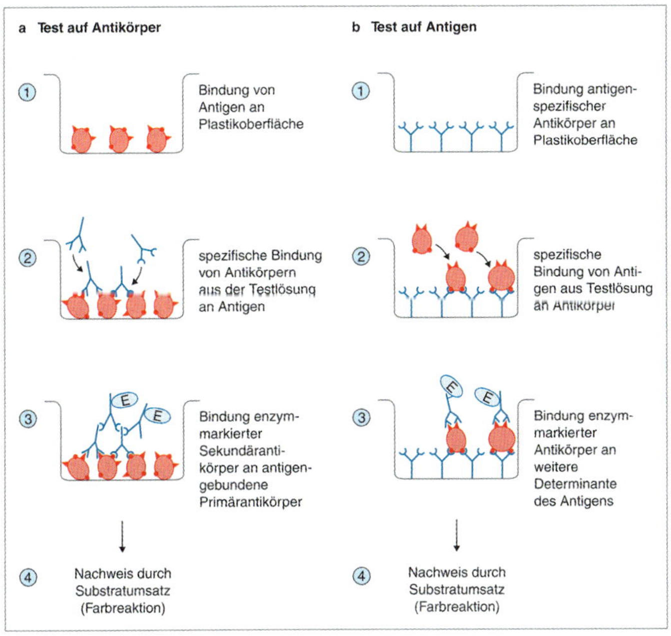

Abb. 6.2 Schematische Darstellung von Enzymimmunoassays [L253]

im Mikroskop) kann man bereits Aberrationen wie beim Klinefelter-Syndrom (klassischer Genotyp: 47XXY, → Kap. 41) erkennen.
Eine genauere Darstellung von chromosomalen Aberrationen wird durch die FISH (Fluoreszenz-in-situ-Hybridisierung) oder die CGH (Komparative genomische Hybridisierung) erreicht.
Für die **molekulargenetische Diagnostik** gibt es mehrere Verfahren:
DNA-Sequenzanalyse Eine Gensequenz wird durch markierte Nukleotide in einem bestimmten Abschnitt bestimmt. Dadurch können Mutationen dargestellt werden.
Southern-Blot-Analyse Sie dient zum Nachweis von Deletionen oder Amplifikationen von Genabschnitten. Genomische DNA wird durch ein bestimmtes Restriktionsenzym gespalten, in der Gelelektrophorese aufgetrennt und auf eine Membran übertragen (geblottet). Mittels markierter Gensonden kann schließlich der qualitative Nachweis von strukturellen Aberrationen erfolgen.
DNA-Chips Bei dieser Methode werden zahlreiche DNA-Sonden auf Glas- oder Silikatträgern fixiert. Die zu untersuchende DNA oder RNA wird markiert und auf den Chip zur Hybridisierung aufgetragen. Durch Messung von z. B. Fluoreszenzemissionen kann in einer einzigen Untersuchung eine qualitative Analyse von mehreren tausend Genen auf Mutationen hin durchgeführt werden.

Sensitivität und Spezifität

Bei der Diagnostik ist auch immer die Aussagekraft eines Tests zu berücksichtigen. Als hilfreiche Größen dienen dabei Sensitivität und Spezifität (→ Tab. 6.1):
- Die **Sensitivität** ist ein Maß, wie geeignet ein Test ist, Personen mit einer Erkrankung als krank zu identifizieren.
- Die **Spezifität** gibt an, wie geeignet ein Test ist, Personen ohne Erkrankung als gesund zu erkennen.

Sensitivität und Spezifität sind fixe Größen eines diagnostischen Verfahrens. In der klinischen Praxis ist es aber oft wichtiger zu wissen, wie hoch bei einem positiven Testergebnis die Wahrscheinlichkeit ist, dass die Person auch wirklich an der Krankheit leidet. Dies wird durch den **positiven Vorhersagewert (PPV)** besser

Tab. 6.1 Vierfeldertafel

	Patient krank	Patient gesund		
Test positiv	**A**	**B**	→	**Positiver Vorhersagewert** A/(A+B)
Test negativ	**C**	**D**	→	**Negativer Vorhersagewert** D/(C+D)
	↓ Sensitivität A/(A+C) Kranke mit pos. Ergebnis/alle Kranken	**↓ Spezifität** D/(B+D) Gesunde mit neg. Ergebnis/alle Gesunden		

ausgedrückt, der neben der Sensitivität und der Spezifität auch die **Prävalenz** (Anzahl der Erkrankungen in einer Population zu einem bestimmten Zeitpunkt) berücksichtigt.

Beispiel Phäochromozytom
Die Bestimmung der Metanephrine im Plasma hat etwa eine Sensitivität von 99 % und eine Spezifität von 90 %. Unter der Annahme, dass ein Phäochromozytom bei etwa 0,2 % aller Hypertoniker vorliegt (Prävalenz ca. 1:500 bei Hypertonikern), gilt dann (errechnet am Beispielkollektiv von 50.000, → Tab. 6.2): Die Wahrscheinlichkeit, dass bei einem Patient mit positivem Testergebnis tatsächlich ein Phäochromozytom vorliegt, beträgt ca. 1,9 %. Damit ist hier aufgrund der niedrigen Prävalenz eine breite Anwendung von diagnostischen Methoden nicht sinnvoll! Die Wahrscheinlichkeit eines richtig positiven Ergebnisses steigt hingegen bei gleichzeitigem klinischen Verdacht und der Kombination mehrerer Untersuchungsmethoden.

Tab. 6.2 Praktische Anwendung der Vierfeldertafel

	Krank (100)	Gesund (49.900)	
Positiv	99	4990	PPV = 1,9 %
Negativ	1	44.910	
	Sensitivität: 99 %	Spezifität: 90 %	

Zusammenfassung

- Endokrine Labordiagnostik hat Vorrang vor bildgebenden Verfahren!
- Für die Interpretation einer Hormonkonzentration ist es entscheidend, beeinflussende Faktoren zu berücksichtigen, die eine Änderung der Konzentration bewirken können.
- Ein wichtiges diagnostisches Prinzip ist die Bestimmung von zusammengehörigen Parametern und deren Interpretation als diagnostisches Paar.
- Zur Bestimmung von Hormonen mit unregelmäßiger Freisetzung dienen dynamische Funktionstests.
- EIAs sind häufig verwendete Methoden zur Bestimmung von Hormonkonzentrationen. Die Bestimmung kann automatisiert und schnell mit hoher Genauigkeit durchgeführt werden.

→ 7 Grundlagen endokrinologischer Therapien

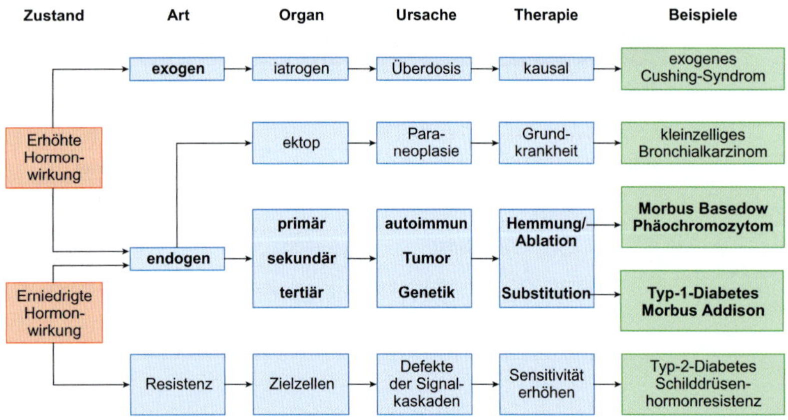

Abb. 7.1 Therapieprinzipien endokriner Erkrankungen [L106]

Eine erfolgreiche Behandlung ist nur mit einer präzisen Diagnose möglich. Die Sicherung der Diagnose ist daher von größter Bedeutung. Eine voreilige Therapie kann die Diagnostik verfälschen oder unmöglich machen. Wenn möglich, sollte z. B. im Fall einer Hyponatriämie der Verdacht einer NNR-Insuffizienz bestätigt werden, bevor mit der Therapie begonnen wird. In Notfällen kann eine Akuttherapie notwendig sein. Bei einer Addison-Krise ist ein sofortiges Handeln nötig. In diesem Fall sollte jedoch zuvor zumindest eine Blutabnahme für die Bestimmung von ACTH und Kortisol erfolgen.

Therapieprinzipien

Nach Art der endokrinen Störung ergeben sich verschiedene Therapieprinzipien (→ Abb. 7.1). Eine iatrogene Überdosierung soll, wenn es die Grunderkrankung zulässt, durch eine kausale Therapie (Dosisreduktion) behandelt werden. Für endogene Überfunktionsstörungen stehen operative (Ablation) oder medikamentöse Maßnahmen zu Verfügung, Unterfunktionsstörungen können durch Substitution des fehlenden Hormons therapiert werden.

Wenn möglich, Diagnosesicherung vor Therapiebeginn!

Vor dem Beginn einer Behandlung stellt sich die Frage, ob der Patient dadurch einen Vorteil hat. Wann eine Therapie angezeigt ist, kann nicht immer Lehrbüchern entnommen werden, sondern muss mit dem Patienten und evtl. mit Angehörigen besprochen werden. Man kann dabei nicht nach einem starren Schema vorgehen, sondern es sind unterschiedliche individuelle Aspekte zu berücksichtigen (Alter, Persönlichkeit, Familie etc.). Während Therapieformen meist nach ihrer Prognose, also nach der Lebenserwartung, beurteilt werden, kommt die Bewertung der weiteren Lebensqualität dabei mitunter zu kurz. Schließlich hilft eine ausreichende Aufklärung über die Therapie der Wahl und mögliche Alternativen auch, die Compliance zu heben. Da es bei endokrinen Erkrankungen häufig notwendig ist, lebenslang zu behandeln, ist die Mitarbeit der Patienten von großer Bedeutung.
Von der **Hormonsubstitution** ist die **pharmakodynamische Hormontherapie** abzugrenzen, bei der kein Hormonmangel besteht. Man nutzt dabei Hormoneigenschaften zur Behandlung von Erkrankungen, die nicht auf einem Hormonmangel beruhen (z. B. antiphlogistische und immunsuppressive Wirkung der Glukokortikoide). Im Gegensatz zur optimalerweise nebenwirkungsfreien Substitutionstherapie treten bei dieser Behandlung häufiger Nebenwirkungen auf, die einer Überfunktion der Hormondrüse entsprechen.

Bei der Substitution muss die optimale Dosierung individuell und teilweise über einen längeren Zeitraum angepasst werden. Es sollte eine Substitution erfolgen, die möglichst der physiologischen Konzentration entspricht. So muss z. B. die Kortisonsubstitution bei Stress, Fieber, Infekten oder bei Operationen erhöht werden. Die Insulinsensitivität wird hingegen bei verstärkter körperlicher Aktivität erhöht und somit sinkt der Insulinbedarf.

Ausblick

In Zukunft könnten weitere Therapieverfahren wie die Stammzelltransplantation oder die Gentherapie an Bedeutung gewinnen. Bei der **Stammzelltransplantation** werden unreife Zellen mit einem kompletten Genom in den Organismus eingebracht, die vom umliegenden Gewebe Stimuli zur Differenzierung erhalten. Bei der **Gentherapie** werden hingegen nur DNA- oder RNA-Abschnitte in die Körperzellen eingeschleust. Als Überträger (Vektoren) dienen häufig Viren. Bei dieser Therapie gibt es noch zahlreiche Probleme. So kommt es meist nur zu einer transienten Genexpression. Es kann außerdem eine Immunantwort ausgelöst oder durch Integration in das Genom eine Tumorentstehung induziert werden. Schwierig gestaltet sich auch die Regulation der Hormonfreisetzung. So gelang es bereits, aus Stammzellen pankreatische B-Zellen herzustellen, bei denen jedoch die Insulinsekretion z. B. glukoseunabhängig erfolgte. Durch diese zukünftigen Therapieformen sollen z. B. die Zerstörung von Zellen bei Autoimmunerkrankungen vermindert, die Regeneration von endokrinen Zellen stimuliert oder die Hormonproduktion von anderen Zellen übernommen werden.

Zusammenfassung

- Wenn möglich, sollte eine Sicherung der Diagnose vor Therapiebeginn erfolgen.
- Endokrine Überfunktionen können durch operative Verfahren oder medikamentös behandelt werden.
- Die Therapie einer endokrinen Unterfunktion besteht meist in der Substitution des fehlenden Hormons.

Wasserhaushalt

Nicht nur bei der Therapie endokriner Erkrankungen, sondern bei jeder internistischen Behandlung ist große Aufmerksamkeit auf den Wasserhaushalt des Patienten zu legen (→ Abb. 8.1).

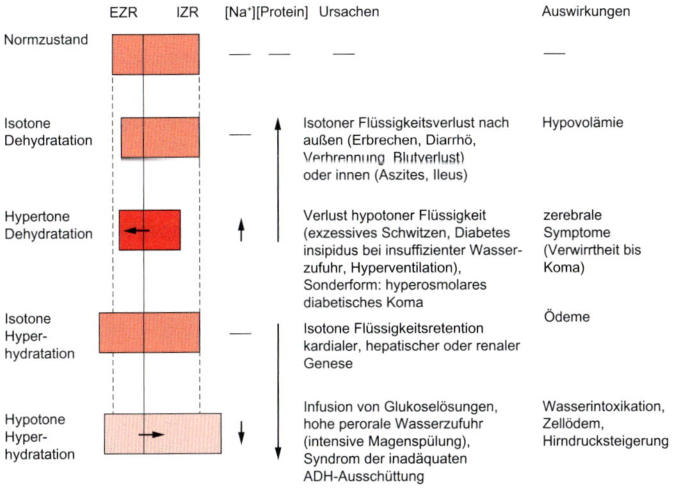

Abb. 8.1 Ausgewählte Störungen des Na^+- und Wasserhaushalts und deren Einfluss auf die Osmolarität und das Volumen [L253]

Volumen- und Osmoregulation

Hier sei noch einmal auf die Unterschiede zwischen Volumen- und Osmoregulation hingewiesen (→ Tab. 8.1):

Volumenregulation Diese erfolgt durch den Sympathikus, das Renin-Angiotensin-Aldosteron-System (RAAS), ANP und in geringerem Ausmaß auch durch ADH. Während die Regulation durch den Sympathikus schnell einsetzt, ist die Adaptation durch das RAAS langsamer. Diese Effektoren führen zu einer Anpassung des intravasalen Flüssigkeitsvolumens an die Gefäßkapazität und umgekehrt. Die Regulation der Extrazellulärflüssigkeit wird weitgehend durch die Natriumausscheidung bestimmt. Natrium ist osmotisch aktiv und zieht Flüssigkeit mit. Daher kommt es bei Störungen der Natriumregulation zu Volumenänderungen im Sinne von Ödemen oder Volumenmangel (Exsikkose).

Osmoregulation Sie wird durch ADH und die Wasseraufnahme gesteuert. Eine gestörte Regulation der Ausscheidung von freiem Wasser manifestiert sich in einer Veränderung der Natriumkonzentration, was zu Änderungen der Osmolalität führt. Durch die sensible Steuerung der ADH-Sekretion und des Durstmechanismus gehen Volumenänderungen selten mit einer Änderung der Plasmaosmolalität einher.

Tab. 8.1 Vergleich Volumen- und Osmoregulation

	Volumenregulation	Osmoregulation
Sensor	Barorezeptoren im Karotissinus und Aortenbogen, granulierte Zellen des Vas afferens, Vorhofrezeptoren	Hypothalamische Osmorezeptoren
Was wird gemessen?	Gewebeperfusion (effektives, zirkulierendes Volumen)	Plasmaosmolalität
Effektoren	RAAS, ANP, Druckdiurese, ADH, Sympathikus	ADH, Trinken (Durst)
Was wird beeinflusst?	Blutdruck, Natriumausscheidung	Resorption von freiem Wasser und Wasseraufnahme durch Trinken
Störungen	Hypovolämie, Hypervolämie	Polyurie, Hyponatriämie

Volumensituation

Bei der Einschätzung der Volumensituation ist auf Erkrankungen zu achten, die mit Volumenveränderungen einhergehen. Dazu gehören Störungen von Herz, Leber und Nieren. Weitere Faktoren sind z. B. Diuretika, Laxanzien und andere Medikamente, Übelkeit, Erbrechen, Durchfälle, Alkohol oder schwere septische Infektionen.

Hypovolämie Nicht immer zuverlässige Zeichen sind trockene Schleimhäute, trockene und schuppende Haut, verminderter Jugularvenendruck, orthostatische Hypotonie und Tachykardie. Nachdem man eine Hautfalte am Handrücken abgehoben hat, bleibt diese bei exsikkierten Patienten stehen. Weitere relativ unspezifische Symptome sind Müdigkeit, Schwäche und Durst. Bei einem **hypovolämischen Schock** kommt es zu Hypotonie, reflektorischer Tachykardie und Vasokonstriktion bis hin zur Organischämie (→ Oligurie, Zyanose, feuchtkalte Extremitäten, Bewusstseinstrübung). Die zunehmende Hypoxie führt schließlich zu einer Weiterstellung der Gefäße und einer Verstärkung der Hypotonie.

Schockindex = Puls/systolischer Blutdruck → ein Index > 1 weist auf einen Schock hin.

Für die Beurteilung im anfänglichen Stadium ist der Schockindex jedoch nicht geeignet, da durch die Kompensationsmechanismen der Blutdruck annähernd normal gehalten wird, während die Herzfrequenz steigt. Auch der Hämoglobingehalt bzw. der Hämatokrit kann bei einem hämorrhagischen Schock durch eine akute Blutung initial noch normal sein.

Hypervolämie Sie tritt häufig bei einer eingeschränkten Nierenfunktion in Kombination mit einer zu hohen Flüssigkeitszufuhr oder bei anderen Ödemerkrankungen auf. Es kann zu einer kardialen Dekompensation mit einem Lungenödem kommen. Weitere Zeichen sind gestaute Halsvenen und eine Gewichtszunahme.
Zur Einschätzung des Volumenstatus eignen sich die Messung des zentralvenösen Drucks (ZVD) oder die Sonografie der V. cava inferior. Aber auch die Bestimmung von Blutdruck oder Hämatokrit kann hilfreich sein. Eine Harnstofferhöhung kann auf eine Hypovolämie oder Dehydratation hinweisen.

Zusammenfassung

- Volumenregulation: Sympathikus, RAAS, ANP, (ADH)
- Osmoregulation: ADH und Trinken
- Zur Einschätzung der Volumensituation dienen u. a. klinische Zeichen, Thoraxröntgen, Sonografie der V. cava inferior und Laborparameter wie Hämatokrit und Harnstoff.

Störungen des Säure-Basen-Haushalts sind eng verbunden mit Störungen des Kaliumhaushalts. Im Gewebe (v. a. in der Skelettmuskulatur) besteht ein funktioneller K^+/H^+-Austausch. Bei einer Hyperkaliämie kommt es zu einer vermehrten Kaliumaufnahme in die Zellen, wobei im Gegenzug ein Proton (H^+) ins Blut abgegeben wird. Somit sinkt der pH. Ein weiterer Zusammenhang besteht an den Sammelrohren der Nieren (→ Abb. 9.1). Eine Hyperkaliämie muss jedoch nicht immer mit einer Azidose einhergehen!

Hyperkaliämie ↔ Azidose
Hypokaliämie ↔ Alkalose

Säure-Basen-Haushalt

Der pH-Wert im Organismus muss in engen Grenzen (7,36–7,44) konstant gehalten werden. Dafür sind drei Regulationsmechanismen verantwortlich, die nacheinander mobilisiert werden:

- **Pufferung:** Zu den **extrazellulären** Puffersystemen gehören Bikarbonat (HCO_3^-) und Plasmaproteine. Phosphat und Hämoglobin sind **intrazelluläre** Puffersysteme. Bei einer Azidose können sie Protonen aufnehmen, die bei einem pH-Anstieg wieder abdissoziieren.
- **Lunge:** respiratorische Regulation durch Abatmung von CO_2
- **Niere:** renale Regulation durch tubuläre Sekretion von Protonen. Für jedes sezernierte Proton wird im Gegenzug HCO_3^- in das Blut abgegeben. Der Großteil der Protonen wird dabei an Ammoniak oder titrierbare Säuren (Sulfat, Phosphat) gebunden und ausgeschieden, nur ein geringer Anteil wird in Form von freien Protonen sezerniert.

Der wichtigste extrazelluläre Puffer ist das **CO_2-HCO_3^--System.** HCO_3^- entspricht dabei der Pufferbase und CO_2 der Puffersäure. Über die Abatmung von CO_2 hat die Lunge, über die Ausscheidung von HCO_3^- die Niere Einfluss auf dieses Puffersystem.

$$CO_2 + H_2O \leftrightarrow HCO_3^- + H^+$$

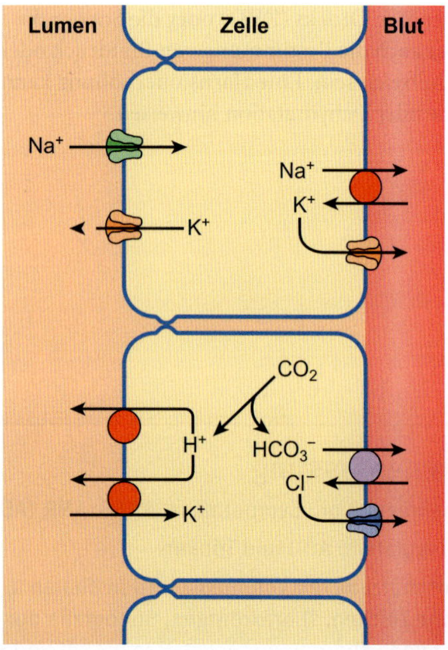

Abb. 9.1 Sammelrohr der Niere: Aldosteron erhöht die Natriumrückresorption und verstärkt gleichzeitig die Kaliumsekretion. Um Kalium wieder aufzunehmen, muss ein Proton sezerniert werden. [L231]

Störungen des Säure-Basen-Haushalts können durch eine gestörte alveoläre Ventilation (**respiratorische Störung**) oder durch einen veränderten Anfall oder eine gestörte renale Ausscheidung von Säureäquivalenten oder HCO_3^- (**metabolische Störung**) entstehen. Daneben gibt es auch gemischte Störungen. Störungen des einen Systems aktivieren kompensatorische Mechanismen des anderen Systems. Bleibt der pH im Normbereich, spricht man auch von einer kompensierten Störung. Dabei setzt die renale Gegenregulation im Gegensatz zur respiratorischen erst nach Stunden bis Tagen ein.

RespiratorischeStörung → metabolische Kompensation
MetabolischeStörung → respiratorische Kompensation

Ausgewählte Störungen des Säure-Basen-Haushalts

Metabolische Azidose

Chlorid und Bikarbonat machen normalerweise etwa 85 % der Anionen aus. Die verbleibenden Anionen (organische und anorganische Säuren, Sulfat, Phosphat) bezeichnet man als Anionenlücke.

$$\text{Anionenlücke} = Na^+ - Cl^- - HCO_3^- \text{ (Normbereich: } 12 \pm 4 \text{ mmol/l)}$$

Durch Berechnung der Anionenlücke lassen sich die metabolischen Azidosen in zwei Formen unterteilen, je nachdem, ob vermehrt Säuren anfallen oder Bikarbonat durch Verlust bzw. verminderte Bildung reduziert ist:

- **Metabolische Azidose mit erhöhter Anionenlücke:** endogene Säurebildung (z. B. Ketonkörper bei diabetischer Ketoazidose, Laktat bei anaerober Glykolyse) oder exogene Säurezufuhr (z. B. Acetylsäure- oder Methanolintoxikation) bzw. akute und chronische Niereninsuffizienz
- **Metabolische Azidose mit normaler Anionenlücke:** enteraler oder renaler Bikarbonatverlust (v. a. Diarrhö, selten renale tubuläre Azidose)

Klinik Die ventilatorische Kompensation besteht in einer stark vertieften Atmung (Kußmaul-Atmung), die bei länger bestehender Störung jedoch schwierig zu erkennen ist. Bei einer schweren Azidose kommt es zu Verwirrtheit, Stupor und später auch Koma.

Diagnostik und Therapie Die Diagnose wird durch eine Blutgasanalyse (BGA: HCO_3^- ↓ → CO_2 ↓) gestellt. Im Vordergrund steht eine Behandlung der Grunderkrankung. Eine HCO_3^--Substitution sollte nur bei schwerer Azidose angewendet werden, da es sonst zu einer Alkalose, Hypernatriämie oder Hypokaliämie kommen kann.

Metabolische Alkalose

Formen

- **Chlorid-responsive Form** (Chloridausscheidung < 20 mmol/l): Ursachen sind ein Verlust von Säuren (z. B. Magensäure beim Erbrechen oder über die Nieren durch Diuretika oder Hypovolämie mit RAAS-Aktivierung) oder eine vermehrte Zufuhr von Basen (z. B. Kalzium-Alkali-Syndrom; → Kap. 29). Im Rahmen einer Hypovolämie führt das verminderte zirkulierende Volumen zur RAAS-Aktivierung und zu einer verstärkten Natriumrückresorption, wodurch die Kalium- und Protonensekretion erhöht werden (→ Abb. 9.1). Es entsteht eine Kontraktionsalkalose.
- **Chloridresistente Form** (Chloridausscheidung > 20 mmol/l): Die Ursache ist z. B. eine schwere Hypokaliämie oder ein Mineralokortikoidüberschuss (z. B. primärer oder sekundärer Hyperaldosteronismus, Morbus Cushing).

- Zudem können metabolische Alkalosen bei akutem und chronischem Leberversagen auftreten (verminderte Harnstoffsynthese → verminderter Bikarbonatverbrauch).

Klinik und Therapie Kompensatorisch tritt eine flache Atmung ein. Es kann zu Parästhesien und evtl. zu einer Tetanie kommen. Häufig überwiegen die Symptome einer gleichzeitig bestehenden Hypokaliämie (Herzrhythmusstörungen, Muskelschwäche). Bei der chloridsensiblen Form kann die Alkalose durch die Infusion von 0,9-prozentiger NaCl-Lösung korrigiert werden, die chloridresistente Form spricht nicht auf eine NaCl-Substitution an.

Kaliumhaushalt

Kalium befindet sich überwiegend im Intrazellulärraum. Das Konzentrationsverhältnis zwischen Intra- und Extrazellulärraum beträgt etwa 38 : 1. Dieser Ionengradient ist zusammen mit der Leitfähigkeit der Kaliumkanäle wesentlich für das Membranpotenzial der Zelle verantwortlich.
90 % des aufgenommenen Kaliums werden resorbiert. Aufgrund der niedrigen extrazellulären Konzentration können bereits geringe Mengen zu einer Verdoppelung der Kaliumkonzentration führen. Daher muss Kalium sofort in die Zellen aufgenommen werden (v. a. in die Skelettmuskulatur). Dies wird durch Insulin und die basale Katecholaminsekretion begünstigt. Längerfristig führt die renale Kaliumsekretion zu einem Gleichgewicht der Kaliumaufnahme und -ausscheidung. Bei einer Niereninsuffizienz ist die renale Sekretion eingeschränkt, als Folge steigt der Anteil der intestinalen Ausscheidung an.

Störungen des Kaliumhaushalts

Störungen des Kaliumhaushalts können den Ionengradienten **(Kaliumverteilung)** sowie die Zufuhr und Ausscheidung **(Kaliumbilanz)** betreffen. Bei länger bestehenden Kaliumstörungen im Extrazellulärraum kommt es auch zu einer Änderung des intrazellulären Kaliums in die gleiche Richtung. Dadurch kann sich der Ionengradient normalisieren. Bei chronischen Störungen können Veränderungen im EKG daher fehlen.

Je schneller die Störung auftritt, desto ausgeprägter sind die Symptome.

Hypokaliämie

Bei der Hypokaliämie liegt die Kaliumkonzentration des Blutes unter 3,5 mmol/l (Ursachen → Tab. 9.1). Beim Erbrechen wird nur eine geringe Menge an Kalium verloren. Der gleichzeitige Verlust an Salzsäure und Volumen führt jedoch zu einer metabolischen Alkalose und einem Volumenmangel. Die erhöhte Natriumrückresorption verstärkt in der Folge die renale Kaliumsekretion (→ Abb. 9.1).

Tab. 9.1 Ursachen einer Hypokaliämie

Renal	Diuretika, Hyperaldosteronismus
Extrarenal	Chronischer Laxanzienabusus, Diarrhö, Erbrechen (Volumenmangel)
Kaliumverteilung	Insulin, Alkalose

Klinik Durch die Hypokaliämie kommt es zu einer Hyperpolarisation der Zelle. Das Gehirn ist durch die Blut-Liquor-Schranke weitgehend von Kaliumstörungen geschützt. Symptome betreffen daher v. a. den Herzmuskel (Herzrhythmusstörungen!), die Skelettmuskulatur (Adynamie, Muskelparesen, proximale Myopathie) und die Darmmuskulatur (Obstipation, Ileus). Typische Veränderungen im EKG sind eine Abflachung oder Negativierung der T-Welle, das Auftreten einer U-Welle und eine ST-Senkung.

Hyperkaliämie

Bei der Hyperkaliämie liegt der Kaliumgehalt des Blutes über 5,0 mmol/l. Zu einer Hyperkaliämie kommt es fast ausschließlich bei einer eingeschränkten renalen Sekretionsfähigkeit im Rahmen einer Niereninsuffizienz oder bei einer Verschiebung von Kalium aus der Zelle in den Extrazellulärraum (→ Tab. 9.2). Eine Hyperkaliämie durch übermäßige Kaliumzufuhr (Obst, Gemüse) ist hingegen bei normaler Nierenfunktion kaum möglich. Daneben führen auch ACE-Hemmer und kaliumsparende Diuretika zu einer Erhöhung der Kaliumkonzentration. Immer wieder ist auch eine Digitalisintoxikation Ursache einer Hyperkaliämie. Ein falsch hoher Wert **(Pseudohyperkaliämie)** entsteht durch Hämolyse der Blutprobe bei zu langer Venenstauung sowie bei ausgeprägter Leuko- oder Thrombozytose.

Klinik Durch die Hyperkaliämie kommt es zu einer Depolarisation der Zellmembran. Es treten Parästhesien (z. B. periorales Kribbeln), Muskelzuckungen und Paresen auf. Über längere Zeit kommt es zu einer verminderten Erregbarkeit und Muskelschwäche. Es gibt jedoch kein zuverlässiges Symptom, das auf eine Hyperkaliämie hinweist. Im EKG kann sich eine zeltförmige Erhöhung der T-Welle zeigen. Bei stärkerer Hyperkaliämie besteht die Gefahr des Herztodes durch Kammerflimmern (die arrhythmogene Kaliumwirkung wird bei Herzoperationen genutzt – durch eine kaliumreiche, sog. kardioplege Lösung kommt es zur Asystolie des Herzens).

Tab. 9.2 Ursachen einer Hyperkaliämie

Renal	Niereninsuffizienz, Morbus Addison (Aldosteronmangel), ACE-Hemmer, kaliumsparende Diuretika, hyporeninämischer Hypoaldosteronismus (häufig durch eine diabetische Nephropathie)
Kaliumzufuhr	Hämolytische Blutkonserve, Zufuhr mit der Nahrung
Kaliumverteilung	Hämolyse, metabolische Azidose, Insulinmangel, Digitalisintoxikation

Zusammenfassung

- Der pH im Blut wird in engen Grenzen gehalten. Die Regulation erfolgt durch Puffersysteme, CO_2-Abatmung und die tubuläre Sekretion von Protonen.
- Metabolische Azidose: diabetische Ketoazidose, Laktatazidose, Intoxikationen, enteraler oder renaler Bikarbonatverlust
- Metabolische Alkalose: durch Erbrechen, Diuretika oder Mineralokortikoidexzess (Conn-Syndrom)
- Hypokaliämie: Folgen sind Herzrhythmusstörungen, Muskelparesen, Obstipation.
- Hyperkaliämie: bei Niereninsuffizienz; Folgen sind Parästhesien, Muskelschwäche, später Kammerflimmern.

Hyponatriämie

Die Hyponatriämie ist die häufigste Elektrolytstörung bei stationären Patienten. Die Plasmaosmolalität wird durch ADH *(= Vasopressin)* in engen Grenzen gehalten. ADH führt zum Einbau von Wasserkanälen (Aquaporin 2) in distalem Tubulus und Sammelrohr. Die Nieren können dabei eine geringe Menge eines hochkonzentrierten Harns (bis 1.200 mosmol/l) oder einen stark verdünnten Harn (bis 50 mosmol/l) ausscheiden. So ist der Körper weitgehend unabhängig davon, ob eine hypertone oder hypotone Nahrung zugeführt wird oder ob es zu Durstphasen kommt.

> Die ADH-Wirkung kann am einfachsten durch die Harnosmolalität gemessen werden.

Eine Hyponatriämie entsteht meist durch eine erhöhte Zufuhr bzw. Retention von freiem Wasser oder eine erhöhte Natriumausscheidung und nicht durch einen Natriummangel per se. Daher ist die Serumosmolalität erniedrigt. Man bezeichnet diese Form als **hypotone Hyponatriämie.** Seltener sind hypertone oder isotone Hyponatriämien (→ Tab. 10.1).

Tab. 10.1 Formen der Hyponatriämie und Ursachen

Hyponatriämie	Ursachen
Hypotone Hyponatriämie	• Hypervoläm (Ödemerkrankungen): Herzinsuffizienz, Leberzirrhose, nephrotisches Syndrom, Niereninsuffizienz • Normovoläm: SIADH • Vermindertes Extrazellulärvolumen: – Renaler Natriumverlust: zerebrales Salzverlustsyndrom, Diuretika – Extrarenaler Natriumverlust: Diarrhö, Pankreatitis, Peritonitis
Hypertone Hyponatriämie	Osmotisch wirksame Substanzen (z. B. Hyperglykämie, Osmodiuretika wie Mannitol)
Isotone Hyponatriämie	Pseudohyponatriämie (Messartefakte bei Hyperlipidämie oder Hyperproteinämie)

Klinik

Die Symptome der Hyponatriämie sind abhängig von der Schnelligkeit und dem Ausmaß der Elektrolytveränderung. Natrium ist das häufigste extrazelluläre Elektrolyt. Die Serumosmolalität wird daher hauptsächlich durch Natrium bestimmt (→ Kap. 22). Durch osmotische Veränderungen kann es zum Auftreten eines Hirnödems mit zentralnervösen Symptomen kommen (→ Tab. 10.2). Zudem können auch Symptome der zugrunde liegenden Erkrankung bestehen. Bei einer akuten Hyponatriämie (Auftreten innerhalb von 48 h) sind aufgrund rascher osmotischer Veränderungen häufiger Symptome zu beobachten. Aber auch eine chronische Hyponatriämie führt trotz Anpassungsmechanismen zu Aufmerksamkeitsstörungen und einer erhöhten Sturzneigung.

Diagnostik

Für eine korrekte Therapie sollte eine erste Diagnostik so früh wie möglich erfolgen. Dabei kann nicht auf die Beurteilung des **Volumenstatus** verzichtet werden, auch wenn dies nicht immer einfach ist! Neben der klinischen Untersuchung können dazu auch eine Bestimmung von Kreatinin und Harnstoff, eine Thoraxröntgenuntersuchung oder eine Sonografie der V. cava inferior hilfreich sein. Mithilfe von Anamnese und Status soll nach der zugrunde liegenden Ursache gesucht werden. Nach Messung der **Serumosmolalität** soll eine Bestimmung der **Harnosmolalität** und der **Natriumkonzentration im Spontanharn** erfolgen (→ Abb. 10.1). Eine Harnosmolalität < 150 mosmol/kg entspricht einer physiologischen Reaktion auf eine Hyponatriämie, bei der keine Vasopressinwirkung vorhanden ist. Im Fall einer schweren Hypovolämie kommt es allerdings auch zur Vasopressinausschüttung, die nach Volumenausgleich wieder verschwindet.

Tab. 10.2 Schweregrad nach Symptomen der Hyponatriämie

Schweregrad	Symptome
Leicht	Müdigkeit Schwindel
Mittelschwer	Übelkeit ohne Erbrechen Verwirrtheit Kopfschmerzen
Schwer (akute Therapie)	Erbrechen Kardiorespiratorische Instabilität Somnolenz Krampfanfälle Koma

Eine Hyponatriämie bei euvolämen oder hypervolämen Patienten mit einer Harnosmolalität > 150 mosmol/kg entspricht hingegen einer inadäquat erhöhten ADH-Sekretion.
Eine Harn-Natriumkonzentration < 20 mmol/l entspricht einer physiologischen Reaktion auf eine Hypovolämie und eine Harn-Natriumkonzentration > 40 mmol/l einer physiologischen Reaktion auf eine Hypervolämie. Im weiteren Verlauf sollte auch auf die Harnmenge geachtet werden.
Eine diagnostische Bestimmung von ADH ist aufgrund der kurzen Halbwertszeit nicht sinnvoll. In bestimmten Situationen kann jedoch eine Bestimmung von Copeptin (C-terminales pro Arginin-Vasopressin) hilfreich sein. Erschwert wird die diagnostische Interpretation durch Diuretika. In diesen Fällen kann eine fraktionelle Harnsäuresekretion > 12 % eine erhöhte Natriumausscheidung anzeigen.

$$\text{Fraktionelle Harnsäuresekretion} = \frac{\text{Urinharnsäure} \times \text{Serumkreatinin} \times 100}{\text{Serumharnsäure} \times \text{Urinkreatinin}}$$

Therapie

Bei schweren Symptomen wie einem Krampfanfall oder Kreislaufinstabilität sollte, sowohl bei einer akuten als auch bei einer chronischen Hyponatriämie, eine rasche Therapie mit 150 ml einer hypertonen 3 % NaCl-Lösung über 20 min erfolgen. Es kann sonst zu einem Hirnödem mit Einklemmung und zerebraler Hypoxie kommen. Nach Stabilisierung sollte, um eine spezifische Therapie zu ermöglichen, eine weitere Abklärung erfolgen.
Anfangs sind engmaschige Elektrolytkontrollen notwendig. Der Anstieg der Natriumkonzentration sollte dabei in den ersten 24 h nicht über 10 mmol/l und in den nächsten 24 h nicht über 8 mmol/l liegen, bis eine Natriumkonzentration von 130 mmol/l erreicht ist. Es kann sonst zu Komplikationen, wie einer osmotischen Demyelinisierung (pontine Myelinolyse), kommen. Bei rascherem Natriumanstieg sind Gegenmaßnahmen wie die Gabe einer Glukoselösung und/oder von Desmopressin notwendig.

> Hypovolämie: isotone NaCl-Lösung
> Normovolämie: Restriktion der Trinkmenge
> Hypervolämie: Trinkmengenrestriktion und Furosemid

Hypotone Hyponatriämie

Verminderte Harnosmolalität

Osmotisch wirksame Substanzen, wie Natrium oder Proteine, werden vorwiegend über die Nahrung aufgenommen. Bei erhöhter Trinkmenge oder verminderter Nahrungszufuhr und Störung der Harndilution im Rahmen einer Niereninsuffizienz kann es daher zur Hyponatriämie kommen.

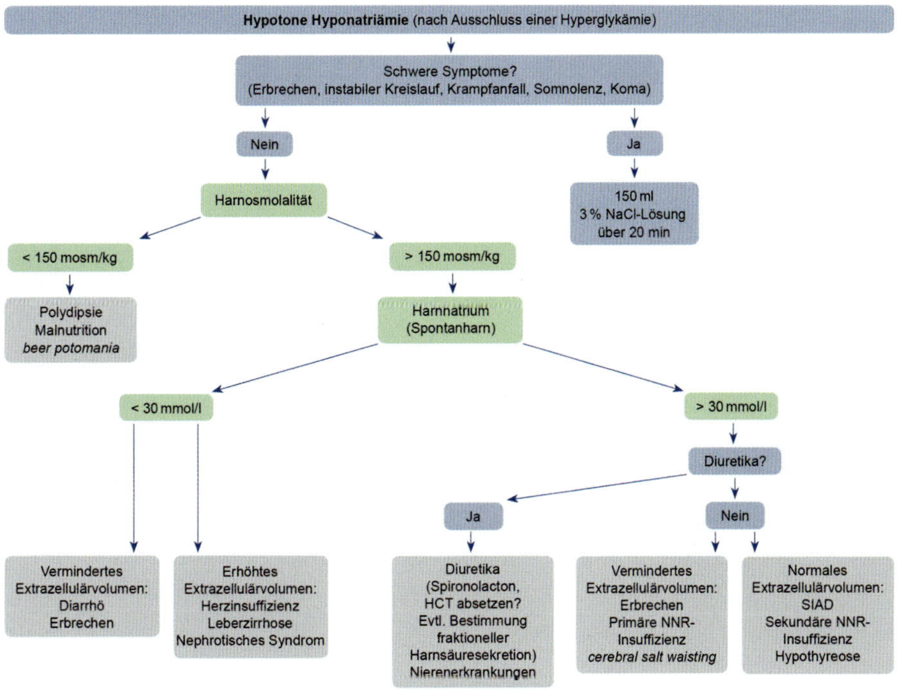

Abb. 10.1 Diagnostisches Vorgehen bei Hyponatriämie [L311/W1052]

Bei Malnutrition im Rahmen eines Alkoholismus kann eine reduzierte Aufnahme von osmotischen Substanzen (z. B. 400 mosmol/Tag; normal ca. 800 mosmol/Tag) bei gleichzeitig erhöhter Trinkmenge bestehen. Bei einer Harnosmolalität von 100 mosmol/kg können dann maximal 4 l pro Tag getrunken werden, ohne dass eine Hyponatriämie verstärkt wird.
Eine Polydipsie kommt häufig bei psychiatrischen Erkrankungen vor.

Hypovolämische Hypovolämie

Ätiologie Durch renale oder extrarenale Natriumverluste wie bei Diarrhö oder Erbrechen kommt es durch einen Volumenmangel zu einer ADH-Stimulation. Bei Zufuhr hypotoner Flüssigkeit kann so eine hypotone Hyponatriämie auftreten.
Therapie Wenngleich die Behandlung in einer Flüssigkeitssubstitution besteht, kommt es durch den Volumenausgleich zu einem Wegfall des ADH-Stimulus, ohne dass sich initial die Natriumkonzentration wesentlich verändert. Probleme können sich durch die fehlende ADH-Wirkung mit Ausscheidung eines hypotonen Harns ergeben, wodurch es zu einem raschen Anstieg der Natriumkonzentration mit Gefahr der pontinen Myelinolyse kommen kann.

Cave hypovolämische Hyponatriämie!
Nach Volumengabe kommt es zum Wegfall des ADH-Stimulus mit Abfall der Harnosmolalität auf z. B. 100 mosmol/kg.
1 l NaCl 0,9 % (ca. 300 mosmol/kg) werden dann als 3 l Harn (100 mosmol/kg) ausgeschieden → schnelle Natriumkorrektur!

SIADH

→ Kap. 22.

Hyponatriämie bei Herz- und Leberinsuffizienz

Bei Herz- und Leberversagen ist das Ausmaß der Hyponatriämie meist abhängig vom Schweregrad der zugrunde liegenden Erkrankung und korreliert mit einer schlechten Prognose. Eine Korrektur der Hyponatriämie führt zu keiner Prognoseverbesserung.
Ätiologie Ursache ist eine relative Hypovolämie mit vermindertem intravasalem Volumen bei gleichzeitig erhöhtem interstitiellem Volumen und Ödemen. Durch die relative Hypovolämie werden ADH und RAAS stimuliert. Bei meist auch erniedrigten Blutdruckwerten besteht dabei eine erhöhte Gefahr für ein Nierenversagen (kardiorenales oder hepatorenales Syndrom).
Therapie Die Therapie bei einer Herzinsuffizienz besteht in einer Flüssigkeitsrestriktion. Zudem kommen ACE-Inhibitoren bzw. Angiotensinrezeptorblocker und Schleifendiuretika zur Anwendung. Bei einer Herzinsuffizienz und einer Natriumkonzentration < 120 mmol/l können auch Vasopressinantagonisten eingesetzt werden (z. B. Tolvaptan).
Bei Leberzirrhose sollten Betablocker, Thiazide, Spironolacton und andere Antihypertensiva abgesetzt werden. Zudem sollte eine Hypokaliämie ausgeglichen werden. Sollte sich auch nach Absetzen der blutdruckwirksamen Medikation ein erniedrigter Blutdruck zeigen, kann evtl. Midodrin (Gutron®) angewendet werden. Nur bei schwerer Hyponatriämie im Rahmen einer Zirrhose (Natrium < 120 mmol/l) ist zur Korrektur eine Verabreichung von Albumin bzw. hypertone NaCl-Lösung zu empfehlen.

Zusammenfassung

- Diagnostik der Hyponatriämie durch Serumosmolalität und Bestimmung von Natrium und Osmolalität im Harn sowie Einschätzung des Volumenstatus
- Bei schweren Symptomen akute Behandlung mit 150 ml 3-prozentiger NaCl-Lösung über 20 min
- Ursachen der hypotonen Hyponatriämie: Polydipsie, Volumenverlust (Erbrechen, Diarrhö), Ödemerkrankungen, Medikamente und andere Ursachen des SIADH, Nebennierenrindeninsuffizienz

Spezieller Teil

BASICS

Kohlenhydrat- und Fettstoffwechsel

Hypothalamus – Hypophyse

Schilddrüse

Nebenschilddrüse und Knochenstoffwechsel

Nebenniere

Gonaden – Mann

Gonaden – Frau

Spezielle Themen

→ 11 Kohlenhydratstoffwechsel

Glukose dient als Energielieferant der Zelle und hat eine zentrale Stellung im menschlichen Stoffwechsel. Der Metabolismus des Gehirns und der Erythrozyten ist fast ausschließlich von Glukose abhängig. Diese Zellen können Glukose insulinunabhängig aus dem Blut aufnehmen.
Der größte Teil der Kohlenhydrate wird in Form von pflanzlicher Stärke (in Reis, Kartoffeln u. a.) aufgenommen. Stärke besteht aus Polysacchariden, die durch Glukosidasen (z. B. Amylase) zu Oligosacchariden und weiter zu Disacchariden gespalten werden. Die Kohlenhydrate werden im Dünndarm jedoch ausschließlich als Monosaccharide resorbiert. Dazu werden die Disaccharide durch Bürstensaumenzyme vorwiegend zu Glukose, Galaktose und Fruktose aufgespalten.

Insulin

Insulin ist ein Peptidhormon, das in den B-Zellen (auch *Betazelle*) der Langerhans-Inseln des Pankreas gebildet und in sekretorischen Granula gespeichert wird. Insulin besteht aus einer A- und B-Kette, die durch das C-Peptid verbunden sind. Durch Abspaltung des C-Peptids entsteht aus dem Prohormon das biologisch aktive Insulin (→ Abb. 11.1). Das C-Peptid wird gleichzeitig mit Insulin in äquimolarer Menge sezerniert. Die Insulinfreisetzung erfolgt pulsatil.

> Der wichtigste Sekretionsstimulus ist eine erhöhte Blutglukosekonzentration.

Dieser Mechanismus funktioniert über einen ATP-sensitiven Kaliumkanal, der auch Angriffspunkt der Sulfonylharnstoffe ist (→ Abb. 11.2):
Glukose im Blut ↑ → insulinunabhängige Aufnahme in die B-Zellen → Glykolyse → ATP ↑ → ATP-sensitive Kaliumkanäle schließen → Depolarisation → spannungsabhängige Kalziumkanäle werden geöffnet → intrazellulärer Kalziumanstieg → Exozytose von Insulin und Öffnen der Kaliumkanäle.

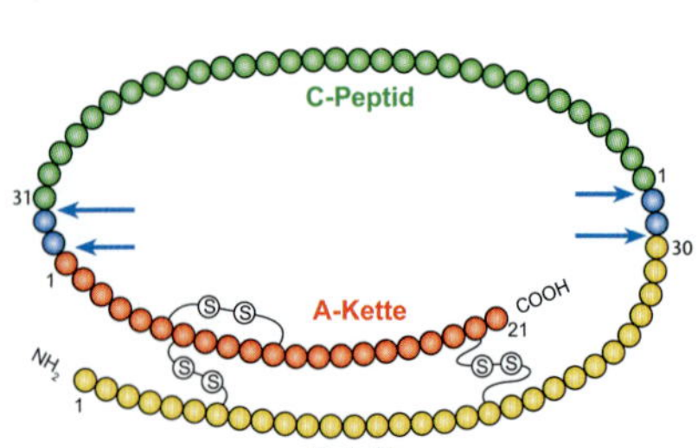

Abb. 11.1 Struktur des Insulins. Durch Abspaltung des C-Peptids (Pfeile) entsteht das biologisch aktive Insulin. Änderungen der Aminosäuresequenz können zu einer veränderten Pharmakokinetik führen. [L106]

Die pulsatile Insulinsekretion ist abhängig von einer Oszillation des intrazellulären Kalziums. Zudem gibt es spezialisierte B-Zellen (*hubs*), die vermutlich über Gap Junctions verbunden sind und so in einem gewissen Rhythmus die Insulinsekretion weiterer Zellen stimulieren. Eine gestörte Funktion dieser Zellen oder eine Abnahme der Gap Junctions könnte so zentrale Bedeutung in der Pathogenese des Diabetes mellitus haben. Außerdem wird die Insulinsekretion auch durch bestimmte Aminosäuren gesteigert (s. u.).
Die hinsichtlich der aufgenommenen Glukosemenge wesentlichen insulinempfindlichen Gewebe sind die Leber, die Skelettmuskulatur und das Fettgewebe. Der überwiegende Anteil der aufgenommenen Glukose wird dabei im Muskel zu Glykogen umgewandelt. Insulin bewirkt eine Senkung des Blutzuckers durch Steigerung der Glukoseaufnahme in die Zellen und der Glykogensynthese, während die Glukoneogenese gehemmt wird (→ Tab. 11.1). Bei einem Insulinüberschuss durch exogene Zufuhr besteht daher die Gefahr einer Hypoglykämie. Insulin führt auch zur Stimulation anaboler Stoffwechselvorgänge (Protein- und Fettsäuresynthese), während katabole Vorgänge (Lipolyse und Proteolyse) gehemmt werden.

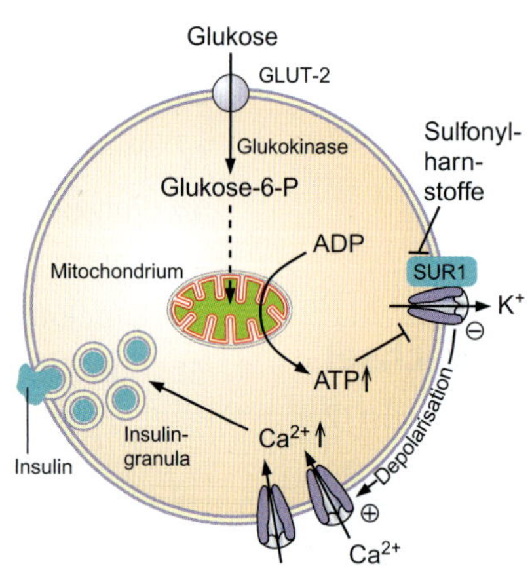

Abb. 11.2 Insulinsekretion [L253]

Die Insulinwirkungen werden über membranständige Tyrosinkinaserezeptoren vermittelt. Beim Diabetes mellitus Typ 2 besteht mitunter eine Resistenz für Insulin, die wahrscheinlich durch eine Störung der Signaltransduktion entsteht (→ Kap. 2).
Über verschiedene Mechanismen haben auch folgende Hormone eine insulinantagonistische Wirkung:
- **Glukagon:** Glykogenolyse und Glukoneogenese ↑ → Serumglukose ↑
- **Katecholamine:** v. a. Lipolyse ↑
- **Kortisol:** v. a. Glukoneogenese ↑
- **Wachstumshormon:** schneller insulinähnlicher Effekt durch IGF-1, langfristig jedoch Erhöhung der Glukosekonzentration
- **Thyroxin:** Glykogenolyse und Glukoneogenese ↑ → Serumglukose und Insulinbedarf ↑

Für die Insulinwirkung ist auch die anatomische Beziehung des Pankreas zur Leber bedeutsam. Insulin gelangt über die Pfortader sehr schnell zur Leber und hat dort sehr hohe Konzentrationen. Etwa zwei Drittel des freigesetzten Insulins werden bei der Leberpassage bereits wieder abgebaut. Es wird rasch durch Insulinasen inaktiviert (HWZ ca. 5 min), wodurch die peripheren Konzentrationen niedriger sind. Im Gegensatz dazu wird bei der Insulintherapie durch exogene Zufuhr der Konzentrationsgradient zwischen Pfortaderblut und peripherem Blut aufgehoben. Auch tritt die Insulinwirkung bei der Insulintherapie erst verzögert ein und dauert länger an (→ Kap. 15).

Glukagon

Glukagon wird in den A-Zellen des Pankreas gebildet und wirkt großteils insulinantagonistisch (→ Abb. 11.3). Die Freisetzung erfolgt durch Katecholamine, eine Hypoglykämie oder Aminosäuren aus der Nahrung. Durch Steigerung der Glykogenolyse und

Tab. 11.1 Insulinwirkungen

Zielgewebe bzw. -funktion	Wirkung
Insulinabhängige Zellen (Muskulatur, Fettzellen)	Umverteilung von Glukosetransportern (GLUT-4) aus submembranösen Vesikel-Pools in die Zellmembran → **Glukoseaufnahme** in die Zellen → Glukosekonzentration im Blut wird gesenkt
Leber	• Vorübergehende Speicherung von Glukose in der Leber als Glykogen **(Glykogensynthese ↑)** • Hemmt **Glukoneogenese** • Fördert Glykolyse (Metabolisierung von Glukose zu Pyruvat)
Muskelzellen	Proteinanabol
Fettzellen	• Induziert LPL am Endothel → Speicherung der resorbierten Triglyzeride aus der Nahrung • Hemmt Lipolyse (Hemmung der intrazellulären hormonsensitiven Lipase in den Adipozyten), kein Insulin → stark gesteigerte Lipolyse
Kaliumverteilung	Kaliumaufnahme in die Zellen
Wachstum	Fördert zusammen mit GH (IGF-1) das Wachstum

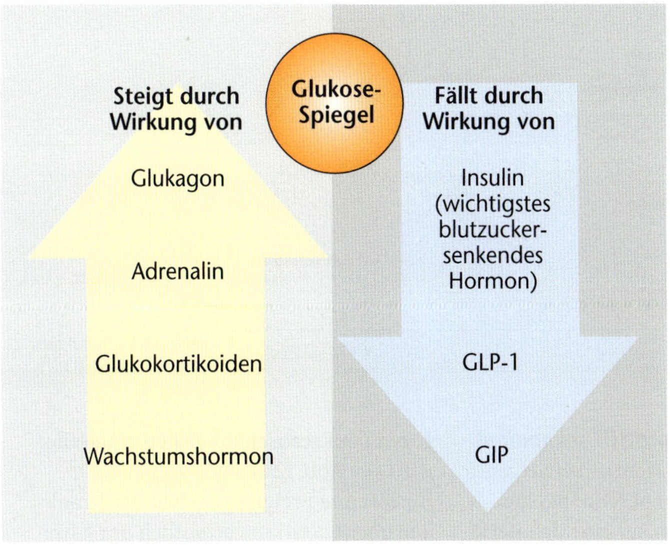

Abb. 11.3 Glukoseregulation durch verschiedene Hormone [L141]

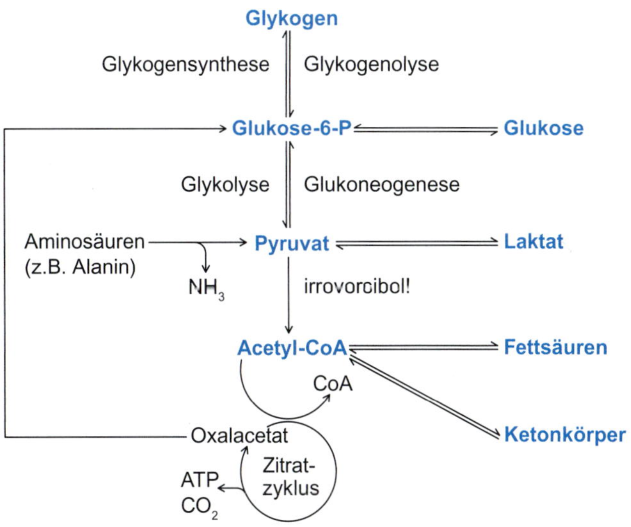

Abb. 11.4 Vereinfachte Stoffwechselwege der Glukose [L231]

der Glukoneogenese kommt es zu einem Anstieg der Plasmaglukose. Zudem wird die Lipolyse stimuliert.

Glucagon-like-Peptid-1 (GLP-1)

Eine orale Glukosezufuhr bewirkt bei gleichem Ausgangsblutzucker eine deutlich höhere Insulinsekretion als durch intravenöse Glukosezufuhr. Diese Beobachtung wurde als „Inkretineffekt" bezeichnet und ist wesentlich durch GLP-1 und das glukoseabhängige insulinotrope Peptid (GIP) verursacht. GLP-1 entsteht aus dem Präprohormon des Glukagons und wird in neuroendokrinen Zellen der Mukosa (L-Zellen, v. a. im Ileum und Kolon) gebildet. Die Freisetzung erfolgt in erster Linie durch Nahrungszufuhr (insbesondere Glukose). Es bewirkt:

1. Glukoseabhängige Insulinsekretion
2. Verminderte Glukagonfreisetzung
3. Verzögerte Magenentleerung
4. Verminderter Appetit und Stimulation des Sättigungsgefühls

GLP-1 ist bei Typ-2-Diabetikern deutlich reduziert. Es wird durch die **Dipeptidyl-Peptidase 4 (DPP 4)** innerhalb weniger Minuten abgebaut.

Glukosehomöostase

Nach der Nahrungsaufnahme wird die Glukosekonzentration durch Insulin schnell gesenkt. Dies geschieht durch die Aufnahme in Zellen (v. a. Muskel- und Fettzellen) und den Aufbau zu Glykogen (als Speicherform der Glukose) im Muskel und in der Leber. Da der Stoffwechsel des ZNS fast ausschließlich von Glukose abhängig ist, manifestiert sich eine Hypoglykämie sehr schnell durch neurologische Störungen. Die Aufrechterhaltung der Glukosekonzentration ist daher für das ZNS von größter Bedeutung, wobei die Leber und die Nieren (durch gesteigerte Glukoneogenese, welche v. a. bei Hypoglykämien aktiviert wird) eine zentrale Rolle spielen. Im Muskel fehlt hingegen das Enzym Glukose-6-Phosphatase für die Umwandlung von Glukose-6-Phosphat zu freier Glukose, die ins Blut abgegeben werden kann. Glukose-6-Phosphat tritt daher im Muskel direkt in die Glykolyse ein.
Ein Abfall der Blutglukose zwischen den Mahlzeiten erhöht die Glukagonsekretion und steigert dadurch die Glykogenolyse und die Glukoneogenese (→ Abb. 11.4). Der Glykogenvorrat reicht jedoch nur für etwa einen Tag. Zur Aufrechterhaltung der Glukosehomöostase beim Fasten kommt es zu einem Überwiegen von katabolen (abbauenden) Stoffwechselvorgängen.
Im Rahmen der Glukoneogenese wird ausgehend von glukoplastischen Aminosäuren (vorwiegend aus der Muskulatur), Pyruvat, Oxalacetat oder Glyzerin in der Leber (und in geringerem Ausmaß auch in der Niere) Glukose gebildet. Durch diese Mechanismen wird die Glukosekonzentration in engen Grenzen gehalten.
Bei anhaltender Nahrungskarenz wird die Glukoneogenese zunehmend durch die β-Oxidation ersetzt. Dabei werden Fettsäuren zu Acetyl-CoA abgebaut. Durch die vermehrte Glukoneogenese steht jedoch nicht ausreichend Oxalacetat zur Verfügung, das für den Eintritt in den Zitratzyklus benötigt wird. In der Leber werden daher aus Acetyl-CoA Ketonkörper gebildet. Ketonkörper sind Säuren und führen somit in höherer Konzentration zu einer metabolischen Azidose. Sie sind gut löslich und stellen die Transportform des Acetyl-CoA dar. Nach mehreren Tagen kann auch das ZNS einen großen Teil seines Stoffwechsels auf die Ketonkörperverwertung umstellen. Ein bestimmter Anteil an Glukose ist jedoch weiterhin notwendig.
Selbst beim Fasten besteht weiterhin eine basale Insulinsekretion, die eine gesteigerte Lipolyse verhindert. Ein schwerer Insulinmangel kann sich daher durch einen enorm überschießenden Fettsäureabbau mit nachfolgender Ketonkörperbildung manifestieren. Es kommt zu einer starken Stoffwechselentgleisung mit einer metabolischen Azidose (→ Kap. 9 und → Kap. 14).

Zusammenfassung

- Insulin wird von den pankreatischen B-Zellen produziert und bei einem Blutzuckeranstieg freigesetzt.
- Die rasche Insulinwirkung besteht in einer Senkung der Glukosekonzentration. Anabole Effekte treten erst verzögert ein.
- Insulinantagonistische Hormone sind Glukagon, Katecholamine, Kortisol, Wachstumshormon und Schilddrüsenhormone.
- Das ZNS ist weitgehend glukoseabhängig. Die Aufrechterhaltung der Glukosehomöostase ist ein komplexer Mechanismus, der durch verschiedene Hormone reguliert wird.

Diabetes mellitus – Klassifikation und Klinik

Als Diabetes mellitus fasst man Erkrankungen mit unterschiedlichen Ursachen und pathogenetischen Mechanismen zusammen, die zu einer Hyperglykämie durch absoluten oder relativen Insulinmangel führen. Im Lauf der Erkrankung kommt es zu Langzeitkomplikationen, die Blutgefäße und Nervensystem betreffen.
Die Hyperglykämie führt auch zur Überschreitung der Nierenschwelle für Glukose. Wegen der darauffolgenden Glukosurie und der osmotischen Diurese hat die Krankheit den Namen Diabetes mellitus (honigsüßer Durchfluss).

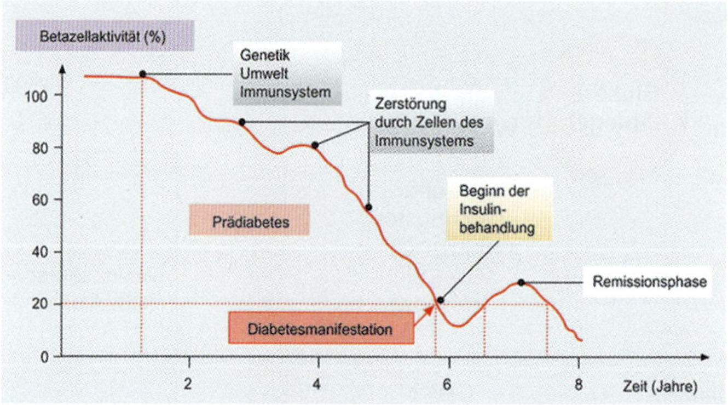

Abb. 12.1 Verlauf des Typ-1-Diabetes [L157]

Epidemiologie

Die Manifestation des Diabetes ist abhängig von der genetischen Prädisposition und anderen Faktoren (Ernährung, Bewegung, endokrine Erkrankungen u. a.). Mit Überernährung und steigendem Alter kommt es zu einem vermehrten Auftreten. In Deutschland ist die Prävalenz steigend bei aktuell ca. 7–9 %, bei den über 65-Jährigen sind etwa 12–20 % betroffen. In Europa ist die steigende Prävalenz auch durch eine verbesserte Prognose mit verlängerter Lebenserwartung bedingt. Weltweit geht man davon aus, dass in den nächsten Jahrzehnten das Auftreten v. a. in Entwicklungsländern weiter ansteigen wird. Dabei darf nicht vergessen werden, dass in Afrika die Diabeteserkrankungen am schnellsten ansteigen, wobei nur knapp die Hälfte davon tatsächlich diagnostiziert wird.

Klassifikation

Die Einteilung richtet sich nach der Ätiologie (→ Tab. 12.1).

> Bei manchen Patienten ist eine Zuordnung des Diabetestyps jedoch erst im Lauf der Erkrankung möglich!

Daneben gibt es weitere Störungen der Glukosehomöostase, die nur eine eingeschränkte Funktion des Kohlenhydratstoffwechsels beschreiben und mit einem erhöhten Risiko für das spätere Auftreten eines Diabetes mellitus einhergehen.

Gestörte Glukosetoleranz (IGT = impaired glucose tolerance) Bezeichnet kein eigenes Krankheitsbild, sondern beschreibt eine eingeschränkte Reaktion auf eine definierte Glukosebelastung im oralen Glukosetoleranztest (oGTT) mit Blutzuckerwerten von 140–199 mg/dl (2 h nach Glukosebelastung) bei gleichzeitigen Nüchternblutzuckerwerten < 126 mg/dl. Auch eine gestörte Glukosetoleranz ist bereits mit einem erhöhten Risiko von makrovaskulären Komplikationen assoziiert, für die insbesondere postprandiale Blutzuckerspitzen verantwortlich gemacht werden.
Gestörte Nüchternglukose (IFG = impaired fasting glucose) Bezeichnet erhöhte Werte der Nüchternglukosekonzentration von 100–125 mg/dl (→ Abb. 13.1).

Diabetes mellitus Typ 1

Der Typ-1-Diabetes ist eine Autoimmunerkrankung mit einer zunehmenden Zerstörung der B-Zellen, wodurch letztlich kein Insulin mehr sezerniert werden kann. Es bestehen eine genetische Prädisposition und eine hohe Assoziation mit dem HLA-System (→ Tab. 12.2). Dennoch haben nur weniger als 10 % weitere diabetische Familienangehörige. Die Marker HLA-DR3 und/oder -DR4 können in etwa 90 % der Fälle nachgewiesen werden. Sie sind wahrscheinlich dafür verantwortlich, dass durch mögliche auslösende Faktoren wie Virusinfektionen (z. B. Coxsackie-Viren, Enteroviren oder kongenitale Röteln), Umweltnoxen oder Ernährungsgewohnheiten (Vitamin-D-Mangel, früher Kontakt mit Kuhmilch) eine Autoimmunreaktion gegen pankreatische B-Zellen eingeleitet wird (→ Abb. 12.1).
Auslösende Ereignisse gehen der Krankheitsmanifestation vermutlich um Jahre voraus. Der Typ-1-Diabetes tritt in 70–80 % vor dem 35. Lebensjahr auf, kann sich jedoch grundsätzlich in jedem Alter manifestieren. Bei Kindern und Jugendlichen schreitet die B-Zell-Zerstörung rasch voran. Ab einer Zerstörung von 80 % der B-Zellen wird der Diabetes manifest. Der Beginn ist häufig akut und kann durch eine akute Stoffwechselbelastung, wie Infektionen oder Operationen, ausgelöst werden und zu einer ketoazidotischen Stoffwechselentgleisung mit oder ohne Koma führen.
Nach Beginn einer Insulintherapie kann es bei einem Teil der Patienten zu einer Stoffwechselstabilisierung („Honeymoon") kommen, die durch einen verminderten Insulinbedarf gekennzeichnet ist. Die Dauer des Honeymoon-Phänomens ist variabel und kann von wenigen Wochen bis zu vielen Monaten betragen. Durch eine weitere B-Zell-Destruktion kommt es jedoch zu einem vollständigen B-Zell-Verlust und einem Sistieren der Insulinsekretion. Das C-Peptid ist in der Folge nicht mehr nachweisbar. Eine Insulintherapie muss lebenslang fortgeführt werden.
Ein Auftreten bei Erwachsenen nach dem 30. Lebensjahr wird auch als **„Latent Autoimmune Diabetes mellitus in Adults (LADA)"** bezeichnet und verläuft langsamer. Seltener als bei Kindern kommt es zu einer Ketoazidose, da die Insulinsekretion bei Diagnosestellung häufig noch ausreichend ist. Diese Patienten sind im Gegensatz zu Typ-2-Diabetikern eher schlank und haben oft nachweisbare Autoantikörper.
Im Rahmen der Autoimmunreaktion liegen bei Typ-1-Diabetes regelmäßig **Autoantikörper** vor. Dazu gehören:

- Antikörper gegen **Glutamatdecarboxylase** (GADA)
- **Inselzellantikörper** (ICA)
- Antikörper gegen **Tyrosinphosphatase IA-2** (IA-2A)
- **Insulinautoantikörper** (IAA)

Tab. 12.1 Ätiologische Klassifikation des Diabetes

Form	Ursache
Typ 1 (ca. 5–8 %)	Immunmediiert
Typ 2 (ca. 85–90 %)	Insulinresistenz und gestörte Insulinsekretion
Andere spezifische Typen	• Genetische Defekte der B-Zell-Funktion (MODY, mitochondrialer Diabetes) • Genetische Defekte der Insulinwirkung • Erkrankungen des exokrinen Pankreas (z. B. Pankreatitis, Pankreatektomie) • Endokrinopathien (Akromegalie, Cushing-Syndrom, Hyperthyreose, Phäochromozytom) • Medikamente oder Chemikalien, Infektionen
Gestationsdiabetes	Jede während der Schwangerschaft erstmals erkannte Kohlenhydratstoffwechselstörung

Tab. 12.2 Unterschiede zwischen Diabetes mellitus Typ 1 und Typ 2. Das Auftreten des Typ-1-Diabetes erfolgt häufiger in jüngeren Jahren, kann jedoch in jedem Lebensalter stattfinden!

	Typ 1	Typ 2
Häufigkeit	5–10 %	90–95 %
Manifestation	Häufig vor dem 35. Lj.	Meist nach dem 40. Lj.
Auftreten	Akuter bis subakuter Beginn	Meist schleichender Verlauf
Körperbau	Meist normalgewichtig	Häufig übergewichtig
Symptome	Polyurie, Polydipsie, Gewichtsverlust, Müdigkeit	Häufig keine Symptome
HLA-Assoziation	HLA-DR3 und -DR4	Keine
Konkordanz bei eineiigen Zwillingen	30–50 %	> 50 %
Autoantikörper	GADA, ICA, IA-2A, IAA, ZnT-8	Keine
Insulinsekretion	Keine (oder nur gering)	Oft ausgeprägt
C-Peptid	Meist niedrig bis fehlend	Meist normal bis erhöht
Ketoazidoseneigung	Starke Ketoseneigung	Keine oder geringe Ketoseneigung
Stoffwechsellage	Labil	Stabil
Insulin	Sofort erforderlich	Meist erst nach längerem Verlauf

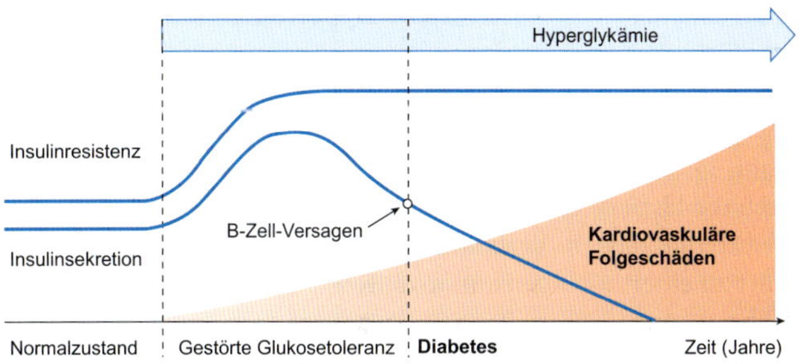

Abb. 12.2 Krankheitsverlauf bei Diabetes mellitus Typ 2 [L157]

- Antikörper gegen **Zinktransporter 8** (ZnT8)

Zum Zeitpunkt der Manifestation sind in ca. 90–95 % ein oder mehrere Antikörper nachweisbar, die im weiteren Verlauf wieder absinken. Diese lassen sich häufig schon Jahre vor dem manifesten Typ-1-Diabetes nachweisen. Auch die Wahrscheinlichkeit für das Auftreten weiterer Autoimmunerkrankungen wie Hashimoto-Thyreoiditis, Morbus Basedow, Morbus Addison oder Vitiligo ist erhöht (→ Kap. 48).
Im Rahmen einer Therapie mit **Immuncheckpoint-Inhibitoren** kann es ebenso zu einem Typ-1-Diabetes kommen. Diese Komplikation tritt selten (bis ca. 2 %) und vorwiegend unter PD-1-Antikörpern auf. Patienten sollen aufgeklärt werden, dass sich der Diabetes innerhalb kurzer Zeit manifestieren kann mit fulminantem Auftreten im Rahmen einer Ketoazidose. Der HbA1c ist daher oftmals nur gering erhöht. Autoantikörper sind ebenfalls nur bei ca. der Hälfte der Patienten nachweisbar. Es besteht in der Regel eine dauerhafte Insulinpflichtigkeit. Ein Absetzen der Checkpoint-Inhibitoren ist daher nicht notwendig. Immuncheckpoint-Inhibitoren können daneben auch zu einer Hypophysitis bzw. Thyreoiditis führen mit Ausfall der entsprechenden Hormone.

Diabetes mellitus Typ 2

Der Diabetes mellitus Typ 2 macht etwa 90 % aller Fälle aus. Es handelt sich um eine polygene Erkrankung, bei der für eine Manifestation neben einem polygenetisch vererbten Insulinsekretionsdefizit teilweise weitere Faktoren wie eine Adipositas nötig sind (→ Tab. 12.2). Im Gegensatz zum Typ 1 liegt häufig eine positive Familienanamnese vor. Wenn beide Eltern an Typ-2-Diabetes erkrankt sind, liegt die Wahrscheinlichkeit für das spätere Auftreten eines Diabetes bei den Kindern bei 70–80 %, die Konkordanz bei eineiigen Zwillingen beträgt über 50 %.
Für die Pathogenese des Typ-2-Diabetes sind v. a. drei Faktoren von Bedeutung:
Insulinresistenz Gestörte Insulinwirkung, wahrscheinlich durch eine gestörte Signaltransduktion (betrifft v. a. Leber, Muskulatur und Fettzellen) → verstärkte Glukoneogenese und verminderte Glukoseaufnahme → Hyperglykämie!
Gestörte Insulinsekretion (relativer Insulinmangel) In Bezug zur Plasmaglukose inadäquat niedrige Insulinkonzentration, bei jedoch häufig absoluter Hyperinsulinämie!
Erhöhte hepatische Glukoneogenese Daneben führt eine vermehrte hepatische Glukoneogenese v. a. zur Erhöhung der Nüchternblutzuckerwerte. Dabei spielt insbesondere eine Hyperglukagonämie bei gleichzeitig relativ erniedrigtem Insulin eine Rolle in der Regulation des Leberstoffwechsels.
Diese Faktoren beeinflussen sich gegenseitig: Eine Insulinresistenz führt zu einer erhöhten Insulinsekretion und eine Hyperinsulinämie verstärkt die Insulinresistenz (Circulus vitiosus). Wahrscheinlich besteht in den meisten Fällen primär ein Insulinsekretionsdefizit. Weitere Faktoren entscheiden, wann der Diabetes tatsächlich manifest wird.
Für die Insulinresistenz wurden neben genetischen Faktoren auch zelluläre Mechanismen identifiziert. Besondere Bedeutung hat dabei die viszerale Adipositas. Viszerales Fettgewebe hat einen deutlich höheren Metabolismus als peripheres Fettgewebe und produziert große Mengen an freien Fettsäuren. Diese tragen möglicherweise wesentlich zur Entstehung des Typ-2-Diabetes bei. Sie können die Glukoseaufnahme und -verwertung (metabolische Inflexibilität) stören, die Glukoneogenese steigern und beeinträchtigen auch die Insulinsekretion (Lipotoxizität). Der Zusammenhang wird bei einer Gewichtsabnahme deutlich, da bereits eine Reduktion von wenigen Kilogramm Körpergewicht zu einer enormen Verbesserung des Kohlenhydratstoffwechsels und einer Verringerung des Bedarfs an oralen Antidiabetika und Insulin führen kann. Eine weitere Rolle bei der Entstehung der Insulinresistenz könnten Mediatoren wie TNF-α oder Leptin spielen, die von Fettzellen sezerniert werden. Daneben kann auch Bewegungsmangel zu einer reversiblen Insulinresistenz führen.
Am Anfang wird die Insulinresistenz durch eine erhöhte Insulinsekretion kompensiert, die aber im weiteren Verlauf nicht mehr ausreicht, um die Glukosekonzentration zu senken. Die verminderte Insulinwirkung enthemmt die Glukoneogenese in der Leber, während an der Skelettmuskulatur weniger Glukose aufgenommen wird (→ Abb. 12.2). Es resultiert eine Hyperglykämie, wobei die gesteigerte Glukoneogenese vorwiegend einen Anstieg des Nüchternblutzuckers und die verminderte Glukoseaufnahme eine postprandiale Hyperglykämie bewirkt.
Die chronische Hyperglykämie hat selbst auch einen negativen Effekt auf die Insulinsekretion und die Insulinsensitivität (Glukotoxizität). Über mehrere Jahre kommt es zu einer zunehmenden Erschöpfung der B-Zellen und noch höheren Blutglukosewerten.
Die Insulinresistenz kann durch verschiedene Methoden abgeschätzt werden. Als Goldstandard gilt der euglykämisch hyperinsulinämische Clamp-Test. Dieser ist jedoch aufwendig und wird somit vorwiegend im Rahmen klinischer Forschung angewendet.

Im klinischen Alltag reicht zumeist die Berechnung mittels bestimmter Indizes, z. B. mit dem **HOMA-Index** (*Homeostasis Model Assessment*). Der HOMA-Index beruht auf der Bestimmung von Nüchternglukose und Nüchterninsulin. Ein HOMA-Index ≤ 1 gilt als normal, bei Werten > 2,5 ist eine Insulinresistenz sehr wahrscheinlich.

$$\text{Homa-Index} = \text{Nüchterninsulin}[\text{mU/l}] \times \text{Nüchternglukose}[\text{mg/dl}]/405$$

Andere spezifische Typen

Weitere spezifische Diabetestypen machen nur einen geringen Anteil aus, sind allerdings teilweise unterdiagnostiziert:

- **Erkrankungen des exokrinen Pankreas (pankreopriver Diabetes mellitus):** Eine Parenchymschädigung kann auch zum Funktionsverlust des endokrinen Pankreas führen. Es kommt jedoch nicht immer zu einem Diabetes. Häufig liegt nur eine Störung der Glukosetoleranz vor. Ursachen sind eine chronische Pankreatitis, Pankreatektomie, Neoplasien, zystische Fibrose, Hämochromatose u. a.
- **Genetische Defekte der B-Zell-Funktion:** z. B. MODY (ca. 2 %, *maturity-onset diabetes of the young*, langsamer Beginn in der Jugend bis frühem Erwachsenenalter mit variabler Hyperglykämie, Nüchternblutzucker häufig < 144 mg/dl und positive Familienanamnese bei negativen Antikörpern) oder mitochondrialer Diabetes (z. B. kombiniert mit Schwerhörigkeit, Niereninsuffizienz, Kardiomyopathie, Myopathie bei positiver mütterlicher Familienanamnese). Es handelt sich um monogenetische Defekte, die zu einer frühen Reduktion der Insulinsekretion führen.
- Seltene **genetische Defekte der Insulinwirkung**
- **Endokrinopathien:** Eine Überproduktion von insulinantagonistischen Hormonen kann zu einer gestörten Glukosetoleranz und einem manifesten Diabetes führen. Dazu gehören z. B. die Akromegalie, das Cushing-Syndrom oder das Phäochromozytom. Durch Behandlung der Grunderkrankung kann die Stoffwechselstörung meist normalisiert werden.
- **Medikamente:** Glukokortikoide, Schilddrüsenhormone, Neuroleptika, Thiazide, Interferon-α

Gestationsdiabetes mellitus

Eine Schwangerschaft stellt eine besondere Belastung für den Stoffwechsel der Mutter dar. Als Gestationsdiabetes bezeichnet man jede Störung des Kohlenhydratstoffwechsels, die während der Schwangerschaft zum ersten Mal festgestellt wird. Demnach werden auch ein Typ-1- oder Typ-2-Diabetes, die während einer Schwangerschaft erstmanifestieren, dazugezählt.
Während v. a. bei Typ-1-Diabetikerinnen im 1. Trimenon eine erhöhte Insulinsensitivität mit einem erhöhten Risiko von Hypoglykämien besteht, kommt es im 2. und 3. Trimenon zu einer physiologischen Insulinresistenz, welche ab der 38. Schwangerschaftswoche allerdings wieder abnimmt. Eine inadäquate Anpassung der Insulinsekretion manifestiert sich als Gestationsdiabetes, der vorwiegend in der zweiten Schwangerschaftshälfte auftritt. Bei der Mutter liegt dann ein erhöhtes Risiko für Harnwegsinfekte, Eklampsie, Polyhydramnion und eine operative Entbindung (Sectio) vor. Wird der Gestationsdiabetes nicht erkannt, besteht beim Kind ein erhöhtes Risiko der Mortalität und Morbidität. Die Kinder sind großgewachsen (Makrosomie) und haben ein erhöhtes Geburtsgewicht (> 4.500 g). Bei vorbestehend schlecht eingestelltem Diabetes ist auch das Risiko für Fehlbildungen erhöht. Während der Schwangerschaft liegt durch die Hyperglykämie eine erhöhte B-Zell-Aktivität des Kindes vor, die nach der Geburt zu einer gefährlichen Hypoglykämie führen kann. Bei schwangeren Frauen mit erhöhtem Risiko (z. B. wenn ein Gestationsdiabetes in einer vorangehenden Schwangerschaft aufgetreten ist) sollte in der Frühschwangerschaft oder bei klinischem Verdacht auf einen Gestationsdiabetes jederzeit eine weitere Diagnostik erfolgen. Ansonsten erfolgt in der 24.–28. Schwangerschaftswoche ein Screening mittels oGTT (oraler Glukosetoleranztest). Bei einem oGTT mit 75 g Glukose gelten als Grenzwerte 92 mg/dl vor und 180 mg/dl bzw. 153 mg/dl 1 bzw. 2 h nach Glukosebelastung, wobei schon bei einem erhöhten Wert die Diagnose gestellt werden kann. Nach bariatrischen Operationen (z. B. Magenbypass) kann es durch einen oGTT zu einem Spätdumping mit schwerer Hypoglykämie kommen, sodass stattdessen ein Monitoring mit Nüchtern- und 1-Stunden-postprandialen Blutzuckerwerten empfohlen wird.
Die Behandlung besteht aus einem Aufklärungsgespräch, Bewegung, Ernährungsumstellung und ggf. Insulintherapie. In der Schwangerschaft sollten Nüchternblutzuckerwerte bei 65–95 mg/dl und 1 h postprandial von < 140 mg/dl eingehalten werden. Die Blutzuckerwerte der Time in Range (TIR = Zeit im Zielbereich bei der kontinuierlichen Glukosemessung) sollten bei 63–140 mg/dl liegen.
Postpartal kommt es meist zu einer Normalisierung der Glukosetoleranzstörung. 6–12 Wochen nach der Geburt wird eine Kontrolle mit einem oGTT empfohlen. Auch danach sollten weitere Kontrollen (Nüchternblutzucker, HbA_{1c}, evtl. oGTT) alle 2 Jahre erfolgen, da das Risiko eines erneuten Gestationsdiabetes bei der nächsten Schwangerschaft erhöht ist und 35–60 % der Frauen innerhalb von 10 Jahren einen Diabetes mellitus entwickeln.

Metabolisches Syndrom

Als metabolisches Syndrom bezeichnet man eine Kombination metabolischer und vaskulärer Veränderungen, bei denen eine Insulinresistenz als gemeinsame Störung vorliegt:

- **Pathologische Nüchternglukose/Diabetes mellitus**
- **Abdominelle Adipositas**
- **Dyslipidämie** (LDL und Triglyzeride ↑, HDL ↓)
- **Arterielle Hypertonie**

Häufig gehen diese Erkrankungen dem Typ-2-Diabetes voraus. Sie erhöhen aber auch per se das Risiko für die koronare Herzkrankheit (KHK) und Schlaganfälle. In Verbindung treten auch Gerinnungsstörungen auf, wodurch das kardiovaskuläre Risiko weiter gesteigert wird. Bei Frauen findet sich auch eine Assoziation mit dem Syndrom der polyzystischen Ovarien (→ Kap. 42).
Für die Risikoreduktion von Endorganschäden beim Diabetes mellitus ist auch die gleichzeitige Behandlung weiterer Komorbiditäten bedeutsam, die im Rahmen eines metabolischen Syndroms auftreten.
Die Adipositas kann durch den Body-Mass-Index bestimmt werden:

$$\text{BMI} = \frac{\text{Körpergewicht}[\text{kg}]}{(\text{Größe}[\text{m}])^2}$$

Normalgewicht ist definiert als ein BMI zwischen 18,5 und 24,9 kg/m². Von einer Adipositas spricht man bei einem BMI ≥ 30 kg/m². Davon sind in Deutschland etwa 20 % der Erwachsenen betroffen. Mehr als die Hälfte der Deutschen ist übergewichtig oder adipös (BMI > 25,0 kg/m²).

Eine abdominelle Adipositas wird durch den BMI und den Bauchumfang erfasst. Der Bauchumfang sollte bei Männern < 102 cm und bei Frauen < 88 cm liegen.

Abgesehen vom metabolischen Syndrom gibt es zahlreiche weitere Komplikationen der Adipositas. Zu den wichtigsten internistischen Komplikationen gehören kardiovaskuläre Erkrankungen, nichtalkoholische Fettlebererkrankungen (Steatose, NASH, Zirrhose) und Karzinome. Die Leitlinie der

amerikanischen Diabetesgesellschaft (ADA) 2023 empfiehlt daher eine jährliche Abschätzung der Leberfunktion mittels FIB4-Index auch bei normalen Leberwerten.
Das Basisprogramm des Gewichtsmanagements umfasst eine Ernährungs-, Bewegungs- und Verhaltenstherapie. Während Frauen eher Ernährungsmaßnahmen und Männer eher Bewegung zur Gewichtsabnahme bevorzugen, scheint die Kombination zum Erhalt bzw. Steigerung der Muskelmasse und zum Abbau des Körperfetts notwendig zu sein. Erst in weiterer Folge sollen medikamentöse und chirurgische Therapien erwogen werden.
Durch die Adipositaschirurgie können eine deutliche Gewichtsabnahme und somit eine wesentliche Verbesserung der Stoffwechsellage erreicht werden. Auch eine vorübergehende, seltener eine anhaltende, Diabetesremission ist möglich. Der Erfolg bariatrischer Eingriffe hängt aber auch von der weiteren Nachbetreuung ab.
Trotz umfangreicher Studiendaten für die Behandlung der **arteriellen Hypertonie** gibt es widersprüchliche Ergebnisse in Bezug auf kardiovaskuläre Endpunkte. Aktuell wird ein individualisiertes Vorgehen zur Festlegung des Blutdruckzielwerts unter Berücksichtigung des kardiovaskulären Risikos und von Medikamentennebenwirkungen empfohlen. Die ESC empfiehlt bei Diabetikern > 65 Jahren systolische Blutdruckwerte von 130–139 mmHg. An erster Stelle in der Behandlung stehen ACE-Hemmer oder Angiotensinrezeptor-Blocker, ebenso wie in der Behandlung der diabetischen Nephropathie. Auch SGLT2-Hemmer haben eine blutdrucksenkende Wirkung. Weiters werden Kalziumantagonisten verwendet. Ältere nichtselektive Betablocker können eine Hypoglykämie verlängern oder Hypoglykämiesymptome abschwächen, während dies bei den meisten selektiven Betablockern nicht gezeigt werden konnte. Eine klare Indikation haben selektive Betablocker bei Diabetikern mit koronarer Herzkrankheit und Kardiomyopathie. Ebenso kommen auch Diuretika zur Anwendung. Bei Hydrochlorothiazid sind auch negative Effekte auf Glukose- und Lipidmetabolismus zu beachten.
Für die Behandlung der **Dyslipidämie** ist neben lebensstilmodifizierenden Maßnahmen aufgrund des erhöhten kardiovaskulären Risikos meist eine medikamentöse lipidsenkende Therapie notwendig (→ Tab. 12.3).
Bei Diabetikern besteht zudem häufig eine **Hyperkoagulopathie,** bei der aktivierte Thrombozyten eine besondere Rolle spielen. Eine Primärprophylaxe mit Acetylsalicylsäure wird generell nicht mehr empfohlen.

Tab. 12.3 Therapie diabetesassoziierter Erkrankungen

	Zielwert für Therapie	Therapie
Arterielle Hypertonie	130–139/80 mmHg	A – ACE-Hemmer (AT1-Blocker) B – β_1-selektive Betablocker C – Kalziumantagonisten D – Diuretika
Dyslipidämie	Unterschiedliche Empfehlungen, laut ESC: • LDL < 100 mg/dl bei mittlerem Risiko • LDL < 70 mg/dl (bzw. -50 %) bei hohem Risiko • LDL < 55 mg/dl bei manifester atherosklerotischer Gefäßerkrankung	Optimale Diabeteseinstellung, Gewichtsabnahme, Bewegung • Hypercholesterinämie: Statine, Ezetimib (Cholesterinabsorptionshemmer), PCSK9-Inhibitoren (Evolocumab, Alirocumab, Inclisiran) • Hypertriglyzeridämie: Fibrate, Omega-3-Fettsäuren
Adipositas		Medikamentös (GLP-1-Analoga) Adipositaschirurgie (z. B. Roux-Y-Magenbypass, Sleeve-Gastrektomie)

Mitunter wird die Einteilung in Typ-1- oder Typ-2-Diabetes dem heterogenem Erscheinungsbild nicht gerecht. In einer schwedischen Kohorte (Ahlqvist et al., Lancet Diabetes and Endocrinology, 2018) ließen sich bei neu diagnostizierten Diabetikern **5 Cluster** nach bestimmten Parametern (Alter, BMI, HbA_{1c}, GAD-Autoantikörper, Insulinresistenz) unterscheiden. Dabei konnten auch Gruppen mit einem erhöhten Risiko für eine diabetische Retinopathie oder Nephropathie identifiziert werden. Formen mit Insulinmangel fanden sich bei ca. 25 % aller Patienten. Man spricht dabei auch von neuen Diabetessubphänotypen (→ Tab. 12.4).

Tab. 12.4 Neue Diabetessubphänotypen (Cluster)

SAID – schwerer Autoimmundiabetes
SIDD – schwerer insulinmangelbetonter Diabetes
SIRD – schwerer insulinresistenzbetonter Diabetes
MOD – moderater Übergewichtsdiabetes
MARD – moderater Altersdiabetes

Klinik

Die Symptome sind abhängig vom Diabetes-Typ: Beim Typ-1-Diabetikes können die Symptome sehr ausgeprägt sein. Teilweise manifestiert sich die Krankheit bei ihnen fulminant mit einem ketoazidotischen Koma. Beim Typ-2-Diabetes besteht oft lange eine Beschwerdefreiheit. Die Symptome entwickeln sich oft langsam und unbemerkt und treten nur bei etwa der Hälfte der Patienten auf:

- Polydipsie
- Polyurie, auch Nykturie (DD: Herzinsuffizienz), Bettnässen bei Kindern
- Spontaner Gewichtsverlust
- Starke Müdigkeit und Leistungsminderung
- Sehstörungen (Glukose- und Wassereinlagerung in die Linse mit Veränderung der Brechung)
- Hautjucken (Pruritus) besonders im Genitalbereich
- Bakterielle und mykotische Hautinfektionen (gestörte Leukozytenfunktion)

Ältere Patienten entwickeln – wenn überhaupt – eher uncharakteristische Symptome, wie Konzentrationsstörungen, Schwindel, Gewichtsveränderungen, Hypertonie. Durch eine gestörte Leukozytenfunktion und die Glukosurie können gehäuft bakterielle Harnwegsinfekte auftreten.

Während bei Typ-1-Diabetikes die Symptome ausgeprägt sein können, zeigt nur die Hälfte der Typ-2-Diabetiker bei Diagnosestellung Beschwerden.

Zusammenfassung

- Diabetes stellt in den Industrieländern eine der häufigsten Erkrankungen dar und ist durch eine Hyperglykämie gekennzeichnet. Im Verlauf kommt es häufig zu vaskulären Komplikationen.
- Typ-1-Diabetes: immunologische B-Zell-Zerstörung, frühere Manifestation, Autoantikörper
- Typ-2-Diabetes: Insulinsekretionsstörung und -resistenz, positive Familienanamnese, höheres Alter
- Weitere Ursachen: MODY, Pankreaserkrankungen, Endokrinopathien, Gestationsdiabetes
- Klinik: Polydipsie, Polyurie, spontaner Gewichtsverlust, allgemeine Leistungsverminderung, Sehstörungen
- Die Hälfte der Typ-2-Diabetiker ist asymptomatisch!

Anamnese und körperliche Untersuchung

Bei der Anamnese ist nach typischen Symptomen wie Polyurie, Polydipsie, Gewichtsabnahme oder Sehstörungen zu fragen. Von großer Bedeutung sind bei Typ-2-Diabetikes die Familienanamnese und auch das Manifestationsalter bei Verwandten. Weiter muss gezielt nach Beschwerden durch Spätkomplikationen gefragt werden, da diese beim Typ-2-Diabetes in ca. 30 % bereits bei der Diagnosestellung vorliegen. Es muss daher angenommen werden, dass die Diagnose in vielen Fällen verzögert gestellt wird.

Im Rahmen der körperlichen Untersuchung ist auch das Ausmaß einer eventuell bestehenden Adipositas zu bestimmen. Mit der Körpergröße und dem -gewicht kann der Body-Mass-Index (BMI) bestimmt werden (→ Kap. 12).

Screening

Bei Patienten mit Typ-2-Diabetes besteht meist kein Leidensdruck, der die Patienten zum Arzt führt. Auch treten Beschwerden nur bei etwa der Hälfte der Betroffenen auf. Daher sollte bei Patienten über 45 Jahren gezielt nach Symptomen eines Diabetes gefragt werden und in Abständen von 3 Jahren der HbA_{1c}, die Nüchternplasmaglukose oder der orale Glukosetoleranztest kontrolliert werden. Ein Screening sollte auch bei jüngeren Patienten mit Übergewicht (BMI $\geq 25\ kg/m^2$) und zusätzlichen Risikofaktoren (→ Tab. 13.1) erfolgen. Die Deutsche Diabetes Gesellschaft (DDG) empfiehlt zum Screening einen Diabetes-Risiko-Test. Bei Typ-2-Diabetikern kann die Diagnose so häufig im Rahmen einer Vorsorgeuntersuchung gestellt werden.

Diagnosestellung

Die Diagnose des Diabetes mellitus kann auf vier Wegen gestellt werden (→ Abb. 13.1):

- Der HbA_{1c}-Wert wird nicht nur für den Verlauf, sondern auch für die Diagnose verwendet. Diese kann ab einem HbA_1 ≥ 6,5 % (48 mmol/mol) gestellt werden. Ausgenommen sind Zustände, die zu einer Verfälschung des HbA_{1c}-Werts führen. Für HbA_{1c}-Werte ≥ 5,7 % (39 mmol/mol) ist ein erhöhtes Diabetes-Risiko anzunehmen, sodass dann eine weitere Abklärung mittels oralem Glukosetoleranztest empfohlen wird.
- Wiederholte **Nüchternplasmaglukose** ≥ 126 mg/dl (an 2 verschiedenen Tagen mit 8–12 h Nahrungskarenz) oder
- **Oraler Glukosetoleranztest (oGTT)** ≥ 200 mg/dl oder
- **Gelegenheitsglukose** ≥ 200 mg/dl (unabhängig von Tageszeit und Nahrungsaufnahme, an 2 verschiedenen Tagen oder einmalig mit klassischen Symptomen)

Tab. 13.1 Risikofaktoren für einen Typ-2-Diabetes

Übergewicht und Adipositas
Physische Inaktivität
Verwandte ersten Grades mit Diabetes mellitus
Arterielle Hypertonie (≥ 140/90 mmHg oder antihypertensive Therapie)
Dyslipidämie (Männer: HDL ≤ 35 mg/dl, Triglyzeride ≥ 250 mg/dl)
PCO-Syndrom, vorangegangener Gestationsdiabetes oder Geburt eines makrosomen Kindes (> 4.500 g)
Gestörte Glukosetoleranz (IGT) oder abnormer Nüchternblutzucker bei früherer Untersuchung
Makrovaskuläre Erkrankungen (z. B. KHK, cAVK, pAVK)
Hochrisiko-Population (asiatische, afrikanische, lateinamerikanische Herkunft)

Für die Diagnostik wird eine Bestimmung im venösen Plasma empfohlen. Kapilläre Messungen werden aufgrund der geringeren Genauigkeit zur Diagnose des Diabetes mellitus nicht mehr eingesetzt.

Die Bestimmung der Glukose im Urin hat an Bedeutung verloren. Die Nierenschwelle für Glukose kann durch eine diabetische Nephropathie oder im Alter erhöht sein, sodass auch bei hohen Glukosekonzentrationen keine Glukosurie vorliegt.

Oraler Glukosetoleranztest

Der oGTT entspricht dem Prinzip eines dynamischen Funktionstests und dient der Aufdeckung von Stoffwechselstörungen. Vor allem bei über 70-Jährigen findet man häufig postprandiale Hyperglykämien bei einem manifesten Diabetes, die durch eine Nüchternplasmaglukose nicht erfasst werden. Der oGTT ist außerdem die entscheidende Methode zur Bestimmung einer gestörten Glukosetoleranz.

Die Durchführung des oGTT ist standardisiert und erfolgt morgens im Sitzen oder Liegen. Drei Tage davor soll eine normale, kohlenhydratreiche Nahrung eingenommen werden, da auch bei Gesunden eine gestörte Glukosetoleranz durch längeres Fasten auftreten kann. Die Patienten sollen zuvor 10–16 h nüchtern bleiben und dürfen während des Tests nicht aufstehen und davor bzw. währenddessen nicht rauchen! Die Blutabnahmen erfolgen dann kurz vor und 2 h nach Einnahme von 75 g Glukose in 250–300 ml Wasser innerhalb von 5 min. Eine Plasmaglukose ≥ 200 mg/dl spricht für einen Diabetes mellitus, Werte zwischen 140 und 200 mg/dl weisen auf eine gestörte Glukosetoleranz hin. Möglicherweise bekommt in Zukunft der 1-h-Wert eine größere Bedeutung (erhöht bei Blutzuckerwert > 155 mg/dl). Dieser Test wird in ähnlicher Weise auch zur Diagnose der Akromegalie angewendet (→ Kap. 20).

Weitere Labortests

Die Differenzierung zwischen Diabetes mellitus Typ 1 und Typ 2 erfolgt vorwiegend durch die Anamnese und klinische Parameter. In unklaren Fällen hilft eine Bestimmung von **Autoantikörpern** oder des **C-Peptids.** Das C-Peptid kann bei Typ-1-Diabetikern anfangs auch noch im unteren Normbereich liegen, sinkt jedoch bei zunehmendem B-Zell-Verlust ab. Aber auch beim Typ-2-Diabetes hat die Bestimmung der B-Zell-Funktion zur

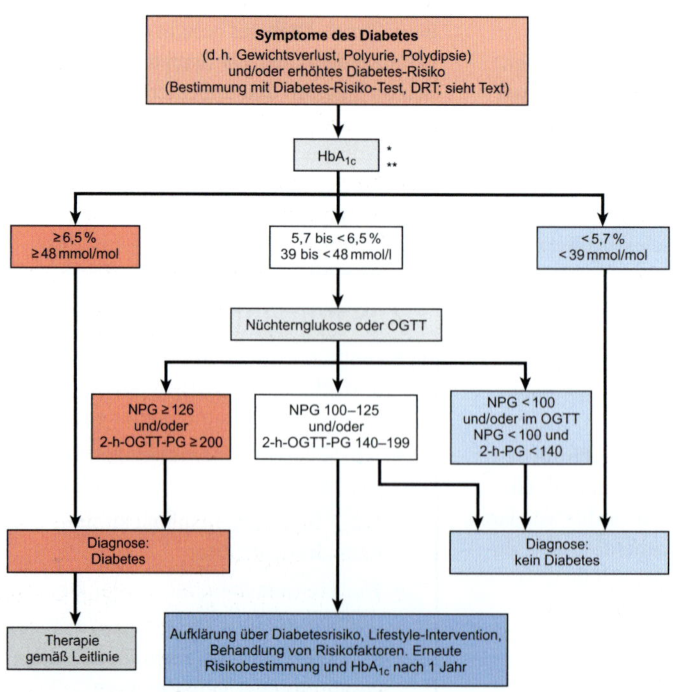

* bei Diabetes-Symptomen zusätzlich sofortige Glukosemessung
** wenn eine Verfälschung des HbA_{1c}-Werts zu erwarten ist, primär Diagnose durch Glukosemessung
Abk.: NPG: Nüchtern-Plasmaglukose, 2-h-OGTT-PG: 2-h-Plasmaglukose im oralen Glukosetoleranztest (75 g); mg/dl

Abb. 13.1 Vorgehen bei der Diagnostik des Diabetes mellitus [L106]

Abschätzung, ob eine Insulintherapie indiziert ist, zunehmende Bedeutung. Um das kardiovaskuläre Risiko besser einzuschätzen, sollte bei jedem Patienten auch eine Bestimmung der **Lipide** erfolgen.

Verlaufskontrolle

Im Verlauf der Erkrankung ist auf eine optimale Stoffwechseleinstellung zu achten. Beim Auftreten von Komplikationen soll eine adäquate Behandlung erfolgen. Dazu sind regelmäßige Untersuchungen notwendig (→ Tab. 13.2). Anfangs sollten Kontrollen mit Überprüfung des Therapieziels zumindest alle 3 Monate stattfinden, in weiterer Folge sind die Intervalle individuell anzupassen. Sind bereits Spätkomplikationen nachweisbar (→ Kap. 14), so müssen die Kontrollen häufiger erfolgen. Für die Beurteilung des Therapieverlaufs eignet sich die Bestimmung des **HbA_{1c}**-Werts, der in direktem Zusammenhang mit mikro- und makroangiopathischen Komplikationen steht. Glukose bindet nichtenzymatisch an Hämoglobin, sodass der Anteil des glykosylierten Hämoglobins für die Beurteilung der Blutzuckereinstellung der letzten 6–8 Wochen herangezogen werden kann. Eine aggressive Senkung des HbA_{1c} ist allerdings bei älteren, kardiovaskulär vorerkrankten Menschen nicht unbedingt mit einer geringeren Morbidität und Mortalität verbunden. Daher wird nun vermehrt Aufmerksamkeit auf eine individualisierte Anpassung des Therapieziels gelegt.

Tab. 13.2 Kontrollen bei Diabetikern. Bei Spätkomplikationen (z. B. Nephropathie, Neuropathie, Retinopathie, diabetisches Fuß-Syndrom) werden die Untersuchungsintervalle angepasst.

Anamnese	• Diabetesdauer • Pankreatitis • Bisherige Therapie und Ansprechen • Medikamenteneinnahme und -nebenwirkungen • Blutzuckerselbstmessungen • Hypoglykämien • Komplikationen und Komorbiditäten • Körperliche Aktivität und Ernährungsgewohnheiten • Sozialanamnese, Depression
Status	• Gewicht und BMI • Blutdruck • Einstichstellen (bei Therapie mit Insulin oder GLP-1-Agonisten) • Fußstatus
Labor	• HbA_{1c} • Kreatinin-Clearance (eGFR) • Albuminurie • Lipidprofil
Zumindest einmal jährlich	• Screening auf Fußläsionen (bei sensomotorischer Neuropathie alle 3–6 Monate) • Augenuntersuchung • Screening auf diabetische Neuropathie • Abschätzung makro- und mikrovaskulärer Komplikationen (arterielle Hypertonie, Raucherstatus, Fußpulse, Herzinsuffizienzzeichen) • Leberfunktionstest (FIB-4)

In den meisten Fällen ist ein HbA_{1c}-Wert < 7 % (53 mmol/mol) zu empfehlen.
Bei kurzer Diabetesdauer, langer Lebenserwartung oder fehlenden kardiovaskulären Erkrankungen kann ein HbA_{1c}-Wert < 6,5 % (48 mmol/mol) sinnvoll sein.
Eine weniger strikte Einstellung mit einem HbA_{1c}-Ziel < 8 % kann bei anamnestisch schweren Hypoglykämien, eingeschränkter Lebenserwartung, multiplen Spätkomplikationen oder anderen Komorbiditäten ausreichend sein.
Daneben sollten als sekundäre Richtwerte auch die Blutzuckerkonzentrationen beachtet werden. So werden als Zielwerte eine Nüchternglukose von 80–130 mg/dl (ideal < 110 mg/dl) und postprandiale Blutzuckerspitzenwerte < 180 mg/dl empfohlen.

> Der HbA_{1c}-Wert gibt Auskunft über die Glukosestoffwechsellage der letzten 6–8 Wochen.

Falsch niedrige HbA_{1c}-Werte können durch eine verkürzte Erythrozytenlebensdauer (z. B. chronischer Blutverlust, Hämoglobinopathien) oder in der ersten Schwangerschaftshälfte auftreten, während eine längere Erythrozytenlebensdauer (z. B. Eisenmangelanämie) oder Bestimmungen in der zweiten Schwangerschaftshälfte, bei Hyperlipoproteinämien, Leber- oder Nierenerkrankungen zu falsch hohen Werten führen können. In bestimmten Fällen kann dann eine Bestimmung der Fruktosaminkonzentration (glykierte Serumproteine, v. a. Albumin) verwendet werden.
Auch durch häufige Hypoglykämien kann ein guter HbA_{1c}-Wert vorgetäuscht werden, weshalb eine Interpretation nur in Kombination mit der Blutzuckerselbstbestimmung erfolgen sollte!

Selbstkontrolle

Aus der Therapie des Diabetes mellitus ist eine **Blutzuckerselbstkontrolle** heute nicht mehr wegzudenken. Auch Patienten, die nicht mit Insulin behandelt werden, können von Blutzuckerselbstkontrollen profitieren. Vor allem Typ-1-Diabetiker neigen zu einer labilen Stoffwechsellage, weshalb zumindest 3–4 Messungen täglich (vor den Mahlzeiten und um ca. 22 Uhr) erfolgen sollten. Bei Typ-2-Diabetikern bestehen hingegen meist geringere Schwankungen. Prä- bzw. postprandiale Blutzuckerbestimmungen oder ein strukturiertes Blutzuckertagesprofil können auch bei oraler antidiabetischer Therapie Vorteile bringen. Dies setzt aber auch eine entsprechende Schulung voraus. Weiter soll bei jedem Verdacht auf eine Hypoglykämie der Blutzucker überprüft werden. Die Patienten sollen außerdem lernen, **Hypoglykämiesymptome** frühzeitig wahrzunehmen und selbstständig Maßnahmen zu ergreifen. Die beste Vorbeugung von Hypoglykämien besteht jedoch in einer regelmäßigen Blutzuckerkontrolle.
Bei Typ-1-Diabetikern soll bei Verdacht einer Ketoazidose (Blutzucker > 250 mg/dl und Ketonämie/Ketonurie) mittels Teststreifen eine Bestimmung der **Ketonkörper im Blut** durchgeführt werden. Ketonkörper sind jedoch nicht nur im Rahmen einer ketoazidotischen Stoffwechselentgleisung erhöht, sondern können auch bei chronischem Alkoholismus und Fasten nachweisbar sein. Bei einer Behandlung mit SGLT2-Inhibitoren kann es unter bestimmten Risikosituationen (Katabolismus bei Operationen, schwere Erkrankungen oder körperliche Belastung, Fasten, übermäßiger Alkoholkonsum) auch zu Ketoazidosen bei allerdings normalen oder leicht erhöhten Blutzuckerwerten kommen.

Subkutane Glukosemessung

Bei Patienten mit Insulintherapie hat die Glukosemessung mittels Sensoren im subkutanen Gewebe an Bedeutung gewonnen. Bei neueren Geräten erfolgt eine kontinuierliche Messung ohne Kalibrierung (kontinuierliche Glukosemessung, CGM), wobei auch Alarmgrenzen eingestellt werden können, die z. B. beim Auftreten einer Hypoglykämie alarmieren. Die Sensoren können je nach Hersteller bis zu 10–14 Tage getragen werden, bevor ein Wechsel notwendig ist. Da die Blutglukose durch die Gefäßwände in das interstitielle subkutane Gewebe diffundiert, ergibt sich für die subkutane Glukosemessung bei Änderungen des Blutzuckers eine Latenz von ca. 10 min, die auch Lag Time genannt wird.

Zusammenfassung

- Screening bei Patienten über 45 Jahren oder bei Risikofaktoren: regelmäßige Bestimmung von HbA_{1c}, Nüchternblutzucker bzw. oGTT
- Diagnose: $HbA_{1c} \geq 6{,}5$ % (48 mmol/mol), wiederholter Nüchternblutzucker ≥ 126 mg/dl, oGTT ≥ 200 mg/dl oder Gelegenheitsglukose ≥ 200 mg/dl mit klassischen Symptomen
- Verlaufskontrolle: HbA_{1c} zur Beurteilung der Blutzuckereinstellung der letzten 6–8 Wochen; regelmäßige Untersuchungen auf Spätkomplikationen

Akute Komplikationen

Akute hyperglykämische Entgleisungen

Man unterscheidet zwei Formen:
Diabetische Ketoazidose Es besteht ein schwerer Insulinmangel mit oft nur mäßiger Hyperglykämie (häufiger bei Typ-1-Diabetes).
Hyperglykämisch-hyperosmolare Stoffwechselentgleisung (HHS) Es liegt ein relativer Insulinmangel vor mit exzessiver Hyperglykämie (häufiger bei Typ-2-Diabetes).
Es handelt sich um schwere Stoffwechselentgleisungen, die unbehandelt zum Tod führen. Für das Auftreten einer Bewusstseinsstörung ist v. a. die Hyperosmolalität verantwortlich, wobei nur ein geringer Anteil der Patienten tatsächlich bewusstlos ist. Ursachen sind eine fehlende Insulinzufuhr (Erstmanifestation, Dosierungsfehler, Insulinpumpendefekt) oder eine unzureichende Anpassung an einen erhöhten Bedarf (häufig bei Infektionen, Operation, Herzinfarkt, Hyperthyreose, Steroidtherapie).

Diabetische Ketoazidose

Eine diabetische Ketoazidose kann bei Infektionen oder anderen schweren Erkrankungen mit Katabolismus und erhöhtem Insulinbedarf auftreten. Weiterhin kann es zu einer diabetischen Ketoazidose als Erstmanifestation eines bisher nicht bekannten Typ-1-Diabetes kommen. Andere Ursachen sind ein Absetzen der Insulintherapie oder eine Unterbrechung der Insulinzufuhr bei einer Insulinpumpentherapie. Die Mortalität beträgt < 1 %. Auch bei einer Behandlung mit SGLT2-Hemmern kann es zu einer Ketoazidose mit Glukosekonzentrationen < 250 mg/dl kommen (normoglykämische Ketoazidose). Das Fehlen einer Hyperglykämie erschwert die Diagnose, sodass bei entsprechender Anamnese eine Blutgasund/oder Ketonbestimmung erfolgen soll.
Pathophysiologie Es besteht ein schwerer Insulinmangel mit einer gleichzeitigen Freisetzung insulinantagonistischer Hormone (Glukagon, Katecholamine, Wachstumshormon und Kortisol, → Abb. 14.1). Dadurch kommt es zu einer gesteigerten Glykogenolyse und Glukoneogenese und somit zur Hyperglykämie. Durch den Wegfall der antilipolytischen Insulinwirkung werden massiv Fettsäuren abgebaut, die aber nicht in den Zitratzyklus eintreten können. Aus Acetyl-CoA werden daher Ketonkörper gebildet, die zu einer metabolischen Azidose führen (→ Kap. 9 und → Kap. 11).
Klinik Typische Symptome sind Polyurie, Polydipsie, Exsikkose und Gewichtsverlust.

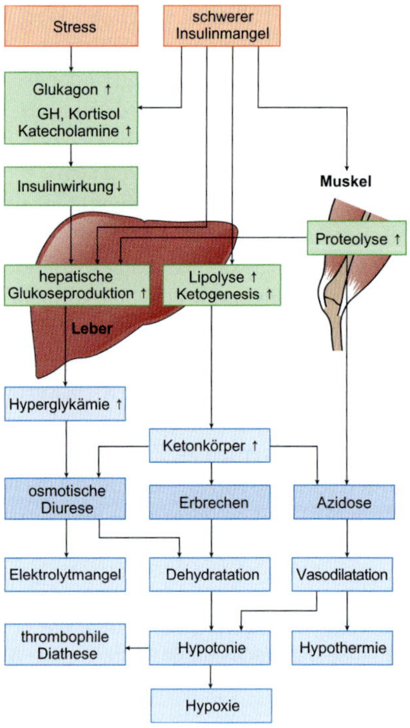

Abb. 14.1 Vereinfachte Darstellung der Folgen eines schweren Insulinmangels [L106]

Es kommt zu Bauchschmerzen (Pseudoperitonitis) und Erbrechen. Dies führt zu einer ausgeprägten Dehydratation mit Hypotonie und Tachykardie. Es besteht die Gefahr eines hypovolämischen Schocks und Kreislaufversagens (→ Kap. 8)! Durch die metabolische Azidose kommt es zu einer respiratorischen Kompensation mit vertiefter Atmung (Kußmaul-Atmung) und einem typischen Azetongeruch (Geruch von Nagellackentferner oder faulem Obst). Bei leichter Ketoazidose besteht keine Bewusstseinsbeeinträchtigung. Mit zunehmendem Schweregrad kann es zu Apathie, Somnolenz und innerhalb von Stunden auch zum Koma kommen.
Diagnostik Zur Diagnosestellung werden klinische Symptome und Laborbefunde herangezogen. Die Ketoazidose ist definiert durch eine Blutglukose > 200 mg/dl, Ketonurie oder Ketonämie und eine metabolische Azidose (mit erhöhter Anionenlücke). Ketonkörper (z. B. β-Hydroxybutyrat) sind im Urin und im Blut erhöht. Es kann jedoch auch bei Alkoholabusus oder längerem Fasten zu einer Ketonkörpererhöhung kommen. Typ-1-Diabetiker unterschätzen häufig die Gefahr einer Ketoazidose. Neben regelmäßigen Hinweisen auf das Erkennen und Behandeln einer Ketoazidose im Rahmen von Kontrollen sollten die Patienten selbst eine Bestimmung des Blutzuckers und des Urinazetons (Ketonstix) durchführen, um bereits in einem frühen Stadium Gegenmaßnahmen ergreifen zu können.
Therapie Im Vordergrund steht die Rehydratation (→ Tab. 14.1). Ohne Ausgleich des Flüssigkeitsdefizits besteht keine ausreichende Insulinwirkung. In der Literatur finden sich für die Volumensubstitution meist Angaben mit 0,9 %-NaCl-Lösung. Kochsalzlösung kann aufgrund der Zusammensetzung jedoch nicht als physiologisch bezeichnet werden und durch eine hyperchlorämische Azidose zu einer pH-Reduktion führen. Kristalloidlösungen mit physiologischerer Zusammensetzung scheinen daher besser geeignet zu sein, eine Azidose zu behandeln. Eine Insulingabe sollte niedrig dosiert und unter engmaschigem Monitoring auf der Intensivstation erfolgen, um eine mögliche schwere Hypokaliämie mit Herzrhythmusstörungen zu vermeiden. Zudem soll nach auslösenden Faktoren gesucht und diese behandelt werden.

Hyperglykämisch-hyperosmolare Stoffwechselentgleisung

Die hyperglykämisch-hyperosmolare Entgleisung tritt meist bei Typ-2-Diabetikern auf. Da die Entgleisung oft spät erkannt wird und überwiegend ältere Personen betroffen sind, liegt die Mortalität bei 5–20 %.

Tab. 14.1 Die stationäre Behandlung einer diabetischen Ketoazidose sollte auf einer Intensivstation erfolgen.

Rehydratation	Initial z. B. 1.000 ml balancierte Elektrolytlösung über 1 h (bei Schock 500 ml/15 min bzw. Vasopressoren, danach weitere Flüssigkeitsgabe je nach Alter, Größe, Gewicht und Begleiterkrankungen), Ausgleich des Volumendefizits innerhalb von 24 h kann bis zu 6 l bei 70 kg KG betragen
Kalium (stündliche Kontrolle)	Es besteht ein erhebliches Kaliumdefizit (trotz häufig normalem oder erhöhtem Serumkalium), das durch die Insulinzufuhr verstärkt wird; daher Substitution bereits im Normalbereich (z. B. durch Zugabe von 20–40 mval Kaliumchlorid/1.000 ml Elektrolytlösung, außer wenn $K^+ > 5{,}5$ mmol); evtl. Phosphatsubstitution (wenn Phosphat < 0,3–0,5 mmol/l)
Normalinsulin i. v.	„Niedrigdosis-Insulin" als Perfusor (0,05–0,1 IU/kg KG/h i. v.), sofern Kalium ≥ 3,3 mmol/l; Blutzucker soll nur langsam um ca. 50–70 mg/dl pro Stunde bis zu einem Wert von 200–250 mg/dl gesenkt werden, um ein Hirnödem zu vermeiden; sonst Insulin reduzieren und Verabreichung von Glukose (z. B. Konzentration mit 5-prozentiger Glukose- und 0,45 % NaCl-Lösung)
Behandlung der Azidose	Insulin hemmt die Lipolyse und verbessert somit die Azidose, daher **nur bei pH < 6,9** langsame Bikarbonatzufuhr ($NaHCO_3$ über 2 h), da es sonst leicht zu einer Alkalose und Hypokaliämie kommen kann
Allgemeine Maßnahmen	Zentralvenöser Katheter, Kreislaufmonitoring, Blasenkatheter zur Bilanzierung, ggf. Antibiotika nach Abnahme von Harn- und Blutkulturen (Auslöser sind in ca. 40 % Infekte)

Klinik Die Symptome entwickeln sich langsam über mehrere Tage. Der relative Insulinmangel führt zu einer enormen Hyperglykämie mit einer osmotischen Diurese. Die Insulinsekretion reicht jedoch aus, um eine massive Lipolyse und Ketonkörperbildung zu verhindern. Es kommt zu Polyurie und gesteigertem Durst, Gewichtsabnahme, Exsikkose, allgemeiner Schwäche und Somnolenz. Der Volumenverlust kann jedoch nicht mehr durch Trinken ausgeglichen werden, sodass die Hyperglykämie zu einem starken Anstieg der Serumosmolarität (> 320 mosmol/l) führt.

Diagnostik Zur Diagnosesicherung erfolgt eine Bestimmung des Blutzuckers und der Serumosmolarität. Um eine diabetische Ketoazidose abzugrenzen, sollten auch eine Blutgasanalyse und eine Harnbestimmung mit Ketonen durchgeführt werden.

Therapie Die Behandlung erfolgt ähnlich wie bei einer diabetischen Ketoazidose. Noch bedeutender ist eine ausreichende Volumensubstitution, während der Insulinbedarf relativ gering ist. So sinkt die Glukosekonzentration bereits bei der Behandlung der Dehydratation. Der Volumenausgleich muss langsam erfolgen, da es sonst zu einer kardialen Dekompensation kommen kann. Hypotone Lösungen werden nur in bestimmten Fällen angewendet, da sie schneller zu Flüssigkeitsverschiebungen führen und daher die Gefahr eines Hirnödems besteht.

> Die Unterscheidung zwischen Coma diabeticum und Hypoglykämie kann durch einen einfachen Blutzucker-Schnelltest erfolgen.

Hypoglykämie

Bei Gesunden treten Hypoglykämiesymptome bei Glukosewerten < 40–50 mg/dl auf. Bei Diabetikern ist ein Grenzwert hingegen schwer festzulegen. Dennoch empfehlen die American Diabetes Association und die Deutsche Diabetes Gesellschaft einen Schwellenwert von 70 mg/dl. In Abhängigkeit vom Schweregrad der Hypoglykämie und von der Geschwindigkeit des Blutzuckerabfalls kommt es zur Ausschüttung gegenregulatorischer Hormone (Glukagon, Katecholamine, später auch Wachstumshormon und Kortisol) und zu Hypoglykämiesymptomen (→ Tab. 14.2 und → Tab. 14.3).

> Bei häufigen Hypoglykämien und längerer Diabetesdauer sind die Glukagonsekretion und später auch die Katecholaminsekretion reduziert, wodurch auch die Hypoglykämiewahrnehmung vermindert ist. Hypoglykämien stellen dann eine besondere Gefahr dar!

Hypoglykämien sind häufige Ereignisse bei insulinpflichtigen Diabetikern. Man unterscheidet:

- **Leichte Hypoglykämie:** Entgleisung kann selbst erkannt und behandelt werden (Traubenzucker mitführen!).
- **Schwere Hypoglykämie:** Patient ist auf fremde Hilfe angewiesen.
- **Hypoglykämisches Koma**

> Vor allem nächtliche Hypoglykämien stellen eine Gefahr dar, da sie oft unerkannt bleiben und zu Herzrhythmusstörungen führen können. Oftmals machen sie sich nur durch morgendliche Kopfschmerzen und Mattigkeit bemerkbar. Die Blutzuckerwerte können am Morgen danach auch kompensatorisch erhöht sein. Ein weiterer Hinweis auf nächtliche Hypoglykämien ist ein kompensatorisches Essen abends. Unter einer Insulintherapie sollten daher die Blutzuckerwerte vor dem Schlafengehen > 110 mg/dl liegen und regelmäßig auch nächtliche Blutzuckermessungen etwa zwischen 2 und 4 Uhr erfolgen.

Ätiologie und Klinik Typ-1-Diabetiker entwickeln mitunter 1- bis 2-mal pro Woche eine leichte und alle 2 Jahre eine schwere Hypoglykämie. Bei Typ-2-Diabetikern sind Hypoglykämien im Allgemeinen seltener. Häufige Ursachen sind eine zu späte oder zu geringe Nahrungsaufnahme (z. B. Appetitlosigkeit bei Erkrankungen), eine fehlende Insulindosisanpassung (z. B. bei starker körperlicher Belastung), eine Insulinüberdosierung oder Alkoholkonsum (Hemmung der Glukoneogenese). Dadurch liegt in Bezug auf die Blutglukose eine relative Insulinerhöhung vor. Zu einer Hypoglykämie kann es ebenfalls durch Sulfonylharnstoffe kommen. Aber auch andere Ursachen führen zu einer erniedrigten Glukosekonzentration, z. B. ein Insulinom, nach Magenoperationen (z. B. Spätdumping nach Magenbypass), schwere Nieren- oder Leberfunktionsstörungen, Malnutrition und Alkoholismus. Symptome → Tab. 14.2.

Tab. 14.2 Symptome der Hypoglykämie

Parasympathikotone Reaktion	Heißhunger, Übelkeit, Erbrechen, Schwäche
Adrenerge Symptome	Unruhe, Schwitzen, Tachykardie, Zittern, Blässe, Angst, Mydriasis
Zentralnervöse (neuroglukopenische) Symptome	Aggressivität (oft erstes Anzeichen), Kopfschmerzen, Seh- und Sprachstörungen, Konzentrationsschwäche, **primitive Automatismen** (Grimassieren, Schmatzen), später auch Bewusstseinsstörungen, Krämpfe und Koma

Therapie Bei der Hypoglykämie ist ein rasches Handeln entscheidend. Leichte Hypoglykämien können durch den Patienten selbst erkannt und mit 15–20 g rasch resorbierbaren Kohlenhydraten (Traubenzucker, Fruchtsaft) kupiert werden. Schwere Hypoglykämien mit Bewusstseinsveränderungen werden initial mit 50 ml 40-prozentiger Glukose behandelt. Ziel ist eine Glukosekonzentration von ca. 200 mg/dl. Vor allem bei Sulfonylharnstoffen besteht die Gefahr protrahierter Hypoglykämien, weshalb eine Überwachung nötig ist. Auch Angehörige können eine Erstversorgung mit Glukagon (als Nasenspray oder als Injektion s. c. bzw. i.m.) durchführen. Nach Erlangen des Bewusstseins soll eine Mahlzeit oder ein Snack eingenommen werden.

Vorbeugung Wichtig ist, die Symptome frühzeitig zu erkennen und entsprechende Gegenmaßnahmen zu treffen. Voraussetzung ist auch eine adäquate Schulung, damit in entsprechenden Situationen eine Anpassung der Insulindosis an einen veränderten Bedarf erfolgt. Die beste Prävention ist jedoch eine regelmäßige Blutzuckerkontrolle, die auch für die Patienten eine Kontrolle der Selbstadaptation darstellt. Dabei können Glukosesensoren (CGM) helfen, die auch vor Hypoglykämien warnen.

Tab. 14.3 Differenzialdiagnose zwischen Hypoglykämie und Coma diabeticum. Wichtiges Kriterium ist der Zustand der Haut.

	Coma diabeticum		Hypoglykämie
	Ketoazidotisch	**Hyperosmolar**	
Entwicklung	Über Stunden bis Tage	Über mehrere Tage	Plötzlich, innerhalb von Minuten
Haut	Trocken		Feucht
Exsikkosezeichen	Ja		Nein
Acetongeruch/Ketonkörpernachweis	Ja	Nein	Nein
Atmung	Tief (Kußmaul-Atmung)	Normal	Normal
Muskeltonus	Hypoton, keine Krämpfe		Hyperton, Tremor
pH	< 7,3	Meist normal	Normal
Serumosmolarität	Variabel	Stark erhöht	Normal
Blutzucker	Meist > 300 mg/dl	> 600 mg/dl	< 40 mg/dl

Spätkomplikationen

Während früher die Letalität des Diabetes weitgehend durch akute Komplikationen bestimmt wurde, sind heute makrovaskuläre Spätkomplikationen die häufigsten Todesursachen. Bei Diabetikern kommt es nach aktuellen Schätzungen zu einer Reduktion der durchschnittlichen Lebenserwartung von 5,8 Jahren bei 50- und 4,5 Jahren bei 60-jährigen männlichen Diabetikern im Vergleich zu Nichtdiabetikern. Bei Frauen wird eine noch höhere Reduktion angenommen.
Chronische Komplikationen können beim Typ-1-Diabetes nach etwa 5–8 Jahren auftreten. Bei Typ-2-Diabetikern sind Langzeitkomplikationen hingegen teilweise schon zum Zeitpunkt der Diagnose vorhanden. Man unterscheidet:

- **Mikroangiopathie:** Nephropathie, Retinopathie, Neuropathie
- **Makroangiopathie:** koronare Herzkrankheit, Herzinsuffizienz, periphere arterielle Verschlusskrankheit (pAVK), zerebrale Durchblutungsstörungen (→ Abb. 14.2)

Besondere Beachtung gilt den Füßen des Diabetikers.

> Bei Typ-2-Diabetikern liegen bei Diagnosestellung bei bis zu 30 % bereits Spätkomplikationen vor.

Als weitere Komplikation tritt eine **geschwächte Immunabwehr** auf. Harnwegsinfekte sind bei Diabetikern häufiger und können zu einer aszendierenden Pyelonephritis führen. Ursachen dafür sind eine gestörte Leukozytenfunktion und die erhöhte Glukosekonzentration im Urin, die das bakterielle Wachstum fördert. Des Weiteren treten vermehrt bakterielle Infekte der Haut auf.
Bei Typ-1-Diabetikern findet man häufiger eine Reduktion der Knochendichte im Vergleich zur Normalbevölkerung, während diese bei Typ-2-Diabetikern erhöht sein kann. Letztere weisen dennoch ein höheres Risiko für osteoporotische Frakturen auf.

Pathogenese

Für die Entstehung diabetischer Gefäßkomplikationen sind wahrscheinlich mehrere Mechanismen von Bedeutung:
Advanced glycation endproducts (AGE) Im Rahmen der Hyperglykämie kommt es durch eine irreversible nichtenzymatische Glykosylierung von Proteinen zur Bildung sog. AGEs. Dies führt zur Verdickung der Basalmembranen, zu einer veränderten Funktion von Zellproteinen und auch zu einer beschleunigten Atherosklerosebildung.
Sorbitstoffwechselweg Bei hohen intrazellulären Glukosekonzentrationen wird Glukose vermehrt durch die Aldosereduktase zu Sorbit abgebaut. Sorbit erhöht die intrazelluläre Osmolarität und führt zu einer Zellschwellung, zur Bildung von Sauerstoffradikalen und beeinträchtigt besonders die Funktion von Nervenzellen.
Proteinkinase C Die Hyperglykämie soll zur Bildung von Diacylglycerol führen, das Proteinkinase-C-Isoformen aktiviert, die u. a. die Expression von Matrixproteinen verändern.
Inflammatorische Zytokine und oxidativer Stress Diese dürften ebenfalls an der Entstehung beteiligt sein.

Therapie

Therapeutische Prinzipien, die auf einer Hemmung der pathogenetischen Mechanismen basieren, haben bisher keine oder nur geringe Effekte gezeigt. Die beste „Therapie" der Spätkomplikationen besteht in der Prävention durch eine möglichst optimale Blutzuckereinstellung. Meist kann das Auftreten von Spätkomplikationen dadurch aber nur verzögert werden. Außerdem sollten weitere Risikofaktoren wie eine arterielle Hypertonie oder Dyslipidämie behandelt werden bzw. ein Nikotinstopp erfolgen (→ Tab. 13.1).

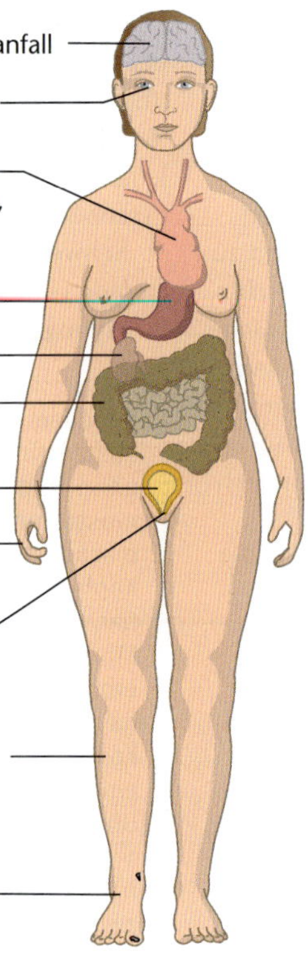

Abb. 14.2 Diabetische Sekundärerkrankungen und Symptome [L138]

Mikroangiopathie

Die Mikroangiopathie ist eine Erkrankung der terminalen Gefäßstrombahn und sehr spezifisch für den Diabetes. Das Auftreten korreliert mit der Dauer der chronischen Hyperglykämie. Durch verschiedene Mechanismen kommt es zu einer Verdickung der Basalmembran, zur Degeneration von Perizyten und zur Bildung von Mikroaneurysmen.

Retinopathie

Formen Die diabetische Retinopathie ist die häufigste Ursache einer Erblindung in den Industrieländern. Man unterscheidet:

- **Nichtproliferative Retinopathie:** u. a. finden sich Mikroaneurysmen, Netzhautblutungen, Cotton-Wool-Herde (Infarkte der Nervenfaserschicht) (→ Abb. 14.3). Sie kann übergehen in eine:
- **Proliferative Retinopathie:** Diese ist gekennzeichnet durch Gefäßneubildungen an der Papille oder der übrigen Retina, die leicht rupturieren können und zur Glaskörpereinblutung und evtl. zu einer Netzhautablösung führen können.
- **Diabetische Makulopathie:** diffuses oder fokales Ödem, evtl. mit harten Exsudaten und intraretinalen Blutungen; ischämische Form mit perifoveolärem Kapillarnetz – Gefährdung des zentralen Sehvermögens

Bei Diabetikern tritt auch gehäuft eine Katarakt auf.

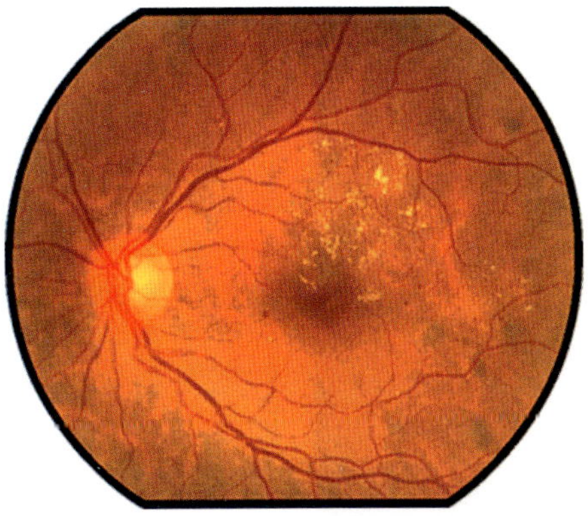

Abb. 14.3 Nichtproliferative Retinopathie [E882]

Therapie Die wirksamste Prävention ist eine normnahe Blutzuckereinstellung. Weitere Risikofaktoren sind zu berücksichtigen (arterielle Hypertonie, Hyperlipidämie, Rauchen). Zur Vermeidung des Sehverlusts wird eine stadiengerechte Therapie eingesetzt. Zur Anwendung kommen die intravitreale Applikation von Anti-VEGF (IVOM), eine Laserkoagulation der Netzhaut oder bei Netzhautablation auch eine Vitrektomie.

Nephropathie

Die diabetische Nephropathie ist eine der häufigsten Ursachen für eine chronische Niereninsuffizienz und geht mit einer deutlichen Prognoseverschlechterung einher. Es kommt zu einer Verbreiterung der glomerulären Basalmembran. Sehr spezifisch ist das Auftreten der nodulären Glomerulosklerose (Kimmelstiel-Wilson). Ein besonders hohes Risiko für das Auftreten einer Nephropathie besteht bei Patienten mit Insulinresistenz (Cluster 3 – schwerer insulinresistenzbetonter Diabetes (SIRD), → Tab. 12.4)

Klinik und Diagnostik Die Störungen sind anfangs reversibel. Sie können zu einer arteriellen Hypertonie und später zu einer irreversiblen Niereninsuffizienz führen.

Bei Typ-2-Diabetes ohne Nierenerkrankung soll mindestens einmal jährlich eine Bestimmung der eGFR und Albuminurie erfolgen. Als frühestes Zeichen einer Nierenschädigung kommt es zur Albuminurie noch vor Abfall der eGFR. Eine Albuminurie Stadium A2 (früher Mikroalbuminurie) besteht bei wiederholter Bestimmung eines Albumin-Kreatinin-Quotienten von 30–300 mg/g im Abstand von 3 Monaten, da dieser auch in bestimmten Situationen (Stress, sehr hohe Blutzuckerwerte, hypertensive Entgleisung, Infekten) vorübergehend erhöht sein kann. Der Stadieneinteilung erfolgt durch Bestimmung der geschätzten glomerulären Filtrationsrate (→ Tab. 14.4) und der Albuminurie (→ Tab. 14.5), z. B. Stadium G3aA2.

Tab. 14.4 Stadien der chronischen Niereninsuffizienz

eGFR (ml/min/1,73m²)	Stadium
> 90	G1
60–89	G2
45–59	G3a
30–44	G3b
15–29	G4
< 15	G5

Tab. 14.5 Stadien der Albuminurie

mg Albumin/g Kreatinin	Stadium
< 30	A1
30–300	A2
> 300	A3

In bis zu 20 % der Diabetespatienten finden sich andere glomeruläre Erkrankungen als Ursache der Proteinurie. Bei einer diabetischen Nephropathie liegt meist auch eine Retinopathie vor. Eine Niereninsuffizienz oder Proteinurie ohne gleichzeitige Retinopathie bedarf daher einer weiteren Abklärung. Auch bei rasch progredienter Niereninsuffizienz oder Proteinurie, kurzer Diabetesdauer oder pathologischem Urinsediment ist eine weitere Abklärung indiziert.

Therapie Neben der Behandlung allgemeiner vaskulärer Risikofaktoren, insbesondere der arteriellen Hypertonie, ist eine Normalisierung der Proteinzufuhr auf 0,8 g/kg Körpergewicht anzustreben. Als medikamentöse Therapie werden ACE-Hemmer (oder AT_1-Antagonisten) empfohlen. Kontrastmittel, NSAR und andere nephrotoxische Medikamente sollen vermieden werden. Bei symptomatischen Harnwegsinfektionen soll eine antibiotische Therapie erfolgen.

Bei eingeschränkter Nierenfunktion sind nicht nur antidiabetische, sondern auch andere Medikamente anzupassen. SGLT2-Hemmer (und bestimmte GLP-1-Rezeptoragonisten) haben dabei einen nephroprotektiven Effekt. Hyperglykämie, RAAS-Aktivierung und andere Faktoren führen wahrscheinlich zu einer glomerulären Hyperfiltration (mit anfangs erhöhter GFR), die durch Inflammation und Fibrosierung als Risikofaktor für eine diabetische Nephropathie gilt und durch SGLT2-Hemmer reduziert werden kann. Dieser Effekt ist auch bei eingeschränkter Nierenfunktion nachgewiesen (Zulassung bei Diabetes mellitus Typ 2 bis zu einer GFR von 20–25 ml/min). Weiters kann **Finerenon** (ein nichtsteroidaler Mineralokortikoidrezeptor-Antagonist) bei diabetischer Nephropathie und Typ 2-Diabetes angewendet werden.

Neuropathie

Sensomotorische Polyneuropathie Häufigste Form der diabetischen Neuropathie, sie tritt meist symmetrisch auf und betrifft v. a. die untere Extremität („strumpfförmig"). Es kommt oft zu einem Sensibilitätsverlust, zu Parästhesien (Kribbeln, Brennen), Krämpfen oder Schmerzen. Die Störungen treten häufiger in Ruhe auf (DD: pAVK). Temperatur- und Schmerzempfindung sind herabgesetzt, wodurch Verletzungen von den Patienten häufig nicht wahrgenommen werden! Seltener können auch einzelne Nerven betroffen sein (Mononeuropathie z. B. mit Augenmuskelparese bei Ausfällen des N. oculomotorius oder N. abducens). Zum Screening gehören Anamnese, Inspektion und klinische Untersuchung. Im neurologischen Status werden Achillessehnenreflex, Vibrationsempfinden (Stimmgabel) und Sensibilität (Monofilament) untersucht. Kann die Diagnose gestellt werden, sollten auch Differenzialdiagnosen berücksichtigt werden und ggf. durch eine erweiterte Diagnostik abgeklärt werden.

Bei neuropathischen Schmerzen können neben Paracetamol oder Metamizol auch Alpha-Liponsäure (anfangs Aufsättigung i. v.), Antidepressiva (z. B. Duloxetin), Antikonvulsiva (z. B. Pregabalin) oder in weiterer Folge auch Opioide und temporär Capsaicin-Pflaster eingesetzt werden.

Autonome diabetische Neuropathie Eine Manifestation ist grundsätzlich bei jedem autonom innervierten Organ möglich. Häufig betroffen sind das kardiovaskuläre System (stumme Myokardischämie, Ruhetachykardie, verminderte Herzfrequenzvariabilität z. B. zwischen Inspiration und Exspiration bis hin zur Frequenzstarre, orthostatische Hypotonie), das Urogenitalsystem (Blasenatonie und Harnretention, häufig erektile Dysfunktion!) und der Gastrointestinaltrakt (Reflux, Gastroparese, häufig Obstipation, auch Diarrhö, Stuhlinkontinenz). Zudem kann es auch zur gestörten Hypoglykämiewahrnehmung mit reduzierter oder fehlender hormoneller Gegenregulation kommen.

Makroangiopathie

Die diabetesassoziierte Makroangiopathie entspricht der Arteriosklerose bei Nichtdiabetikern. Sie tritt jedoch bereits früher auf und betrifft eher periphere Gefäße. Auch sind Frauen, bei denen hormonelle Faktoren sonst Atherosklerose-protektiv wirken, vergleichsweise häufiger betroffen.

Für die Entstehung makrovaskulärer Komplikationen werden v. a. postprandiale Blutzuckerspitzen verantwortlich gemacht. Makrovaskuläre Komplikationen machen etwa 75 % der Todesursachen bei Diabetikern aus.

Klinik

- **Koronare Herzkrankheit (KHK):** Bei Diabetikern können stumme Myokardinfarkte durch einen gleichzeitigen Ausfall der Schmerzempfindung auftreten. Auch die Mortalität ist höher als bei Nichtdiabetikern.
- **Periphere arterielle Verschlusskrankheit (pAVK):** Es kommt zu belastungsabhängigen Schmerzen (Claudicatio intermittens) und zum Fehlen der Fußpulse. Später können Nekrosen und Gangräne auftreten. Insbesondere bei nicht heilenden Ulzera oder Amputationsgefahr ist die Indikation zur Revaskularisation (perkutane transluminale Angioplastie und Stent-Therapie, Gefäßbypass) aggressiv zu stellen. Eine Amputation sollte nur als Ultima Ratio erfolgen.
- **Zerebrale Durchblutungsstörungen:** Insult, transiente ischämische Attacken (TIA)

Therapie Als Basistherapie werden Thrombozytenaggregationshemmer (Acetylsalicylsäure, Clopidogrel) gegeben. Außerdem müssen auch andere Risikofaktoren der Arteriosklerose wie Rauchen, eine arterielle Hypertonie und Hyperlipidämie reduziert werden.

Diabetisches Fußsyndrom (DFS)

Das diabetische Fußsyndrom umfasst verschiedene Formen unterschiedlicher Ätiologie, bei denen es oftmals durch Bagatellverletzungen zu Ulzera, Infektionen und weiteren Komplikationen kommen kann. Bei Auftreten von Ulzera ist ein interdisziplinäres Vorgehen erforderlich, um eine Stoffwechseloptimierung sowie eine Infektions- und Wundbehandlung zu gewährleisten. Zudem ist eine Druckentlastung erforderlich und ggf. eine pAVK zu behandeln, um ein Fortschreiten oder eine Amputation zu vermeiden.

- **Neuropathischer Fuß:** warmer Fuß, langsame, meist schmerzlose Ulkusentstehung an druckbelasteten Stellen (→ Abb. 14.4), tastbare Fußpulse, vermindertes Vibrationsempfinden
- **Ischämischer Fuß bei pAVK:** kühle, blasse Haut, rasche Ulkusentstehung an den Akren, Fußpulse nicht tastbar (!), Vibrationsempfinden erhalten.
- Häufig liegt eine **kombinierte Form** vor.

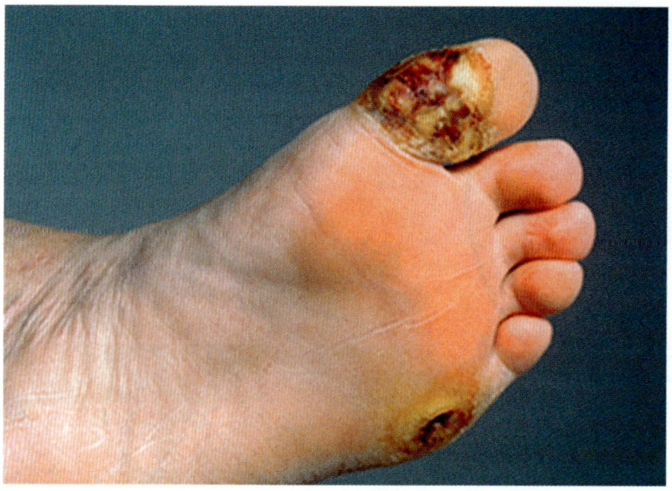

Abb. 14.4 Diabetischer Fuß mit Ulzera [E420]

- **Diabetische Osteoarthropathie („Charcot-Fuß"):** nichtinfektiöse, schmerzlose Destruktion durch Nekrosen im Bereich der Metatarsophalangeal- und Tarsometatarsalgelenke. Frühsymptome sind ein entzündliches Lymphödem und Osteoödem (Differenzialdiagnose Erysipel). Wichtig sind eine rasche Diagnose im akuten Stadium (Röntgen, MRT) und eine Primärtherapie mit vollständiger Druckentlastung und Ruhigstellung.

Therapie Als wichtigste Screeninguntersuchung sind die Inspektion und Palpation der nackten Füße unverzichtbar.

Für eine richtige Behandlung muss nach auslösenden Ursachen gesucht werden. In den meisten Fällen kommt es durch zu enge Schuhe zu Druckstellen, die durch die bestehende Neuropathie nicht bemerkt werden. Die Patienten müssen daher geschult werden, die Füße selbst zu untersuchen (rote Stellen, Blasen, Wunden) und zu pflegen (lauwarmes, nicht heißes Wasser, Überprüfen der Schuhe auf Fremdkörper und Engstellen).

Besteht keine pAVK, sind die Fußpulse gut tastbar.

Zusammenfassung

- Diabetische Ketoazidose (häufiger bei Typ 1): oft durch Infekte. Es kommt zu Übelkeit, Bauchschmerzen, Apathie; Therapie: Volumensubstitution und Insulin.
- Hyperglykämisch-hyperosmolare Entgleisung (meist Typ 2): häufig durch schwere Erkrankungen (Infekte, Operation, Myokardinfarkt). Über mehrere Tage kommt es zu Polyurie, Polydipsie und zunehmender Dehydratation mit Exsikkosezeichen. Wichtigste Maßnahme: Volumenersatz!
- Hypoglykämie: durch inadäquate Nahrungsaufnahme, fehlende Insulinanpassung u. a. Initiale Symptome sind Schwitzen, Heißhunger, Aggressivität, Unruhe; Therapie: Glukose oder Glukagon.
- Spezifisch für den Diabetes ist die Mikroangiopathie (Retinopathie, Nephropathie, Neuropathie). Die sensomotorische Polyneuropathie führt häufig zum Sensibilitätsverlust der distalen Extremitäten.
- Drei Viertel aller Todesfälle bei Diabetikern sind auf makrovaskuläre Komplikationen zurückzuführen. Myokardinfarkte können ohne klassische pektanginöse Beschwerden auftreten.
- Es kommt zur geschwächten Immunabwehr, die zu rezidivierenden Harnwegsinfekten prädisponiert.

Diabetes mellitus – Therapie

Die Ziele bei der Therapie des Diabetes mellitus sind der Erhalt bzw. die Wiederherstellung der Lebensqualität, das Vermeiden von akuten Stoffwechselentgleisungen sowie die Verzögerung und Behandlung von diabetischen Komplikationen.

Therapie des Diabetes mellitus Typ 2
- Gewichtsnormalisierung, Schulung, Ernährungstherapie, Bewegungstherapie
- Metformin (sofern keine Kontraindikationen)
- Kombination von Metformin und anderen Substanzklassen
- OAD + Insulin (z. B. basalunterstützte orale Therapie)
- Insulin

Bei Typ-1-Diabetikern und Schwangeren sollte gleich eine Insulintherapie erfolgen. Für Typ-2-Diabetiker sollte unter Abschätzung der Betazellfunktion und unter Berücksichtigung weiterer Faktoren die geeignete Therapie gewählt werden: Dazu gehören orale Antidiabetika, Inkretine und verschiedene Formen der Insulintherapie. In bestimmten Fällen kann bei einem BMI > 35 kg/m^2 auch eine bariatrische Operation indiziert sein. Dabei ist jedoch eine weitere lebenslange Betreuung notwendig.

Nichtpharmakologische Therapie

Mit einer nichtpharmakologischen Behandlung sollte bereits in der Phase einer gestörten Glukosetoleranz begonnen werden. Durch Ernährungsumstellung, Bewegung und Verhaltensmodifikation kann eine bestehende Insulinresistenz teilweise rückgängig gemacht werden. Bei Typ-2-Diabetikern kann durch nichtmedikamentöse Maßnahmen initial eine HbA_{1c}-Senkung um ca. 2 Prozentpunkte erreicht werden. Dennoch werden auch oftmals von ärztlicher Seite die Maßnahmen zur Gewichtsreduktion weniger berücksichtigt als medikamentöse, blutzuckersenkende Therapien. Dabei ist jedoch gerade die Gewichtsabnahme im ersten Jahr nach Diagnosestellung mit einer Reduktion der Mortalität verbunden.
Allen Diabetikern soll eine strukturierte, validierte und zielgruppenorientierte Schulung angeboten werden. Eine Schulung kann helfen, Wissen und Akzeptanz gegenüber der Erkrankung zu erlangen, um auch im Alltag den Diabetesverlauf aktiv zu beeinflussen. Dabei ist für Diabetiker auch ein gewisses Maß an Organisationsvermögen notwendig. Blutzuckerselbstmessungen ermöglichen es zudem, die Therapie selbstständig zu überprüfen und ggf. anzupassen. Außerdem wird zur Reduktion des erhöhten kardiovaskulären Risikos ein Nikotinstopp empfohlen.

Ernährung

Es sollte ein Normalgewicht angestrebt werden. Häufig besteht das erreichbare Ziel jedoch nur im Halten des Gewichts. Menschen mit Diabetes sollen zu einer gesunden und ausgewogenen Ernährung mit einer Kalorienrestriktion unter Berücksichtigung der bisherigen Ernährungsgewohnheiten motiviert werden. Dabei sollen industriell verarbeitete Lebensmittel vermieden werden.
Kohlenhydrate (KH), ca. 45–55 % Empfohlen werden v. a. Vollkornprodukte oder lösliche Ballaststoffe, wie in Hülsenfrüchten, Gemüse oder verschiedenen Obstsorten. Bei Früchten ist jedoch der natürliche Gehalt an Fruktose und Glukose zu beachten. Bei hoher Kohlenhydrataufnahme werden außerdem Nahrungsmittel mit niedrigem glykämischen Index empfohlen. Der **glykämische Index** gibt an, wie stark ein kohlenhydrathaltiges Nahrungsmittel den Blutzucker im Vergleich zu Glukose erhöht. Bei Nichtdiabetikern scheint der glykämische Index hingegen weniger relevant für ernährungsassoziierte Erkrankungen zu sein.
Fette, < 35 % Der Gehalt gesättigter Fettsäuren sollte begrenzt sein. Günstig sind pflanzliche Öle mit mehrfach ungesättigten Fettsäuren. Werden jedoch pflanzliche Öle für die industrielle Verarbeitung verfestigt (Fetthärtung), entstehen dabei Transfettsäuren. Diese führen zu einer LDL- und Triglyzeriderhöhung und zu einer Steigerung des KHK-Risikos.
Proteine, 10–20 % bei Diabetikern ohne Nephropathie Aufgrund des hohen Anteils gesättigter Fettsäuren in vielen tierischen Proteinquellen werden v. a. magere Fleischsorten, Fisch und pflanzliches Eiweiß empfohlen. Bei einer diabetischen Nephropathie sollte die tägliche Proteinzufuhr auf 0,8 g/kg Körpergewicht reduziert werden.
Nach neueren Studien zum Thema Alkoholkonsum ist nicht von einer protektiven Wirkung bei geringen Alkoholmengen auszugehen. Es gibt hingegen Hinweise, dass es, abhängig von der Alkoholmenge, zu einer kontinuierlichen Zunahme der Morbidität kommt. Bei Diabetikern dürften zudem aufgrund von weiteren Faktoren (Fettlebererkrankungen, Hypertriglyzeridämie) eine höhere Alkoholtoxizität und auch Mortalität vorliegen als bei Nichtdiabetikern.

Bewegung

Bewegung stellt, soweit möglich, ein Grundprinzip der Therapie dar. Dadurch wird nicht nur der Kalorienverbrauch erhöht, sondern auch die Insulinresistenz reduziert. Meist können jedoch die Empfehlungen (150 min/Woche aerobe Aktivität) nicht erreicht werden. Es sollte dennoch eine regelmäßige körperliche Aktivität in den Alltag integriert werden.

Bewegung und Ernährungsumstellung sind nicht nur in der ersten Phase von Bedeutung, sondern stellen die Basis für einen langfristigen Therapieerfolg dar.

Pharmakologische Therapie

Auch weiterhin spielt Metformin in der medikamentösen Therapie des Typ-2-Diabetes eine zentrale Rolle. Durch eine Therapie mit oralen Antidiabetika (OAD) kann durchschnittlich eine HbA_{1c}-Senkung um 1 Prozentpunkt erreicht werden. Bei einem HbA_{1c}-Wert > 9 % kann es zum Erreichen der Zielwerte sinnvoll sein, schon bei Diagnosestellung mehrere Medikamente zu kombinieren (→ Tab. 15.1).

Kardiovaskuläre Risiken unter Rosiglitazon haben 2008 zu einer Veränderung der Zulassungsregularien der FDA (Food and Drug Administration, amerikanische Lebensmittel- und Arzneimittelbehörde) für neue Antidiabetika und in weiterer Folge auch der EMA (European Medicines Agency, europäische Arzneimittelagentur) geführt. Dies hatte zur Folge, dass in den Zulassungsstudien der **DPP4-Hemmer** vorrangig ein nicht erhöhtes kardiovaskuläres Risiko gezeigt werden sollte.
In den Zulassungsstudien der **SGLT2-Hemmer und GLP-1-Agonisten** konnten jedoch auch eine Verbesserung kardiovaskulärer Endpunkte und teilweise auch eine Reduktion der Mortalität nachgewiesen werden. Dieser Zusatznutzen ist bei der Behandlung von Patienten mit kardiovaskulären Erkrankungen, Herzinsuffizienz oder Niereninsuffizienz zu beachten.

Liegt eine begleitende **kardiovaskuläre oder renale Erkrankung** bzw. ein hohes **kardiovaskuläres Risiko** vor, wird primär eine **Therapie mit einem SGLT2-Inhibitor oder/und GLP-1-Rezeptoragonisten** in Kombination mit Metformin empfohlen. Daneben sind für die Wahl der antidiabetischen Therapie weitere Parameter zu berücksichtigen: z. B. Körpergewicht, Alter,

→

Tab. 15.1 Pharmakotherapie bei Diabetes

	Hypoglykämie	Vorteile	Nachteile
Metformin **(Biguanid)**	Nein	Gewichtsabnahme/-neutralität, Reduktion makrovaskulärer Komplikationen	Kontraindiziert bei Niereninsuffizienz (GFR < 30 ml/min) Gastrointestinale Nebenwirkungen
SGLT2-Hemmer: z. B. Dapagliflozin (Forxiga®) Empagliflozin (Jardiance®) Canagliflozin (Invokana®)	Nein	Reduktion kardiovaskulärer Ereignisse, positive Effekte bei HFrEF und HFpEF, Verzögerung einer Niereninsuffizienz, Gewichtsreduktion, Blutdrucksenkung	Genitale Infekte, normoglykämische Ketoazidose, Fournier-Gangrän (sehr selten)
GLP-1-Analoga: z. B. Liraglutid (Victoza®) Dulaglutid (Trulicity®) Semaglutid (Ozempic®)	Nein	Verbesserte postprandiale Blutzuckerkontrolle, Gewichtsreduktion, Reduktion kardiovaskulärer Ereignisse	Gastrointestinale Nebenwirkungen, subkutane Injektion
DPP-4-Hemmer: z. B. Vildagliptin (Galvus®, Jalra®) Sitagliptin (Januvia®) Linagliptin (Trajenta®)	Nein	Verbesserte postprandiale Blutzuckerkontrolle, gewichtsneutral, gute Verträglichkeit	Geringere HbA_{1c}-Senkung (0,5–1 %)
Pioglitazon **(PPAR-γ-Agonist)**	Nein	Reduktion makrovaskulärer Ereignisse (PROactive-Studie)	Gewichtszunahme, Flüssigkeitsretention, erhöhte Frakturrate bei Frauen
Sulfonylharnstoffe: z. B. Gliclazid (Diamicron®) Glimepirid (Amaryl®)	Ja	Verbesserte postprandiale Blutzuckerkontrolle (seltener Hypoglykämien unter Gliclazid als bei Glimepirid)	Gewichtszunahme
Insulin	Ja	Keine Dosisobergrenze, viele Arten, flexible Behandlungen	Gewichtszunahme

Diabetesdauer, Fettleber, Niereninsuffizienz, Herzinsuffizienz, Alkoholkonsum oder eine anamnestische Pankreatitis.

Metformin

Metformin ist der einzige Vertreter aus der Gruppe der **Biguanide.** Es bewirkt vorwiegend eine Hemmung der oxidativen Phosphorylierung (hemmt ADP → ATP) in der Leber. Ein ATP-Abfall führt über die Aktivierung der AMP-abhängigen Proteinkinase zu einer verminderten Glukoneogenese und Glykogenolyse mit Verbesserung der hepatischen und peripheren Insulinsensitivität. Es kommt daneben zu einer Hemmung der Lipolyse mit einer Senkung des Triglyzeridspiegels. Im Gegensatz zu den Sulfonylharnstoffen senkt Metformin den Blutzucker nur bei einer Hyperglykämie. Hypoglykämien kommen dagegen sehr selten vor.
Ein Vorteil ist zudem ein positiver Effekt auf das Gewicht. Die UKPDS-Studie stellt einen Meilenstein in der Diabetologie dar. Dabei wurde der Effekt einer medikamentösen Glukosesenkung gegenüber einer Diät in Bezug auf die Häufigkeit von Komplikationen untersucht. Erst als sekundärer Endpunkt wurden Substanzunterschiede (zwischen Sulfonylharnstoffen, Insulin und Metformin) analysiert. Metformin wurde dabei bei einer nur relativ kleinen Gruppe übergewichtiger Patienten angewendet und konnte u. a. eine signifikante Reduktion der Mortalität zeigen. Wenngleich Metformin häufig angewendet wird, gibt es jedoch keine große kontrollierte Studie mit Nachweis positiver Effekte auf kardiovaskuläre Endpunkte. Es kann jedoch aus Subgruppenanalysen ein deutlicher Effekt auf kardiovaskuläre Endpunkte angenommen werden, sodass Metformin weiterhin die **erste Wahl bei Typ-2-Diabetes** darstellt. Neben einer durchschnittlichen HbA_{1c}-Senkung von ca. 1,5 Prozentpunkten, bestehen jedoch auch pleiotrope Effekte mit Reduktion des Karzinomrisikos.

> Gefährlich ist eine **Laktatazidose,** die bei Missachtung der Kontraindikationen auftreten kann und mit einer Letalität von ca. 50 % verbunden ist! Bei akuten Erkrankungen oder Infektionen, vor Operationen oder vor Kontrastmittelgabe (bei erniedrigter eGFR oder Kontrastmittelmenge > 100 ml) sollte Metformin daher abgesetzt werden.

Gastrointestinale Nebenwirkungen (hauptsächlich Meteorismus und Diarrhö) können meist durch eine einschleichende Dosierung reduziert werden.

Kontraindikationen für Metformin sind eine Niereninsuffizienz mit einer eGFR < 30 ml/min. Bei einer eGFR von 30–44 ml/min beträgt die Maximaldosis 1.000 mg (2× 500 mg). Zudem muss die Nierenfunktion alle 3–6 Monate kontrolliert werden. Weitere Kontraindikationen sind Erkrankungen, die zu einer Hypoxie oder Ischämie führen können (ventilatorische Insuffizienz, Herzinsuffizienz, Myokardinfarkt), und Leberinsuffizienz bzw. Alkoholismus.

SGLT2-Hemmer

Der Natrium-Glukose-Cotransporter SGLT2 (*Sodium-Glucose Linked Transporter 2*) ist hauptverantwortlich für die Glukoserückresorption im proximalen Nierentubulus. Die Wirkung der SGLT2-Hemmer besteht in einer insulinunabhängigen, kontrollierten Glukosurie.
Nebenwirkungen sind genitale Pilzinfektionen, seltener auch Harnwegsinfekte.. Seltene **Komplikationen** sind eine Fournier-Gangrän (nekrotisierende Fasziitis des Genitalbereichs) bzw. normoglykämische Ketoazidosen. Letztere treten v. a. bei Infektionen, Fasten oder Typ-1-Diabetes auf. SGLT2-Hemmer sind daher bei Typ-1-Diabetes kontraindiziert und sollten, wie auch Metformin, bei akuten Erkrankungen oder Operationen pausiert werden. Patienten sollten daher entsprechend geschult werden. Zudem sollte auch in der Notaufnahme bei Patienten unter SGLT2-Hemmern an eine Ketoazidose gedacht werden, selbst wenn keine Hyperglykämie besteht. In einer Analyse der FDA von 2.397 Fallberichten zeigte sich dabei eine Mortalität von 1,5 %.
Zu Beginn der **diabetischen Nephropathie** steht eine Erhöhung der glomerulären Filtration (Hyperfiltration). Mit SGLT2-Hemmern kann eine Normalisierung der erhöhten Filtrationsrate erreicht werden, die auch nephroprotektiv wirkt. Es konnte weiterhin eine Reduktion renaler Endpunkte wie Makroalbuminurie, Abnahme der eGFR, Dialyse oder renaler Tod gezeigt werden (→ Kap. 14). Daneben zeigt sich eine Abnahme des systolischen Blutdrucks. Auch die Mortalität durch Herzinsuffizienz kann vermindert werden. Dieser Effekt ist schon kurz nach Therapiebeginn und auch bei Nichtdiabetikern nachweisbar. Bei einer Herz- oder Niereninsuffizienz sollten SGLT2-Hemmer daher unabhängig vom HbA1c gegeben werden. Zuletzt konnten auch positive Effekte bei Herzinsuffizienz mit erhaltener Pumpfunktion (HFpEF) gezeigt werden (für Dapagliflozin und Empagliflozin).

Inkretinmimetika (GLP-1-Analoga)

GLP-1-Analoga werden subkutan verabreicht und führen zu einer direkten Aktivierung des GLP-1-Rezeptors. Neben den Effekten der DPP-4-Inhibitoren kommt es auch zu einer relevanten Stimulation des Sättigungsgefühls und einer Verzögerung der Magenentleerung, wodurch postprandiale Hyperglykämien deutlicher reduziert werden.
Am häufigsten werden gastrointestinale **Nebenwirkungen** bei sonst guter Verträglichkeit beobachtet. Es kommt zu einer stärkeren blutzucker- und gewichtssenkenden Wirkung als unter DPP-4-Inhibitoren. Zudem haben sie kardio- und nephroprotektive Wirkungen und positive Effekte auf eine Fettleber. GLP-1-Analoga werden häufig in Kombination mit OAD oder Insulin verwendet, falls das Therapieziel nicht erreicht wird.
Entgegen früheren Annahmen konnte unter Inkretinen kein höheres Pankreatitisrisiko gezeigt werden. Semaglutid zur oralen Anwendung (Rybelsus®) wurde 2019 von der FDA in den USA zugelassen.
Um die dosisabhängigen Nebenwirkungen zu reduzieren, werden verschiedene Kombinationen von GLP-1-, Glukagon- und GIP-Agonisten als Koagonisten oder Triagonisten erprobt.
Glukagon hat neben einem lipolytischen Effekt allerdings auch einen blutzuckersteigernden Effekt. In Kombination mit GLP-1-Analoga wird neben einer Gewichtsreduktion jedoch auch eine verbesserte Glukosetoleranz beobachtet. Bereits zugelassen ist Tirzepatid, ein Fusionsmolekül eines GLP1- und GIP-Rezeptoragonisten. Erwartet wird die Zulassung für Cagrisema, einer Kombination von Cagrilintide (ein langwirksames Amylin-Analogon) und Semaglutid. Amylin ist ein Peptidhormon, das zusammen mit Insulin aus den B-Zellen des Pankreas sezerniert wird und unter anderem zu einer verzögerten Magenentleerung führt.

DPP-4-Hemmer (Gliptine)

DPP-4-Inhibitoren hemmen das Enzym Dipeptidyl-Peptidase 4, das geschwindigkeitsbestimmend für den Abbau von GLP-1 und GIP ist (→ Kap. 11). Voraussetzung ist eine verbleibende Insulinsekretion der B-Zellen. Ihre Hauptwirkungen sind eine glukoseabhängige Insulinsekretion und eine verminderte Glukagonsekretion. Die Substanzen haben daher kein Hypoglykämiepotenzial und sind gewichtsneutral. Aufgrund der etwas geringeren HbA_{1c}-Senkung erfolgt meist eine Kombinationstherapie.

Glitazone

Pioglitazon ist ein Agonist am nukleären PPAR-γ-Rezeptor (Peroxisomen-Proliferator-aktivierter Rezeptor). An Fettzellen führt es zu einer vermehrten Triglyzeridspeicherung und einer verminderten Sekretion von Substanzen, welche die Insulinresistenz steigern (freie Fettsäuren ↓, TNF-α ↓). So wird indirekt, aber wahrscheinlich auch direkt, die Insulinwirkung an der Leber und im Muskel gesteigert. Der volle Effekt tritt aber erst nach Wochen ein. Neben dem Blutzucker werden auch LDL-Cholesterin und Triglyzeride durch Pioglitazon gesenkt.
Mögliche **Nebenwirkungen** sind Gewichtszunahme und Flüssigkeitsretentionen mit Ödemen. Glitazone sind daher bei Herzinsuffizienz kontraindiziert. Außerdem wurde eine erhöhte Frakturrate bei postmenopausalen Frauen beobachtet, diese könnte auch bei Männern erhöht sein.

> Fibrate sind PPAR-α-Agonisten. Sie werden für die Therapie von Hypertriglyzeridämien verwendet. Auch Pioglitazon zeigt eine geringe Wirkung am PPAR-α-Rezeptor.

Sulfonylharnstoffe

Sulfonylharnstoffe führen zu einer erhöhten Insulinsekretion durch Inaktivierung des ATP-sensitiven Kaliumkanals (SUR1) an den B-Zellen (→ Abb. 11.2). Die Insulinsekretion wird jedoch auch bei normaler Blutzuckerkonzentration verstärkt. Dadurch können v. a. bei unregelmäßiger Nahrungszufuhr oder Infektionen Hypoglykämien auftreten. Sulfonylharnstoffe kommen v. a. bei normalgewichtigen Patienten und Kontraindikationen für Metformin zum Einsatz. Nach mehreren Jahren treten jedoch eine zunehmende B-Zell-Erschöpfung und ein sekundäres Therapieversagen ein. Für Gliclazid konnte in einer Endpunktstudie eine Reduktion mikrovaskulärer Komplikationen nachgewiesen werden.

α-Glukosidase-Hemmer

Acarbose hemmt die Aufspaltung der Kohlenhydrate im Darm und reduziert so den postprandialen Glukoseanstieg, der vorwiegend für makrovaskuläre Komplikationen verantwortlich gemacht wird. Die nicht aufgespaltenen Kohlenhydrate können nicht resorbiert werden und gelangen weiter in das Kolon, wo sie von Bakterien abgebaut werden. Es kommt daher häufig zu Blähungen, Bauchschmerzen und Durchfall, weshalb Acarbose in Europa kaum verwendet wird.

Insulintherapie

Physiologischer Tagesverlauf

Ohne Nahrungsaufnahme besteht eine kontinuierliche basale Insulinsekretion über den ganzen Tag, mit einem frühmorgendlichen Anstieg zwischen 3 und 7 Uhr, der durch eine kortisolinduzierte Insulinresistenz bedingt ist **(Dawn-Phänomen).** Auch am späten Nachmittag kann es eine vorübergehende Phase mit erhöhter Insulinresistenz **(Dusk-Phänomen)** geben. Zu den Mahlzeiten wird im Rahmen des Glukoseanstiegs Insulin freigesetzt. Daraufhin fallen die Glukosekonzentration und auch Insulin schnell wieder ab. Bei Normalgewichtigen ohne Insulinresistenz beträgt der durchschnittliche Tagesbedarf etwa 40–50 IE Insulin.

> Auch ohne Nahrungsaufnahme braucht der Mensch Insulin!

Eine Insulintherapie ist bei Typ-2-Diabetikern angezeigt, wenn durch nichtmedikamentöse Maßnahmen und orale Antidiabetika (OAD) das individuelle Therapieziel nicht erreicht wird oder Kontraindikationen gegen OAD bestehen. Bei Kombination von OAD mit Insulin kann die Insulindosis oftmals eingespart werden, oder es ist z. B. eine einmal tägliche Basalinsulingabe ausreichend. Daneben kann perioperativ oder im Rahmen schwerer Erkrankungen eine vorübergehende Insulintherapie notwendig sein. Voraussetzung ist jeweils eine entsprechende Schulung des Patienten.

Präparate

Die Injektion von Insulin in das subkutane Gewebe erfolgt als hexamere Form (Komplex von 6 Insulinmolekülen). Insulin kann jedoch nur als Monomer in die Kapillaren diffundieren. Der Wirkeintritt ist also abhängig von der Geschwindigkeit der Dissoziation und Diffusion (→ Tab. 15.2).
Normalinsulin Es wird heute kaum verwendet. Die Wirkung setzt erst verzögert ein, weshalb ein Spritz-Ess-Abstand von ca. 20 min eingehalten werden sollte. Die Wirkdauer ist dosisabhängig.
Kurz wirksame Insulinanaloga Durch Veränderungen in der Aminosäuresequenz entstehen Insulinanaloga, die kaum Hexamere bilden. Sie haben dadurch einen sehr raschen Wirkeintritt mit einem Maximum nach ½–2 h und einer kurzen

Tab. 15.2 Insulin und Insulinanaloga

	Wirkbeginn	Maximale Wirkung	Wirkdauer (Stunden)
Normalinsulin (z. B. Actrapid®)	15–30 min	1–3 h	4–6
Kurz wirksame Insulinanaloga:		30–90 min	3–5
• Insulin Lispro (Humalog®, Lyumjev®)	30/15 min		
• Insulin Aspart (NovoRapid®)	~15 min		
• Insulin Glulisin (Apidra®)	12–30 min		
• Faster Aspart (Fiasp®)	5–8 min		
Intermediär wirksam:			
• NPH-Insulin (z. B. Insuman® Basal)		2–5 h	8–12
Lang wirksame Insulinanaloga:			
• Insulin Glargin (Lantus®)	1–2 h		20–26
• Insulin Detemir (Levemir®)	1–2 h		Bis 24
• Indulin Degludec (Tresiba®)	0,5–1,5 h		> 42
• Insulin Glargin U300 (Toujeo®)	1–6 h		Bis 36
• Insulin Icodec			196 (8 Tage)

Wirkdauer. Auch für eine Insulinpumpenbehandlung werden kurz wirkende Insuline verwendet. Lyumjev® ist eine Weiterentwicklung von Insulin Lispro, welches durch die Bestandteile Treprostinil und Zitrat noch schneller resorbiert wird. Das Einhalten eines kurzen Spritz-Ess-Abstands ist dennoch teilweise sinnvoll.

Lang wirksame Insulinanaloga Sie werden zur Abdeckung des Basalbedarfs verwendet und meist einmal täglich verabreicht. Bei Insulin Glargin wird durch Sequenzveränderung eine verstärkte Hexamerbildung erreicht. Die Wirkung setzt verzögert ein und hält kontinuierlich ohne Maximum über ca. 24 h an. Eine etwas kürzere Wirkdauer hat Insulin Detemir. Dieses ist mit einer Fettsäure konjugiert, wodurch es im Blut reversibel an Albumin gebunden und langsam abgegeben wird. Insulin Degludec bildet im subkutanen Gewebe lösliche Hexamere und ist zudem albumingebunden. Es hat daher eine kontinuierliche Wirkung bei einer Wirkdauer über 42 h. Dosiserhöhungen sollten daher nur alle 3–4 Tage erfolgen. Dafür besteht eine große zeitliche Flexibilität bei der Verabreichung. Ein Mindestabstand von 8 h ist jedoch einzuhalten. Durch die dreifache Konzentration von Insulin Glargin (Glargin U300) konnte auch eine verlängerte Wirkdauer erzielt werden. Die Häufigkeit von Hypoglykämien ist dabei ähnlich niedrig wie unter Insulin Degludec. Demnächst dürfte auch Insulin Icodec zugelassen werden, das durch eine starke, aber reversible Albuminbindung nur mehr einmal pro Woche verabreicht wird.

Verzögerungsinsuline Dazu gehört NPH-Insulin (Neutrales Protamin Hagedorn). Dieses hat durch eine langsamere Dissoziation eine längere Wirkdauer. Bei höherer Dosierung ist eine Wirkdauer bis zu 20 h möglich. Weitere Nachteile sind individuelle Resorptionsschwankungen und es muss vor der Injektion durch Schwenken in Suspension gebracht werden.

Biosimilars Nach Ablauf des Patentschutzes gibt es zudem Biosimilars von Insulin Glargin und Insulin Lispro.

Formen der Insulintherapie

Die Insulintherapie ist eine Hormonsubstitution und sollte daher möglichst der Insulinsekretion beim Gesunden entsprechen. Eine Imitation der physiologischen Insulinsekretion wird jedoch durch die Pharmakokinetik (verzögerter Wirkeintritt, längere Wirkdauer) erschwert. Außerdem wird durch die subkutane Applikation der physiologische Konzentrationsgradient zwischen Pfortaderblut und peripherem Blut aufgehoben. Es wird daher auch an der Entwicklung von Insulinen zur oralen Einnahme gearbeitet. Eine weitere Schwierigkeit der Insulintherapie besteht darin, dass der Tagesverlauf der basalen Insulinkonzentration individuell unterschiedlich ist und auch nicht jeden Tag gleich verläuft. Grundsätzlich sollte bei Typ-1-Diabetikern eine intensivierte konventionelle Insulintherapie (ICT, s. u.) oder eine Insulinpumpentherapie erfolgen, die durch eine möglichst physiologische Anpassung eine gute Langzeiteinstellung erlauben. Dafür sind jedoch eine genaue Kenntnis der Dosisanpassung und eine konsequente Selbstkontrolle notwendig. Ältere Patienten sind hingegen oft nicht mehr in der Lage, diese Therapie selbstständig durchzuführen.

Konventionelle Insulintherapie

Unter Inkaufnahme einer schlechteren Stoffwechseleinstellung und möglicher Spätkomplikationen stellt die konventionelle Insulintherapie für ältere Menschen eine einfach durchzuführende Therapieform dar (→ Abb. 15.1). Es werden meist Mischinsuline in fixem Verhältnis verwendet, die 1- bis 3-mal täglich in verbindlicher Vorgabe verabreicht werden. Bei einer zweimal täglichen Gabe werden etwa zwei Drittel der Tagesdosis morgens und ein Drittel abends

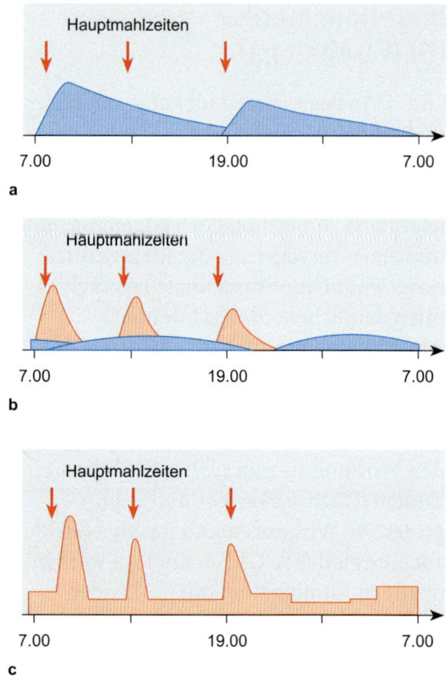

Abb. 15.1 Schematische Darstellung verschiedener Insulintherapien [L231]
a) Konventionelle Insulintherapie
b) Intensivierte konventionelle Insulintherapie mit lang wirksamem Insulin (z. B. Insulin Glargin)
c) Insulinpumpentherapie

injiziert. Sowohl die Insulindosis als auch der Zeitpunkt und die Größe der Mahlzeiten sind vorgegeben. Die Patienten müssen essen, nachdem sie Insulin gespritzt haben. Durch vorgegebene Titrationsschemata kann die Insulindosis an die gemessenen Blutzuckerwerte angepasst werden.

Intensivierte Therapieformen

Intensivierte konventionelle Insulintherapie (ICT oder Basis-Bolus-Therapie) Diese Therapie basiert auf einer Trennung von basalem, prandialem und Korrekturinsulin. Dabei sollte das Verhältnis der basalen im Vergleich zur kurz wirksamen Insulinmenge pro Tag etwa 1:1 betragen.

- **Ohne Essen:** Verzögerungsinsulin und bei manchen Patienten zusätzlich ein kurz wirksames Insulin für den physiologischen morgendlichen Insulinanstieg („Morgengupf")
- **Zu den Mahlzeiten:** Injektion eines kurz wirksamen Insulins
- Korrektur mit einem kurz wirksamen Insulin im Tagesverlauf

Es bestehen eine Unabhängigkeit von Nahrungsaufnahme und körperlicher Aktivität sowie die Möglichkeit der Blutzuckerkorrektur. Dazu sind jedoch mindestens viermal täglich Blutzuckermessungen und eine selbstständige Anpassung der Insulindosis notwendig. Dies erfordert Lernbereitschaft und Lernfähigkeit sowie eine verantwortungsbewusste und konsequente Durchführung.

Insulinpumpentherapie Durch eine Insulinpumpe (auch kontinuierliche subkutane Insulininfusion, CSII) wird kurz wirksames Insulin durch eine Pumpe über einen Katheter und eine subkutane Kanüle appliziert. Der Katheter wird alle 2–3 Tage gewechselt. Durch Programmierung der Insulinpumpe kann die basale Insulinabgabe über den Tag individuell eingestellt werden. Es kann daher eine verbesserte Anpassung an das Dawn-Phänomen erfolgen. Zudem besteht eine hohe Flexibilität. Zu den Mahlzeiten wird durch den Patienten, abhängig von dem gemessenen Blutzuckerwert, auf Knopfdruck ein Bolusinsulin abgegeben. Dabei können Insulinpumpen durch Algorithmen mit Berücksichtigung der noch wirksamen Insulinmenge einen Vorschlag zur Höhe des Insulinbolus machen. Für den Notfall eines technischen Defekts sollte weiterhin ein Insulinpen zur Verfügung stehen. Mittlerweile wurden **automatisierte Insulinpumpen** entwickelt, bei denen durch ein kontinuierliches Glukosemonitoring (CGM) ein datengetriebener Algorithmus die Basalrate dynamisch angepasst und bei drohender Hypoglykämie eine automatische Insulinabschaltung erfolgt. Weiterhin ist dabei die Eingabe der Kohlenhydratmenge notwendig. Diese Systeme werden daher **Hybrid-closed-loop-System** oder Automated Insulin Delivery (AID) genannt.

Kombination mit oralen Antidiabetika

Bei Typ-2-Diabetikes besteht die Möglichkeit einer Kombination von Insulin mit oralen Antidiabetika.

Basal unterstützte orale Therapie (BOT)
Vor allem bei erhöhten Nüchternblutzuckerwerten ist ein (abendliches) Basalinsulin oft ausreichend und stellt einen einfachen Einstieg in die Insulintherapie dar.

Prandiale Therapie Dabei wird ein kurz wirksames Insulin vor den Hauptmahlzeiten gespritzt. Die Insulinmenge kann an den gemessenen Blutzuckerspiegel und in weiterer Folge auch an die Kohlenhydratmenge angepasst werden. So ist eine zeitliche Flexibilität oder das Auslassen von Mahlzeiten möglich.

Grundprinzipien der Insulintherapie

Die Injektion erfolgt mit Insulinpens in den Bauch, die Hüfte oder den Oberschenkel bzw. durch eine Insulinpumpe. Um eine Lipohypertrophie zu vermeiden, müssen die Injektionsstellen gewechselt werden. Eine Injektion in die Bauchhaut führt zu einer rascheren Resorption als im Oberschenkel. Die unterschiedliche Resorptionskinetik kann auch für die Therapie genutzt werden.

Basales Insulin Beim Typ-1-Diabetes macht das basale Insulin etwa 40–50 % der Gesamtdosis aus. Richtwert für den Basalinsulinbedarf sind 0,3–0,5 IE/kg KG. Die Beurteilung des basalen Insulinbedarfs richtet sich v. a. nach dem Nüchternblutzucker.

Prandiales Insulin Bei der Berechnung des prandialen Insulins müssen v. a. der Kohlenhydratgehalt, die aktuelle Blutzuckerkonzentration, die körperliche Belastung und Stress berücksichtigt werden. Bei einer reinen Eiweißmahlzeit wird auch eine geringe Insulinmenge injiziert. Fette werden nicht gezählt. Es sollten nun in der Diabetesbehandlung statt Broteinheiten (1 BE entspricht 12 g Kohlenhydraten) Kohlenhydrateinheiten (1 KHE = 10 g Kohlenhydrate) verwendet werden. Sofern keine Insulinresistenz besteht, muss für 1 KHE durchschnittlich etwa 1 IE (internationale Einheit) Insulin gespritzt werden. Dieses Verhältnis kann sich jedoch im Tagesverlauf ändern!

Blutzuckerkorrektur Liegt die Glukosekonzentration außerhalb des Zielbereichs, kann zu oder nach den Mahlzeiten korrigiert werden. Sofern keine Insulinresistenz besteht, senkt 1 IE Insulin den Blutzucker um durchschnittlich 30–40 mg/dl, während 1 KHE zu einem Anstieg von 30–40 mg/dl führt (± 40, 40er-Regel). Diese Werte sind jedoch individuell stark unterschiedlich und schwanken abhängig von Größe, Gewicht und Insulinresistenz zwischen 20 und 60 mg/dl pro IE Insulin bzw. KHE. Jeder Diabetiker sollte seinen Korrekturfaktor kennen, um adäquat reagieren zu können.

Zielbereiche Bei Typ-1-Diabetikes sollte der Nüchternblutzucker bei ca. 80–110 mg/dl liegen. Vor den Mahlzeiten bzw. vor dem Schlafengehen: ca. 110–130 mg/dl (in der Schwangerschaft gelten strengere Zielwerte). Bei Verdacht oder bekannter Neigung zu nächtlichen Hypoglykämien sollten auch Blutzuckerbestimmungen z. B. zwischen 2–4 Uhr morgens durchgeführt werden.

Time in range Durch kontinuierliche Blutzuckermesssysteme (CGM) besteht auch die Möglichkeit, die Zeit in einem Blutzuckerzielbereich zu erfassen. Dabei sollten idealerweise > 70 % der Blutzuckerwerte in einem Bereich zwischen 70–180 mg/dl liegen. Mit der Angabe der Zeit über und unter diesem Intervall können somit Hypoglykämien bzw. Hyperglykämien besser dargestellt werden als durch den HbA_{1c} alleine.

> 40er-Regel: 1 KHE → +40 mg/dl;
> 1 IE Insulin → −40 mg/dl

Körperliche Aktivität Diese senkt den Insulinbedarf! Dieser Effekt kann z. B. nach einem Wochenende mit sportlicher Betätigung auch noch 1–2 Tage anhalten. Die Insulinmenge ist dementsprechend zu senken!

Weitere Nebenwirkung Es kann zu einer Gewichtszunahme kommen, die die Insulinresistenz verstärkt. Der Insulinbedarf erhöht sich dann.

Zusammenfassung

- Die Therapie des Typ-2-Diabetes erfolgt nach einem Stufenschema. Bewegung und richtige Ernährung sind in jeder Phase der Erkrankung von Bedeutung.
- Nach Ausschluss von Kontraindikationen ist Metformin weiterhin das Mittel der 1. Wahl. Liegt eine Niereninsuffizienz oder Herzinsuffizienz vor, sollte unabhängig vom HbA1c-Wert eine Therapie mit SGLT2-Hemmern erfolgen.
- Weitere Substanzgruppen bzw. Substanzen sind GLP-1-Agonisten, DPP-4-Hemmer, Pioglitazon oder Sulfonylharnstoffe.
- Beim Gesunden besteht eine kontinuierliche basale Insulinsekretion mit einem Anstieg in den frühen Morgenstunden.
- Kurz wirksame Insulinanaloga haben einen raschen Wirkeintritt und eine kurze Wirkdauer im Vergleich zu Normalinsulin.
- Lang wirksame Insulinanaloga haben einen verzögerten Wirkeintritt ohne deutliches Wirkmaximum.
- Die intensivierte konventionelle Insulintherapie (ICT) erlaubt einen flexibleren Tagesablauf als eine konventionelle Insulintherapie.
- Durch körperliche Aktivität wird die Insulinresistenz gesenkt.

Cholesterin ist ein wichtiges Strukturelement der Zellmembranen und stellt die Ausgangssubstanz für die Synthese von Steroidhormonen und Gallensäuren dar. Triglyzeride (TG) sind v. a. Energieträger. Cholesterin und TG werden zum einen über die Nahrung aufgenommen, zum anderen können sie auch selbst synthetisiert werden. Cholesterin kann dabei in mehreren Zwischenschritten aus Acetyl-CoA gebildet werden. Allerdings kann Cholesterin nicht wieder zu Acetyl-CoA abgebaut werden, sondern muss über die Leber ausgeschieden werden.

Transport

Um die Lösungsfähigkeit der Lipide im Blut zu erhöhen, werden sie in Form von Lipoproteinen transportiert (→ Tab. 16.1 und → Abb. 16.1). Diese bestehen aus Lipiden und Apolipoproteinen. Apolipoproteine dienen nicht nur als Strukturelemente, sondern haben auch Einfluss auf die Regulation von Enzymen und vermitteln die Rezeptorinteraktion.

Lipidmetabolismus

Exogener Weg Nach der Aufnahme von TG und Cholesterin im Darm werden diese vorwiegend in **Chylomikronen** eingebaut und gelangen über die Lymphe, unter Umgehung der Leber, in das venöse Blut. Am Endothel der Kapillaren von Fettgewebe, Herz und Skelettmuskel wird die Lipoproteinlipase (LPL) exprimiert. Diese spaltet von den Triglyzeriden freie Fettsäuren ab, die in die Zellen aufgenommen werden. Die verbleibenden Chylomikronen-Remnants werden dann von der Leber aufgenommen.

Endogener Weg Der endogene Stoffwechselweg beinhaltet die hepatische Sekretion von **VLDL** (Very-Low-Density-Lipoproteine), deren Umwandlung zu IDL (Intermediate-Density-Lipoproteine) und weiter zu **LDL** (Low-Density-Lipoproteine). VLDL enthalten einen großen Anteil an TG, die ebenfalls durch die LPL in den Kapillaren hydrolysiert werden. 40–60 % der VLDL und IDL werden über den LDL-Rezeptor wieder in die Leber aufgenommen. Der Rest wird durch die hepatische Lipase zu LDL umgeformt, das vorwiegend Cholesterin enthält. Das LDL-Cholesterin stellt ca. 70 % des Gesamtplasmacholesterins dar. Der Großteil davon gelangt ebenfalls über rezeptorvermittelte Endozytose wieder in die Leberzellen. Dabei bindet das Enzym PCSK9 (Proproteinkonvertase Subtisilin/Kexin Typ 9) an den LDL-Cholesterin-Rezeptor-Komplex und hemmt durch beschleunigten Abbau das Rezeptor-Recycling an der Zelloberfläche. Der Rest wird von peripheren Zellen aufgenommen.

Cholesterinrücktransport Aus der Leber und dem Darm stammen **HDL** (High-Density-Lipoproteine). Sie können direkt überschüssiges Cholesterin von peripheren Zellen aufnehmen und verestern. Durch das Cholesterinester-Transferprotein (CETP) können die Cholesterinester auf VLDL übertragen werden oder sie werden direkt durch HDL an die Leber abgegeben. Durch den Abtransport von Cholesterin aus peripheren Zellen können HDL das Arterioskleroserisiko senken (antiatherogene Wirkung).

Die Ausscheidung von Cholesterin erfolgt fast ausschließlich über die Galle, entweder unverändert oder in Form von Gallensäuren.

Tab. 16.1 Lipoproteine und deren Zusammensetzung in Prozent

	Chylomikronen	VLDL	LDL	HDL
Apolipoproteine	1–2	10	25	50
Cholesterin	3–4	15	50	20
Triglyzeride	90	57	5	5
Phospholipide	5	18	20	25

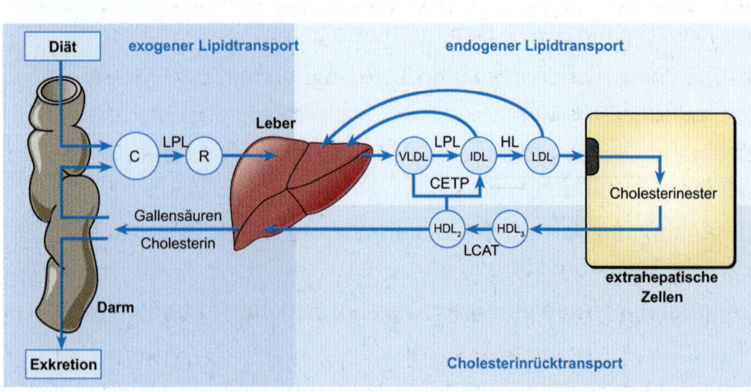

Abb. 16.1 Schematische Darstellung des Lipidstoffwechsels. Details siehe Text (C = Chylomikronen, R = Chylomikronen-Remnants, VLDL = Very-Low-Density-Lipoproteine, IDL = Intermediate-Density-Lipoproteine, LDL = Low-Density-Lipoproteine, HDL = High-Density-Lipoproteine, LPL = Lipoproteinlipase, HL = hepatische Lipase, LCAT = Lecithin-Cholesterin-Acyltransferase, CETP = Cholesterinester-Transferprotein). [L106]

Fettstoffwechselstörungen

Die Feststellung von Fettstoffwechselstörungen ist von großer klinischer Bedeutung, da eine **Hypercholesterinämie** mit einem erhöhten Arterioskleroserisiko einhergeht. Es besteht eine enge Korrelation des LDL-Cholesterins mit der KHK. Mit steigender LDL-Konzentration zeigt sich auch ein linearer Anstieg für kardiovaskuläre Komplikationen. Bei einer massiven **Hypertriglyzeridämie** besteht die Gefahr einer akuten Pankreatitis. TG zirkulieren vorwiegend als VLDL-Partikel, welche mit dem Non-HDL (Non-HDL = Gesamtcholesterin – HDL) bzw. ApoB-Lipoproteinen korrelieren. Neuere Studien zeigen, dass das kardiovaskuläre Risiko eher durch Apolipoprotein-B-haltige Partikel als durch Triglyzeride selbst bestimmt wird.

Klassifikation

Bei den primären Hyperlipoproteinämien kann man unterscheiden:

Primäre LDL-Hypercholesterinämie Die mit Abstand häufigste familiäre Form ist die **heterozygote familiäre Hypercholesterinämie** (Prävalenz ca. 1:200–300, LDL ca. 200–400 mg/dl), bei der neben genetischen Störungen auch der Lebensstil Einfluss auf die Manifestation hat. Die Wahrscheinlichkeit der Diagnose einer **familiären Hypercholesterinämie** kann mithilfe des DLCN-Scores nach bestimmten Parametern (positive Familienanamnese, vorzeitige kardiovaskuläre Erkrankungen, Sehnenxanthome oder Arcus lipoides corneae, LDL-Konzentration und ggf. molekulargenetische Untersuchung) bestimmt werden. Seltener sind **homozygote familiäre Hypercholesterinämien,** bei denen ebenfalls Mutationen von Genen für den LDL-Rezeptor, von Apolipoproteinen oder des PCSK9-Gens vorliegen. Die Prävalenz liegt bei 1:160.000–320.000. Bereits vor dem 20. Lebensjahr kann es zu kardiovaskulären Erkrankungen kommen. Die LDL-Konzentration liegt meist über 600 mg/dl.

Primäre Hypertriglyzeridämien Familiäre Hypertriglyzeridämie und Chylomikronämie-Syndrom.

Kombinierte Hyperlipidämien z. B. familiäre kombinierte Hyperlipidämie.

Zahlreiche andere Erkrankungen oder Umweltfaktoren können zu **sekundären Hyperlipoproteinämien** führen (→ Tab. 16.2). Zur Diagnose einer primären Störung müssen diese Ursachen ausgeschlossen werden.

Klinik

Eine Hypercholesterinämie kann sich klinisch durch Arteriosklerose und deren Komplikationen manifestieren. Eher unspezifische Symptome sind Xanthome

Tab. 16.2 Häufige Ursachen sekundärer Dyslipoproteinämien

Adipositas	TG ↑, HDL ↓
Diabetes mellitus	TG ↑, (LDL ↑, HDL ↓)
Alkoholismus	TG ↑ (mäßiger Alkoholgenuss kann HDL erhöhen)
Niereninsuffizienz bei Hämodialyse	TG ↑
Nephrotisches Syndrom	Cholesterin ↑ und TG ↑
Hypothyreose	LDL ↑
Cholestase	Cholesterin ↑, Lipoprotein X nachweisbar
Schwangerschaft	Cholesterin und TG ↑
Medikamente (z. B. Betablocker, Östrogene, Glukokortikoide, Thiazide)	Cholesterin und TG ↑

(Lipideinlagerungen an Sehnen, Ellbogen, Knie, Gesäß oder Zwischenfingerfalten), Xanthelasmen (Cholesterinablagerung im Bereich der Augenlider) oder ein Arcus lipoides corneae. Eine Triglyzeriderhöhung kann hingegen zu einer Fettleber oder einer Pankreatitis führen.

Diagnostik

Zu Beginn ist der Familienanamnese, weiteren Arterioskleroserisikofaktoren sowie dem BMI und der Körperfettverteilung besondere Beachtung zu schenken. Das individuelle Risiko kann mithilfe von Tabellen wie der SCORE-Tabelle geschätzt werden.
Als serologisches Screening wird eine Bestimmung des Gesamtcholesterins, des HDL und der Triglyzeride empfohlen.
Für die Triglyzeridbestimmung sollte die Blutabnahme nüchtern erfolgen. Die Bestimmung des Gesamtcholesterins kann hingegen auch im nicht nüchternen Zustand durchgeführt werden. LDL-Cholesterin wird häufig nach der Friedewald-Formel berechnet (nur aussagekräftig bei Nüchternserum und TG < 350 mg/dl, sonst direkte LDL-Bestimmung):

Friedewald-Formel:
LDL = Gesamtcholesterin – HDL – TG/5

Es wird auch eine einmalige Bestimmung von Lipoprotein(a) empfohlen, das lebenslang meist nur geringe Schwankungen zeigt. Vor allem bei einer Lp(a)-Konzentration > 180 mg/dl ist von einem unabhängigen Risikofaktor für eine Arteriosklerose auszugehen. Ergänzend kann auch eine **Carotis-Duplexsonografie** zum Nachweis von Plaques sinnvoll sein, während die Bestimmung der Intima-Media-Dicke an Bedeutung verloren hat.

Therapie

Ziel ist eine Verminderung von Komplikationen. Als primärer Zielwert für die Hypercholesterinämie gilt das LDL-Cholesterin.
Zu Beginn steht eine Umstellung der Ernährung und des Lebensstils. Bei sekundären Formen sollte eine Beseitigung auslösender Faktoren angestrebt werden. Bei allen Fettstoffwechselstörungen wird auch regelmäßige körperliche Aktivität empfohlen, die allerdings bei Hypercholesterinämien nur geringe Wirkung zeigt. Meist ist zum Erreichen des Zielwerts eine dauerhafte medikamentöse Therapie notwendig (→ Tab. 16.3). Die Zielwerte richten sich nach dem individuellen kardiovaskulären Risiko (→ Tab. 12.3).
Statine Sie hemmen die HMG-CoA-Reduktase, das Schrittmacherenzym der endogenen Cholesterinsynthese, und führen durch einen intrazellulären Cholesterinmangel zu einer Induktion von LDL-Rezeptoren an Leberzellen, wodurch der Cholesterinspiegel sinkt. Daneben sind auch weitere Arteriosklerose-protektive Wirkungen von Bedeutung, die als pleiotrope Effekte zusammengefasst werden (antioxidative, antithrombotische und gefäßprotektive Faktoren mit Plaquestabilisierung). Zu beachten sind Wechselwirkungen mit Cytochrom-P450-abhängigen Medikamenten (daher Pausieren bei Makrolidtherapie). Rosuvastatin und Atorvastatin sind die potentesten Statine mit geringerem Interaktionspotenzial. Eine Dosissteigerung um 50 % bewirkt eine zusätzliche LDL-Senkung um ca. 6 %.
ACL-Inhibitoren Bempedoinsäure ist ein Prodrug, dass in der Leber, nicht aber im Muskel, enzymatisch in die aktive Form umgewandelt wird und dort ähnlich wie Statine ein Enzym der Cholesterinsynthese hemmt. Es stellt eine Alternative bei Patienten mit Statinmyopathie dar.
PCSK9-Hemmer Das Enzym PCSK9 bindet an den LDL-Cholesterin-Rezeptorkomplex und führt in Leberzellen zu dessen Abbau. Die Antikörper Alirocumab und Evlolocumab hemmen diesen Abbau und führen somit zu einer Vermehrung von LDL-Rezeptoren. Sie sind die potentesten LDL-Senker und werden bei unzureichender Cholesterinsenkung oder Unverträglichkeit unter Statinen und Ezetimib angewendet. Im Gegensatz zu den beiden Antikörpern basiert Inclisiran auf einer *small interfering* RNA (siRNA), das die PCSK9-Expression in Leberzellen hemmt. Bei bestimmten Indikationen kann auch eine LDL-Apherese angewendet werden.
Bei einer **Hypertriglyzeridämie** kommen neben einer diätetischen Behandlung mit Reduktion von Alkohol, einer Gewichtsabnahme und Diabetesbehandlung auch Fibrate und Omega-3-Fettsäuren zur Anwendung (Letztere hemmen als ungeeignetes Substrat von Triglyzerid-synthetisierenden Enzymen die Veresterung anderer Fettsäuren).

Tab. 16.3 Lipidsenkende Medikamente

Gruppe	Substanzen	Wirkung	NW
Statine (HMG-CoA-Reduktase-Hemmer)	Simvastatin (CYP3A4), Atorvastatin (CYP3A4), Rosuvastatin (geringer CYP-abhängig, CYP2C9)	v. a. LDL ↓↓	Hautexanthem, Myopathie (CK ↑), sehr selten Rhabdomyolyse, Kopfschmerz, Transaminasenanstieg
Cholesterin-absorptionshemmer	Ezetimib	LDL ↓	Gastrointestinale Beschwerden, Myopathie, Transaminasenanstieg
ACL-Inhibitoren	Bempedoinsäure (Nilemdo®)	LDL ↓	Hyperurikämie, Gallensteine
PCSK9-Hemmer	Alirocumab (Praluent®), Evolocumab (Repatha®), Inclisiran (Leqvio®)	LDL ↓↓	Lokalreaktionen, Atemwegsinfekte, Gelenkschmerzen, Kopfschmerzen (für Antikörper)
Fibrate (PPAR-α-Antagonisten)	Fenofibrat, Bezafibrat	v. a. TG ↓, HDL ↑	Gallensteine, Myopathie (CK ↑), sehr selten Rhabdomyolyse, Transaminasenanstieg

Zusammenfassung

- Cholesterin und Triglyzeride werden zur besseren Löslichkeit im Blut in Form von Lipoproteinen transportiert.
- Fettstoffwechselstörungen sind häufig und erhöhen das Arteriosklerose- und insbesondere das Herzinfarktrisiko. Man unterscheidet primäre (hereditäre) von sekundären Formen.
- Therapie: Ernährungsumstellung, Bewegung und Lipidsenker (z. B. Statine, Ezetimib, Bempedoinsäure, PCSK9-Hemmer).

Ernährung

Ernährung ist die Aufnahme von Nahrung und Flüssigkeiten. Durch Nahrung wird unser täglicher Bedarf an Energie, Vitaminen und Mineralstoffen bereitgestellt. Die Regulation von Nahrungsaufnahme und Verdauung erfolgt durch Hormone und das Nervensystem. Energie wird in Form von **Kohlenhydraten, Fetten** und **Eiweiß** aufgenommen **(=Makronährstoffe).** Zudem ist auch Alkohol ein Energieträger (→ Tab. 17.1).
Als **Stoffwechsel** bezeichnet man den Transport und die Umwandlung chemischer Stoffe bzw. die biochemischen Vorgänge innerhalb der Zellen, die für den Abbau, Umbau und die Synthese von Nährstoffen verantwortlich sind.
Essenzielle Nährstoffe (Mikronährstoffe) können vom Körper nicht selbst synthetisiert werden und müssen daher über die Nahrung aufgenommen werden. Dazu zählen Mineralstoffe, bestimmte Fettsäuren (Omegafettsäuren wie z. B. Linolsäure oder Linolensäure) und einige Aminosäuren.
Ballaststoffe sind überwiegend langkettige, pflanzliche Kohlenhydrate, die durch körpereigene Enzyme nicht gespalten werden können und daher weitgehend unverändert das Kolon erreichen. Dort können sie durch Darmbakterien gespalten werden und dienen als Energiequelle für das Darmepithel. Sie unterstützen den Erhalt der Barrierefunktion des Dickdarms und können das Kolonkarzinomrisiko reduzieren. Zudem führen sie zu einer gesteigerten Sättigung. Ballaststoffe kommen v. a. in Obst, Gemüse und Vollkornprodukten vor. Sie können auch zu einer Reduktion des kardiovaskulären Risikos führen und stellen, entgegen ihrer Bezeichnung, keinen Ballast dar, sondern sind wichtige Bestandteile einer gesunden Ernährung.
Kohlenhydrate und **Fette** können im Körper gut gespeichert werden und decken den Großteil des Energiebedarfs. **Proteine** sind im Körper für eine Vielzahl von Funktionen verantwortlich. Ein gewisser Anteil steht als Aminosäurepool zum Aufbau neuer Proteine zur Verfügung. Zudem besteht ein ständiger Proteinabbau, wodurch erneut freie Aminosäuren vorhanden sind. Eine Ernährung, die den täglichen Energiebedarf deckt, hat auch einen ausreichenden Proteinanteil, sodass eine Speicherung auf Vorrat nicht notwendig ist. Erst bei längerem Hungern erfolgt ein Abbau aus der Muskulatur. In Studien hat sich gezeigt, dass die Proteinzufuhr stärker für die Sättigung verantwortlich ist als die Aufnahme von Kohlenhydraten und Fetten. Bei Diäten sollte dagegen auf eine ausreichende Proteinzufuhr geachtet werden.
Die Deutsche Gesellschaft für Ernährung gibt eine Empfehlung für die Energiezufuhr von Kohlenhydraten als Hauptenergiequelle (> 50 %) sowie Fetten (ca. 30 %) und Proteinen (0,8–1 g/kg Körpergewicht), weist jedoch auch darauf hin, dass dabei der individuelle Energiebedarf zu berücksichtigen ist. Diese Empfehlungen bieten im Alltag jedoch meist keine sinnvolle Hilfestellung. Eine Alternative ist die Kennzeichnung von Lebensmitteln nach dem Nährwert, z. B. durch den Nutri-Score. Der **Nutri-Score** ist eine fünfstufige Farbskala, die auf Lebensmittelverpackungen Auskunft über den Gehalt von Nährstoffen gibt, die als gesund oder ungesund betrachtet werden. Bis es eine einheitliche nationale oder europäische Regelung zur Kennzeichnung gibt, können mithilfe von Apps Barcodes gescannt werden und durch eine farbkodierte Graduierung Lebensmittel einfacher verglichen werden.
Als Hilfe für eine vollwertige Ernährung hat die Deutsche Gesellschaft für Ernährung 10 Regeln erstellt:

- Lebensmittelvielfalt genießen
- 3 Portionen Gemüse und 2 Portionen Obst pro Tag
- Vollkornprodukte bevorzugen
- Mit tierischen Produkten ergänzen (Milch und Milchprodukte, Fisch, nicht mehr als 300–600 g Fleisch/Woche)
- Gesundheitsfördernde Öle nutzen und versteckte Fette in verarbeiteten Lebensmitteln meiden
- Zucker und Salz einsparen
- Wasser bzw. kalorienfreie Getränke
- Lebensmittel schonend zubereiten
- Achtsam essen und genießen
- In Bewegung bleiben

> Auch bei Adipositas kann eine Mangelernährung im Sinne eines Nährstoffmangels bestehen.

Hormonelle Appetitregulation

Durch die Nahrungsaufnahme erfolgt eine rasche, kurzzeitige Regulation auf das Hungergefühl. Eine Dehnung von Magen- und Dünndarmwand führt über Afferenzen des **N. vagus** zu einem raschen Effekt auf das Sättigungsgefühl. Zudem haben mehrere Hormone des Gastrointestinaltrakts, wie **Cholezystokinin, Peptid YY** und **GLP-1,** Einfluss auf die Sättigung. Die Freisetzung von **Ghrelin** hingegen nimmt bei Nahrungszufuhr ab.
Für die längerfristige Regulation der Nahrungszufuhr spielt das Fettgewebe als größte Energiereserve eine entscheidende Rolle. Im Fett wird das Peptidhormon **Leptin** gebildet. Die Leptinkonzentration korreliert dabei mit der Fettmasse des Körpers. Auch ist die Konzentration abhängig von der Nahrungszufuhr und sinkt beim Fasten, sodass Hunger ausgelöst wird (→ Abb. 17.1). Appetit und Sättigung werden also durch zahlreiche Faktoren reguliert. Der Energiehaushalt stellt für den Körper eine zentrale Funktion dar. So ist es nicht verwunderlich, dass es dafür mehrere Kontrollmechanismen gibt, die redundant sind. Dies erschwerte bisher auch die Entwicklung von Medikamenten zur Gewichtsreduktion. Auch kann durch Crash-Diäten das Hungergefühl gesteigert werden, sodass es auch bei erfolgreicher kurzfristiger Gewichtsabnahme langfristig zu einer weiteren Gewichtszunahme kommt. Da Übergewicht

Tab. 17.1 Energiegehalt von Makronährstoffen und Alkohol [kcal/g]

Kohlenhydrate	4 kcal/g
Eiweiß	4 kcal/g
Fett	9 kcal/g
Alkohol	7 kcal/g

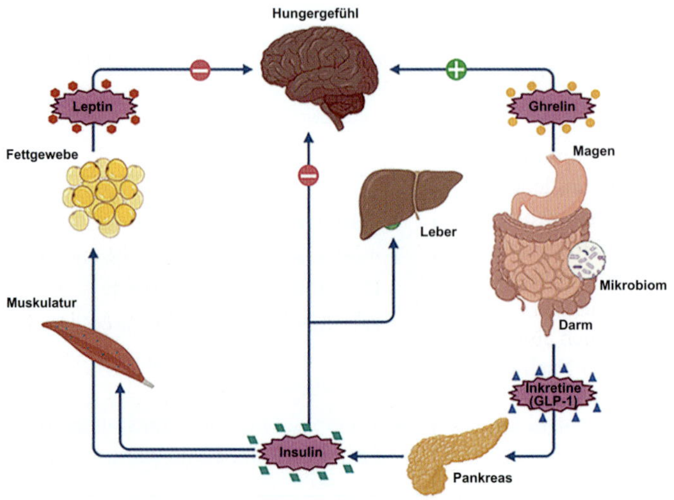

Abb. 17.1 Hormonelle Regulation des Appetits [E1290]

meist langsam entsteht, sollte auch bei einer konservativen Gewichtsabnahme nur eine moderate Reduktion angestrebt werden (ca. 10 % Körpergewicht in einem Jahr).

Adipositas

Epidemiologie

Die WHO schätzt, dass 2016 weltweit 1,9 Milliarden Menschen übergewichtig und davon 650 Millionen adipös waren. Die Prävalenz hat sich dabei seit 1975 verdreifacht. Durch begleitende Komorbiditäten stellen Übergewicht und Adipositas weltweit ein zunehmendes Gesundheitsproblem dar. In Deutschland ist gut die Hälfte der Bevölkerung übergewichtig oder adipös. Die Prävalenz der Adipositas liegt bei ca. 18 %. Übergewicht ist bei Männern häufiger. Adipositas ist in Deutschland hingegen bei Männern und Frauen etwa gleich verteilt.

Einteilung

Meist wird der **Body-Mass-Index** (BMI) zur Einteilung der Adipositas verwendet (→ Kap. 12). Der BMI hat jedoch Einschränkungen, da kein Rückschluss auf die Körperform möglich ist. Zusätzlich kann daher die Bestimmung des Taillenumfangs bzw. der Waist-to-Hip-Ratio (Taillenumfang/Hüftumfang) hilfreich sein. Außerhalb von Studien ist jedoch mit Ungenauigkeiten zu rechnen (→ Tab. 17.2). Alternativ kann auch das **Edmonton Obesity Staging System** (EOSS) zur Klassifikation der Adipositas eingesetzt werden. Durch Einteilung in fünf Kategorien sollen das Risiko von Komplikationen und die Interventionsbedürftigkeit eingeschätzt werden (→ Tab. 17.3).

Ätiologie

→ Tab. 17.4.

Komplikationen

Adipositas führt mit steigendem BMI auch zu einem steigenden Risiko von:

- Kardiovaskulären Erkrankungen (v. a. arterielle Hypertonie, Herzinfarkt und Schlaganfall)
- Diabetes mellitus Typ 2
- Arthrosen
- Bestimmten Krebserkrankungen (u. a. Ösophaguskarzinom, Kolonkarzinom, Endometriumkarzinom, Nierenzellkarzinom)
- Nichtalkoholische Fettlebererkrankung (neue Bezeichnung MASLD: *metabolic dysfunction-associated steatotic liver disease*)

Zudem besteht ein erhöhtes Risiko für weitere Erkrankungen, z. B. obstruktives Schlafapnoesyndrom, Hyperlipidämien, Gicht, Refluxösophagitis, hormonelle Störungen (z. B. PCO-Syndrom), gestörte Hämostase oder eine Beeinträchtigung der psychischen Gesundheit.

Es finden sich jedoch immer wieder auch Publikationen, die auf einen günstigen Effekt von Übergewicht und Adipositas bei Patienten mit Herzinsuffizienz oder Niereninsuffizienz hinweisen (Adipositas-Paradox). Dabei könnte möglicherweise eine Herzinsuffizienz durch eine bereits vorbestehende körperliche Beeinträchtigung früher diagnostiziert werden als bei Normalgewichtigen. Auch ist Untergewicht bzw. Sarkopenie bei Normalgewichtigen mitunter als Zeichen der fortgeschrittenen Erkrankung zu interpretieren. Zudem hat der BMI wie erwähnt Einschränkungen, da die Körperform nicht berücksichtigt wird. Das Edmonton Obesity Staging System korreliert hingegen besser mit der Mortalität als der BMI. Unbestritten bleibt Adipositas ein entscheidender Risikofaktor für kardiovaskuläre Erkrankungen. Bei Übergewicht ist das Risiko von Komplikationen insbesondere abhängig vom Auftreten metabolischer Störungen.

Zuletzt wurde der Begriff „*metabolic healthy obesity* (MHO)" für Menschen mit Adipositas ohne arterielle Hypertonie, Hyperlipidämie, Glukoseintoleranz oder anderen kardiometabolischen Erkrankungen gewählt. Tatsächlich gibt es eine hohe Variabilität des Auftretens kardiovaskulärer Erkrankungen, die nicht allein durch das Ausmaß der Adipositas erklärt werden können. Allerdings sind bei diesen Menschen bekannte protektive Faktoren wie ein geringeres viszerales Fett, eine erhaltene Insulinsensitivität oder eine gute körperliche Fitness zu finden.

Tab. 17.2 Einteilung nach BMI

	BMI [kg/m²]
Untergewicht	< 18,5
Normalgewicht	18,5–24,9
Übergewicht	25–29,9
Adipositas Grad I	30–34,9
Adipositas Grad II	35–39,9
Adipositas Grad III	≥ 40

Tab. 17.3 Edmonton Obesity Staging System [F1178]

Stufe	
0	Keine weiteren Risikofaktoren Keine körperlichen/psychischen Symptome
1	Risikofaktoren **(gestörte Glukosetoleranz)** Leichte körperliche Einschränkungen Leichte psychische Symptome
2	Folgeerkrankungen **(Diabetes mellitus)** Mittelgradige körperliche Einschränkungen Mittelgradige psychische Symptome
3	Endorganschäden durch Folgeerkrankungen **(Herzinsuffizienz, Diabeteskomplikationen u. a.)** Erhebliche körperliche Einschränkungen Erhebliche psychische Symptome
4	Schwere adipositasbedingte chronische Erkrankungen Schwere körperliche Einschränkungen Schwere psychische Symptome

Tab. 17.4 Ätiologie der Adipositas

Biologische Faktoren	Familiäre Disposition, Genetik Endokrine Erkrankungen
Psychosoziale Faktoren	Depression Essstörungen
Umweltbedingte Faktoren	Lebensstil Schlafmangel Stress Niedriger Sozialstatus
Weitere	Medikamente (z. B. Psychopharmaka, Glukokortikoide) Immobilisation Schwangerschaft

Therapie

Für eine erfolgreiche Behandlung muss Adipositas als Erkrankung wahrgenommen werden. Leider fehlt oftmals das Bewusstsein, dass es sich dabei um eine Erkrankung handelt. Von der WHO wird Adipositas als zumeist vermeidbare Erkrankung angesehen. Gleichzeitig wird jedoch darauf hingewiesen, dass eine selbstständige Behandlung oftmals nicht ausreicht. Erschwerend kommt hinzu, dass Übergewicht unterschiedliche individuelle Ursachen hat und zu selten eine individualisierte Therapie erfolgt.

> Patienten bekommen häufig nicht die Therapie, die sie brauchen, sondern die, die Ärzte beherrschen.

Präventive Maßnahmen zielen auf Information zu gesunder Ernährung und Bewegung und sollten bereits bei Kindern und Jugendlichen beginnen.

Für die Behandlung der Adipositas sollte nach individuellen Ursachen gesucht werden. Konservative Behandlungsmethoden umfassen:

- Ernährungstherapie
- Bewegungstherapie
- Verhaltenstherapie

Außerdem kann auch eine Unterstützung durch **Selbsthilfegruppen** oder strukturierte Programme hilfreich sein. Falls konservative Maßnahmen nicht erfolgreich sind, kommt auch eine **operative Behandlung** infrage. In speziellen Fällen kann bei morbider Adipositas (BMI > 50 kg/m²) und fehlenden Aussichten auf einen Erfolg unter konservativer Therapie auch primär eine operative Behandlung angedacht werden. Selbst im Fall einer operativen Behandlung sind eine **Lebensstil- und Ernährungsumstellung** notwendig, da es sonst zu einem Therapieversagen kommen kann. Auch bei erfolgreicher Gewichtsabnahme unter konservativer Therapie nehmen die meisten Menschen langfristig wieder zu. In der Behandlung muss daher auch auf eine Gewichtsstabilisierung geachtet werden. Allerdings kann die Behandlung der Adipositas nicht allein auf Willensstärke und eine Lebensstilmodifikation reduziert werden. So wird Adipositas zunehmend als chronische Erkrankung gesehen, die regelmäßige Kontrollen erforderlich macht.

Bewegungstherapie

Eine ausführliche Diskussion der vielfältigen Formen einer Bewegungstherapie ist hier nicht möglich. Die Art der Aktivität sollte auf jeden Fall nach den individuellen Möglichkeiten und Vorlieben gewählt werden. Auch kann Sport in einer Gruppe dabei helfen, die Motivation zu steigern. Dem häufigen Argument des Zeitmangels sollte nicht durch gut gemeinte Ratschläge („Zum Essen bleibt auch Zeit.") begegnet werden. Vielmehr kann versucht werden, körperliche Aktivität in den Alltag zu integrieren. Zu Fuß zu gehen oder mit dem Fahrrad in die Arbeit zu fahren kann ebenso helfen wie ein Schrittzähler oder Treppen steigen, statt mit dem Lift zu fahren. Es wurden auch Trainingsformen entwickelt, wie das High-Intensity-Interval-Training (HIIT), um in kürzerer Zeit mehr Energieverbrauch zu erreichen. Diese Trainingsformen scheinen jedoch nicht für jeden geeignet. Selbsternannte Fitnessexperten empfehlen mitunter auch ein morgendliches **Nüchterntraining** (*fasted cardio*) zur Verbesserung der Fettverbrennung. Das Prinzip lautet, dass bei leerem Glykogenspeicher Fett als Energielieferant verwendet wird. Der Prozess der Umwandlung von Fett in Energie dauert jedoch länger als bei Verwertung von Kohlenhydraten, sodass bei einem Nüchterntraining die Leistung sinkt und im Vergleich weniger Energie verbrannt wird. Möglicherweise führt auch das Auslassen des Frühstücks zu einer reduzierten Aktivität im Alltag und somit zu einem verminderten Energieverbrauch im Tagesverlauf.

Ernährungstherapie

Bei Menschen mit Adipositas besteht eine veränderte Wahrnehmung der Nahrungsaufnahme. Grundlage einer modernen Ernährungstherapie sind daher Lernprozesse zur Veränderung der intuitiven Nahrungszufuhr, um den Energiegehalt unseres modernen Lebensmittelangebots zu reduzieren.

Eine Möglichkeit dazu ist das **Nudging** (engl. für Anstupsen). Es soll dabei ohne Verbote und mit weiterhin freier Wahl zu einer gesunden Ernährung motiviert werden. Dazu gehört z. B. eine Salatbar am Beginn der Betriebsküche, die farbliche Markierung und Präsentation auf Augenhöhe von kalorienfreien Getränken im Automaten oder die Lebensmittelkennzeichnung mit Ampelfarben (Nutri-Score, siehe oben) im Supermarkt.
Beim **Self-Nudging** kommt es darauf an, tatsächlich etwas ändern zu wollen. Kleinere Teller, ein Obstkorb oder eine Wasserkaraffe in der Küche und schwer zugängliche Süßigkeiten können dabei helfen. Viele Entscheidungen im Alltag werden durch Emotionen und Gewohnheiten beeinflusst. Das Prinzip des **Framings** ist es, Entscheidungen einen anderen Rahmen zu geben. Dann bedeutet Treppensteigen oder Laufen z. B. eine Gelegenheit, um die körperliche Fitness und damit gesunde Lebensjahre zu erhöhen.
Zu dieser Kategorie gehören auch Schrittzähler oder digitale Gesundheitsapps (DiGA). Letztere sind digitale Medizinprodukte, die einer Zertifizierung unterliegen und nach ärztlicher Verordnung erstattet werden können. Neben einer Tagebuchfunktion gibt es dabei auch die Möglichkeit, Informationen zu Ernährung und Bewegung zu erhalten sowie Onlineauskünfte durch Ernährungsberater.
Außerdem gibt es mehrere Formen von Diäten:

- Beliebt sind weiterhin **Intervalldiäten,** wie z. B. die 16/8-Methode, bei der die Nahrungsaufnahme innerhalb von 8 h erfolgt und die übrigen 16 h nicht gegessen wird. Bei der Eat-Stop-Eat-Methode wird jeden zweiten Tag gefastet.
- Die meiste Evidenz für eine gesunde Ernährung existiert heute für die **mediterrane Diät.** Wenngleich keine einzelne Definition existiert, besteht diese Ernährung typischerweise aus einem hohen Anteil an Obst, Gemüse, Vollkornprodukten, Nüssen und Samen.
- Die mediterrane Ernährung ist durch einen hohen Fettanteil und moderaten Low-Carb-Anteil charakterisiert. Dabei sind neben dem überwiegenden Anteil pflanzlicher Fette (aus Ölen bzw. Nüssen oder Samen) möglicherweise auch soziale, gesellschaftliche oder andere Komponenten von Bedeutung.
- Das bekannteste Beispiel einer **Low-Carb-Diät** mit anfangs deutlich reduziertem Kohlenhydratanteil ist die **Atkins-Diät.** Für Diskussionen sorgen dabei nicht nur der hohe Fleisch- und der geringe Ballaststoffanteil, sondern auch, dass der Erfinder mit Adipositas an einem Herzinfarkt verstorben sein soll. Eine Analyse der NHANES-Kohorte mit knapp 25.000 Probanden zeigte zudem eine erhöhte Mortalität einer kohlenhydratreduzierten Ernährung. Dies galt jedoch eher für nichtadipöse als für adipöse Personen. Es gibt jedoch Hinweise, dass bei Adipositas zur Gewichtsabnahme eine Durchbrechung der Insulinresistenz durch eine vorübergehende kohlenhydratreduzierte Ernährung sinnvoll ist. In Studien zeigen sich Low-Carb-Diäten effektiv in Bezug auf eine Gewichtsabnahme, die Abbruchrate ist jedoch höher als bei Low-Fat-Diäten.
- Im Gegensatz zu Low-Carb-Diäten gibt es auch Ernährungsformen mit überwiegendem Kohlenhydratanteil, wie z. B. in Okinawa (Japan). Die dortige Ernährung wird mit einer der höchsten Lebenserwartungen weltweit assoziiert. Ein Diagramm oder eine Ernährungspyramide kann jedoch diese Ernährungsweise nicht abbilden, bei der es keine industriell verarbeiteten Lebensmittel und keine Zwischenmahlzeiten gibt oder das Essen beendet wird, bevor man satt ist.
- Für die Stabilisierungsphase oder längerfristige Gewichtsabnahme scheint eine **Low-Fat-Diät** vorteilhaft zu sein. Bei Zufuhr gesunder Kohlenhydrate wie in Obst, Gemüse oder Vollkorn kann eine ausreichende Nährstoffversorgung bei gleichzeitiger negativer Energiebilanz gewährleistet werden. Da Fette eine hohe Energiedichte haben (Fette: ca. 9 kcal/g vs. Kohlenhydrate: ca. 4 kcal/g), kann durch ein weiter hohes Nahrungsvolumen eine bessere Adhärenz als bei der Low-Carb-Diät erreicht werden.

Bezüglich der Anzahl an Mahlzeiten ist aus den meisten Studien keine klare Assoziation zwischen Mahlzeitenfrequenz und Körpergewicht zu erheben. Zwar kann durch mehrere kleinere Mahlzeiten das Hungergefühl stärker reduziert werden als durch weniger als 3 Mahlzeiten pro Tag. Allerdings wird dabei insgesamt nicht weniger Energie zugeführt. Personen, denen es leichter fällt, eine Mahlzeit auszulassen, sollten versuchen, mit weniger Mahlzeiten auszukommen. Falls nicht nur Hauptmahlzeiten gegessen werden, sollte auf energiereiche Zwischenmahlzeiten verzichtet werden. Stattdessen werden Obst, Gemüse oder fettarme Milchprodukte empfohlen.

Medikamentöse Therapie

Eine medikamentöse Therapie kann bei einem BMI ≥ 30 kg/m^2 bzw. ab einem BMI ≥ 28 kg/m^2 mit zusätzlichen Risikofaktoren eingesetzt werden und in der Lücke zwischen Lebensstilmodifikation und Adipositaschirurgie angewendet werden.

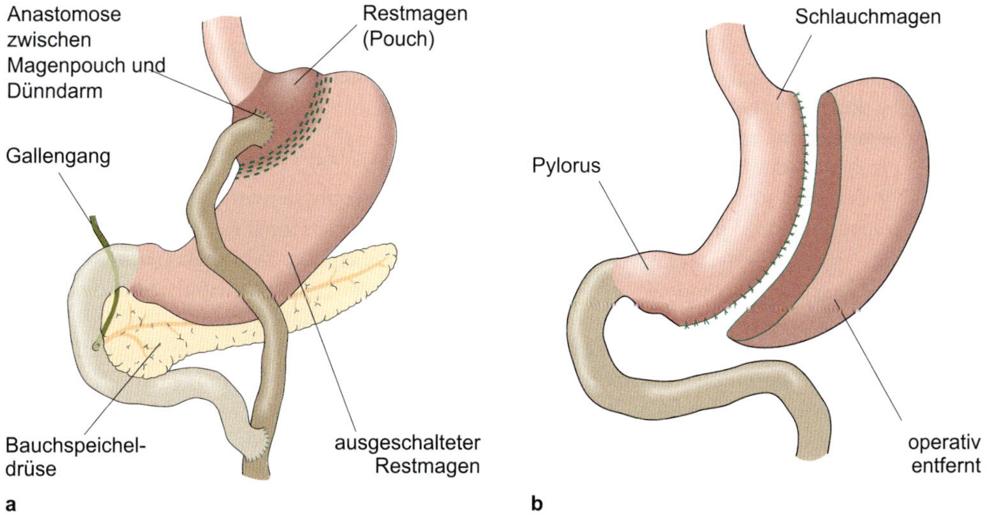

Abb. 17.2 Darstellung von Magenbypass bzw. Sleeve-Gastrektomie [L190/L143]

Die zu erwartende Gewichtsabnahme liegt bei meist 3–5 % im Vergleich zu Placebo. In Europa sind aktuell folgende Medikamente zugelassen:

GLP-1-Analoga **Semaglutid** und **Liraglutid** sind neben der Diabetesbehandlung auch zur Therapie der Adipositas zugelassen (→ Kap. 15).

Es ist davon auszugehend, dass weitere Substanzen wie Tirzepatid oder andere GLP-1/GIP-Agonisten (Twinkretine) für die Adipositasbehandlung zugelassen werden. Cagrisema ist eine Kombination von Semaglutide mit Cagrilintide (einem Amylin-Analogon). Es handelt sich dabei um sehr potente Medikamente. Für Tirzepatid wurde eine Gewichtsabnahme von bis zu 20 % festgestellt. Allerdings hält der Effekt nur an, solange die Substanzen verabreicht werden.

Orlistat Es handelt sich um einen selektiven Inhibitor von Lipasen im Gastrointestinaltrakt. Aufgrund von Nebenwirkungen (Diarrhö, Stuhlinkontinenz) hat es keine wesentliche Bedeutung mehr.

Naltrexon/Bupropion (Mysimba®) Das Kombinationspräparat eines Opioidrezeptorantagonisten und eines Antidepressivums wirkt synergistisch und reduziert den Appetit. Die häufigsten Nebenwirkungen sind Übelkeit, Schwindel und Obstipation.

Operation

Ziel der **Adipositaschirurgie** ist es, durch eine Gewichtsabnahme eine Verbesserung des Gesundheitszustands, der Lebensqualität und der Lebenserwartung zu erreichen. Dabei wurde für die Indikation einer Operation ein BMI ≥ 40 kg/m^2 festgelegt. Bei Diabetes mellitus Typ 2 oder anderen Adipositas-assoziierten Erkrankungen kommt auch bei einem BMI ≥ 35 kg/m^2 eine Operation infrage.

Als **metabolische Chirurgie** bezeichnet man Operationen, die als Ziel primär eine Verbesserung der diabetischen Stoffwechsellage haben. Die Operationsmethoden sind dabei jedoch meist ident. Im Rahmen der präoperativen Aufklärung soll neben der Notwendigkeit einer lebenslangen Supplementation und von Kontrollen sowie möglicher plastischer Folgeoperationen auch über alternative Behandlungsmethoden informiert werden (z. B. strukturierte Behandlung mit Formuladiäten wie Optifast®, Magenballon). Die Operation sollte laparoskopisch erfolgen. Die häufigsten Verfahren sind:

Schlauchmagen (Sleeve-Gastrektomie) Dabei wird ein Großteil des Magens an der großen Kurvatur sowie des Fundus reseziert und mit einem Klammernahtapparat zusammengefügt. Durch die Restriktion sind Vitaminmangelzustände seltener als beim Magenbypass. Häufiger kann es jedoch zu Refluxbeschwerden kommen.

Proximaler Roux-en-Y-Magenbypass Es verbleibt ein kleiner Restmagen (Pouch), der mit dem hochgezogenen Dünndarm verbunden wird (→ Abb. 17.2). Der Magenrest und das Duodenum mit dem Gallen- und Pankreassekret werden als biliopankreatische Schlinge durch eine zweite Anastomose in Y-Form mit der alimentären Dünndarmschlinge verbunden. Dabei wird ein Teil des Dünndarms von der Resorption ausgeschaltet. Während eine Anastomoseninsuffizienz die postoperative Mortalität bestimmt, kann es in weiterer Folge auch zu einer Stenose der Anastomose kommen, welche sich durch häufiges Erbrechen bemerkbar macht.

Durch Ausschalten des Dünndarms besteht auch eine Malabsorption. Komplikationen sind daher Vitaminmangel (z. B. Vitamin B_{12}, Vitamin B_1, Folsäure), Kalzium- und Vitamin-D-Mangel oder Eisenmangel. Aufgrund kleiner Nahrungsmengen ist auch ein Eiweißmangel häufig, falls keine Substitution erfolgt. Durch die postoperative Gewichtsabnahme kann es auch zu Gallensteinen kommen, wobei eine ERCP aufgrund der Anatomie erschwert ist. Es kann daher auch primär eine simultane Cholezystektomie durchgeführt werden.

Magenband (Gastric Banding) Durch Anlage eines adjustierbaren Magenbands an oder unterhalb der Kardia kommt es zu einem kleinen Magenpouch mit Nahrungsrestriktion. Aufgrund von häufigen Spätkomplikationen und nur geringer Gewichtsreduktion hat dieses Verfahren heute kaum Bedeutung.

Zusammenfassung

- Energie wird in Form von Kohlenhydraten, Eiweiß oder Fetten aufgenommen.
- Komplikationen der Adipositas: kardiovaskuläre Erkrankungen, Diabetes mellitus Typ 2, Arthrosen, bestimmte Tumorerkrankungen
- Behandlung: Bewegung, Ernährung, Verhaltenstherapie, Adipositaschirurgie: Sleeve-Gastrektomie oder Magenbypass

Hypothalamus

Der Hypothalamus ist ein Teil des Zwischenhirns und befindet sich unterhalb *(griechisch: hypo)* des Thalamus. Er ist ein wichtiges zentrales Integrationszentrum endokriner, vegetativer und somatischer Funktionen. **Afferenzen** kommen aus dem Hirnstamm, dem limbischen System und über den Thalamus von der Körperoberfläche und den inneren Organen. Man findet spezielle Neurone im Hypothalamus, die z. B. Osmorezeptoren, Rezeptoren für die Temperatur des Blutes oder für die Messung von Hormonkonzentrationen besitzen. Peptidhormone können dabei über die zirkumventrikulären Organe die Blut-Hirn-Schranke umgehen und zum Hypothalamus gelangen. Verschiedene humorale und neuronale Informationen werden dann integriert und im hypothalamisch-hypophysären Regelkreis weitergegeben. Die negative Rückkopplung dieses Regelkreises funktioniert auch ohne das ZNS. Das ZNS führt jedoch zu einer Anpassung an endogene und exogene Einflüsse. Daneben besitzt der Hypothalamus auch **efferente Fasern** für die übergeordnete Regulation, z. B. des kardiovaskulären Systems.
Neurosekretorische Nervenzellen des Ncl. supraopticus und Ncl. paraventricularis bilden mit ihren Axonendigungen den **Hypophysenhinterlappen.** Sie produzieren die Prohormone von ADH und Oxytocin, die durch axonalen Transport in die Neurohypophyse gelangen, wo das aktive Hormon entsteht. Aus anderen Hypothalamuskernen werden Releasing-Hormone in ein spezialisiertes kapilläres Portalsystem sezerniert, gelangen dann auf einem kurzen Blutweg zum **Hypophysenvorderlappen** und stimulieren dort die Hormonsekretion. Negative Rückkopplungsmechanismen steuern die Regulation bei der Hormonausschüttung (→ Kap. 1).

Hypophyse

Die Hypophyse ist ein ca. 1 cm messendes Organ, das durch den Hypophysenstiel mit dem Zwischenhirn verbunden ist. Sie liegt in der Sella turcica und besteht aus einem Hinterlappen mit neuronalem Ursprung (**Neurohypophyse**) und einem Vorderlappen, der sich als Ausstülpung der ektodermalen Rathke-Tasche vom Oropharynx abschnürt (**Adenohypophyse).** Dazwischen liegt der Zwischenlappen, bestehend aus einer dünnen Zellschicht, der bei Säugetieren allerdings kaum Bedeutung hat. Die Hypophyse wird seitlich durch den Sinus cavernosus begrenzt, in dem sich auch die A. carotis interna, der N. oculomotorius, der N. trochlearis und der N. abducens sowie 1. und 2. Ast des N. trigeminus befinden. Nach rostral (Richtung Nase) wird die Hypophyse zur Cisterna suprasellaris und dem Chiasma opticum durch das Diaphragma sellae begrenzt. Raumfordernde Prozesse können so z. B. zu einer Beeinträchtigung des Visus führen.

Neurohypophyse

Die Hormone der Neurohypophyse sind ADH (antidiuretisches Hormon oder Vasopressin) und Oxytocin, die eine sehr ähnliche chemische Struktur besitzen.
ADH Die Sekretion von ADH wird durch Hyperosmolarität (über hypothalamische Osmorezeptoren) und verminderte Vorhoffüllung (bei vermindertem Blutvolumen) stimuliert, darüber hinaus auch durch Angst, Stress, Angiotensin II und Dopamin. Eine verstärkte Vorhofdehnung, Alkohol oder Kälte wirken hingegen hemmend. ADH bewirkt über Stimulation von V_2-Rezeptoren den Einbau von Wasserkanälen (Aquaporine) in die luminale Membran von Zellen im distalen Tubulus und im Sammelrohr der Niere und erhöht so die Wasserrückresorption. In höheren Konzentrationen kommt es über V_1-Rezeptoren auch zu einer vasokonstriktiven Wirkung auf die arteriellen Widerstandsgefäße sowie die kleinen Gefäße des Niederdrucksystems (→ Kap. 22).
Oxytocin Es wird durch mechanische Reizung der Vagina und der Cervix uteri bzw. der Mamillen ausgeschüttet und bewirkt dann eine verstärkte Kontraktion der Uterusmuskulatur, die am Ende der Schwangerschaft durch die Östrogenwirkung für Oxytocin sensibilisiert ist. Durch Oxytocin kommt es ebenso zu einer Kontraktion des Myoepithels der Brustdrüse und damit zum Milchejektionsreflex. Außerdem verstärkt Oxytocin auch die soziale Bindung beim Menschen.

Adenohypophyse

Der Hypophysenvorderlappen wird nicht zentralnervös innerviert, sondern ausschließlich über hypothalamische Neurohormone reguliert, die pulsatil und mit einem zirkadianen Rhythmus ausgeschüttet werden. Die Adenohypophyse produziert vier glandotrope Hormone (ACTH, TSH, FSH und LH) und zwei nichtglandotrope Hormone (GH und Prolaktin). Aus ACTH entsteht außerdem auch das α-MSH (melanozytenstimulierendes Hormon).

Glandotrope Hormone

Releasing-Faktoren führen zur Ausschüttung der glandotropen Hormone, die dann ihr peripheres Zielorgan stimulieren. ACTH wird v. a. durch CRH (Corticotropin-releasing-Hormon) freigesetzt, TRH fördert nicht nur die TSH-, sondern auch die Prolaktinfreisetzung (→ Abb. 18.1). Die Ausschüttung der Gonadotropine FSH und LH wird durch GnRH (Gonadotropin-releasing-Hormon) stimuliert, das pulsatil freigesetzt wird. Bei einer gestörten pulsatilen Ausschüttung oder einer Rezeptor-down-Regulierung durch die längere Anwendung von lang wirksamen GnRH-Agonisten (z. B. Goserelin beim Prostatakarzinom) kommt es zu einer Abnahme der Gonadotropinsekretion mit anschließendem Abfall der Sexualhormonkonzentration.
ACTH (adrenokortikotropes Hormon) Dieses Peptidhormon entsteht durch Proteolyse aus POMC (Proopiomelanocortin). Es

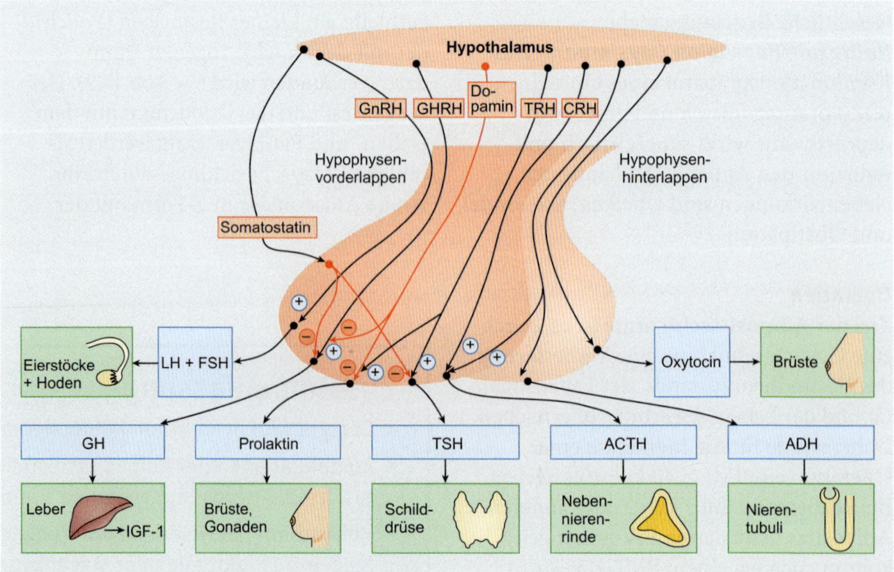

Abb. 18.1 Hypothalamische Hormone steuern Synthese und Sekretion der Hypophysenhormone. [L157]

stimuliert in weiterer Folge die Synthese der NNR-Hormone, v. a. der Glukokortikoide, aber auch die der Androgene sowie der Mineralokortikoide. Ein anhaltender ACTH-Stimulus bewirkt eine Hyperplasie und Hypertrophie der inneren NNR-Zonen. POMC enthält neben der Peptidsequenz für ACTH gleichzeitig auch die für β-MSH, γ-MSH, β-Lipotrophin, β-Endorphin und Metenkephalin. Aus ACTH entsteht durch proteolytische Spaltung das **α-MSH,** welches peripher stimulierend auf Melanozyten wirkt und im Hypothalamus die Nahrungsaufnahme hemmt und den Sympathikotonus sowie den Energieverbrauch steigert. Daneben werden auch die Glykoproteine TSH, FSH und LH im Vorderlappen gebildet. Diese Hormone bestehen aus einer identischen α-Untereinheit und unterscheiden sich durch die β-Untereinheit, durch die die hormonspezifischen Wirkungen vermittelt werden.

TSH Die Freisetzung von TSH (thyreoideastimulierendes Hormon) erfolgt ebenfalls pulsatil und in einem zirkadianen Rhythmus mit einem Maximum um Mitternacht. Diese Schwankungen sind jedoch insgesamt gering. Für die Diagnostik von Schilddrüsenfunktionsstörungen ist TSH einer der bedeutsamsten Parameter. Die Wirkungen auf die Schilddrüse sind in → Kap. 23 beschrieben.

FSH und LH Die Wirkung von FSH (follikelstimulierendes Hormon) und LH (luteinisierendes Hormon) ist v. a. auf die Gonaden gerichtet. Bei der Frau kommt es durch FSH zur Follikelreifung, während LH neben dem Einfluss auf die Follikelreifung auch die Ovulation auslöst und für die Entstehung des Corpus luteum verantwortlich ist. Beim Mann steuern FSH die Spermatogenese und LH die Androgensynthese in den Leydig-Zwischenzellen (→ Tab. 18.1).

Tab. 18.1 Wirkungen der Gonadotropine (FSH und LH) bei Frauen und Männern

	FSH	LH
Frau	Follikelreifung	Ovulation, Gelbkörperbildung
Mann	Spermatogenese	Androgensynthese in den Leydig-Zellen

Nichtglandotrope Hormone

Die nichtglandotropen Hormone werden durch Releasing- und Inhibiting-Faktoren reguliert:

Wachstumshormon (GH) Dieses übt Einfluss auf die Aktivität und den Stoffwechsel fast aller Zellen aus und ist essenziell für die körperliche Entwicklung, hat aber auch beim Erwachsenen wichtige Funktionen. Die Ausschüttung wird durch mehrere Faktoren reguliert: GHRH (Growth-Hormon-Releasing-Hormon), das Hormon Ghrelin (**G**rowth **H**ormone **Rel**ease **In**ducing), Schlaf, körperliche Anstrengung, Stress und Hypoglykämie steigern die GH-Sekretion, die typischerweise pulsatil erfolgt (→ Abb. 20.3). Somatostatin, Hyperglykämie und GH (negatives Feedback) wirken hingegen hemmend. GH stimuliert auf direktem Weg die Lipolyse und Glykogenolyse. Die wachstumsfördernden Wirkungen werden vorwiegend auf indirektem Weg über eine Freisetzung von IGF-1 (Insulin-Like-Growth-Faktor) aus der Leber vermittelt. Durch IGF-1 kommt es zu einer Stimulation des Knorpel- und Knochenaufbaus sowie zu einer gesteigerten Proteinsynthese, die auch die Zellteilung stimuliert.

Prolaktin (PRL) Die Freisetzung von Prolaktin (PRL) wird vorwiegend durch hemmenden hypothalamischen Einfluss gesteuert. Die größte Bedeutung hat dabei Dopamin, das am D_2-Rezeptor ansetzt und so die Prolaktinausschüttung hemmt. Andererseits kommt es durch Dopaminantagonisten (z. B. Neuroleptika) zu einer gesteigerten Prolaktinsekretion, ebenso durch TRH, Östrogene, Hypoglykämie, Stress oder den Saugreiz (→ Kap. 19). Prolaktin stimuliert Wachstum und Differenzierung der Brustdrüse und auch die Milchproduktion. Die physiologische Funktion beim Mann ist unklar. In hoher Konzentration hemmt es die pulsatile GnRH-Ausschüttung und führt in der Folge bei der Frau zu Amenorrhö (physiologische Laktationsamenorrhö während des Stillens), beim Mann zu Libidoverlust und Infertilität. Daneben hat Prolaktin wahrscheinlich eine stimulierende Wirkung auf das Immunsystem.

Diagnostik bei hypothalamisch-hypophysären Erkrankungen

Sowohl hypothalamische als auch hypophysäre Hormone werden vorwiegend pulsatil ausgeschüttet. **Dynamische Funktionstests** sind somit für die Diagnostik meist besser geeignet als die Bestimmung der basalen Hormonkonzentrationen. Vor allem die Messung der hypothalamischen Hormone bereitet Probleme, da diese nach Passage des hypophysären Portalsystems im peripheren Kreislauf in etwa zehnfach verdünnter Konzentration erscheinen. Für die Differenzierung zwischen hypothalamischen oder hypophysären Störungen eignet sich daher besser die periphere Messung der hypophysären Hormone (z. B. ACTH, TSH) nach Stimulation durch die hypothalamischen Releasing-Hormone (z. B. CRH, TRH). Bei den **bildgebenden Verfahren** der Hypophyse ist der Goldstandard die MRT, Verkalkungen sind jedoch besser mittels CT darstellbar.

Eine Gesichtsfeldeinschränkung in der **Perimetrie** kann auf Hypophysentumoren hinweisen. Abhängig von der Lokalisation der Sehbahnstörung ergeben sich unterschiedliche Ausfälle. Sie entwickeln sich sehr langsam und bleiben daher lange unbemerkt. Bei Adenomen wird am häufigsten ein beginnender Ausfall des oberen temporalen Gesichtsfelds beobachtet, der zu einer symmetrischen bilateralen Hemianopsie („Scheuklappensehen") fortschreiten kann.

Zusammenfassung

- Der Hypothalamus ist ein Integrationszentrum lebenswichtiger Funktionen.
- Über das Portalsystem gelangen stimulierende und hemmende Hormone vom Hypothalamus zum Hypophysenvorderlappen und steuern dort die Hormonfreisetzung. Daneben bewirken auch andere Hormone und Einflüsse eine Regulation der hypophysären Hormone.
- Die Hormone des Hypophysenvorderlappens sind ACTH, TSH, FSH, LH, GH, Prolaktin und MSH. Hormone des Hypophysenhinterlappens sind ADH und Oxytocin. Letztere werden in Neuronen des Hypothalamus synthetisiert.

Eine genaue Angabe zur Häufigkeit von Raumforderungen im Bereich der Hypophyse ist schwierig. Bei Autopsieuntersuchungen findet man eine Prävalenz von ca. 10 %. Diese sind jedoch nur in 1 % der Fälle größer als 1 cm und haben daher nur in wenigen Fällen auch einen Krankheitswert. Im Fall von bildgebend zufällig entdeckten Raumforderungen spricht man auch von **Inzidentalomen.** Bei den Hypophysentumoren handelt es sich fast ausschließlich um Adenome. Diese können entweder **endokrin inaktiv** (40 %) oder **hormonaktiv** (60 %) sein (→ Tab. 19.1). Nach der Größe unterscheidet man **Mikroadenome** mit einem Durchmesser kleiner 10 mm von größeren **Makroadenomen.** Karzinome sind eine Seltenheit. Jedoch können auch Adenome durch Hormonproduktion oder durch ihr verdrängendes Wachstum symptomatisch werden. Wachsen sie nach oben, kann es zu einer Kompression des Chiasma opticum mit Gesichtsfeldeinschränkungen kommen; eine seitliche Ausdehnung in den Sinus cavernosus kann zu Ausfällen der Augenmuskelnerven und Anisokorie führen und eine komplette Resektion erschweren.

Tab. 19.1 Häufigkeitsverteilung von Hypophysenadenomen

Adenom	Häufigkeit
Endokrin inaktive Adenome	40 %
Prolaktinome	40 %
GH-produzierende Adenome *(von diesen zusätzlich Prolaktin)*	15 % *(20 %)*
ACTH-produzierende Adenome (Morbus Cushing)	< 5 %
Sonstige (LH, FSH, TSH, plurihormonal)	Selten

Tab. 19.2 Ursachen der Hyperprolaktinämie

Ursachen	Differenzialdiagnosen	Nachweis durch
Physiologisch	Schwangerschaft, Stillzeit	Anamnese
	Stress und körperliche Belastung	
Hypophyse	Prolaktinom	Wiederholte Prolaktinmessungen, MRT
	Hypophysenstiel-Phänomen: verminderter Transport von Dopamin zum HVL durch RF, Trauma, Bestrahlung u. a.	Anamnese (Trauma), MRT
Pharmakologisch	Neuroleptika (D_2-Antagonisten)	Medikamentenanamnese
	Östrogene	
	Antidepressiva (TCA, MAO-Hemmer, seltener SSRI)	
	Metoclopramid	
	Reserpin, α-Methyldopa (Antihypertensiva)	
	Verapamil (Kalziumantagonist)	
	Opioide u. v. a.	
Weitere	Idiopathisch	Ausschlussdiagnose
	Hypothyreose (TRH ↑)	TSH
	Chronische Niereninsuffizienz	Anamnese und Serum-Kreatinin
	Leberinsuffizienz	Anamnese, Syntheseparameter
	Akromegalie	IGF-1, oGTT (GH)

Hyperprolaktinämie

Eine Hyperprolaktinämie ist eine allgemeine Erhöhung des Prolaktinwerts über 25 ng/ml bei Frauen und über 20 ng/ml bei Männern. Prolaktinerhöhungen können auch durch verschiedene andere Ursachen bedingt sein (→ Tab. 19.2). Ein Wert > 200 ng/ml ist fast beweisend für ein Prolaktinom. Dieses ist der häufigste endokrin aktive Tumor der Hypophyse und kommt bei Frauen etwa fünfmal häufiger vor als bei Männern.

Klinik

Die Diagnose wird häufig als Zufallsbefund oder bei einem unerfüllten Kinderwunsch gestellt. Durch Prolaktin wird die hypothalamische GnRH-Sekretion gehemmt, mit der Folge eines hypogonadotropen Hypogonadismus. Die basalen FSH- und LH-Konzentrationen sind dabei häufig normal, während die pulsatile Sekretion und der mittzyklische LH-Anstieg unterdrückt werden.

Bei der Frau Durch Störung der Hypophysen-Gonaden-Achse kommt es zum Leitsymptom der sekundären Amenorrhö oder Oligomenorrhö. Die Symptome des Hypogonadismus korrelieren mit dem Ausmaß der Prolaktinerhöhung. Daneben kann es zu verminderter Libido, Osteopenie/Osteoporose (Östrogenmangel!) und Kopfschmerzen kommen. Eine Galaktorrhö wird bei weniger als der Hälfte beobachtet. Es muss dann ein Mammakarzinom ausgeschlossen werden. Bei postmenopausalen Frauen ist eine Galaktorrhö aufgrund des Östrogenmangels selten. Symptome treten dann erst bei großen Tumoren auf.

> Bei einer regelmäßigen Menstruation ist eine Störung der Hypophysen-Gonaden-Achse unwahrscheinlich.

Beim Mann Die Leitsymptome verminderte Libido und Impotenz werden oft längere Zeit toleriert. Daher wird die Diagnose manchmal erst spät aufgrund einer Infertilität oder beim Auftreten von Gesichtsfeldeinschränkungen, Kopfschmerzen bzw. einer Hypophysenvorderlappeninsuffizienz gestellt. Außerdem kann es zu verminderter Bart- und Sexualbehaarung und Gynäkomastie kommen.

Diagnostik

Trotz der unregelmäßigen Prolaktinfreisetzung ist die wiederholte Bestimmung des **basalen Prolaktins** die Methode der Wahl. Werte über 200 ng/ml weisen auf ein Prolaktinom hin, während Werte zwischen 25 und 80 ng/ml häufiger durch Medikamente oder andere Erkrankungen bedingt sind. Andererseits sind Raumforderungen der Hypophyse keine Seltenheit und nicht immer Ursache einer Prolaktinerhöhung. Daher muss vor der **MRT-Untersuchung** (→ Abb. 19.1) der **Ausschluss anderer funktioneller Ursachen** erfolgen (→ Tab. 19.2).

Die Diagnose eines Prolaktinoms wird schließlich durch den Ausschluss anderer Ursachen und den Nachweis einer Raumforderung gestellt. Makroadenome, seltener Mikroadenome können einen Ausfall der anderen hypophysären Hormonachsen verursachen, sodass eine Diagnostik der Partialfunktionen durchgeführt wird. Manche Personen synthetisieren eine höhermolekulare Form des Hormons **(Makroprolaktin)** mit geringerer Bioaktivität, die in Assays eine Hyperprolaktinämie vortäuschen kann. Andererseits können bei Makroadenomen falsch niedrige Werte mit Prolaktinspiegeln von 20–200 ng/ml gemessen werden. Um diesen sog. **high-dose Hook-Effekt** zu erkennen, sollte eine Testwiederholung mit 100-facher Verdünnung erfolgen.

Therapie

Im Gegensatz zu den anderen endokrin aktiven Hypophysenadenomen, die primär operativ therapiert werden, gibt es beim Prolaktinom eine effiziente medikamentöse Behandlung (→ Abb. 19.2). Eine Behandlung ist indiziert bei größeren Adenomen oder bei Symptomen. Dopaminagonisten können nicht nur eine Normalisierung der Prolaktinkonzentration bewirken, sondern auch in über 80 % zu einer Verkleinerung des Tumors führen. Zur Verfügung stehen

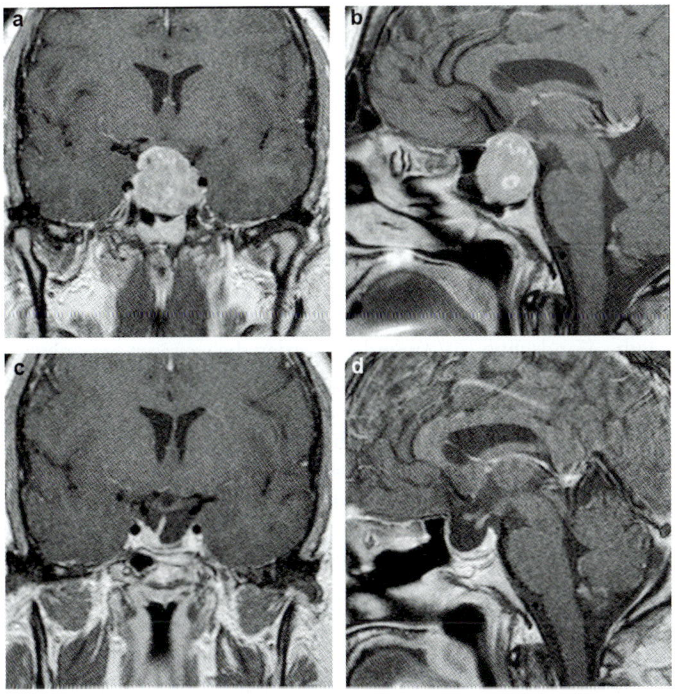

Abb. 19.1 Darstellung eines Makroprolaktinoms in der MRT. Vor (a, b) und nach transsphenoidaler Resektion (c, d) bei Versagen einer medikamentösen Therapie. [F497]

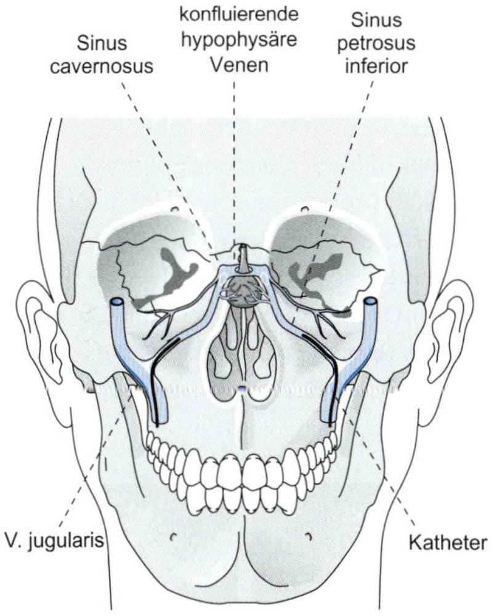

Abb. 19.3 Sinus-petrosus-Katheter: Unter Röntgenkontrolle wird der Katheter bis nahe an die Hypophyse geschoben. Anschließend wird die ACTH-Konzentration vor und nach CRH-Stimulation bestimmt. Eine Seitenabweichung bzw. ein Gradient zwischen zentraler und peripherer Konzentration spricht für einen Morbus Cushing. [L106]

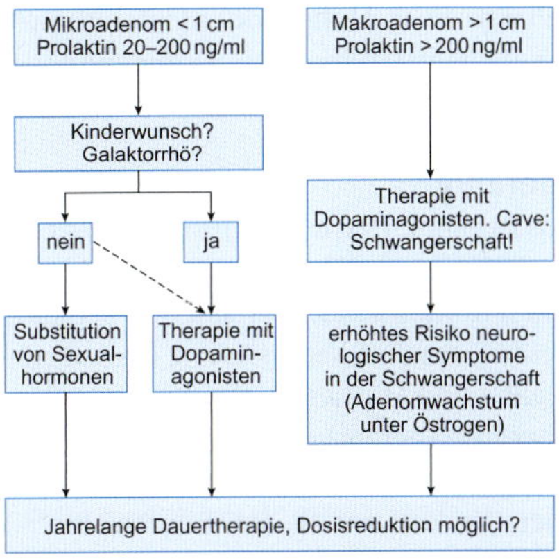

Abb. 19.2 Medikamentöse Therapie beim Prolaktinom [L231]

Ergotalkaloide wie Cabergolin (Dostinex®), das meist nur 1- bis 2-mal pro Woche verabreicht wird. Bei Langzeitgabe von Cabergolin können dosisabhängig Herzklappenfibrosen auftreten. Patienten sollen über mögliche Impulskontrollstörungen unter Dopaminagonisten hingewiesen werden, die nicht dosisabhängig sind. Andere häufige Nebenwirkungen sind Orthostasestörungen, Übelkeit, Erbrechen und Kopfschmerzen. Zeigen sich nach mindestens zweijähriger Behandlung ein normaler Prolaktinwert unter niedriger Dosis von Cabergolin und eine deutliche Tumorreduktion, kann ein Absetzen erwogen werden. Zur Behandlung des Hypogonadismus kann bei einem Mikroadenom und Patientinnen ohne Galaktorrhö und ohne Kinderwunsch auch eine Sexualhormonsubstitution (bei Frauen Kontrazeptiva, bei Männern Testosteron) als Alternative zu Dopaminagonisten erfolgen.

Bei Eintreten einer Schwangerschaft und einem Mikroprolaktinom sind Dopaminagonisten in der Regel abzusetzen. Für den weiteren Verlauf sind engmaschige interdisziplinäre Kontrollen notwendig, da es während der Schwangerschaft zu einem östradiolinduzierten raschen Adenomwachstum kommen kann. Bei vorbestehendem Makroprolaktinom besteht aus diesem Grund ein hohes Risiko für das Auftreten von neurologischen Symptomen. Bei jungen Frauen bzw. Frauen mit Kinderwunsch sollte daher auch schon bei Diagnose eines Mikroprolaktinoms die Option einer operativen Behandlung besprochen werden. Ansonsten besteht bei Unverträglichkeit oder Versagen einer medikamentösen Behandlung die Möglichkeit einer Operation, während eine Strahlentherapie nur in seltenen Fällen indiziert ist.

Morbus Cushing

Mit etwa 70 % ist die häufigste Ursache des endogenen Hyperkortisolismus ein **ACTH-produzierendes Hypophysenadenom** (Morbus Cushing im eigentlichen Sinne). Meist handelt es sich dabei um Mikroadenome. Diese sind radiologisch jedoch nur in ca. 50–80 % nachweisbar. Es muss daher zuerst biochemisch die Diagnose bestätigt werden, bevor bildgebende Verfahren (MRT) zur Anwendung kommen. Zur Differenzierung zwischen hypophysärer und ektoper Hormonproduktion dienen eine ACTH-Bestimmung in Kombination mit dem CRH-Test und einem Dexamethasonhemmtest. Die Ergebnisse sind jedoch nicht immer eindeutig, sodass in manchen Fällen ein zentrales Cushing-Syndrom erst mit einem Sinus-petrosus-Katheter nachgewiesen werden kann (→ Abb. 19.3).
Die Klinik, Diagnostik und Therapie des Morbus Cushing sind gemeinsam mit den anderen Formen des Hyperkortisolismus in → Kap. 35 zu finden.

Zusammenfassung

- Raumforderungen der Hypophyse sind sehr häufig (ca. 10 %)! Diese werden jedoch nur in wenigen Fällen durch Hormonproduktion oder verdrängendes Wachstum symptomatisch.
- Das Prolaktinom ist der häufigste endokrin aktive Hypophysentumor. Auch zahlreiche andere Ursachen können zu einer Erhöhung des Prolaktins führen. Leitsymptome der Hyperprolaktinämie sind sekundäre Amenorrhö bzw. Libido- und Potenzverlust.
- ACTH-produzierende Hypophysenadenome (Morbus Cushing) sind die häufigste Ursache eines endogenen Hyperkortisolismus.

Akromegalie

Die **Akromegalie** ist die pathologische Überproduktion von Wachstumshormon beim Erwachsenen. Von einem **Gigantismus** spricht man bei dem selteneren Auftreten vor dem Schluss der Epiphysenfugen mit einem proportionierten Hochwuchs. Die Ursache ist in über 99 % ein GH-produzierendes Hypophysenadenom. Andere Ursachen (ektope GH-Sekretion z. B. durch Lymphome oder hypothalamische bzw. ektope GHRH-Sekretion) sind sehr selten.

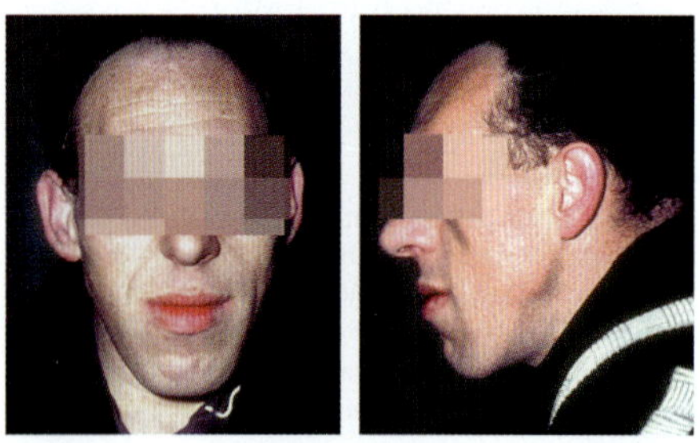

Abb. 20.1 30-jähriger Patient mit Akromegalie [T127]

Die Inzidenz liegt bei 0,3/100.000 pro Jahr. Bei der Diagnose sind die Patienten häufig im 3.–5. Lebensjahrzehnt. In 5 % liegt eine Assoziation mit MEN Typ 1 vor (→ Kap. 47).

Klinik

Bis zur Diagnosestellung dauert es durchschnittlich 5–10 Jahre, da sich die Veränderungen schleichend entwickeln und vom Patienten selbst kaum wahrgenommen werden (→ Abb. 20.1 und → Tab. 20.1). Manchmal fällt die Zunahme von Schuh-, Handschuh- oder Hutgröße auf (→ Abb. 20.2).

Diagnostik

Ein einzelner basaler GH-Wert ist aufgrund der pulsatilen Ausschüttung diagnostisch nicht aussagekräftig (→ Abb. 20.3). Deshalb kommen folgende Tests zum Einsatz:

- **IGF-1:** als Suchtest und zur Beurteilung des Verlaufs
- Fehlende GH-Supprimierbarkeit im **oralen Glukosetoleranztest (oGTT):** GH-Bestimmungen vor sowie 30, 60, 90 und 120 min nach Glukosebelastung. Eine Akromegalie kann ausgeschlossen werden, wenn zumindest in einer Probe GH < 0,4 ng/ml (in manchen Assays 1 ng/ml) ist.

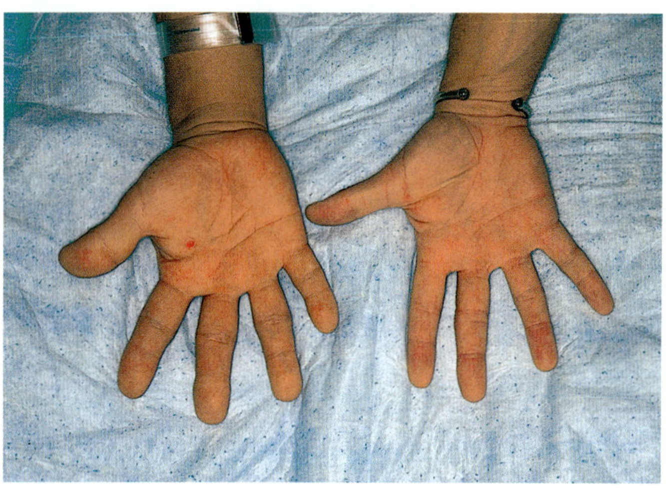

Abb. 20.2 Charakteristische Vergrößerung der Hände bei einem Patienten mit Akromegalie im Vergleich zu einem Gesunden mit gleicher Körpergröße [E508]

Tab. 20.1 Symptome der Akromegalie

Allgemeinsymptome	• Rasche **Ermüdbarkeit,** verringerte körperliche Belastbarkeit • **Konzentrationsschwäche** • **Schwitzen**
Skelett und Bewegungsapparat	• **Akrales Wachstum:** Hände, Nase, Kinn, Jochbogen, Füße • Karpaltunnelsyndrom (Kompression des N. medianus mit nächtlichen Schmerzen und Parästhesien von Daumen, Zeige- und Mittelfinger) • Diffuse **Gelenkbeschwerden** • Hände: warm-feucht, leicht konsistenzvermehrt, verbreitert und plump
Gesicht	• Vergröberte Gesichtszüge, Makroglossie (vergrößerte Zunge) • Prognathie (Vorstehen des Oberkiefers vor den Unterkiefer) und vergrößerter Zahnabstand • Verdickte Haut, vermehrte Talgsekretion (Seborrhö)
Organveränderungen	• Organomegalie (z. B. Herz, Leber, Schilddrüse)
Endokrine Symptome	• Gestörte Glukosetoleranz • Menstruationsstörungen, verminderte Libido • Struma • Endokrines Psychosyndrom (Müdigkeit, Lethargie und Stimmungsschwankungen)
Ophthalmologische und neurologische Symptome	• **Kopfschmerzen** • Gesichtsfeldausfälle • Parästhesien
Weitere	• **Arterielle Hypertonie** und kardiovaskuläre Erkrankungen • Schlafapnoesyndrom

Eine **MRT** dient zur Lokalisationsdiagnostik und zur Beurteilung der Tumorgröße. Die **Perimetrie** gibt Auskunft über eine Beteiligung der Sehbahn und subklinische Gesichtsfeldeinschränkungen.
Außerdem werden die weiteren hypophysären Partialfunktionen bestimmt, um eine Hypophyseninsuffizienz auszuschließen bzw. um eine kombinierte Prolaktinsekretion nachzuweisen, die in etwa 20 % auftritt.
Differenzialdiagnostisch müssen ein Akromegaloid (genetische Konstitutionsvariante ohne endokrine Regulationsstörung) und bei Kindern ein konstitutioneller Hochwuchs ausgeschlossen werden. Eine GH-Erhöhung findet man auch bei Angst, körperlicher Belastung, chronischer Niereninsuffizienz, akuten Erkrankungen, Leberzirrhose, Hunger oder Unterernährung. Ebenso sollte an ein Doping mit Wachstumshormon gedacht werden.

Therapie

Das Behandlungsziel ist eine Normalisierung der IGF-1- und GH-Konzentration. Zudem sollen Komorbiditäten erfasst und behandelt werden, um eine Verbesserung der Lebensqualität und Mortalität zu erreichen.
Operativ Therapie der ersten Wahl und einziger potenziell kurativer Ansatz ist die operative Entfernung, meist durch eine **transsphenoidale Adenomektomie.** Dabei wird durch die Nase und die Keilbeinhöhle ein Zugang zur Sella turcica eröffnet und nach Möglichkeit selektiv das Tumorgewebe entfernt. Der Erfolg einer Operation ist v. a. abhängig von der Tumorgröße. Bei Mikroadenomen liegt die Heilungsrate bei über 85 %, bei Makroadenomen sinkt sie auf 50 % und weniger. Als mögliche Nebenwirkungen können eine Sinusitis oder Blutung, selten auch eine Meningitis auftreten. Teilweise kommt es zu einem vorübergehenden ADH-Mangel (vormals Diabetes insipidus). Die Hypophysenfunktionen bleiben meist erhalten. Nur in 5–20 % ist eine lebenslange hormonelle Substitution aufgrund einer partiellen oder kompletten HVL-Insuffizienz notwendig. Auch nach Normalisierung der GH-Konzentration kann es nach Jahren zu einem erneuten Anstieg kommen. Es werden daher neben postoperativen Kontrollen im weiteren Verlauf zumindest jährliche Untersuchungen empfohlen.
Bei einem Therapieversagen kann bei einem residualen Tumor eine erneute Operation erwogen werden.

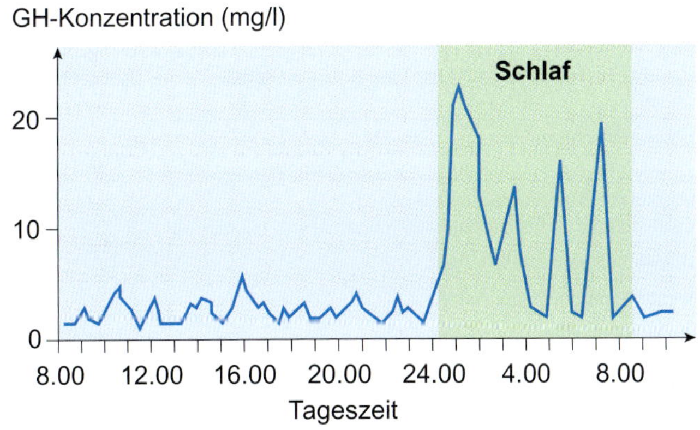

Abb. 20.3 Die physiologische Wachstumshormonsekretion erfolgt pulsatil und v. a. in der Nacht. [L106]

Medikamentös Bei Kontraindikationen für eine operative Behandlung oder adjuvant (ergänzend) ist eine medikamentöse Therapie möglich:

- **Somatostatinanaloga** sind länger wirksam als die physiologische Form und hemmen ebenso die GH-Sekretion. Octreotid (Sandostatin®) kann initial 2- bis 3-mal täglich s. c. und danach als Depotpräparat (Sandostatin LAR®) einmal pro Monat i. m. verabreicht werden. Lanreotid (Somatuline®) ist ein weiterer Wirkstoff, der nur einmal monatlich s. c. gegeben wird. Pasireotid (Signifor®), ein Somatostatinanalogon der 2. Generation, steht als Therapie der 2. Wahl zur Verfügung. Nach 3 Monaten kann eine Dosisanpassung notwendig sein. Verwendung finden Somatostatinanaloga zur präoperativen Vorbereitung, zur Überbrückung bis zum Wirkeintritt der Strahlentherapie sowie bei Patienten, bei denen Kontraindikationen gegen eine Radiochirurgie vorliegen. Die wichtigsten Nebenwirkungen sind Bauchschmerzen, Blähungen und Diarrhö sowie Vitamin-B_{12}-Mangel und Gallensteinbildung.
- **Dopaminagonisten** (v. a. Cabergolin) stimulieren beim Gesunden die GH-Sekretion, können sie bei ca. 20–50 % der Patienten mit Akromegalie hingegen hemmen. Vorteile sind die perorale Gabe und der niedrige Preis bei jedoch geringerer Wirksamkeit im Vergleich zu Somatostatinanaloga. Sie werden daher vorwiegend zur Kombination in Fällen angewendet, bei denen Somatostatinanaloga nicht ausreichend sind. Zu Beginn treten häufig Kreislaufbeschwerden, Übelkeit, Erbrechen und Kopfschmerzen auf.
- Der **GH-Rezeptor-Antagonist** Pegvisomant (Somavert®) bewirkt keine verminderte GH-Sekretion, sondern hemmt die Wirkung von GH am Rezeptor. Es kommt zu einer Normalisierung der IGF-1-Konzentration und zur klinischen Besserung bei weiterhin hoher GH-Konzentration. Es handelt sich um eine Therapie 2. Wahl mit effektivem Ansprechen.

Strahlentherapie Bei Therapieversagen oder erneutem Tumorwachstum kann eine Strahlentherapie eingesetzt werden. Verwendet werden die konventionelle, fraktionierte Röntgenbestrahlung (auf mehrere Dosen verteilt) oder die Radiochirurgie (Linearbeschleuniger oder Gamma-Knife). Es kann dabei zur Insuffizienz anderer Hypophysenfunktionen, seltener zu Optikusneuropathie mit Erblindung oder Zweittumoren kommen. Durch den verzögerten Wirkeintritt, der erst Monate bis Jahre später einsetzt, muss zusätzlich medikamentös behandelt werden.

Prognose

Unbehandelt sinkt die Lebenserwartung um etwa 10 Jahre. Bei entsprechender Behandlung und Normalisierung der IGF-1-Konzentration ist von einer vergleichbaren Lebenserwartung auszugehen. Die erhöhte Morbidität und Mortalität sind auf Sekundärkomplikationen zurückzuführen: kardiovaskuläre Erkrankungen durch Hypertonie und Kardiomegalie, Diabetes mellitus, Gelenkerkrankungen, Zweittumoren wie kolorektale Karzinome oder Mammakarzinome, respiratorische Komplikationen bei Schlafapnoesyndrom. Es sollte daher auch nach Komorbiditäten gesucht und diese behandelt werden. Im Fall einer postoperativen Hypophyseninsuffizienz ist eine konsequente medikamentöse Substitution erforderlich. Aufgrund der Rezidivgefahr sind zumindest jährliche Kontrollen notwendig.

Zusammenfassung

- Die Akromegalie ist eine seltene Erkrankung mit schleichendem Verlauf.
- Die häufigsten Symptome sind die Vergrößerung der Akren und der Zunge, Vergröberung der Gesichtszüge, Kopfschmerzen und Sehstörungen. Des Weiteren findet man häufig eine Hypertonie und eine pathologische Glukosetoleranz.
- Diagnose durch Klinik, IGF-1 und GH-Suppressionstest
- Therapie der Wahl ist die transsphenoidale Adenomektomie.

→ 21 Hypopituitarismus

Als Hypopituitarismus bezeichnet man einen partiellen oder kompletten Ausfall der Funktion des Hypophysenvorderlappens. Häufige Ursachen von Hypophysenerkrankungen sind in → Tab. 21.1 dargestellt. Auch durch Ipilimumab (seltener unter anderen Immuncheckpoint-Inhibitoren) kann es zu einer Hypophysitis und in weiterer Folge zum Hypopituitarismus kommen.

Die genaue Pathogenese der postpartalen Hypophysennekrose beim **Sheehan-Syndrom** ist unklar. Die Hypophyse zeigt während der Schwangerschaft ein Wachstum und reagiert daher empfindlicher auf Hypoxie. Bei der Geburt kann es durch größere Blutverluste zu einer verminderten Durchblutung kommen, außerdem werden häufiger Thrombosen beobachtet. Der Hypophysenhinterlappen wird separat perfundiert und ist nicht betroffen. Die Hypophyseninsuffizienz kann sich dabei auch erst über 1 Jahr nach der Geburt manifestieren. Typische Symptome sind Agalaktie und sekundäre Amenorrhö.

Tab. 21.1 Häufige Ursachen des Hypopituitarismus

Tumoren	Hypophysenadenome und andere Raumforderungen mit lokaler Verdrängung, Kraniopharyngeom (benigner Tumor von Zellen der Rathke-Tasche, häufiger bei Kindern)
Traumen	Posttraumatische Einblutung, Schädel-Hirn-Trauma, Operationstrauma
Entzündungen	Hypophysitis (z. B. lymphozytär, IgG4-assoziiert), granulomatöse Erkrankungen (Tuberkulose, Sarkoidose, Histiozytose X) Medikamentös: Immuncheckpoint-Inhibitoren, v. a. Ipilimumab
Autoimmunprozesse	Autoimmunhypophysitis
Apoplexie	Sheehan-Syndrom (heute selten)
Therapeutisch	Nach Adenomektomie oder Bestrahlung

Tab. 21.2 Symptome bei Hypophysenvorderlappeninsuffizienz

Hormonausfall		Symptome
GH	Kinder	Hypophysärer Kleinwuchs
	Erwachsene	• Stammbetonte Adipositas, Abnahme der Muskelmasse, eingeschränkte Leistungsfähigkeit • Dyslipidämie und erhöhtes Arterioskleroserisiko
FSH/LH	Kinder	Gestörte Pubertätsentwicklung
	Frauen und Männer	Zeichen des Hypogonadismus, wächserne blasse Haut, Gerodermie (periokuläre und periorale Fältelung der Haut), Schwinden der Sekundärbehaarung, Fehlen der lateralen Augenbrauen, evtl. Depression, verminderte Muskelmasse, später auch Osteoporose
	Frauen	Menstruationsstörungen und sekundäre Amenorrhö, Mammaatrophie
	Männer	Libido- und Potenzstörungen, weiche und verkleinerte Hoden
TSH		• Müdigkeit, Kälteintoleranz, Bradykardie • Trockene, raue Haut, Gewichtszunahme und Hyperlipidämie
ACTH		• Schwäche, Müdigkeit, Gewichtsverlust • Übelkeit, Erbrechen, Hypoglykämien • Arterielle Hypotonie
α-MSH		Blässe
Prolaktin ↓		Ausbleiben der postpartalen Laktation
Prolaktin ↑		• Sekundäre Amenorrhö • Libido- und Potenzverlust
Bei Tumoren außerdem		Kopfschmerzen, Gesichtsfeldeinschränkungen

Klinik

Klinische Symptome treten erst ein, wenn ca. 80 % des Hypophysenvorderlappens zerstört sind. Bei Hypophysenadenomen findet man eine typische Reihenfolge beim Ausfall der einzelnen Funktionen. Dabei sind zuerst die nicht lebensnotwendigen Hormonsysteme betroffen: **GH** → **FSH/LH** → TSH → ACTH.

Allein Prolaktin ist häufig bis zuletzt nachweisbar und kann durch den Ausfall der inhibitorischen Kontrolle sogar erhöht sein. Symptome ergeben sich durch den Ausfall verschiedener Hormonachsen (→ Tab. 21.2). Ein Ausfall der Gonadotropine und von GH ist häufiger zu finden als ein Ausfall von TSH oder ACTH. Der Verlauf ist meist schleichend.

Diagnostik

Bei klinischem Verdacht auf einen Hormonmangel soll eine gleichzeitige Bestimmung von hypophysären (ACTH, TSH, LH/FSH, GH, PRL) und peripheren Hormonen (Kortisol, fT_4, Östradiol, Testosteron, IGF-1) erfolgen. Typisch ist dabei eine Erniedrigung der Zielhormone bei inadäquat niedrigen hypophysären Hormonen. Vor allem bei der kortikotropen (ACTH) und der somatotropen Achse (GH) ist die Bestimmung der basalen Hormonkonzentrationen häufig nicht ausreichend, wobei eine kombinierte Verabreichung der hypothalamischen Releasing-Hormone CRH, GnRH, TRH, GHRH und Arginin (Somatostatinantagonist) weiterhilft. Eine Hypophysenvorderlappeninsuffizienz liegt bei fehlendem oder unzureichendem Anstieg der hypophysären und peripheren Hormone vor. Bei Makroadenomen ist zu berücksichtigen, dass es durch einen Stimulationstest potenziell zu einem Hypophysenapoplex kommen kann.

Zur Differenzierung zwischen sekundären (hypophysären) und tertiären (hypothalamischen) Ursachen dient die Interpretation von **Releasing-Hormon-Test** und **Insulin-Hypoglykämietest,** der auch die Funktion des Hypothalamus beurteilt. Bei intaktem Regelkreis führt die insulininduzierte Hypoglykämie ab einer Serumglukose < 40 mg/dl zur GH- und CRH-Sekretion und somit auch zur ACTH- und Kortisolfreisetzung. Daneben treten Tachykardie und evtl. neuroglukopenische Symptome auf. Daher ist auch ein erhöhtes kardiovaskuläres Risiko bei

einem Wachstumshormonmangel zu berücksichtigen. Kontraindikationen für den Insulin-Hypoglykämietest stellen eine koronare Herzkrankheit, zerebrovaskuläre Erkrankungen und eine Epilepsie dar. Ein fehlender Anstieg von ACTH bei Hypoglykämie bei einem normalen Anstieg nach CRH-Gabe weist auf eine hypothalamische Schädigung hin. Auch bei einer iatrogenen Nebenniereninsuffizienz im Rahmen einer Glukokortikoidtherapie zeigen sich Befunde einer tertiären Störung.
Zum Tumorausschluss bzw. Nachweis werden eine **MRT** und zudem auch eine **Perimetrie** durchgeführt.

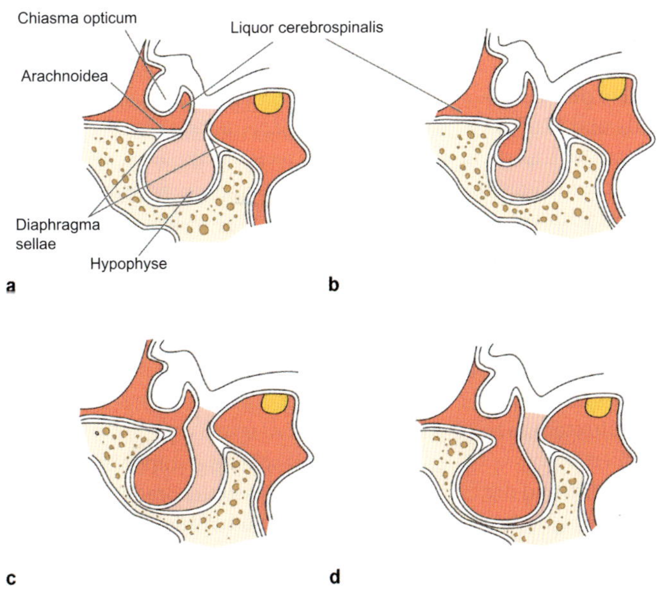

Abb. 21.1 Empty-Sella-Syndrom. Die Hypophyse wird zunehmend durch Liquor verdrängt. Der Sellainhalt erscheint liquordicht. [E356]

Differenzialdiagnose

Besonders schwierig ist die Diagnose einer partiellen Insuffizienz mit einem Ausfall einzelner hypophysärer Hormone. Bei der polyglandulären Insuffizienz (→ Kap. 48) kommt es ebenfalls zu endokrinen Unterfunktionen, die häufig die Nebenniere und Schilddrüse betreffen. Endokrine Störungen können auch bei schweren Allgemeinerkrankungen wie Leber- oder Niereninsuffizienz auftreten. Auch bei der Anorexia nervosa kommt es regelmäßig zu Hormonveränderungen (→ Kap. 43).

Therapie

Die Behandlung richtet sich nach der Ursache der Insuffizienz. Bei einem Tumor kommen abhängig von Größe und Tumorart eine operative (z. B. transsphenoidale Adenomektomie), ggf. eine medikamentöse Therapie oder eine Bestrahlung infrage. Die Substitution der ausgefallenen Hormonachsen entspricht der Behandlung einer primären Insuffizienz des jeweiligen Zielorgans.
Hydrokortison Zur Substitution der kortikotropen Achse wird üblicherweise Hydrokortison verwendet: Die Tagesdosis von 15–25 mg/Tag wird physiologisch angepasst auf meist 2–3 Gaben verteilt. Bei Infekten oder Operationen kann eine Erhöhung der Dosis auf das 2- bis 3-Fache nötig sein. Auch bei großer Hitze oder starker körperlicher Anstrengung sollte die Dosis um 50 % erhöht werden. Eine Unterdosierung kann sich durch Müdigkeit, Appetitlosigkeit oder Übelkeit zeigen. Eine Dosisanpassung sollte nach klinischer Beurteilung und dem Befinden des Patienten erfolgen (→ Kap. 38). Eine Mineralokortikoidsubstition ist bei einer sekundären Nebennierenrindeninsuffizienz nicht notwendig.
Levothyroxin Die Substitution der Schilddrüsenhormone erfolgt durch Levothyroxin. Die Einnahme erfolgt üblicherweise 30 min vor dem Frühstück. Vor allem bei älteren Patienten muss einschleichend dosiert werden. TSH eignet sich bei Hypophysenerkrankungen nicht zur Therapiekontrolle. Für die Dosierung sollen die Konzentration von fT_4 und die Symptome beurteilt werden. Eine Behandlung mit Levothyroxin bei einer sekundären Hypothyreose kann zu einem beschleunigten Kortisolabbau führen und soll daher erst begonnen werden, nachdem eine Nebennierenrindeninsuffizienz ausgeschlossen und ggf. substituiert wird.
Sexualhormone

- Bei **prämenopausalen Frauen** ohne Kinderwunsch werden Sexualhormone mit einer sequenziellen Östrogen-Gestagen-Kombination bis zum mittleren Menopausenalter substituiert. Ziel ist eine möglichst physiologische Hormonsubstitution. Bei hysterektomierten Frauen ist eine Gestagengabe nicht notwendig. Bei oraler Östrogeneinnahme besteht eine geringe Bioverfügbarkeit, aufgrund eines hohen First-pass-Metabolismus in der Leber. Eine transdermale Verabreichung hat den Vorteil einer Abgabe in den systemischen Kreislauf und entspricht eher der physiologischen Sekretion durch die Ovarien (→ Kap. 45).
- Bei **Männern** erfolgt die Substitution als Gel einmal täglich oder durch eine intramuskuläre Testosteroninjektion (→ Kap. 41). Die Dosierung richtet sich nach der Testosteron- und nicht nach der LH-Konzentration.

Fertilitätstherapie Eine Fertilität wird jedoch durch alleinige Hormonsubstitution nicht erreicht. Besteht ein Kinderwunsch, sollte eine Fertilitätstherapie (→ Kap. 41) mit Gonadotropinen oder GnRH begonnen werden.
GH Bei Auftreten eines Wachstumshormonmangels im Erwachsenenalter ist eine Hormonsubstitution meistens nicht notwendig. Bei Kindern sollte die Diagnose möglichst früh gestellt werden, um eine Behandlung vor dem Epiphysenschluss zu beginnen. Dazu erfolgt eine subkutane Injektion von gentechnisch hergestelltem GH. Die Dosierung richtet sich nach der IGF-1-Konzentration. Bei frühem Therapiebeginn kann eine Größe im mittleren Größenbereich der Eltern erreicht werden. Zudem hat die Wachstumshormonsubstitution positive

Effekte auf die Muskelmasse und Muskelkraft, die Knochendichte und führt zu einer Verbesserung der Lebensqualität.
Im Alter kommt es zu einem physiologischen Absinken der IGF-1- und Wachstumshormonkonzentration. Der Einsatz in der Anti-Aging-Therapie ist jedoch nicht zu empfehlen. Zwar konnte in Studien eine Abnahme der Fettmasse und Zunahme der Muskelmasse gezeigt werden, jedoch ohne Verbesserung der Muskelkraft oder eine Gewichtsabnahme. Mögliche Nebenwirkungen sind hingegen Ödeme, Gelenkschmerzen, eine Verschlechterung der Glukosetoleranz mit Auftreten eines Diabetes mellitus und dem erhöhten Risiko einer Retinopathie. Aufgrund der potenziellen mitogenen Effekte könnte auch ein erhöhtes Tumorrisiko bestehen.
Bei einem Hypopituitarismus müssen die Patienten über die Notwendigkeit einer Substitution aufgeklärt und in der Dosisanpassung an besondere Situationen geschult werden. Außerdem müssen sie einen Notfallausweis bei sich tragen.

Hypophysäres Koma

Dabei handelt es sich um eine lebensbedrohliche Kombination einer sekundären NNR-Insuffizienz und einer sekundären Hypothyreose. Häufig führen dabei bestimmte Ereignisse wie Infekte, Operationen, Traumata, Erbrechen oder Diarrhö zur akuten Manifestation einer chronischen Insuffizienz. Ein Ausfall der anderen hypophysären Hormone ist nicht lebensbedrohlich, führt jedoch zu charakteristischen Begleitsymptomen.

Klinik

Typisch ist ein schläfrig-stuporöses Bild mit ausgeprägter Hypotonie, Bradykardie und ausgeprägter Hypothermie! Durch Kortisolmangel kommt es zur Hypoglykämie. Auffällig sind eine wächserne Blässe und fehlende Sekundärbehaarung.

Diagnostik und Therapie

Das hypophysäre Koma ist selten. Eine rechtzeitige Diagnose und Therapie können jedoch lebensrettend sein. Neben der Sicherung der Vitalfunktionen (Kreislauf, Atmung) werden 100 mg Hydrokortison als Bolus und danach weitere 100 mg über 24 h mit Flüssigkeitssubstitution (evtl. glukosehaltige Infusion) gegeben. Erst nach 12–24 h darf Levothyroxin gegeben werden, da der Kortisolbedarf durch Schilddrüsenhormone erhöht wird und sich so die NNR-Insuffizienz verschlimmern könnte.

Empty-Sella-Syndrom

Durch eine Fehlanlage des Diaphragma sellae wird die Sella nicht vollständig vom Liquorraum getrennt. Es kann sich dann der Subarachnoidalraum in die Sella ausbreiten (→ Abb. 21.1). Häufig handelt es sich um radiologische Zufallsbefunde. Endokrine Symptome sind aufgrund der großen Reservekapazität selten. Zu einem sekundären Empty-Sella-Syndrom kann es durch Nekrose eines Hypophysenadenoms oder nach Operationen kommen.

Zusammenfassung

- Häufige Ursachen einer Hypophysenvorderlappeninsuffizienz sind Tumoren, Traumen oder Entzündungen. Die endokrine Reservekapazität der Hypophyse ist sehr groß.
- Die Symptome sind abhängig vom Ausfall der jeweiligen Hormonachse und von der Schnelligkeit des Auftretens. Typische klinische Zeichen sind ein Fehlen der Sekundärbehaarung und der lateralen Augenbrauen, blasse Haut, Libidoverlust, Muskelschwäche und stammbetonte Adipositas.
- Biochemisch zeigt sich eine Erniedrigung der Zielhormone (Kortisol, fT_4, Östradiol, Testosteron, IGF-1) bei inadäquat niedrigen hypophysären Hormonen (ACTH, TSH, LH, FSH, GH). Die Therapie besteht in einer Substitution der ausgefallenen Hormonachsen.

Durch ADH (= antidiuretisches Hormon, Vasopressin) kommt es zur Rückresorption von Wasser im distalen Tubulus und in den Sammelrohren der Niere, während die Natriumausscheidung unbeeinflusst bleibt. Für die Volumenregulation, die vorwiegend durch die Natriumausscheidung reguliert wird, gibt es mehrere Regulationsmechanismen (Sympathikus, RAAS, ANP). Die Osmolalität hingegen wird durch Osmorezeptoren im Hypothalamus gemessen und allein durch die Wasserausscheidung über Vasopressin und die Wasserzufuhr bei Durstgefühl gesteuert (→ Kap. 8, → Abb. 22.1).

Pathophysiologie

Störungen der ADH-Sekretion haben in weiterer Folge einen Verlust von freiem Wasser oder eine vermehrte Wasserrückresorption zur Folge. Kann die Trinkmenge nicht angepasst werden, besteht die Gefahr einer Hypernatriämie oder Hyponatriämie.

> Ausscheidung von freiem Wasser → $[Na^+]$ ↑ und Osmolalität ↑!

Dadurch kommt es zu einer Veränderung der Serumosmolalität, also der Konzentration der gelösten Teilchen pro Kilogramm Lösungswasser (normal: 280–300 mosmol/kg H_2O; die Osmolarität hingegen gibt die gelösten Teilchen pro Liter Lösung an = mosmol/l). Die Osmolalität kann einfach abgeschätzt werden:

> Serumosmolalität = 2 × $[Na^+]$ + Glukose (mg/dl)/18 + Harnstoff (mg/dl)/5,6

Wie aus der Formel ersichtlich ist, wird die Osmolalität vorwiegend durch Natrium bestimmt. Bei Störungen der Osmolalität kann es durch Veränderungen des Zellvolumens rasch zu zentralnervösen Störungen und zum Koma kommen. Bei Hyperglykämie, schwerer Niereninsuffizienz oder kataboler Stoffwechsellage steigt auch der Einfluss von Glukose bzw. Harnstoff auf die Osmolalität.

ADH-Mangel und ADH-Resistenz

Um den Diabetes insipidus besser vom Diabetes mellitus abzugrenzen, wurden die Begriffe „ADH-Mangel" und „ADH-Resistenz" eingeführt. Durch verminderte ADH-Produktion beim **ADH-Mangel** (vormals zentraler Diabetes insipdus) oder durch vermindertes Ansprechen auf ADH bei der selteneren **ADH-Resistenz** (vormals renaler Diabetes insipidus) kann die Niere den Harn nicht ausreichend konzentrieren. Die Folge ist eine vermehrte Ausscheidung eines verdünnten Urins (Polyurie) bei verminderter Harnkonzentrierung (Isosthenurie).

Ätiologie

Der **ADH-Mangel** ist häufig idiopathisch (30–50 %) und manifestiert sich dann v. a. im Kindes- und Jugendalter. Weitere Ursachen sind Tumoren der Hypophyse und andere Tumoren (25 %), vorübergehend nach Hypophysektomie (nur selten persistierend, da die Hormonbildung im Hypothalamus lokalisiert ist), traumatisch, bei neurochirurgischen Operationen u. a.
Die **ADH-Resistenz** tritt seltener auf und ist v. a. durch tubuläre Nierenerkrankungen, Hypokaliämie, Hyperkalzämie oder bestimmte Medikamente (Lithium, Phenytoin, Cisplatin, Amphotericin B) bedingt. Daneben gibt es auch hereditäre Formen (meist X-chromosomal mit Mutationen des V_2-Rezeptors, selten autosomal-rezessive Mutation der Aquaporinkanäle).

Klinik

Die typischen Leitsymptome sind **Polyurie/Nykturie, Polydipsie** und Ausscheidung eines hypotonen Harns. Typischerweise kommt es zu einem plötzlichen Auftreten der Störung und zu einer Urinausscheidung von 5–10 l pro Tag. Nur bei einem kompletten Fehlen von ADH wird auch eine Ausscheidung von bis zu 20 l beobachtet. Die Patienten müssen **zwanghaft trinken.** Aus unbekannten Gründen werden oft kalte Getränke bevorzugt. Nur bei unzureichender Flüssigkeitszufuhr kann es zur Dehydratation und hypovolämischen Hypernatriämie mit neurologischen Symptomen (Somnolenz, Verwirrtheit, Gereiztheit, Muskelkrämpfe, Fieber) kommen.

Diagnostik

Primär soll ein Diabetes mellitus als Ursache einer osmotischen Diurese ausgeschlossen werden. In weiterer Folge können **Harnvolumen** und **Trinkmenge** nach Absetzen diuretischer Medikamente erhoben werden. Außerdem sollte eine Bestimmung der Serumosmolalität und des Serumnatriums erfolgen.
Der Nachweis eines ADH-Mangels erfolgt durch den **Durstversuch**. Bei Flüssigkeitskarenz kommt es physiologisch durch Hyperosmolarität und Hypovolämie zur ADH-Ausschüttung und somit zu verstärkter Harnkonzentrierung bis max. 1.200 mosmol/kg mit einer Abnahme der Stundenharnmenge. Vor dem Test sollten ein Diabetes mellitus ausgeschlossen, das Gewicht bestimmt und der Hydratationszustand abgeschätzt werden. Der Patient darf ab dem morgendlichen Testbeginn nichts mehr trinken und wird stündlich zum Harnlassen aufgefordert. Dabei werden Urinmenge, Urinosmolalität, Körpergewicht, Blutdruck und Puls gemessen. Außerdem werden die Osmolalität und die Natriumkonzentration im Serum bestimmt. Um einen zu großen Flüssigkeitsverlust und Trinken während des Versuchs zu verhindern, ist eine Überwachung erforderlich. Bei einem ADH-Mangel steigt die Urinosmolalität nicht oder nur gering (< 30 mosmol/kg/h). Der Test wird beendet, wenn ein ADH-Mangel nachgewiesen oder ausgeschlossen werden kann bzw. wenn der

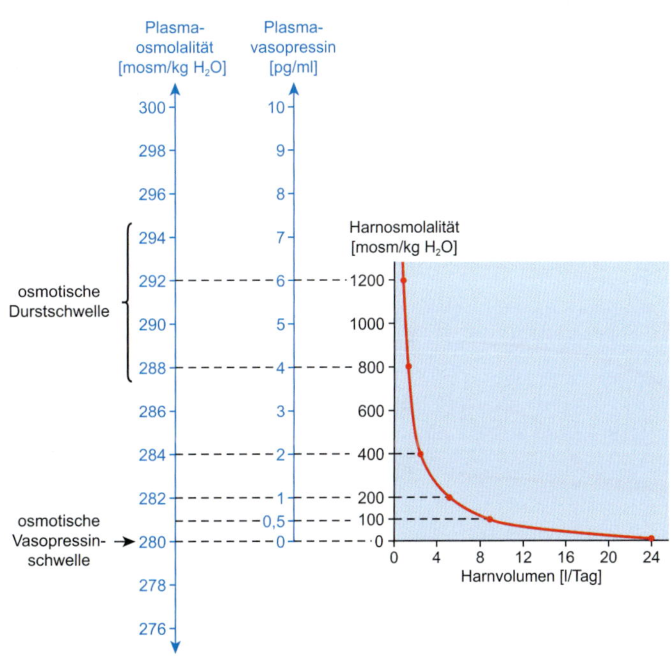

Abb. 22.1 Geringe Veränderungen der Serumosmolalität bewirken lineare Veränderungen von ADH. Unter 280 mosmol/kg ist ADH supprimiert. Geringe Änderungen von ADH (0,5–5 pg/ml) bewirken große Veränderungen der Harnosmolalität (bis zu einer Vasopressinkonzentration von 5 pg/ml). [F1179]

Patient mehr als 3 % des Körpergewichts verliert oder Hypernatriämie oder arterielle Hypotonie auftreten. Von einem kompletten ADH-Mangel ist auszugehen, wenn die Harnosmolalität bei Testende niedriger als die Serumosmolalität ist. Ein ADH-Mangel kann hingegen bei einem Anstieg der Harnosmolalität auf > 800 mosmol/kg ausgeschlossen werden. Nach Diagnosesicherung sollte zum Tumorausschluss ein **MRT** durchgeführt werden.

ADH-Mangel/-Resistenz:
Urinosmolalität < Serumosmolalität

Zur Differenzierung zwischen der zentralen und der renalen Form sollte, falls möglich, am Ende 20 µg Desmopressin (z. B. Minirin) intranasal oder 4 µg Desmopressin i. v. bzw. s. c. (ADH-Analogon, s. u.) verabreicht werden. Bei der zentralen Form kommt es nach 1–2 h zu einem Anstieg der Urinosmolalität, da exogenes ADH an den intakten Sammelrohren nun eine Wasserrückresorption bewirkt. Bei der ADH-Resistenz (renaler Diabetes insipidus) hingegen bleibt die Urinosmolalität niedrig (→ Abb. 22.2).

Differenzialdiagnose

Polyurie-Polydipsie-Syndrom

- Ausscheidung von hohen Mengen hypotonem Harn (> 50 ml/kg Körpergewicht und Tag)
- Und Trinkmenge > 3 l/Tag

Es umfasst:

1. ADH-Mangel
2. ADH-Resistenz
3. Primäre Polydipsie

Differenzialdiagnostisch sind ein **Diabetes mellitus,** eine **psychogene Polydipsie** (oft bei jüngeren Patienten und mit psychiatrischen Erkrankungen kombiniert, selten nächtliches Trinken) oder ein **Diuretikamissbrauch** abzugrenzen.

Bei der **psychogenen Polydipsie** kann der Anstieg der Urinosmolalität ähnlich niedrig sein wie bei einem partiellen ADH-Mangel (bis ca. 750 mosmol/kg). Eine Desmopressin-Gabe führt jedoch bei der ADH-Resistenz und der Polydipsie nicht zu einem weiteren Anstieg. Besonders in der Unterscheidung zwischen einem partiellen ADH-Mangel und der Polydipsie gibt es beim Durstversuch jedoch Limitationen.

In einer deutschen Publikation konnte mithilfe einer Bestimmung von Copeptin eine weitere Differenzierung mit großer Genauigkeit gezeigt werden. Copeptin wird mit ADH aus einem Prohormon gebildet und hat eine längere Halbwertszeit. Eine Copeptinkonzentration ohne vorherige Flüssigkeitskarenz > 21,4 pmol/l weist dabei auf eine ADH-Resistenz (renaler Diabetes insipidus) hin. Eine weitere Copeptinbestimmung nach Gabe von 3-prozentiger NaCl-Lösung, bis zum Anstieg der Natriumkonzentration, kann dann zwischen einem ADH-Mangel (zentral) und einer Polydipsie unterscheiden (hypertoner Kochsalztest).

Therapie

Wenn eine ausreichende Flüssigkeitszufuhr gegeben ist, ist eine medikamentöse Therapie nicht immer notwendig. Nykturie und Polyurie können jedoch die Lebensqualität stark beeinträchtigen. Bei schwereren Formen kann einschleichend Desmopressin (z. B. Minirin®) substituiert werden. Dabei handelt es sich um ein ADH-Analogon, das nicht nur eine längere HWZ hat, sondern auch bevorzugt an V_2-Rezeptoren ansetzt und so kaum eine vasokonstriktorische Wirkung hat. Desmopressin kann als Schmelztablette, intranasal als Spray oder parenteral (Intensivmedizin) angewendet werden. Initial wird eine Reduktion des nächtlichen Harnlassens angestrebt. Es sollte die niedrigste Dosis verwendet werden, die für die Kontrolle der Nykturie bzw. Polyurie ausreichend ist. Sollte sich die Polyurie gebessert haben, kann daher eine Dosisreduktion notwendig sein, um eine Hyponatriämie zu vermeiden. Zudem sollte über Symptome einer Hyponatriämie (Kopfschmerzen, Schwindel) aufgeklärt werden und nach Beginn der Therapie die Natriumkonzentration gemessen werden.

Auch unter einer Behandlung mit Desmopressin kann es bei einem ADH-Mangel zu einer verminderten Knochendichte kommen. Es wird daher angenommen, dass ADH möglicherweise über V_1-Rezeptoren die Knochenbildung stimuliert.

Die ADH-Resistenz (renaler Diabetes insipidus) wird mit Thiaziddiuretika, NSAR und Kochsalzrestriktion behandelt. Thiazide bewirken eine milde Hypovolämie, wodurch die proximale Wasser- und Natriumrückresorption erhöht werden und so die Urinproduktion bis über 50 % reduziert werden kann. Auch Amilorid wird v. a. bei der Lithium-induzierten ADH-Resistenz eingesetzt.

Für beide Formen ist eine ausreichende Wasserzufuhr nötig, um Flüssigkeitsverluste auszugleichen. Außerdem wird eine salz- und proteinarme Diät empfohlen, da die Harnmenge aufgrund der fixierten Harnosmolarität durch die Exkretion von Natriumsalzen und Harnstoff bestimmt wird.

Bei der psychogenen Polydipsie sollte neben Flüssigkeitsrestriktion eine Behandlung der psychiatrischen Grunderkrankung erfolgen.

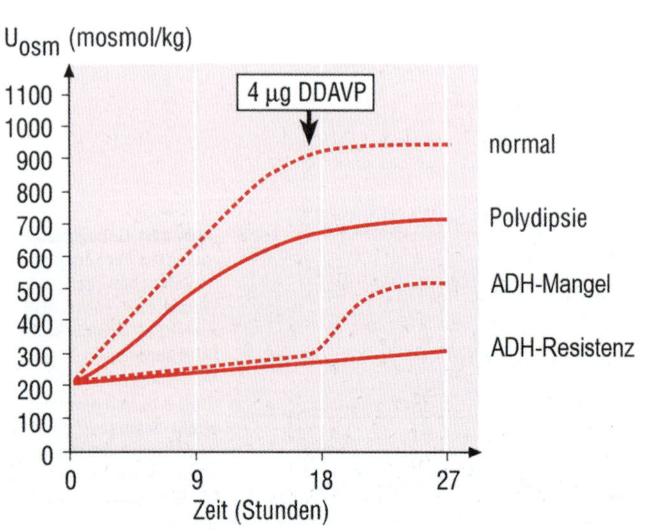

Abb. 22.2 Urinosmolalität während eines Durstversuchs [L190]

SIADH

Unter dem Syndrom der inadäquaten ADH-Sekretion (SIADH oder auch SIAD) versteht man eine pathologisch erhöhte ADH-Sekretion, die hypophysär oder ektop lokalisiert ist. Kennzeichnend sind eine Verdünnungshyponatriämie und Hypoosmolalität bei nicht supprimiertem ADH.

Die inadäquat erhöhte ADH-Konzentration führt zu einer Wasserretention mit transienter Erhöhung des Gesamtkörperwassers. So kommt es sowohl durch Verdünnung als auch durch vermehrte renale Natriumausscheidung bei erhaltener Volumenregulation zur Hyponatriämie.

Ätiologie

- **Paraneoplastische ADH-Produktion:** häufig kleinzelliges Bronchialkarzinom und andere maligne Erkrankungen

- **Zentralnervöse Störungen:** Schädeltrauma, zerebrale Infektionen und Blutungen, Insult, Psychosen
- **Pulmonale Erkrankungen:** Entkopplung der ADH-Sekretion z. B. bei Tuberkulose, Pneumonie
- **Medikamente:** Thiazide, Antidepressiva (SSRI u. a.), Neuroleptika, Antiepileptika, ACE-Hemmer, Vasopressin-Analoga (z. B. Nocdurna® bei nächtlicher Polyurie)
- **Porphyrie**

Stress, Schmerzen oder Übelkeit stimulieren die ADH-Synthese hingegen nur vorübergehend.

Klinik

Teilweise werden asymptomatische oder selbstlimitierende Verläufe beobachtet. Symptome können durch die **Hyponatriämie** auftreten, die zu Zellschwellung und einem Hirnödem führt. Ab einem Serumnatrium < 125 mmol/l oder einer Serumosmolalität < 260 mosmol/kg kommt es zu zunehmenden **neurologischen Symptomen** wie Kopfschmerzen, Übelkeit, Erbrechen, Somnolenz und Koma. Entscheidend ist dabei aber auch die Schnelligkeit des Auftretens. So kann eine Hyponatriämie, die langsam auftritt, auch leichter kompensiert werden. Erhöhter Wassergehalt in der Muskulatur führt zu Muskelkrämpfen. ADH hat jedoch nur einen geringeren Effekt auf die Volumenregulation. Die Patienten haben daher typischerweise **keine Ödeme.** Es kommt jedoch zur Einstellung des Wasserhaushalts auf einem neuen Gleichgewicht mit einer Retention von ca. 2–3 l und milder asymptomatischer Hypervolämie.

Diagnostik

Zur Diagnose müssen per Definition andere Ursachen einer hypotonen Hyponatriämie ausgeschlossen werden (→ Kap. 10):

- Hypothyreose/NNR-Insuffizienz
- Nierenversagen, Medikamente (Diuretika)
- Beim SIADH: keine Ödeme, keine Hypovolämie! (zur Einschätzung der Volumensituation → Kap. 8)

Eine Bestimmung von ADH ist aufgrund der kurzen Halbwertszeit nicht zu empfehlen. Die Wirkung von ADH kann jedoch mithilfe der Harnosmolalität abgeschätzt werden. Typischerweise finden sich eine Hyponatriämie und Hypoosmolalität im Serum bei gleichzeitig erhöhter Natriumausscheidung (> 40 mmol/l). Die Kaliumkonzentration ist normal und es liegt keine Säure-Basen-Störung vor.

> SIADH: Urinosmolalität > Serumosmolalität

Zur Diagnostik einer Grunderkrankung sind eine genaue Anamnese und ggf. eine Bildgebung von Schädel und Lunge erforderlich.

Differenzialdiagnose

Zu den Differenzialdiagnosen der Hyponatriämie → Kap. 10.

Reset Osmostat Es handelt sich um eine Sonderform des SIADH, bei dem die Serumosmolalitätsgrenze für die ADH-Sekretion erniedrigt ist. Es kommt zu einer geringen, chronischen Hyponatriämie, die auch durch Wasser oder Natriumaufnahme kaum beeinflusst wird. Für die Unterscheidung zum SIADH kann ein Wasserbelastungstest hilfreich sein. Beim Reset Osmostat und auch bei Gesunden können 80 % oder mehr einer oral aufgenommenen Wassermenge (10–15 ml/kg Körpergewicht) innerhalb von 4 h ausgeschieden werden. Falls keine spezifische Ursache gefunden wird, ist meist keine Behandlung notwendig.

Zerebrales Salzverlustsyndrom Bei der seltenen Form des zerebralen Salzverlustsyndroms, welches im Rahmen von zerebralen Erkrankungen, wie einer Subarachnoidalblutung, auftreten kann, kommt es zu einem renalen Natriumverlust. Die Behandlung besteht in einer Volumensubstitution. Es wird diskutiert, ob es sich um eine eigenständige Form handelt oder diese dem SIADH zuzuordnen ist.

Therapie

Da es sich häufig um sekundäre Ursachen handelt, steht die Behandlung der Grunderkrankung oder das Absetzen auslösender Medikamente im Vordergrund. Eine Restriktion der Trinkmenge hilft, das Ausmaß der Hyponatriämie zu begrenzen und ist bei ca. 50 % der Patienten mit SIADH effektiv. Allerdings kann eine Trinkmenge < 1.000 ml/Tag aufgrund des Durstgefühls nicht längerfristig einhalten werden. Eine erhöhte Natrium- und Proteinzufuhr kann ebenso die Osmolalität erhöhen. Eine erhöhte Natriumzufuhr ist auch durch Kochsalztabletten möglich. Furosemid kann hingegen die ADH-Wirkung abschwächen.

Bei chronischen Formen kann eine medikamentöse Therapie mit selektiven V_2-Rezeptorantagonisten (z. B. Tolvaptan) erwogen werden.

Nur bei vital bedrohlicher Hyponatriämie soll eine Behandlung mit 150 ml 3-prozentiger NaCl-Lösung erfolgen. Ansonsten ist ein langsamer Ausgleich der Hyponatriämie erforderlich, um Komplikationen wie eine osmotische Demyelinisierung zu vermeiden (Details → Kap. 10). Dies kann auch über Tage dauern. Beim SIADH kann es durch Gabe isotoner Kochsalzlösung hingegen zur Aggravierung der Hyponatriämie kommen.

Bei einer Subarachnoidalblutung ist hingegen auch beim SIADH primär eine Volumensubstitution zur Vermeidung von zerebralen Vasospasmen und Ischämien anzustreben. Meist ist dabei zur Behandlung der Hyponatriämie eine hypertone 3-prozentige NaCl-Lösung notwendig. In weiterer Folge soll die Harnausscheidung beobachtet werden und kann eine Bestimmung der Harnosmolalität (↓) und von BNP (↑) helfen, um die seltenere Form des zerebralen Salzverlustsyndroms zu erkennen.

> Die Korrektur der Hyponatriämie darf nur langsam erfolgen, da sonst die Gefahr einer irreversiblen zentralen pontinen Myelinolyse besteht!

Zusammenfassung

- ADH reguliert über die Wasserausscheidung die Osmolalität.
- ADH-Mangel/ADH-Resistenz (vormals Diabetes insipidus): Polyurie, Nykturie und Polydipsie. Die Diagnose wird mit dem Durstversuch oder der Bestimmung von Copeptin gestellt.
- SIADH: evtl. neurologische Symptome durch eine Hyponatriämie, typischerweise keine Ödeme. Für die Diagnostik müssen andere Ursachen der Hyponatriämie (Hypothyreose, NNR-Insuffizienz) ausgeschlossen werden.

Die Schilddrüse entsteht als Aussprossung des Schlunddarms und ist mit diesem durch den Ductus thyreoglossus verbunden, der sich später zurückbildet. Die Schilddrüsenanlage wandert nach unten und erreicht etwa in der 7. Schwangerschaftswoche ihre endgültige Position. Etwa ab der 10. Woche besitzt die Schilddrüse die Fähigkeit, Iod aufzunehmen. Wenig später kann sie auch Schilddrüsenhormone synthetisieren und freisetzen. Dennoch ist das Kind während der gesamten Schwangerschaft von mütterlichen Schilddrüsenhormonen abhängig. Die Schilddrüse besteht aus zwei Lappen, die durch den Isthmus (Enge) verbunden sind. Sie liegt halbringförmig um die Trachea, knapp unterhalb des Kehlkopfs (→ Abb. 23.1). Die Schilddrüse wiegt ca. 20–25 g und hat eine Länge von ca. 4–5 cm bei einer Breite von ca. 2 cm. Als Rest des Ductus thyreoglossus ist teilweise ein variabler Lobus pyramidalis zu finden. Unvollständige Rückbildungen können zu Thyreoglossuszysten (mediane Halszyste) oder Zungengrundstrumen führen. Die Schilddrüse ist von einer fibrösen Kapsel umgeben, mit der sie an der Trachea befestigt ist und somit den Schluckbewegungen folgt. Dorsal anliegend verläuft der N. laryngeus recurrens nach kranial, um die innere Kehlkopfmuskulatur zu innervieren. Auf mikroskopischer Ebene stellen die Follikel die funktionelle Einheit der Schilddrüse dar. Sie bestehen aus einem einschichtigen Epithel, welches das Follikellumen mit dem Kolloid umgibt. In Abhängigkeit vom Funktionszustand der Schilddrüse verändern sich Form und Größe der Follikelepithelzellen und der Follikel sowie der Kolloidgehalt. Zwischen den Follikeln befinden sich die Calcitonin-produzierenden C-Zellen, die daher auch parafollikuläre Zellen genannt werden (→ Kap. 29).

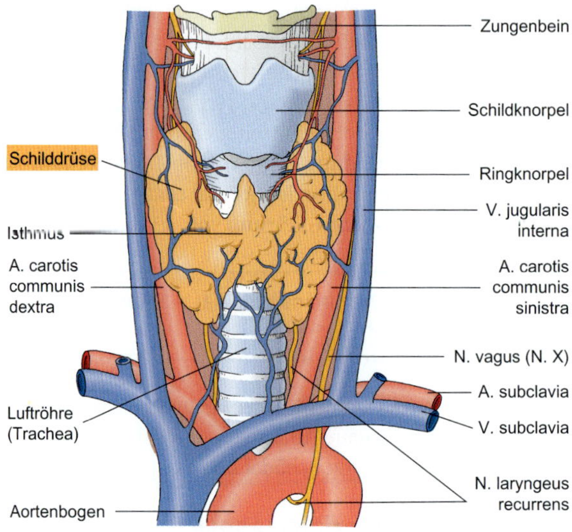

Abb. 23.1 Die Schilddrüse ist leicht für Untersuchungen zugänglich. Daher sind die Kenntnisse der topografischen Anatomie von praktischer Bedeutung. [L190]

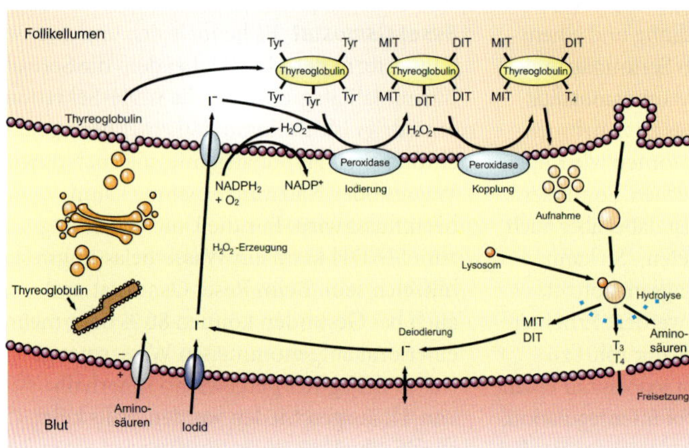

Abb. 23.2 Biosynthese der Schilddrüsenhormone. Monoiodtyrosin (MIT) und Diiodtyrosin (DIT) sind Vorläuferstufen der Schilddrüsenhormone. [L253]

Iod

Für die Schilddrüsenhormonsynthese ist eine ausreichende Versorgung mit Iod entscheidend. Die WHO empfiehlt eine tägliche Iodzufuhr von 150–300 µg. In der Schwangerschaft ist der Bedarf erhöht, weshalb die Substitution von 250 µg Iodid/Tag empfohlen wird. In Österreich muss seit 1961 Speisesalz gesetzlich iodiert werden. 1990 wurde die Dosis von 10 auf 20 mg Kaliumiodid/kg Vollsalz erhöht. Auch der Großteil der deutschen Haushalte verwendet iodiertes Speisesalz. Dadurch konnte die Iodversorgung in den letzten Jahrzehnten deutlich verbessert werden. Iod kommt natürlich in Seetang, Meeresfisch und anderen Meerestieren vor. Nichtiodiertes Meersalz hat hingegen keinen nennenswerten Iodgehalt. Iodiertes Salz wird ebenfalls Futtermitteln zugesetzt, wodurch auch in Eiern und Wurstwaren, geringer in anderen Fleischartikeln, Milch und Milchprodukten bedeutsame Mengen Iod enthalten sein können. Iod kann sich jedoch bei der Lagerung und Zubereitung von Speisen verflüchtigen. So kann beim Kochen bis zur Hälfte des Iods verdampfen.

Für eine ausreichende Iodversorgung ist keine regelmäßige Zufuhr notwendig, da die Schilddrüsenfollikel als Hormonspeicher dienen. Die darin enthaltenen Schilddrüsenhormone decken den Bedarf für bis zu 2 Monate. Iod ist außerdem in Pharmaka (Amiodaron, Desinfektionsmittel) und manchen Kontrastmitteln enthalten.

Biosynthese und Metabolismus der Schilddrüsenhormone

Iod ist ein wesentlicher Bestandteil der Schilddrüsenhormone. Es wird rasch und nahezu vollständig im Dünndarm resorbiert und aus der Blutbahn gegen ein Konzentrationsgefälle in die Follikelepithelzelle aufgenommen (→ Abb. 23.2). Die Aufnahme erfolgt energieabhängig über einen Na^+-Iodid-Symport **(Iodination).** Über einen Iodid-Chlorid-Transporter in der apikalen Membran gelangt Iodid entlang seines elektrischen Gradienten über exozytotische Vesikel ins Follikellumen. In den Zellen wird das Glykoprotein Thyreoglobulin (Tg) synthetisiert, das zahlreiche Tyrosinreste besitzt und durch Exozytose in das Follikellumen abgegeben wird. Die Epithelzellen exprimieren an der luminalen Membran das Enzym thyreoidale Peroxidase (TPO). Diese oxidiert durch das Substrat H_2O_2 Iodid zu Iod, baut Iod in die Tyrosinreste des TG ein **(Iodisation)** und katalysiert die Kopplungsreaktion der Vorläuferstufen zur **Hormonsynthese** von Thyroxin (T_4) und Triiodthyronin (T_3) (→ Abb. 23.3).

Die Schilddrüsenhormone werden, an Thyreoglobulin gebunden, in die Zelle aufgenommen, wo T_4 und T_3 in Phagolysosomen abgespalten werden und dann aus der Zelle diffundieren können. T_4 macht

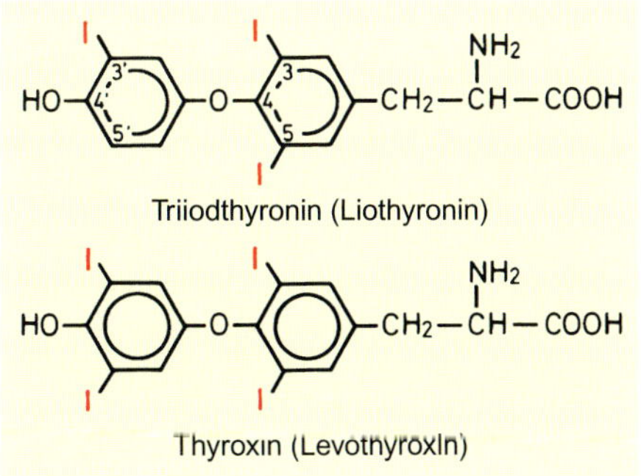

Abb. 23.3 Struktur der Schilddrüsenhormone [L253]

mit etwa 90 % den weitaus größeren Anteil der sezernierten Hormone aus, während T_3 großteils erst in der Peripherie oder der Zielzelle selbst aus T_4 durch Deiodierung entsteht. Die **Konversion** von T_4 zu T_3 kann durch Propylthiouracil, Kortikosteroide und Propranolol gehemmt werden. Durch **Deiodierung** an einer anderen Stelle entsteht aus T_4 in etwa gleicher Menge wie T_3 das inaktive rT_3 (reverses T_3).
Der **Transport** der Schilddrüsenhormone im Blut erfolgt durch Bindung an thyroxinbindendes Globulin (TBG), Albumin und Transthyretin (keine Bindung von T_3). Schilddrüsenhormone wirken über einen intrazellulären Rezeptor (→ Kap. 2).
Die **Halbwertszeit** der Schilddrüsenhormone ist sehr lang. Sie beträgt für das schwächer wirksame T_4 7–10 Tage. T_4 hat somit die Funktion eines peripheren Hormonspeichers, da daraus das etwa zehnfach potentere T_3 entsteht, das eine kürzere Halbwertszeit von ca. 1 Tag hat. Der Großteil wird durch Deiodierung abgebaut, wobei das frei werdende Iodid wieder für die Hormonsynthese verwendet wird.
Ein kleiner Teil wird nach Konjugation an Glukuronat oder Sulfat über die Galle ausgeschieden.

Tab. 23.1 Effekte der Schilddrüsenhormone

Beeinflusste Faktoren und Systeme	Physiologische Effekte
Wachstum und Entwicklung	• Essenziell für eine normale ZNS- und Skelettentwicklung
Grundumsatz	• Stimulation der Na^+/K^+-ATPase → erhöhter O_2-Verbrauch → Hyperventilation • Erhöhte Wärmeproduktion → gesteigerter Grundumsatz
Herz-Kreislauf-System	• Positiv inotrop: Schlagvolumen ↑, systolischer RR ↑, Blutdruckamplitude ↑ • Positiv chronotrop: Herzfrequenz ↑ • Vermehrte β-Adrenorezeptor-Expression: erhöhte Empfindlichkeit für Katecholamine (permissive Wirkung) • Bei Älteren: Extrasystolen, Vorhofflimmern, Angina pectoris
Gastrointestinaltrakt	• Steigerung der Darmmotilität
Knochen	• Erhöhter Kalzium- und Phosphatumsatz, Stimulation des Knochenumbaus (Knochen-Turnover)
Kohlenhydratstoffwechsel	• Durch Steigerung der Glukoneogenese und Glykogenolyse Erhöhung des Blutzuckers → Insulinbedarf steigt an!
Fettstoffwechsel	• Gesteigerte Fettmobilisierung, vermehrte LDL-Rezeptor-Expression, LDL/HDL-Quotient ↓
Proteinstoffwechsel	• In physiologischen Dosen anabol, erhöhte Konzentrationen wirken katabol → Abnahme der Muskelmasse
Blutbildung	• Stimulation der Erythropoiese
ZNS und neuromuskuläre Übertragung	• Stimulation zentralnervöser Funktionen und gesteigerte neuromuskuläre Erregbarkeit
Hormone	• Gesteigerter Abbau von Kortisol und Pharmaka in der Leber

Die Schilddrüse synthetisiert ihre Hormone unter der **Regulation** durch **TSH.** TSH stimuliert dabei über einen G_S-Protein-gekoppelten Rezeptor die Aufnahme von Iodid, die Thyreoglobulinsynthese sowie die Synthese und Freisetzung der Schilddrüsenhormone. TSH führt außerdem zu einer Hypertrophie der Epithelzellen. Die Iodidaufnahme wird neben TSH zusätzlich von einem autoregulatorischen Mechanismus beeinflusst, durch den die Schilddrüse ihre Funktion dem Iodangebot anpasst. Iodmangel erhöht die Iodaufnahme und die Synthese von T_3. Um den Organismus vor einem Iodexzess zu schützen, gibt es eine Autoregulation der Follikelzellen.
Bei einem massiven Iodüberschuss und normaler Schilddrüsenfunktion kommt es zu einer Hemmung der Iodisation sowie der Hormonsynthese und -freisetzung (Wolff-Chaikoff-Effekt). Dieser Effekt tritt innerhalb von 24 h ein, hält aber bei anhaltender Iodzufuhr nur wenige Wochen an („Escape-Phänomen“).

Wirkungen der Schilddrüsenhormone

Die Schilddrüsenhormone haben vielfältige, v. a. stimulierende Effekte, u. a. auf die Entwicklung, den Stoffwechsel, das Herz-Kreislauf- und das Nervensystem (→ Tab. 23.1). Man kann sich die Schilddrüsenhormone daher auch als „Gaspedal“ im Körper vorstellen.

Zusammenfassung

- Die Schilddrüse besteht aus zwei Lappen und einem Isthmus.
- Auf mikroskopischer Ebene ist sie aus kleinen Follikeln aufgebaut, in denen sich das Kolloid mit den an Thyreoglobulin gebundenen Schilddrüsenhormonen befindet. Die Calcitonin-produzierenden C-Zellen liegen zwischen den Follikeln.
- Triiodthyronin (T_3) ist stärker wirksam, hat aber eine kürzere Halbwertszeit als Thyroxin (T_4).
- Ein Erwachsener benötigt pro Tag etwa 150–300 µg Iod für die Schilddrüsenhormonsynthese.
- Die Schilddrüsenhormone haben zahlreiche Wirkungen auf die Entwicklung, den Stoffwechsel, das Herz-Kreislauf- und das Nervensystem.

Anamnese

Neben den Fragen zu typischen Symptomen bei Funktionsstörungen darf nicht vergessen werden, auch nach „einfachen" Dingen wie einer früheren Strumektomie, Radioiodtherapie oder Bestrahlung der Halsregion zu fragen. Ebenso soll ermittelt werden, ob und warum eine Behandlung mit Schilddrüsenhormonen, Thyreostatika oder Amiodaron erfolgt. Außerdem kann eine Reihe von Medikamenten den Schilddrüsenhormonstoffwechsel beeinflussen, weshalb eine genaue Medikamentenanamnese notwendig ist.
Des Weiteren ist nach Schilddrüsenerkrankungen in der Familie zu fragen.

Körperliche Untersuchung

Bei der Palpation (→ Abb. 24.1) wird die Verschieblichkeit bewertet und es können größere Zysten oder Knoten getastet werden. Außerdem werden die Konsistenz und die Druckschmerzhaftigkeit untersucht. Eine normale Schilddrüse ist jedoch nur bei schlanken Menschen tastbar. Selten ist ein auskultatorisches Schwirren bei einer erhöhten Durchblutung zu hören. Daneben sind auch immer auf Hinweise einer endokrinen Orbitopathie zu achten sowie Puls und Blutdruck zu messen.

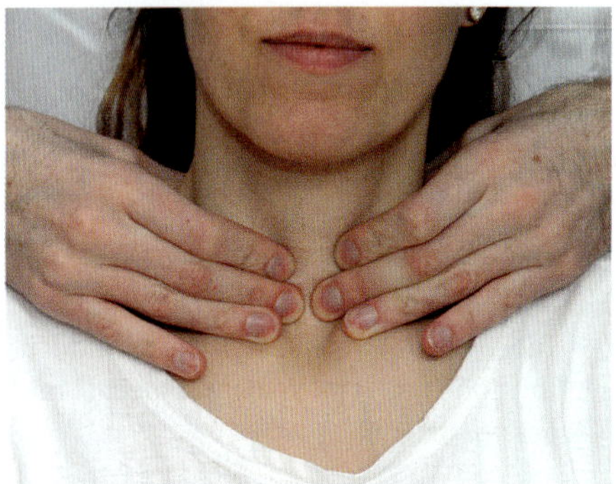

Abb. 24.1 Palpation der Schilddrüse [M607]

In-vitro-Diagnostik

TSH Zur Diagnostik von Schilddrüsenerkrankungen ist TSH einer der sensitivsten Parameter, da bereits bei einem geringen Absinken der Schilddrüsenhormonkonzentration die TSH-Konzentration deutlich ansteigen kann. Heute gibt es Methoden, die auch im unteren Bereich sehr sensitiv sind. In vielen Fällen reicht zum Screening von Schilddrüsenfunktionsstörungen eine alleinige TSH-Bestimmung. Der Referenzbereich liegt bei 0,3–4,0 mU/l. Allerdings gehen bereits Werte über 2,5 mU/l mit einem erhöhten Risiko für das spätere Auftreten einer Hypothyreose einher. Andererseits kommt es bei ca. 50 % der Personen mit einer TSH-Erhöhung zwischen 4–10 mU/l zu einer Normalisierung von TSH innerhalb von 5 Jahren. Auch im Alter steigt die TSH-Konzentration an. TSH ist ein Glukoprotein mit identer α-Untereinheit wie FSH, LH oder hCG (humanes Choriongonadotropin). HCG wird von der Plazenta nach Eintritt der Schwangerschaft gebildet und kann im Blut oder Harn zum Nachweis einer Schwangerschaft bestimmt werden. Die β-Untereinheit von hCG zeigt auch deutliche Übereinstimmungen mit der von TSH. hCG besitzt deshalb auch eine geringe schilddrüsenstimulierende Aktivität. In der Schwangerschaft kann die TSH-Konzentration daher physiologischerweise niedriger sein (Referenzbereich im 1. Trimenon TSH 0,1–2,5 mU/l).

Schilddrüsenhormone Bei der Bestimmung der Schilddrüsenhormone ist zu berücksichtigen, dass die Gesamtkonzentration von der Proteinbindungskapazität abhängig ist. Da nur der ungebundene Anteil aktiv ist, ist es besser, die freie Hormonkonzentration (fT_4 und fT_3) zu bestimmen. Für die Diagnostik der Hypothyreose ist T_4 ein Parameter, der die Hormonproduktion der Schilddrüse besser wiedergibt als T_3. Eine Hyperthyreose kann jedoch auch durch vermehrte Deiodierung mit alleiniger T_3-Erhöhung bedingt sein, sodass beide Werte zu bestimmen sind.

> Schwangerschaft oder Östrogene („Pille") führen zu einer Erhöhung des Bindungsproteins TBG und somit zu einer Erhöhung der Gesamthormonkonzentration. Die Stoffwechsellage bleibt jedoch euthyreot! Gleichzeitig gelten in der Schwangerschaft andere Grenzwerte für TSH und fT_4.

Schilddrüsenautoantikörper Bei den häufigen Autoimmunthyreopathien spielt die Bestimmung von Schilddrüsenautoantikörpern eine wichtige Rolle. Diagnostisch bedeutsam sind die Antikörper gegen Thyreoglobulin (Tg-AK), gegen die thyreoidale Peroxidase (TPO-AK) und gegen den TSH-Rezeptor (TRAK). Der Titer der TPO-AK zeigt zudem eine Assoziation mit dem Ausmaß der Autoimmunreaktion und der Schilddrüsendysfunktion bei chronisch-lymphozytärer Thyreoiditis.

Iod Um die Iodversorgung abzuschätzen, wird meist eine Bestimmung der Iodkonzentration im Harn durchgeführt. Die Analyse im Spontanharn korreliert dabei mit der Bestimmung im 24-h-Harn. Ein Mangel liegt bei einer Iodkonzentration < 100 µg/l vor.

Tumormarker Als Tumormarker beim medullären Schilddrüsenkarzinom dient **Calcitonin. Thyreoglobulin** ist nicht nur in der Schilddrüse, sondern auch im Serum nachzuweisen. Nach vollständiger Entfernung eines differenzierten Karzinoms weist eine messbare Tg-Konzentration (> 0,1 ng/ml) auf eine Metastasierung oder ein Rezidiv hin. Dabei soll auch eine gleichzeitige Bestimmung von Thyreoglobulin-AK erfolgen, die bei ca. 10–20 % der Patienten mit Schilddrüsenkarzinomen auftreten. Diese Antikörper können zu falsch niedrigen Werten von Thyreoglobulin führen.

In-vivo-Diagnostik

Sonografie Die Sonografie der Schilddrüse ist die wichtigste diagnostische Methode für die morphologische Beurteilung der Schilddrüse (→ Abb. 24.2, → Tab. 24.1). Dokumentiert werden die Größe, Echogenität und Homogenität der Binnenstruktur sowie die Lage, Form und Begrenzung der Schilddrüse und benachbarter Strukturen (Lymphknoten, vergrößerte Nebenschilddrüsen). Im Normalfall ist die Schilddrüse im Vergleich zur umliegenden Muskulatur echoreicher (heller).
Bei lokalisierten Läsionen sind ebenso die Echogenität und Homogenität zu beurteilen (→ Tab. 24.2).

Farbkodierte Duplexsonografie Damit kann die Schilddrüsenperfusion beurteilt werden. Allerdings hat die Duplexsonografie bei der Malignitätsbeurteilung von Schilddrüsenknoten keine Bedeutung mehr. Bei chronisch-lymphozytärer Thyreoiditis oder Morbus Basedow findet sich jedoch regelmäßig eine diffus erhöhte Durchblutung.

> Volumen eines Schilddrüsenlappens [ml] = Länge × Breite × Dicke [cm] × 0,5 (Gesamtvolumen Schilddrüse = linker + rechter Lappen)

> Abhängig von der Risikoeinschätzung erfolgt bei Knoten über 1–2 cm Größe eine weitere Abklärung (Szintigrafie, Feinnadelpunktion). Bei Knoten < 1 cm ist meist eine sonografische Verlaufsbeobachtung ausreichend.

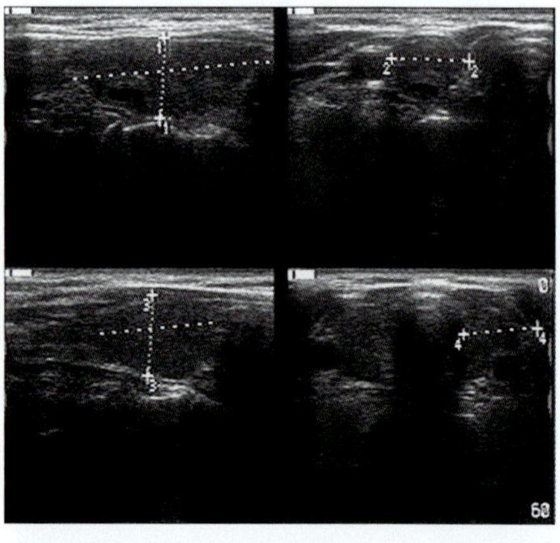

Abb. 24.2 Sonografische Vermessung der Schilddrüse [O891]

Tab. 24.1 Typische Sonografiebefunde bei Schilddrüsenerkrankungen

	Sonografie	Mögliche Schilddrüsenerkrankungen
Diffus	Vergrößert und echonormal	Diffuse Struma
	Echoarm	Autoimmunthyreopathien (Morbus Basedow, chronisch-lymphozytäre Thyreoiditis)
Lokalisiert	Echodicht	Verkalkung (dorsale Schallauslöschung!)
	Echonormal und echoreich	Regressiv veränderte Knoten, teilweise mit Halo (häufig bei Iodmangel)
	Echoreduziert → **Szintigrafie!**	Adenome, Karzinome, kleinzystisch degenerierte Knoten, Struma
	Echoleer	Zyste (dorsale Schallverstärkung!)

Tab. 24.2 Hochrisikokriterien für maligne Knoten in der Sonografie

Deutlich echoarm
Unregelmäßig begrenzt
Mikroverkalkungen oder grobschollige Verkalkungen
Taller-than-wide
Extrathyreoidales Wachstum oder suspekte Lymphknoten

Elastografie Als Weiterentwicklung der Sonografie kann dabei die Gewebesteifigkeit bzw. -elastizität untersucht werden. Das Ultraschallbild wird dabei durch eine Farbkodierung der Organelastizität überlagert.

Szintigrafie Sie gibt Auskunft über die Stoffwechselaktivität sowie Lage, Form und Größe der Schilddrüse. Intravenös verabreichtes Pertechnetat, das mit dem radioaktiven Technetium (^{99m}Tc) gekoppelt ist, wird abhängig vom Funktionszustand der Schilddrüsenzelle über den Iodidtransporter aufgenommen, jedoch nicht weiter verstoffwechselt. Radioiodisotope (^{123}I, ^{131}I) werden in Deutschland und Österreich nur bei bestimmten Indikationen verwendet (z. B. Dosisberechnung für Radioiodtherapie, Karzinomnachsorge, ektopes Schilddrüsengewebe). Mit der Gammakamera wird schließlich ein funktionstopografisches Bild erzeugt und außerdem die prozentuale Aufnahme der verabreichten Dosis in die Schilddrüse bestimmt und als Uptake (TcTU bei ausreichender Iodversorgung: 0,5–2 %) angegeben. Die Szintigrafie wird zur Abklärung fokaler Läsionen wie einer Struma (multi-)nodosa sowie hyperthyreoter Zustände verwendet. Bei lokalisierten Arealen mit veränderter Aktivität unterscheidet man:

- **Kalter Knoten:** nicht oder vermindert speichernd, malignitätsverdächtig! → Feinnadelpunktion! Allerdings ist ein großer Teil der Knoten > 1 cm kalt.
- **Warmer Knoten:** speichert der Schichtdicke entsprechend stärker als das umliegende Gewebe.
- **Heißer Knoten:** intensive Speicherung mit verminderter Aufnahme in das übrige Gewebe (meist funktionelle Autonomie)

Suppressionsszintigrafie Die Auflösung der Szintigrafie ist sehr gering und für Knoten < 1 cm daher schlecht geeignet. Mehr Aussagekraft zum Nachweis von Schilddrüsenautonomien hat die Suppressionsszintigrafie, die aber selten durchgeführt wird. Dabei wird TSH durch Levothyroxin supprimiert (z. B. 150 µg/Tag für 2 Wochen, abhängig vom Alter und kardiovaskulären Erkrankungen). Es erfolgt dann vorwiegend eine Speicherung in Zellen, die auch TSH-unabhängig Iod aufnehmen können.

Feinnadelaspirationspunktion (FNP) Sie ist ein einfacher Eingriff mit sehr geringem Risiko. Sie dient meist zur Malignitätsabklärung von kalten und sonografisch suspekten oder rasch wachsenden Knoten. Durch zytologische Untersuchung des Aspirats (keine Biopsie!) kann die Dignität eingestuft und eine Operation häufig vermieden werden.

Keine Untersuchungen mit Iodhaltigem Kontrastmittel bei Verdacht auf Schilddrüsenfunktionsstörungen! Durch exogene Iodzufuhr kann eine latente, bisher nicht erkannte Hyperthyreose manifest werden und für ca. 4–6 Wochen ist keine szintigrafische Diagnostik mit Technetium oder Therapie mit Radioiod möglich!

Falls bei einer Hyperthyreose eine dringende Bildgebung mit iodhaltigen Kontrastmitteln z. B. im Rahmen einer Kontrastmittel-Computertomografie notwendig ist, wird Perchlorat (Irenat®) gegeben, das die Iodidaufnahme in die Schilddrüse hemmt.

Zusammenfassung

- Der wichtigste Screeningparameter bei Schilddrüsenfunktionsstörungen ist TSH.
- Sonografie und Szintigrafie sind bildgebende Verfahren, die sich ergänzen.
- Die Feinnadelpunktion ist eine effektive, sichere und günstige Methode zur Malignitätsabklärung eines Knotens.
- Bei Verdacht auf Schilddrüsenfunktionsstörungen muss die Anwendung iodhaltiger Kontrastmittel vermieden werden.

Struma und solitärer Knoten

Struma

Unter einer Struma versteht man jede Vergrößerung der Schilddrüse über ein Volumen von 18 ml bei Frauen und 25 ml bei Männern sowie knotige Veränderungen bei normal großer Schilddrüse (→ Abb. 25.1). Man unterscheidet eine homogen vergrößerte **Struma diffusa** von einer **Struma nodosa** mit Knotenbildung. Abhängig von der Ursache kann funktionell eine Euthyreose, Hyperthyreose oder Hypothyreose vorliegen. In Deutschland haben etwa 30 % der Erwachsenen eine euthyreote Struma. Sie stellt somit die häufigste endokrine Erkrankung dar. Frauen sind doppelt so häufig betroffen wie Männer.

Ätiologie

Iodmangel ist mit 90 % die mit Abstand häufigste Ursache einer Struma. Daneben ist auch eine familiäre Belastung von Bedeutung. Andere Ursachen sind Immunthyreopathien (Morbus Basedow, chronisch-lymphozytäre Thyreoiditis), eine Autonomie, Zysten, Adenome, Karzinome, Metastasen, Thyreoiditiden, Medikamente (Lithium, Thyreostatika), strumigene Substanzen (z. B. Thiocyanat, Nitrat) u. a.

> Iodmangel ist in Deutschland die häufigste Ursache einer Struma!

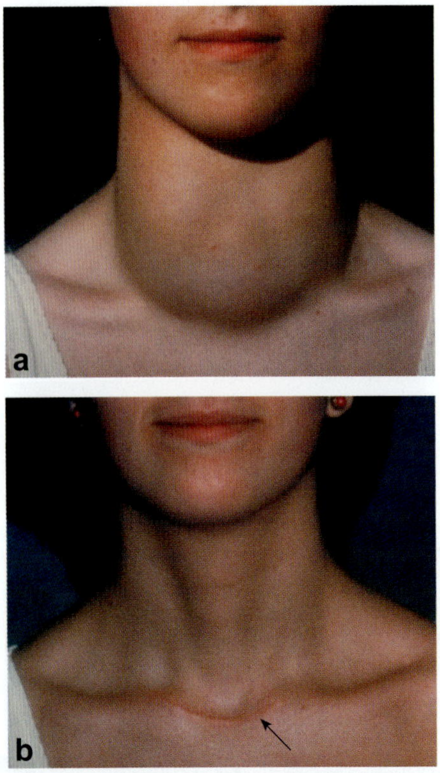

Abb. 25.1 Patientin mit massiver Struma nodosa vor (a) und nach der Operation (b). Pfeil: Narbe nach Kocher-Kragenschnitt. [T127]

Pathogenese

Zu Beginn entsteht eine Hypertrophie (Zellvergrößerung), die vorwiegend durch TSH bedingt ist. Dies stellt einen Kompensationsmechanismus zur ausreichenden Versorgung des Körpers mit Schilddrüsenhormonen dar. Erst später kommt es zur Hyperplasie (Zellvermehrung), für die vorwiegend ein intrathyreoidaler Iodmangel verantwortlich gemacht wird. Die Thyreozyten bilden iodabhängig organische Iodverbindungen, wie δ-Iodlacton, das die wachstumsfördernde Wirkung von IGF-1 und anderen lokalen Wachstumsfaktoren (EGF, TGF-β) hemmt. Fällt diese Hemmung bei Iodmangel weg, kommt es zu einer Proliferation der Zellen. Bei jeder länger bestehenden Struma tritt nach mehreren Jahren eine **irreversible Knotenbildung** auf. Dafür kommt eine Kombination verschiedener Mechanismen in Betracht:

- Durch degenerative Prozesse und Einblutungen kommt es zur Narbenbildung und zu einem Narbennetz. Ein homogenes Wachstum ist dann nicht mehr möglich.
- Regionale Unterschiede der Proliferationsfähigkeit der Thyreozyten führen zu einem asymmetrischen Wachstum und zur Knotenbildung.
- Iodmangel begünstigt Gain-of-Function-Mutationen, also eine erhöhte Aktivität der Funktion eines Proteins (z. B. des TSH-Rezeptors), was zur Bildung klonaler Knoten führen kann.

> TSH → Hypertrophie
> Iodmangel → Wachstumsfaktoren → Hyperplasie

Klinik

Eine Vergrößerung der Schilddrüse macht **bei euthyreoter Stoffwechsellage** kaum Beschwerden. Nur ein Teil der Patienten hat ein Druck- und Engegefühl am Hals. Bei einer großen Struma können Kompressionssyndrome auftreten, die zu Schluckbeschwerden, Atembeschwerden oder oberer Einflussstauung führen. Das Bild einer Tracheomalazie mit Säbelscheidentrachea durch Kompression der Luftröhre wird heute nur noch ganz selten beobachtet. Heiserkeit durch eine Rekurrensparese tritt vorwiegend bei malignen Erkrankungen auf. Bei **hyper- und hypothyreoter Stoffwechsellage** treten die in → Kap. 26 beschriebenen Symptome auf.

Diagnostik

Die Diagnostik beginnt mit Anamnese und Palpation (→ Tab. 25.1 und → Tab. 25.2). In der **Sonografie** können die Größe (→ Abb. 24.2) bestimmt und Zysten und Knoten erkannt werden. Liegt das basale **TSH** außerhalb des Normbereichs, muss ergänzend eine fT_4- und fT_3-Bestimmung und evtl. eine **Szintigrafie** durchgeführt werden. Dadurch können die häufigsten anderen Thyreopathien diagnostisch von einer euthyreoten Struma bei Iodmangel abgegrenzt werden. Bei einer lang bestehenden Struma zeigen sich in der Szintigrafie sowohl heiße als auch kalte Knoten. Heiße Knoten sind nicht karzinomverdächtig und müssen daher nicht punktiert werden.

Verlauf und Stoffwechsellage

Die Stoffwechsellage bleibt im Verlauf häufig euthyreot. Nur bei sehr ausgeprägtem Iodmangel reicht die Kompensation nicht mehr aus, um eine adäquate Versorgung mit Schilddrüsenhormonen zu sichern. Andererseits werden bei Iodmangel häufiger Mutationen im TSH-Rezeptor oder des G_S-Proteins gefunden, die zu einer Autonomie der Zelle führen. Diese autonomen Areale in einer bestehenden Struma nodosa können so eine hyperthyreote Stoffwechsellage hervorrufen.

Therapie

Für die Behandlung der mittlerweile seltenen benignen euthyreoten Struma gibt es keinen einheitlichen Konsensus. Therapiemöglichkeiten sind neben der Iodsubstitution die TSH-suppressive Levothyroxinsubstitution, die Operation bzw. die Radioiodtherapie. Daten der LISA-Studie in Deutschland zeigten den besten Effekt

Tab. 25.2 WHO-Klassifikation der Struma

Grad	Charakteristika
0	Nur im Ultraschall feststellbar
Ia	Tastbare, aber nicht sichtbare Struma
Ib	Tastbare und nur bei zurückgebeugtem Kopf sichtbare Struma
II	Bei normaler Kopfhaltung sichtbare Struma
III	Große, sichtbare Struma

Tab. 25.1 Typische Befunde bei Strumen unterschiedlicher Ätiologie

Konsistenz	Beispiele
Weich und symmetrisch	Iodmangel, Morbus Basedow
Knotig	Multifokale Autonomie, Spätstadium des Iodmangels, Karzinome
Schmerzhaft und hart	Akute und subakute Thyreoiditis
Schmerzlos und hart	Schilddrüsenkarzinom
Eisenhart	Riedel-Struma (invasiv-fibrosierende Thyreoiditis)

bei einer Kombination einer Iodgabe mit nichtsuppressiven Thyroxingaben, wobei diese Daten auf Länder mit exzellenter Iodversorgung nicht unbedingt übertragen werden können. Auch die Verlaufsbeobachtung stellt eine weitere Option dar. So hat sich in der Wickham-Studie, einer der größten Verlaufsstudien von Schilddrüsenerkrankungen, bei bis zu 20 % der Frauen und 5 % der Männer ein stationärer oder rückläufiger Befund gezeigt.
Bei Kindern und Jugendlichen sowie bei Erwachsenen unter 35 Jahren ist eine Rückbildung einer Iodmangelstruma unter **Kaliumiodidtherapie** (z. B. Jodetten® Henning; Kinder: 100 µg/Tag, ab 10 Jahren: 200 µg/Tag) Erfolg versprechend. Bei größerer Struma (> 50 ml) ist die Wirkung jedoch eingeschränkt. Vor Therapiebeginn müssen eine Autonomie und eine Autoimmunthyreoiditis ausgeschlossen werden. Eine effektivere Rückbildung erfolgt durch eine Kombination von Kaliumiodid und **Levothyroxin** (z. B. Thyronajod®). Ziel ist ein TSH im unteren Normbereich bei normalen Schilddrüsenhormonen. Außerdem sollten regelmäßig der Halsumfang kontrolliert und die Schilddrüse sonografisch vermessen werden.
Eine absolute Indikation für eine **Operation** besteht bei Malignitätsverdacht oder Kompressionssymptomen (Dyspnoe, Schluckbeschwerden). Ein fehlender Therapieerfolg bei medikamentöser Behandlung stellt eine relative Indikation dar. Nach der Operation wird eine lebenslange **Rezidivprophylaxe** mit Iodid empfohlen. Bei geringem verbleibendem Schilddrüsengewebe (< 10 ml) wird außerdem Levothyroxin substituiert. Ist eine Operation nicht möglich oder nicht erwünscht, kann auch eine **Radioiodtherapie** (RIT) angewendet werden. Dabei ist eine Verkleinerung der Schilddrüse um ca. 30–50 % möglich.

Solitärer Knoten

Die Ursachen für Knoten in der Schilddrüse sind vielfältig (→ Tab. 25.3). In Deutschland kann man bei über 55-Jährigen von einer Prävalenz > 50 % für Schilddrüsenknoten ausgehen. Dennoch gibt es keinen nachgewiesenen Nutzen eines Screenings bei älteren Menschen, da Karzinome auch bei Knoten > 1 cm im Gegensatz zu anderen, benignen Veränderungen nur einen Anteil von ca. 1 % ausmachen. Bei unter 30-Jährigen finden sich hingegen Malignome bei knapp 3 %. Außerdem ist das Wachstum differenzierter Malignome langsam und die Prognose ausgesprochen günstig. Daher wird in der Praxis bei nicht tastbaren Knoten mit einem Durchmesser **unter 1 cm** unter Abschätzung des Risikos (keine Malignitätszeichen in der Sonografie, keine suspekten Lymphknoten, negatives Calcitonin) eine sonografische Beobachtung nach 6–12 Monaten oder länger als ausreichend angesehen. Die Knoten sollen dabei in drei Dimensionen vermessen werden. Eine Volumenzunahme kann jedoch erst ab einer Änderung von etwa 50 % sicher beurteilt werden. Anders als bei Nebennierenneoplasien sind größere Knoten nicht häufiger maligne und auch die Größenzunahme ist kein Malignitätskriterium. Mindestens 90 % der Knoten mit einem Wachstum > 50 % sind benigne, während papilläre Schilddrüsenkarzinome über Jahre größenstationär sein können. Bei malignen Knoten hat die Größe allerdings prognostische Bedeutung. Ähnlich wie bei Veränderungen der Brust (BI-RADS-Klassifikation) kann das Malignitätsrisiko von Schilddrüsenknoten nach bestimmten Charakteristika beurteilt werden (TIRADS – Thyroid Imaging Reporting and Data System). Dabei gibt es von den medizinischen Gesellschaften verschiedene Klassifikationssysteme der Malignitätsbeurteilung (z. B. ATA *nodule sonographic patterns*, ACR-TIRADS, EU-TIRADS; → Tab. 25.4).
Die Calcitoninbestimmung zur Diagnostik des medullären Schilddrüsenkarzinoms kann allerdings nicht durch die TIRADS-Klassifikationen ersetzt werden. Die Auflösung der Szintigrafie ist außerdem bei kleineren Knoten nicht ausreichend, sodass erst ab einem Durchmesser > **1 cm** eine weitere Abklärung sinnvoll ist. Zur Malignitätsbeurteilung können außerdem die Feinnadelpunktion und molekulargenetische Untersuchungen zur Anwendung kommen. Handelt es sich um eine **Zyste,** kann diese punktiert und der Inhalt zytologisch untersucht werden, wobei nach Möglichkeit ein solider Anteil punktiert werden sollte. Der therapeutische Erfolg einer solchen Punktion wird erhöht, wenn danach die Punktionsstelle lang und kräftig komprimiert wird, um die Adhäsion der Zystenwände zu fördern. Bei größeren Zysten beobachtet man häufig Rezidive. Eine endgültige Sanierung wird dann nur chirurgisch erreicht.

Tab. 25.3 Häufige Ursachen solitärer Schilddrüsenknoten

Kolloidhaltiger Knoten
Adenom
Zyste
Narbe
Karzinom
Thyreoiditis
Asymmetrische Organvergrößerung

Tab. 25.4 Sonografische Risikobeurteilung (nach der European Thyroid Association) [H127]

Kategorie	Ultraschallbild	Malignitätsrisiko	Feinnadelpunktion (FNP)
EU-TIRADS 1 (normal)	Keine Knoten	Keines	
EU-TIRADS 2 (benigne)	Zyste, vollständig spongiforme Knoten (kleine zystische Veränderung durch dünne Septen getrennt)	≅ 0 %	Keine FNP
EU-TIRADS 3 (niedriges Risiko)	Oval, glatt begrenzt, isoechogen oder hyperechogen	2–4 %	FNP ≥ 2 cm
EU-TIRADS 4 (mittleres Risiko)	Oval, glatt begrenzt, gering hypoechogen	6–17 %	FNP ≥ 1,5 cm
EU-TIRADS 5 (hohes Risiko)	Nicht oval, unregelmäßig begrenzt, Mikrokalzifikationen oder deutlich hypoechogen	26–87 %	FNP ≥ 1 cm

Zusammenfassung

- Als Struma bezeichnet man jede Schilddrüsenvergrößerung oder Knotenbildung unabhängig von der Ursache oder der Schilddrüsenfunktion.
- Iodmangel ist in Deutschland die häufigste Ursache einer Struma. Etwa ein Viertel der Erwachsenen ist davon betroffen.
- Bei euthyreoter Stoffwechsellage ergeben sich kaum Beschwerden. Nur teilweise werden Symptome wie ein Druck- und Engegefühl beschrieben.
- Die Diagnose der Iodmangelstruma erfolgt nach Ausschluss anderer infrage kommender Schilddrüsenerkrankungen.
- Therapie: wichtigste Maßnahme Kaliumiodidsubstitution; bei mechanischen Komplikationen oder Malignitätsverdacht: Operation
- Schilddrüsenknoten: meist benigne, Malignitätsbeurteilung und Abklärung basierend auf Klassifikationssystemen

Schilddrüsenfunktionsstörungen sind fast immer primäre Störungen (von der Schilddrüse ausgehend), extrem selten sekundäre oder tertiäre Störungen.

Hypothyreose

Die Hypothyreose ist durch einen Mangel oder eine nicht ausreichende Versorgung der Körperzellen mit Schilddrüsenhormonen gekennzeichnet. Mit einer Prävalenz von 10 % (ca. 6–7 % latent, nur 1–3 % manifest) ist die Unterfunktion der Schilddrüse viel häufiger als die Überfunktion. Die Prävalenz nimmt mit dem Alter zu. Frauen sind häufiger betroffen.
Viel seltener ist eine angeborene Hypothyreose, die jedoch eine der häufigsten angeborenen Stoffwechselerkrankungen darstellt.

Hypothyreose im Kindesalter

Die Hypothyreose beim **Neugeborenen** kann angeboren (am häufigsten Aplasie oder Dysplasie, selten Hormonsynthesestörungen, periphere SD-Hormonresistenz) oder intrauterin erworben sein (bei Iodmangel oder Iodexzess; durch blockierende AK der Mutter mit einer transienten Hypothyreose beim Neugeborenen). Die Prävalenz liegt bei 1:2.000 bis 1:4.000. Man beobachtet oft eine verlängerte Schwangerschaftsdauer und ein hohes Geburtsgewicht. Häufige Symptome sind ein verlängerter Neugeborenenikterus, Trinkfaulheit, Bewegungsarmut, Obstipation, Makroglossie und kühle Haut. Durch Hormonmangel besteht die Gefahr von Wachstumsstörungen und geistiger Retardierung. Ein Hormonmangel kann unbehandelt beim Kind zum Vollbild des **Kretinismus** mit Skelettveränderungen, Schwerhörigkeit, Verzögerung der Pubertät und irreversiblen ZNS-Störungen führen. Bei Neugeborenen wird im Rahmen des Guthrie-Tests ein TSH-Screening durchgeführt, da für die Prognose eine frühe Diagnose und Therapie entscheidend sind. Bei **Kindern** manifestiert sich eine Hypothyreose durch verzögertes Wachstum und gestörte Zahnentwicklung sowie das Nachlassen der intellektuellen Entwicklung und schulischer Leistungen.

Hypothyreose beim Erwachsenen

Zu einer primären (von der Schilddrüse ausgehenden) Hypothyreose kommt es häufig durch:

- **Entzündliche Ursachen:** Die chronisch lymphozytäre Thyreoiditis ist in mehr als 50 % die häufigste Ursache einer Hypothyreose bei Erwachsenen (→ Kap. 27).
- **Iatrogene Ursachen:** Therapie einer Hyperthyreose (Operation, Radioiodtherapie, Thyreostatika), Bestrahlung der Halsregion (bei 20–60 % innerhalb von 3–6 Jahren), Medikamente (z. B. Lithium)

In Europa ist selten ein extremer Iodmangel für eine Hypothyreose verantwortlich. Weitere rare Ursachen sind Tumoren, eine sekundäre oder tertiäre Hypothyreose oder eine späte Manifestation einer angeborenen Schilddrüsenhormonresistenz.

> Sofern keine iatrogene Hypothyreose vorliegt, ist die mit Abstand häufigste Ursache der Hypothyreose eine chronische lymphozytäre Thyreoiditis.

Klinik

Die Symptome entwickeln sich langsam und werden vom Patienten typischerweise lange Zeit nicht wahrgenommen (→ Abb. 26.1):

- Müdigkeit und Antriebslosigkeit
- Frieren (Kälteintoleranz)
- Gewichtszunahme, Obstipation
- Trockene, schuppige Haare, Haarausfall, brüchige und splitternde Nägel, kühle, trockene, blassgraue Haut
- Depression
- Myxödem (nicht eindrückbare Schwellungen im Gesicht und an den Extremitäten); „Myxödemherz“: Bradykardie, koronare Herzkrankheit, Niedervoltage und Long-QT im EKG, diastolische Hypertonie (Anstieg des peripheren Widerstands)
- Heisere Stimme
- Muskelschwäche
- Menstruationsstörungen und Libidoverlust (TRH → Hyperprolaktinämie → gehemmte GnRH-Freisetzung)
- Hyperlipidämie (erhöhtes Arterioskleroserisiko), Anämie, Hyponatriämie

Oft entwickeln ältere Patienten wenige oder uncharakteristische Symptome, wie Kälteintoleranz, eine nicht dem Alter entsprechende motorische und geistige Retardierung, Gedächtnisstörungen oder Depression. Dies macht die klinische Differenzierung zu einer Altersdepression oder Senilität schwierig.
Bei einer Hypothyreose besteht ein erhöhtes Risiko für kardiovaskuläre Erkrankungen (Herzinsuffizienz, vermutlich auch koronare Herzkrankheit). Außerdem kann es nicht nur bei der Hyperthyreose, sondern auch bei der Hypothyreose zu einem erhöhten Frakturrisiko kommen.

Diagnostik

- **Manifeste Hypothyreose:** basales TSH (> 4,0 mU/l) erhöht, fT_4 erniedrigt
- **Latente Hypothyreose:** basales TSH erhöht, fT_4 und fT_3 normal oder im unteren Normbereich

Selten wird bei speziellen Indikationen (z. B. Kinderwunsch) der TRH-Stimulationstest mit nachfolgender TSH-Bestimmung angewendet. Zur Diagnose der **chronisch-lymphozytären Thyreoiditis** dient der Nachweis von TPO-AK (in bis zu 95 % positiv), die spezifischer sind als Tg-AK. In der Diagnostik werden außerdem die Sonografie (→ Abb. 26.2) und nur selten die Feinnadelpunktion eingesetzt. Bei hypothyreoter Stoffwechsellage ist die Nuklidaufnahme in der Szintigrafie oft vermindert oder fehlend. Im

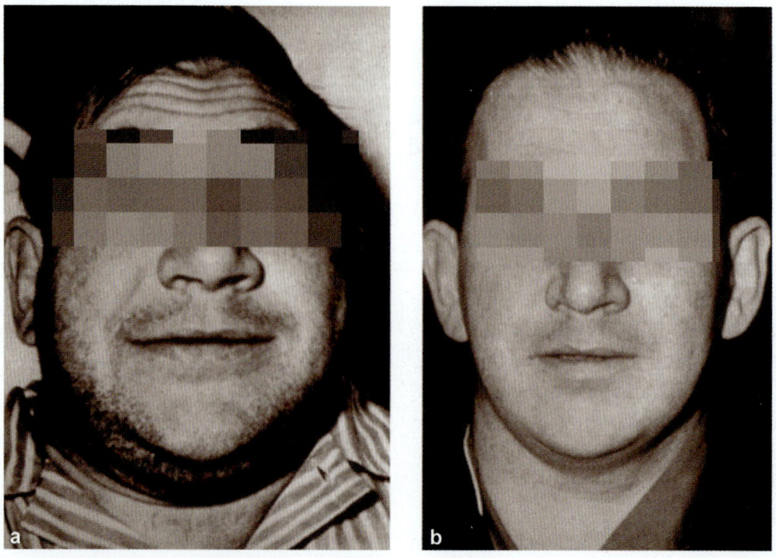

Abb. 26.1 30-jähriger Patient mit Hypothyreose (a), gleicher Patient unter Therapie (b) [T127]

Labor findet man häufig Nebenbefunde wie eine Hypercholesterinämie, Hyponatriämie, Anämie oder eine Hyperprolaktinämie.
Bei einer seltenen **sekundären (hypophysären) Hypothyreose** ist fT_4 erniedrigt, während TSH auch im Normalbereich liegen kann. Zu beachten sind dabei auch andere Zeichen eines Hypopituitarismus (→ Kap. 21). Bei der peripheren Schilddrüsenhormonresistenz kommt es wie auch bei der sekundären Schilddrüsenüberfunktion (beide extrem selten) zu einer Erhöhung von TSH und fT_4.

Therapie

Manifeste Hypothyreose

Meist ist eine lebenslange **Substitution mit Schilddrüsenhormonen** notwendig. Vor allem bei koronarer Herzerkrankung und länger bestehender oder ausgeprägter Hypothyreose ist es wichtig, einschleichend zu dosieren. Die Erhaltungsdosis liegt bei 1,5–2,0 µg/kg KG (~ 75–150 µg/Tag) Levothyroxin (T_4, z. B. Euthyrox® oder Thyrex®). Es scheint jedoch die Dosis eher von der fettfreien Körpermasse (Lean Body Mass) abhängig zu sein. Die Konversion zu T_3 erfolgt im Gewebe in Abhängigkeit vom Bedarf. Während Patienten über 60 Jahre einen geringeren Bedarf haben, ist dieser bei Kindern (bis zu 4 µg/kg KG) und in der Schwangerschaft erhöht.
Die Einnahme sollte unter konstanten Bedingungen, am besten 30 min vor dem Frühstück erfolgen. Eine Kombination von Liothyronin (T_3) und Levothyroxin hat keinen gesicherten Nutzen auf die Lebensqualität oder kognitive Funktionen. Auch in der Schwangerschaft wird eine Kombinationstherapie daher nicht empfohlen.

Ziel ist ein TSH im Bereich von 0,5–2 mU/l, was jedoch nicht bei allen Patienten erreicht wird (bis zu 20 % sind über- bzw. untersubstituiert). Zudem ist zu berücksichtigen, dass bei älteren Patienten (≥ 70 Jahre) höhere Normalwerte gelten. Eine Änderung der Dosis sollte erst nach einer Therapie von 6–8 Wochen mit gleicher Dosis erfolgen, da der Steady-State für TSH erst verzögert eintritt. Bei Überdosierung kommt es zu Symptomen der Hyperthyreose. Zu schnelle Dosiserhöhung oder zu hohe Dosen führen zu Tachyarrhythmien und Angina pectoris, die sich durch Betablocker mildern lassen. Durch Levothyroxin können der Insulinbedarf und die Wirkung von Phenprocoumon (Marcumar®) erhöht werden. In der Regel ist die Therapie mit Schilddrüsenhormontabletten effizient und gut verträglich. Unverträglichkeiten sind mitunter auf weitere Inhaltsstoffe zurückzuführen. Die Anwendung von Levothyreoxin als Gelkapseln zeigt eine geringere Abhängigkeit der Resorption vom pH-Wert und kann daher zum Beispiel bei der Gastritis Typ A oder nach Magen-Bypass Vorteile haben.

Latente Hypothyreose

Bezüglich der Therapie der latenten Hypothyreose besteht kein einheitlicher Konsens. Allerdings sind die Vorteile einer Substitution erst bei TSH-Konzentrationen > 10 mU/l gesichert, wobei eine Metaanalyse ab einem TSH > 7 mU/l eine erhöhte Mortalität bei latenter Hypothyreose zeigte. Darüber hinaus sind die klinische Symptomatik und andere Kriterien (z. B. Kinderwunsch, Schwangerschaft, nachweisbare TPO-Antikörper oder Hypercholesterinämie) zu berücksichtigen. Bei Patienten unter 65 Jahren mit einer TSH-Konzentration < 10 mU/l und Symptomen der Hypothyreose kann daher auch ein Therapieversuch mit Reevaluierung nach 3 Monaten erfolgen. Allerdings kann bei Adipositas auch eine erhöhte Leptinkonzentrationen zu einer geringen TSH-Erhöhung führen, die nach Gewichtsabnahme wieder sinkt. Eine Schilddrüsenhormonsubstitution bei TSH-Werten < 10 mU/l hat bei Adipositas jedoch keine nachgewiesenen Effekte auf eine Gewichtsabnahme.
Auch bei Patienten mit latenter Hypothyreose über 65 Jahre scheint der kardiovaskuläre Nutzen einer Substitution abzunehmen und im höheren Alter verloren zu gehen. Zudem steigen die oberen TSH-Grenzwerte ab dem 70. Lebensjahr um ca. 1mU/l pro Dekade. Es gibt hier einen Wandel, eine Substitution zurückhaltender anzuwenden bzw. TSH-Zielwerte im Alter höher anzusetzen. Auch ohne Substitution ist eine Verlaufskontrolle in Intervallen von 6–12 Monaten empfehlenswert, da 2–4 % dieser Patienten pro Jahr eine manifeste Hypothyreose entwickeln.

Low-T_3-Syndrom

Bei schweren nichtthyreoidalen Erkrankungen (z. B. Niereninsuffizienz, Myokardinfarkt, Leberzirrhose, Sepsis), nach Operationen oder Traumata kann es durch eine verminderte Deiodierung zu einem Absinken von fT_3 bei gleichzeitigem Anstieg von reversem T_3 (rT_3) kommen (→ Abb. 26.3). Das Low-T_3-Syndrom wird v. a. bei Intensivpatienten beobachtet, bei denen die Hormoninterpretation außerdem durch Medikamente (z. B. Glukokortikoide, Dopamin) erschwert wird, die den Hormonmetabolismus beeinträchtigen. Diese

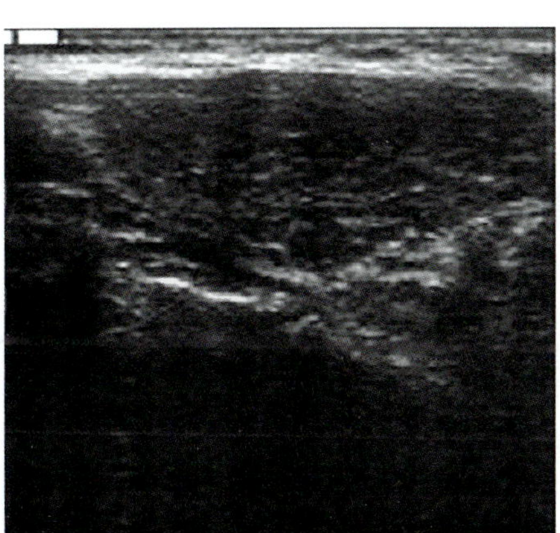

Abb. 26.2 Echoarme Schilddrüse bei chronischer lymphozytärer Thyreoiditis [O891]

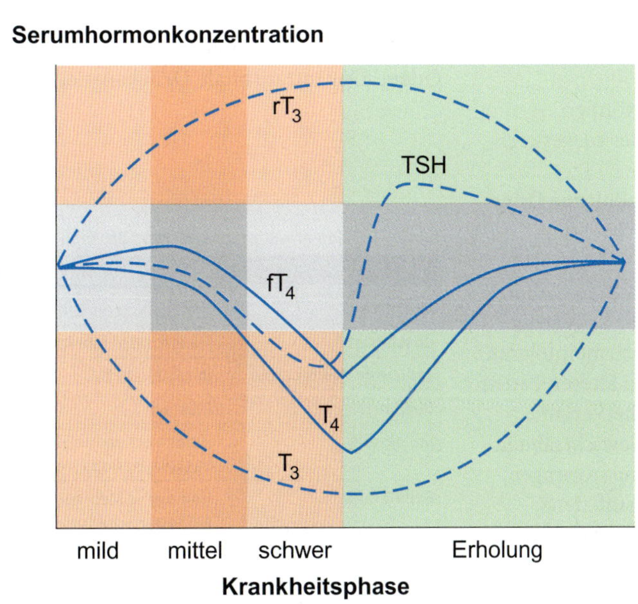

Abb. 26.3 Verlauf des Low-T_3-Syndroms bei schweren Erkrankungen [L231]

verminderte Konversion ist physiologisch und bewirkt eine Reduktion des Energieverbrauchs in der Peripherie, während der Metabolismus in der Leber häufig gesteigert ist. Eine Substitution von Schilddrüsenhormonen führt nicht zu einer Verbesserung der Prognose und sollte daher unterlassen werden. Später kann es bei schweren Erkrankungen durch verminderte Schilddrüsenhormonsynthese auch zu einem Absinken von fT_4 kommen.

Hyperthyreose

Unter einer Hyperthyreose versteht man ein erhöhtes Angebot von Schilddrüsenhormonen mit der Folge einer vermehrten Rezeptoraktivierung. Die häufigsten Ursachen sind der Morbus Basedow und die funktionelle Schilddrüsenautonomie. Auch in einer länger bestehenden Struma (→ Kap. 25) können autonome Bezirke mit vermehrter Hormonsynthese entstehen. Bei Thyreoiditiden kann es zudem durch Zerstörung von Follikeln zur Freisetzung von Schilddrüsenhormonen und zu einer passageren Hyperthyreose kommen. Ist die Ursache eine übermäßige exogene Zufuhr von Schilddrüsenhormonen (z. B. zur Gewichtsreduktion), so spricht man von einer **Hyperthyreosis factitia.**

Klinik

Typische Symptome der Hyperthyreose sind:

- Unruhe und Nervosität
- Wärmeintoleranz, Schwitzen, warme, feuchte Haut, Haarausfall
- Gewichtsverlust trotz gesteigerten Appetits
- Gesteigerte Stuhlfrequenz bis zur Diarrhö
- Atemnot
- Muskelschwäche
- Schlafstörungen
- Sinustachykardie, Arrhythmien
- Feinschlägiger Tremor der ausgestreckten Finger
- Bei Morbus Basedow: endokrine Orbitopathie, seltener prätibiales Myxödem

Während bei jüngeren Personen Symptome wie gesteigerter Appetit, Schwitzen, Diarrhö, Nervosität und Wärmeintoleranz dominieren, findet man bei älteren Patienten oft oligosymptomatische Verläufe. Dabei kommt es eher zu Gewichtsabnahme, Atemnot, Herzrhythmusstörungen (Vorhofflimmern), Herzinsuffizienz, Besserung einer Obstipation, zunehmendem Tremor oder Verwirrtheit. Durch das erhöhte Schlagvolumen steigt der systolische Blutdruck an, während der Mitteldruck durch eine Gefäßdilatation eher abnimmt. Die erhöhte Herzbelastung kann zu einer Kardiomyopathie führen. Manche Symptome sind sowohl bei der Hyperthyreose als auch bei der Hypothyreose zu finden, z. B. Konzentrationsstörungen, Muskelschwäche oder Haarausfall.

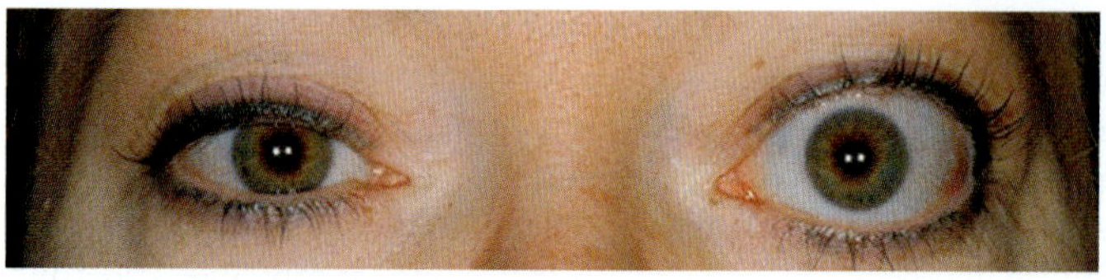

Abb. 26.4 Endokrine Orbitopathie. In diesem Fall mit deutlicher Asymmetrie. [E942]

Häufige Ursachen

Morbus Basedow

Die Basedow-Krankheit (*engl.* Graves' disease) ist eine häufige Autoimmunerkrankung mit thyreoidalen und extrathyreoidalen Manifestationen und genetischer Disposition (Assoziation mit HLA-B8 und -DR3). Es kommt zur Bildung von Antikörpern gegen den TSH-Rezeptor (TRAK). Diese verdrängen TSH und wirken stimulierend auf die Schilddrüse, was eine Überfunktion und ein diffuses Wachstum zur Folge hat. Neben der Hyperthyreose kommt es in etwa 25 % zur endokrinen Orbitopathie (→ Abb. 26.4), die fast immer beidseitig auftritt und zumeist milde verläuft. Diese kann sich zeitlich vor, während oder nach dem Erstauftreten der Hyperthyreose manifestieren und ist wahrscheinlich durch eine Kreuzreaktion der TRAK mit Antigenen von Augenmuskelgewebe bedingt. In weiterer Folge kommt es durch eine lymphozytäre Infiltration mit Aktivierung von Fibroblasten zur Einlagerung von Glykosaminoglykanen und zu einem retrobulbären Ödem. Der intraorbitale Druckanstieg führt zum Vortreten der Augen (Protrusio bulbi). Typische Symptome sind seltener Lidschlag, erhöhte Lichtempfindlichkeit, Fremdkörpergefühl, verschwommenes Sehen und Doppelbilder.

> Die endokrine Orbitopathie tritt fast immer beidseitig auf. Die Symptome sind morgens häufig stärker ausgeprägt als abends.

Weitere extrathyreoidale Manifestationen des Morbus Basedow sind das prätibiale Myxödem (in ca. 4 %) oder die seltenere Akropachie (subperiostale Knochenneubildung mit Trommelschlägelfingern). In 5–10 % finden sich auch andere Autoimmunerkrankungen (z. B. Vitiligo, Myasthenia gravis, Morbus Addison).

Funktionelle Autonomie

Auch im physiologischen Zustand gibt es Areale in der Schilddrüse, deren Aktivität nicht durch TSH reguliert werden (physiologische basale Autonomie). Intrathyroidaler Iodmangel führt zum bevorzugten Wachstum dieser Zellen, was sich im höheren Alter als **multifokale oder disseminierte Autonomie** manifestiert. Mit zunehmender Masse an autonomem Gewebe entwickelt sich aus einer euthyreoten Stoffwechsellage eine latente oder manifeste Hyperthyreose. Bei der **unifokalen Autonomie** (autonomes Adenom) kommt es durch Mutationen zur konstitutiven Aktivierung des TSH-Rezeptors (oder des G_S-Proteins). Das bedeutet, dass

Tab. 26.1 Differenzialdiagnose: Morbus Basedow und funktionelle Autonomie

	Morbus Basedow	Funktionelle Autonomie
Alter	Häufig jüngeres Lebensalter	Höheres Lebensalter (> 50.–60. Lj.)
Geschlecht	Frauen 5-mal häufiger	Kein signifikanter Unterschied
Endokrine Orbitopathie	In ca. 20–25 %	–
Beginn	Plötzlich	Schleichend
Sonografie	Diffuse echoarme Struma, verstärkte Vaskularisation („vaskuläres Inferno")	Nodöse Struma (erhöhte Durchblutung in den Knoten)
Szintigrafie	Homogene Mehrspeicherung bei vergrößerter Schilddrüse	Häufig fokale Mehrspeicherungen (evtl. Suppressionsszintigrafie notwendig)
TRAK	> 95 %	Selten
TPO-AK	~ 70 %	(Evtl. niedrige AK-Titer)

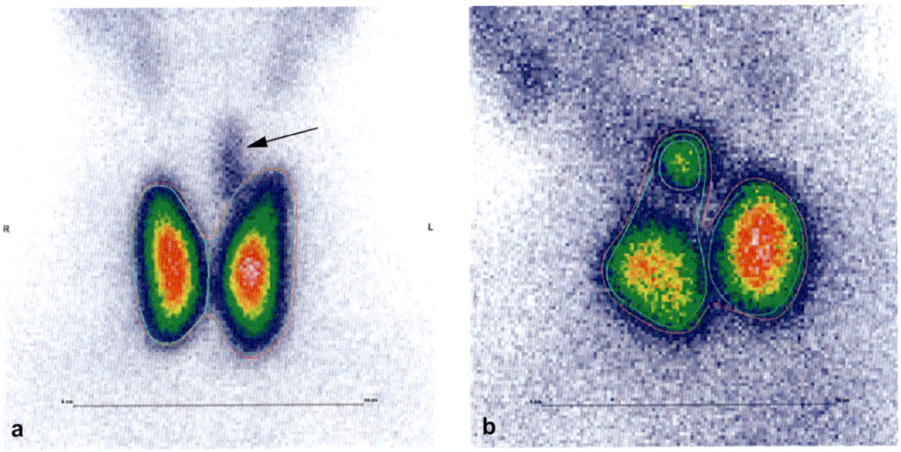

Abb. 26.5 Szintigrafie [0891]
a) Morbus Basedow (TcTU: 7,5 %; Pfeil: Speicherung im Lobus pyramidalis)
b) Multinoduläre Knotenstruma mit autonomen Arealen

der Aktivitätszustand des Rezeptors erhöht wird, auch ohne dass dabei ein Agonist gebunden wird. Diese Mutationen werden ebenfalls durch Iodmangel begünstigt.

> Die Stoffwechsellage bleibt lange Zeit euthyreot. Das heißt, dass ein normaler TSH-Wert eine autonomes Schilddrüsenadenom nicht ausschließt!
> Eine exogene Iodzufuhr kann dann jedoch eine iodinduzierte Hyperthyreose auslösen.

Marine-Lenhart-Syndrom

Als Marine-Lenhart-Syndrom bezeichnet man die Kombination von funktioneller Autonomie und Morbus Basedow. Man findet dabei echoarme und knotige Veränderungen mit fokaler Mehrspeicherung bei gleichzeitig nachweisbaren TRAK.

Diagnostik

- **Manifeste Hyperthyreose:** TSH erniedrigt, fT_3 und/oder fT_4 erhöht
- **Latente Hyperthyreose:** erniedrigtes TSH bei normalem fT_4 und fT_3

Zur Differenzialdiagnose zwischen Morbus Basedow und Schilddrüsenautonomie ist der Nachweis von Autoantikörpern bzw. evtl. bestehende Komorbiditäten (z. B. endokrine Orbitopathie) wegweisend. Unterschiede findet man auch in der Sonografie und der Szintigrafie (→ Tab. 26.1, → Abb. 26.5). Als Nebenbefunde können sich bei der Hyperthyreose niedriges Cholesterin, eine milde Hyperkalzämie oder Leukopenie zeigen.

Differenzialdiagnosen

Besonders schwer ist die Differenzialdiagnose zwischen dem **TRAK-negativen Morbus Basedow** ohne endokrine Orbitopathie und einer **disseminierten Autonomie,** die jedoch therapeutisch keine große Relevanz besitzt und möglicherweise nur eine Verlegenheitsbeschreibung bei insuffizient nachweisbaren TRAK darstellt. Die Unterscheidung zwischen einer **unifokalen Autonomie** und einem sehr seltenen hormonproduzierenden, **follikulären Malignom** kann zytologisch nicht immer gestellt werden. Eine weitere Abklärung ist in diesem Fall jedoch nur bei raschem Wachstum indiziert.
Diagnostisch abzugrenzen sind Zustände bei **Fieber, Psychosen** oder **Drogenmissbrauch.** Ähnliche Symptome zeigen sich auch bei einer stressbedingten Überlastung (Nervosität, Unruhe und Tachykardie, häufig mit Obstipation und Gewichtszunahme). Ein vermehrtes Schwitzen ohne besondere Anstrengung wird auch bei der **Hyperhidrosis** beobachtet.

Therapie

Thyreostatika

In den meisten Fällen wird eine Hyperthyreose bei einer (wiederholten) TSH-Konzentration < 0,1 mU/l anfangs mit Thyreostatika behandelt, bis ein euthyreoter Zustand erreicht ist. Dieser sollte nach etwa 3 Wochen eintreten. Durch die Thioamide wird die thyreoidale Peroxidase (TPO) gehemmt, was zur Inhibition der Hormonsynthese führt. Gehemmt wird jedoch nicht die Freisetzung bereits gebildeter Hormone, weshalb die Wirkung erst nach 6–8 Tagen eintritt.
Substanzen Am häufigsten werden Thiamazol oder Carbimazol verwendet. Aufgrund häufigerer Nebenwirkungen sollte Propylthiouracil nur bei Unverträglichkeit der anderen Wirkstoffe gegeben werden. Im 1. Schwangerschaftstrimenon ist es in der niedrigst möglichen Dosierung noch immer Therapie der Wahl bei einer manifesten Hyperthyreose. Es führt in hohen Dosen auch zu einer Hemmung der Dejodase und somit zu einer geringeren Bildung des stärker wirksamen T_3. Bei Iodmangel kommt es durch eine irreversible Hemmung der TPO zu einer stärkeren Wirkung der Thyreostatika als bei einem Iodüberschuss. Bei einer iodinduzierten Hyperthyreose sind daher höhere Dosen notwendig! Initial wird eine höhere Dosis verabreicht, die dann auf eine Erhaltungsdosis gesenkt wird (z. B. 2,5–10 mg für Thiamazol).
Nebenwirkungen Die gefährlichste Nebenwirkung ist eine in 0,2–0,5 % und häufig dosisabhängig auftretende Agranulozytose (< 500 neutrophile Granulozyten/µl), die sich häufig durch Fieber, Halsschmerzen oder Stomatitis bemerkbar macht. Diese tritt häufiger bei älteren Patienten und in den ersten 2–6 Wochen auf. Die Patienten müssen über die Symptome und ein sofortiges Absetzen mit anschließender Blutbildkontrolle bei Fieber aufgeklärt werden. Außerdem sollten regelmäßig die Transaminasen kontrolliert werden. Daneben kann es zu allergischen Hautreaktionen kommen.
Dauer Während bei der Autonomie keine spontane Heilung möglich ist, werden beim Morbus Basedow unter thyreostatischer Therapie über 12–18 Monate Remissionen bei ca. 30–50 % beobachtet. Ein Absetzen sollte jedoch erst bei normaler TSH-Konzentration und normalen TRAK erfolgen. Auch später sind jedoch Rezidive möglich. Rauchen oder eine Orbitopathie erhöhen das Rezidivrisiko! Zeigen sich nach 12–18 Monaten unter Therapie weiterhin erhöhte TRAK, kann eine neuerliche Bestimmung unter fortgesetzter medikamentöser Therapie nach weiteren 12 Monaten oder alternativ eine Radioiodtherapie bzw. Thyreoidektomie erfolgen.

Radioiodtherapie (RIT)

Die RIT kommt bei einer funktionellen Autonomie oder bei ausbleibender Remission bei einem Morbus Basedow zum Einsatz. Es handelt sich um eine sehr effektive Methode, die seit über 70 Jahren existiert. Bei der funktionellen Autonomie wird nach Erreichen einer Euthyreose das TSH im unteren Normbereich eingestellt, damit die Iodaufnahme v. a. in die autonomen, TSH-unabhängigen Areale erfolgt. Durch ^{131}I können hohe Strahlendosen mit jedoch sehr geringer Reichweite (0,5–2 mm) erzielt werden. Es kommt dabei zu einer selektiven Zerstörung von speichernden Zellen bei gleichzeitig geringer Belastung des umliegenden Gewebes. Der Therapieeffekt tritt nach 6–12 Wochen ein. Bis dahin wird die thyreostatische Therapie fortgeführt.

Die RIT ist die Standardtherapie in den USA und gewinnt auch in Deutschland zunehmend an Bedeutung. Die Nebenwirkungen sind gering, im Gegensatz zur hochdosierten RIT bei Karzinomen. Eine endokrine Orbitopathie kann sich jedoch verschlechtern oder neu auftreten. Dies kann durch eine prophylaktische Glukokortikoidbehandlung verhindert werden.

Operation
Eine chirurgische Intervention ist indiziert bei unifokaler Autonomie, großer Struma mit Verdrängungssymptomen (Stridor, Dysphagie), kalten Knoten (Malignitätsverdacht), thyreotoxischer Krise und schwerer endokriner Orbitopathie mit der Notwendigkeit eines sofortigen Therapieeffekts. Vor der Operation muss jedoch durch Thyreostatika ein euthyreoter Zustand hergestellt werden. Abhängig vom Geschick des Chirurgen kann es in etwa 1 % zur Rekurrensparese oder zum Hypoparathyreoidismus kommen. Präoperativ erfolgen daher eine HNO-Untersuchung zur Beurteilung der Stimmbänder und eine Bestimmung von Kalzium. Eine transiente postoperative Hypokalzämie ist häufig und muss mitunter vorübergehend behandelt werden. Fast immer entsteht eine postoperative substitutionsbedürftige Hypothyreose.

Begleittherapie
Tachykardie Bei einer Tachykardie sollten die Patienten zusätzlich einen Betablocker bekommen. Obwohl es bei Propranolol in hoher Dosierung (> 160 mg/Tag) auch zu einer Dejodasehemmung kommt, werden heute β_1-selektive Antagonisten wie z. B. Bisoprolol, die nur einmal täglich genommen werden müssen, oft bevorzugt.
Endokrine Orbitopathie Es gibt keine kausale Therapie. Meist kommt es bei optimaler Einstellung des Schilddrüsenstoffwechsels zur Besserung. Rauchen oder eine Hypothyreose verschlechtern hingegen eine endokrine Orbitopathie! Bei mittelgradiger bis schwerer Aktivität und im akuten Schub werden weiterhin Glukokortikoide als Stoßtherapie angewendet. Der blockierende IGF-1-Rezeptorantikörper Teprotumumab zur Behandlung der schweren endokrinen Orbitopathie ist in Europa nicht zugelassen und führt außerdem häufig zu einer persistierenden Hörminderung. Auch eine symptomatische Begleittherapie (Augentropfen, Sonnenbrillen) kann Beschwerden lindern. Eine Therapie mit Selen für 6 Monate kann bei milder Orbitopathie erwogen werden.
Bei akut drohendem Sehverlust ist eine Dekompressionsoperation notwendig.

Tab. 26.2 Stadien der thyreotoxischen Krise nach Herrmann [F1177]

Stadium	Symptome
I	• Tachykardie (> 150/min), Herzrhythmusstörungen • Fieber, Schwitzen und Exsikkose • Unruhe, Tremor, Angst, Hyperkinesie • Erbrechen, Durchfälle • Muskelschwäche, Adynamie
II	• Zusätzlich Bewusstseinsstörungen, Somnolenz, psychotische Zustände, Desorientiertheit
III	• Zusätzlich Koma (evtl. NNR-Insuffizienz und Kreislaufversagen)

Prognose
In Studien hat sich gezeigt, dass bereits bei einer latenten Hyperthyreose die Mortalität bei über 60-Jährigen signifikant erhöht ist. Das Risiko, innerhalb von 10 Jahren Vorhofflimmern zu entwickeln, ist dreifach erhöht. Außerdem sind der Knochenumsatz beschleunigt und der Verlust von Knochenmasse erhöht.

Notfälle

Thyreotoxische Krise

Die thyreotoxische Krise ist eine seltene Dekompensation einer Hyperthyreose.

Ätiologie
Ursachen sind ein Iodexzess (z. B. Kontrastmittel, Amiodaron) bei vorbestehender Autonomie oder ein spontanes Auftreten bei einem Morbus Basedow. Andere Ursachen können Operationen, schwere Begleiterkrankungen oder das Absetzen von Thyreostatika sein. Eine Verschlechterung tritt unerwartet und innerhalb von Stunden bis Tagen ein.

Klinik und Diagnostik
Die Leitsymptome sind Tachykardie und Hyperthermie. Weitere Symptome sind psychomotorische Unruhe, Angst, delirante Zustände, Adynamie, Fieber und Schwitzen. Zur Diagnosestellung dient die Kombination von klinischer Symptomatik (→ Tab. 26.2) und TSH, fT_4 und fT_3. Es besteht jedoch nicht immer ein direkter Zusammenhang zwischen der Hormonkonzentration und der klinischen Symptomatik.

Therapie
Es ist eine intensivmedizinische Behandlung notwendig:
- Elektrolyt- und Flüssigkeitssubstitution; parenterale Kalorienzufuhr, Senkung der Körpertemperatur
- Betablocker: Propranolol, Esmolol (unter Berücksichtigung der NW und KI!)
- Thyreostatische Therapie (verzögerter Wirkeintritt, da kein Effekt auf bereits gebildete Hormone): z. B. Propylthiouracil oder Thiamazol mehrmals täglich, bei Iodexzess zusätzlich Perchlorat
- Glukokortikoide sollen wegen einer relativen NNR-Insuffizienz und zur Konversionshemmung gegeben werden.
- Sollte eine Behandlung mit Thyreostatika nicht möglich sein, so kann bei einer bedrohlichen Krise durch eine Thyreoidektomie eine rasche Normalisierung der Schilddrüsenhormone erreicht werden. Dabei ist jedoch eine medikamentöse Vorbereitung notwendig, z. B. mit Betablockern, Glukokortikoiden und Gallensäurebindern (zur Hemmung der Reabsorption von Schilddrüsenhormonen). Eine Plasmapherese hat nur eine kurzfristige Wirkung und kann bei Kontraindikationen für eine Operation durchgeführt werden.

Die Mortalität liegt in Stadium I bei unter 10 %, in Stadium III bereits bei über 30 %!

Myxödemkoma

Es handelt sich dabei um eine sehr seltene Manifestation einer länger bestehenden, nicht behandelten Hypothyreose. Typischerweise tritt sie bei älteren, nicht überwachten Patienten während der kalten Jahreszeit auf.

Ätiologie

Als auslösende Faktoren kommen Medikamente (z. B. Sedativa), Kälte, Infekte, Operationen oder das Absetzen einer Schilddrüsenhormonsubstitution infrage. Über Monate entwickeln sich die Symptome einer schweren Hypothyreose (Kälteintoleranz, Gewichtszunahme, Muskelschwäche, Obstipation, Apathie und Somnolenz).

Klinik und Diagnostik

Die Leitsymptome sind Hypothermie, Sinusbradykardie (< 50/min), Hypoventilation und Hypotonie. Durch eine Hyponatriämie, welche in ca. 50 % besteht, und eine Hypoxie mit konsekutiver respiratorischer Azidose kommt es zu Bewusstseinsstörungen. Für die Diagnosestellung werden die klinische Symptomatik, eine Bestimmung von fT_4, TSH sowie eine Blutgasanalyse herangezogen. Zudem sollte eine Kortisolbestimmung erfolgen. Auch beim Myxödemkoma steht der Schweregrad der Symptome nicht unbedingt in direktem Verhältnis zur Hormonkonzentration.

Therapie

Es ist eine intensivmedizinische Behandlung notwendig:

- Sicherung der Vitalfunktionen (Atemhilfe, temporärer Schrittmacher)
- Glukosehaltige Lösung, Korrektur einer evtl. Hyponatriämie, Volumenersatz bei Hypotonie
- Initial 100–200 µg Thyroxin i. v., evtl. mit Liothyronin kombiniert
- Glukokortikoide (bis zum Ausschluss einer Nebenniereninsuffizienz – z. B. Hydrokortison 100 mg alle 8 h i. v.)

Die Mortalität ist abhängig vom Diagnosezeitpunkt und liegt bei ca. 30–40 %!

Zusammenfassung

Hypothyreose

- Als Kretinismus bezeichnet man eine gestörte ZNS- und Skelettentwicklung im Kindesalter durch einen schweren Schilddrüsenhormonmangel.
- Die häufigste nichtiatrogene Ursache einer Hypothyreose ist die chronische lymphozytäre Thyreoiditis.
- Klinik: Kälteintoleranz, Gewichtszunahme, kühle, trockene, pastöse, schuppende Haut und Obstipation sind häufige Symptome.
- Diagnose: TSH ↑ und fT_4 ↓ oder normal
- Therapie: Substitution von Levothyroxin
- Das Low-T_3-Syndrom ist eine Deiodierungsstörung bei schweren nichtthyreoidalen Erkrankungen. Eine Substitution von Schilddrüsenhormonen ist nicht nötig.

Hyperthyreose

- Häufigste Ursachen: Morbus Basedow und funktionelle Autonomie
- Klinik: Häufige Symptome sind Wärmeintoleranz, Tachykardie und Gewichtsabnahme.
- Diagnose: TSH ↓ und fT_4 bzw. fT_3↑ oder normal. Man unterscheidet eine latente von einer manifesten Hyperthyreose.
- Behandlung: Thyreostatika, Radioiodtherapie und Operation

Thyreotoxische Krise

- Seltener Notfall mit Tachykardie, Hyperthermie und Exsikkose
- Behandlung: Thyreostatika und symptomatische Therapie (Flüssigkeitszufuhr, Elektrolyte, Betablocker und Kortikosteroide), evtl. Operation/Plasmapherese

Myxödemkoma

- Extrem seltene, schwere Manifestation einer lange bestehenden Hypothyreose mit den Leitsymptomen Hypothermie, Sinusbradykardie, Hypoventilation und Hypotonie
- Therapie: Levothyroxin i. v.

Unter den Entzündungen der Schilddrüse fasst man eine heterogene Gruppe von Erkrankungen mit unterschiedlichen Ursachen, Symptomen und Therapien zusammen. Man kann sie nach der Ätiologie, ihrem Verlauf (akut, subakut, chronisch) oder dem histologischen Bild (lymphozytär, granulomatös) unterscheiden. Bei den verschiedenen Thyreoiditiden kann es durch Zellzerstörung zur Hormonfreisetzung und zu einer transienten, selbstlimitierenden Hyperthyreose kommen. Es handelt sich dabei um bereits gebildete Hormone, weshalb eine thyreostatische Therapie nicht indiziert ist. Besser sollte man symptomatisch mit Betablockern behandeln.

Immunologisch bedingte Schilddrüsenentzündungen

Autoimmunthyreoiditiden

Gemeinsam ist den Autoimmunthyreoiditiden, dass sie fast immer schmerzlos verlaufen. Außerdem ist eine verminderte Echogenität in der Sonografie kennzeichnend. Für die Diagnostik ist der Nachweis von Autoantikörpern wegweisend. Jedoch lassen sich auch häufig bei Gesunden Autoantikörper nachweisen, wobei diese Personen ein erhöhtes Risiko für das spätere Auftreten einer Autoimmunthyreopathie haben.

Morbus Basedow

Zu den Autoimmunthyreoiditiden zählt auch die Basedow-Krankheit. Diese wird bei der Hyperthyreose behandelt (→ Kap. 26).

Chronische lymphozytäre Thyreoiditis

Diese organspezifische Autoimmunerkrankung mit genetischer Disposition (HLA-DR3, -DR5 und -B8) ist die häufigste Entzündung der Schilddrüse. Bei Frauen tritt sie etwa zehnmal häufiger als bei Männern auf. Betroffen sind v. a. Frauen zwischen dem 30. und 50. Lebensjahr. Man unterscheidet eine **hypertrophe Form** (klassische **Hashimoto-Thyreoiditis**) mit meist anfangs symmetrisch vergrößerter Schilddrüse und eine **atrophe Form** als häufigere Variante.

Klinik und Diagnostik Die Patienten haben weder Schmerzen noch Entzündungszeichen. Der Verlauf ist chronisch, da sich erst ab einer höhergradigen Zerstörung eine Hypothyreose entwickelt. Die Zelldestruktion führt zur Freisetzung präformierter Hormone mit einer evtl. transienten hyperthyreoten Phase. Diese Phase bleibt häufig unbemerkt, sodass die chronische lymphozytäre Thyreoiditis oft erst diagnostiziert wird, wenn eine Hypothyreose vorliegt. In der Sonografie erscheint die Schilddrüse echoarm und häufig verkleinert (→ Abb. 26.2). Eine Szintigrafie ist nicht immer notwendig. Vor allem aber in der Phase der passageren Hyperthyreose ist das Bild eines global stark verminderten Uptakes diagnostisch hilfreich. Die Diagnose kann schließlich durch den Nachweis von TPO-AK, die in 95 % vorhanden sind, gestellt werden. Tg-AK sind weniger aussagekräftig, aber auch häufig nachweisbar. Die chronische lymphozytäre Thyreoiditis kann auch mit anderen Autoimmunerkrankungen (z. B. Morbus Addison, Diabetes mellitus Typ 1, Vitiligo, Alopecia areata) assoziiert sein.

Therapie Kortikosteroide haben keinen Effekt auf den Krankheitsverlauf. Die Behandlung richtet sich nach der Schilddrüsenfunktion und anderen Faktoren (→ Kap. 26).

> Chronische lymphozytäre Thyreoiditis: echoarme, verkleinerte Schilddrüse mit vermindertem Uptake und positiven TPO-AK.

Post-partum-Thyreoiditis

Diese Autoimmunthyreoiditis tritt bei ca. 5 % der Frauen innerhalb von 1 Jahr nach der Entbindung auf. Manche Patientinnen haben bereits vor der Schwangerschaft nachweisbare TPO-AK. Eine erhöhte immunologische Toleranz während der Schwangerschaft führt dazu, dass sich die Entzündung erst nach der Geburt manifestiert. Häufig bleibt sie jedoch klinisch latent oder wird nur zufällig entdeckt. Anfangs beobachtet man teilweise eine 1- bis 3-monatige hyperthyreote Phase, gefolgt von einer passageren oder seltener permanenten Hypothyreose (→ Abb. 27.1). Bei postpartaler Depression sollte auch nicht vergessen werden, auf die Schilddrüsenfunktion zu achten. Ein erhöhtes Risiko besteht bei Diabetes mellitus Typ 1 oder positiven TPO-AK, sodass in diesen Fällen ein TSH-Screening 3 und 6 Monate nach der Geburt empfohlen wird. Eine Szintigrafie während der Stillzeit ist kontraindiziert! Nach dem Abstillen zeigt sich in der Szintigrafie eine verminderte Speicherung im Gegensatz zum Morbus Basedow.

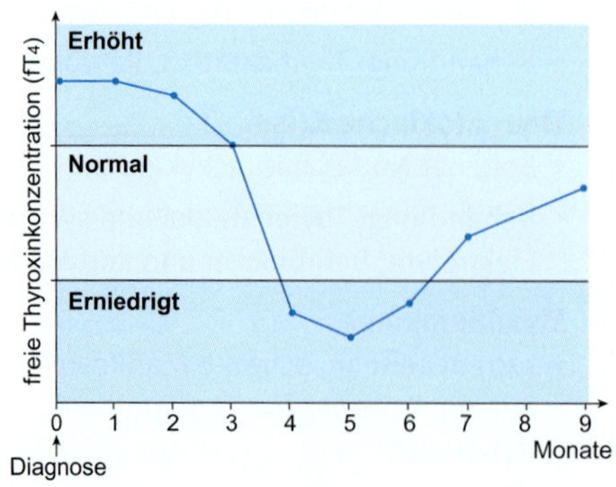

Abb. 27.1 Verlauf der fT_4-Konzentration bei einer Post-partum-Thyreoiditis [E985]

Andere Autoimmunthyreoiditiden

Silent-Thyreoiditis Sie ähnelt sehr der Post-partum-Thyreoiditis. Man findet auch eine schmerzlose Entzündung, die v. a. Frauen zwischen dem 30. und 50. Lj. betrifft. Es dominiert dabei eine hyperthyreote Phase bei jedoch fehlendem Uptake, eine permanente Hypothyreose kommt nicht vor. Zudem können immunologisch vermittelte Schilddrüsenentzündungen unter einer medikamentösen Therapie, z. B. Interferon oder **Checkpoint-Inhibitoren** (immunmodulierende Antikörper zur Tumortherapie), auftreten. Eine Hypothyreose ist dabei häufiger als eine Hyperthyreose. Unter Checkpoint-Inhibitoren kann selten auch eine Hypophysitis oder ein Diabetes mellitus Typ 1 vorkommen.

Immunologisch vermittelte Thyreoiditis

Subakute Thyreoiditis de Quervain

Diese Form tritt typischerweise einige Wochen nach einem viralen Atemwegsinfekt auf.

Klinik Die Patienten haben eine berührungsempfindliche, derbe Schilddrüse. Neben einem allgemeinen Krankheitsgefühl und Fieber kommt es zu starken Halsschmerzen, die auch die Seite wechseln und in Ohren und Kiefer ausstrahlen können. Die Lymphknoten sind nicht geschwollen.

Diagnostik Auffällig sind eine stark erhöhte Blutsenkung (BSG > 50 mm/h) und erhöhtes CRP bei normaler Leukozytenzahl. TSH ist zu Beginn häufig supprimiert. Autoantikörper sind teilweise vorübergehend nachweisbar. Eine anfängliche leichte Hyperthyreose kann in eine Euthyreose und nach Wochen bis Monaten in eine Hypothyreose übergehen. Meist kommt es nach 1–4 Monaten zu einer spontanen Heilung. Sonografisch zeigen sich landkartenartige, konfluierende echoarme Areale mit einem Übergang in Areale mit normaler Echogenität. In der Szintigrafie findet man eine reduzierte oder fehlende Nuklidaufnahme.

Therapie Für die passagere Hyperthyreose reicht eine symptomatische Behandlung (s. o.), während bei einer Hypothyreose vorübergehend mit Hormonen substituiert werden kann. Bei einem leichten Entzündungsverlauf genügen NSAR wie Diclofenac. Meist reichen diese gegen die Schmerzen jedoch nicht aus. Man kann dann auch mit Prednisolon behandeln und sollte die Dosis unter Beobachtung der

BSG langsam senken. Dadurch ergibt sich jedoch kein Einfluss auf den Verlauf der Erkrankung. Falls unter Kortikosteroiden keine klinische Besserung innerhalb von 1–2 Tagen eintritt, ist die Diagnose zu prüfen!

Nichtimmunologisch bedingte Schilddrüsenentzündungen

Infektiöse Ursachen

Die **akute eitrige Thyreoiditis** ist eine seltene Entzündung, die durch Absiedelung von Keimen bei Bakteriämie oder Sepsis entsteht. Die Entzündung ist überwiegend durch Bakterien wie Staphylokokken oder Streptokokken bedingt und tritt meist bei Kindern auf. Durch andere Erreger wie Mykobakterien, Viren oder Pilze kommt es zur **nichteitrigen Thyreoiditis,** die v. a. immunsupprimierte Patienten betrifft. Typisch ist eine akut auftretende, schmerzhafte Schwellung der Schilddrüse mit Hautrötung. Sie wird oft mit der viel häufigeren subakuten Thyreoiditis verwechselt. Jedoch findet man bei der akuten Thyreoiditis oft vergrößerte Lymphknoten, während eine Störung der Schilddrüsenfunktion nicht beobachtet wird. Blutsenkung, CRP und die Leukozyten sind häufig erhöht. In der Sonografie werden oft Zysten gefunden, die punktiert und für eine gezielte Therapie zytologisch und mikrobiologisch untersucht werden sollten. Des Weiteren ist auch nach dem Primärherd der Streuung zu suchen.

Chemische Ursachen

Amiodaron ist ein iodhaltiges Klasse-III-Antiarrhythmikum, das sowohl bei supraventrikulären als auch bei ventrikulären Arrhythmien verwendet wird. Bei einer Erhaltungsdosis von 200 mg wird täglich ein Vielfaches des natürlichen Iodbedarfs freigesetzt (≈ 6–7 mg). Daher müssen vor Therapiebeginn bestehende Schilddrüsenerkrankungen ausgeschlossen werden. Auch während der Behandlung sind in Abständen von 6 Monaten TSH, fT_4 und fT_3 zu kontrollieren. Es kann dabei sowohl zu hypothyreoten als auch zu hyperthyreoten Zuständen kommen (eigentlich wird nur die amiodaroninduzierte Hyperthyreose Typ 2 zu den Thyreoiditiden gezählt. Hier sollen jedoch auch die anderen Formen erwähnt werden):

Amiodaroninduzierte Hypothyreose Amiodaron wirkt antagonistisch am T_3-Rezeptor, hemmt die Dejodase und kann durch einen Iodexzess die Schilddrüsenfunktion vorübergehend hemmen. Es sollte dann mit Levothyroxin substituiert werden. Die Konversionshemmung durch Amiodaron macht höhere Dosen nötig. Ein Absetzen von Amiodaron ist nicht notwendig.

Amiodaroninduzierte Hyperthyreose Typ 1 Diese Form wird überwiegend bei vorbestehender Autonomie oder Morbus Basedow beobachtet und entspricht einer iodinduzierten Hyperthyreose (→ Tab. 27.1). Sie tritt meist innerhalb der ersten Wochen bis Monate nach Medikationsbeginn auf. Im Gegensatz zum Typ 2 findet man häufiger Knoten oder andere morphologische Veränderungen bzw. positive TRAK. Es wird eine Therapie mit hochdosiertem Thiamazol empfohlen. Ein Absetzen von Amiodaron sollte nur kontrolliert erfolgen (Achtung: HWZ beträgt mehrere Wochen!). In manchen Fällen ist eine Thyreoidektomie notwendig.

Amiodaroninduzierte Hyperthyreose Typ 2 Durch Zellzerstörung kommt es zur Freisetzung präformierter Hormone. Die destruktive Thyreoiditis entwickelt sich langsam innerhalb von Monaten bis Jahren und ist selbstlimitierend. Ein Auftreten ist auch nach Absetzen von Amiodaron möglich. Sie kann später in eine Hypothyreose übergehen. Therapie der Wahl sind Kortikosteroide über 2–3 Monate. Amiodaron muss nicht abgesetzt werden.

Mischtypen Daneben können auch Mischtypen einer Typ-1- und Typ-2-Hyperthyreose auftreten.

Physikalische Ursachen

Nach Bestrahlung der Halsregion (z. B. bei Morbus Hodgkin) Diese Thyreoiditiden treten oft erst nach Jahren auf. Abhängig von der Dosis kann es zur Knotenbildung oder seltener zu Schilddrüsenkarzinomen kommen. Die Schilddrüsenfunktion ist nach einer Bestrahlung meist normal.

Nach hochdosierter Radioiodtherapie Mit ^{131}I bei malignen Erkrankungen. Eine akute Thyreoiditis mit Schwellung und Schmerzen kann auftreten. Selten tritt eine Entzündung nach RIT benigner Erkrankungen (Morbus Basedow) auf. Behandelt wird mit Kühlung und evtl. Antiphlogistika wie Prednisolon.

Nach Traumata im Halsbereich Sie können bei Autounfällen oder Operationen auftreten. Auch hier kann es zu einer akuten und schmerzhaften Entzündung kommen.

Sonderformen

Fibrosierende Thyreoiditis Riedel

Es handelt sich dabei um eine extrem seltene Entzündung. Häufig findet man auch multifokale Fibrosen, wie z. B. eine retroperitoneale Fibrose. Typisch sind eine Kapselüberschreitung und ein infiltratives Wachstum in das umliegende Gewebe. Die Schilddrüse fühlt sich „eisenhart" an und ist nicht schluckverschieblich.

Tab. 27.1 Amiodaroninduzierte Hyperthyreose

	Typ 1	Typ 2
Auftreten	Früh (Median 3 Monate)	Erst nach längerer Einnahme (~ 30 Monate)
Struma oder Knoten	Häufig (oder positive TRAK bei Morbus Basedow)	Selten
Perfusion (Dopplersonografie)	↑	↓
Therapie	Thyreostatika	Glukokortikoide

Zusammenfassung

- Die chronische lymphozytäre Thyreoiditis ist die häufigste Schilddrüsenentzündung. Typisch sind hochtitrige TPO-AK und eine verminderte Echogenität. Nach „Ausbrennen" der Entzündung kommt es häufig zur Hypothyreose.
- Post-partum-Thyreoiditis: erst hyperthyreote, dann hypothyreote Phase
- Thyreoiditis de Quervain: schmerzhafte Entzündung, häufig nach viralen Atemwegsinfekten
- Amiodaroninduzierte Hyperthyreose: Typ 1 = Autonomie oder Morbus Basedow mit Hyperthyreose durch Iodexzess; Typ 2 = destruktive Thyreoiditis mit Freisetzung bereits gebildeter Hormone

Schilddrüsenkarzinome

Epidemiologie
Maligne Neoplasien der Schilddrüse sind selten. In Deutschland liegt die Inzidenz bei ca. 3–5/100.000 pro Jahr. Die Mortalität beträgt jedoch nur 0,5/100.000 pro Jahr. Bei Frauen kommen differenzierte Karzinome (papilläres und follikuläres Karzinom) 2- bis 3-mal häufiger vor als bei Männern. Die Inzidenz steigt mit dem Alter deutlich an. Die Klassifikation der Schilddrüsenkarzinome nach deren histologischer Differenzierung bestimmt die Therapie und gibt Auskunft über die Prognose. Für diese sind neben der histologischen Differenzierung auch das Alter des Patienten und das Tumorstadium von Bedeutung. Prognostisch günstig ist ein Alter unter 45 Jahren. In Ländern mit Iodprophylaxe zeigt sich ein Wandel in der Häufigkeit der einzelnen Formen. So werden vermehrt papilläre Karzinome und weniger follikuläre Karzinome diagnostiziert.
Daneben wird beim papillären Mikrokarzinom (Durchmesser < 10 mm) aufgrund von Obduktionen und Operationen von einer Prävalenz zwischen 3 und bis zu 30 % ausgegangen. Diese sind jedoch nur sehr selten klinisch relevant.

Ätiologie
Als auslösende Ursachen sind ionisierende Strahlung und beim medullären Karzinom genetische Faktoren zu nennen. Lokale Wachstumsfaktoren und erhöhtes TSH haben hingegen keine gesicherte Wirkung auf die Karzinomentstehung. Auch eine Radioiodtherapie zur Behandlung einer Hyperthyreose führt zu keinem statistisch erhöhten Karzinomrisiko.

Klinik
Schilddrüsenkarzinome sind häufig asymptomatisch und werden im Rahmen einer Ultraschalluntersuchung festgestellt. Bei jüngeren Patienten ist das häufigste Symptom ein solitärer, derber Knoten in der Schilddrüse. Bei älteren Patienten sind v. a. schmerzlose, kalte Knoten in einer lang bestehenden Struma verdächtig. Weitere Zeichen treten erst bei größeren Tumoren auf und sind bereits Spätsymptome. Dazu gehören Schluckbeschwerden, Atembeschwerden oder schmerzlose, verbackene Lymphknoten. Des Weiteren kann es zu Heiserkeit durch eine Rekurrensparese oder zu einer oberen Einflussstauung kommen. Eine Destruktion des Ganglion stellatum führt zum Horner-Syndrom mit Miosis, Ptosis und Enophthalmus.

Diagnostik
In der Anamnese soll nach einer früheren Bestrahlung oder nach einer anderen Strahlenexposition gefragt werden. Malignomverdächtig ist auch ein Strumawachstum unter Levothyroxintherapie.
Eine Bestimmung der Schilddrüsenhormone hat keine Aussagekraft, die Stoffwechsellage ist meist euthyreot. In der **Sonografie** findet sich häufig ein unregelmäßig begrenzter, echoreduzierter oder echokomplexer Knoten mit oder ohne Infiltration des umliegenden Gewebes. Die **Szintigrafie** zeigt eine verminderte Aufnahme. Nur weniger als 1 % sind hyperfunktionell. Andererseits entsprechen nur etwa 5 % aller kalten Knoten einem Malignom. Zur Abklärung der Malignität wird die **Feinnadelpunktion** verwendet. Bei follikulären Neoplasien ist jedoch aufgrund der hohen Differenzierung keine Unterscheidung zwischen benignen und malignen Tumoren möglich. Das Karzinom befindet sich bei einer Struma multinodosa außerdem nicht immer in dem dominierenden Knoten und in bis zu einem Viertel der Punktionen ist keine exakte Aussage möglich.

Formen
Papilläres Karzinom
Das papilläre Karzinom ist mit ca. 65 % das häufigste Karzinom der Schilddrüse. Es gibt verschiedene histologische Subtypen, die sich jedoch in der Prognose nicht unterscheiden. Mischtumoren mit follikulärer und papillärer Differenzierung werden aufgrund des biologischen Verhaltens auch zu den papillären Karzinomen gezählt. Typisch sind papilläre Gewebsstrukturen mit einer zentralen fibrovaskulären Achse, Milchglaskerne und dachziegelartig übereinandergeschichtete Zellen. In bis zu 10 % treten papilläre Karzinome multifokal auf. Sie metastasieren vorwiegend lymphogen. Bei Diagnose liegen häufig regionäre Lymphknotenmetastasen vor, die jedoch die Prognose nicht signifikant vermindern. Papilläre Karzinome können später auch hämatogen in die Lunge metastasieren. Sie haben eine günstige Prognose, die 10-Jahres-Überlebensrate liegt bei 80–90 %.

Follikuläres Karzinom
Das follikuläre Karzinom hat einen Anteil von etwa 20–30 % an den Schilddrüsenmalignomen. Es kommt häufiger in Iodmangelgebieten und bei einer bestehenden Struma vor. Meist handelt es sich um einen solitären, unilateralen Tumor, oft mit einer bindegewebigen Abkapselung. Der Unterschied zum follikulären Adenom ist nur durch eine Gefäßinvasion oder einen Kapseleinbruch definiert, histologisch unterscheiden sie sich sonst kaum. Hervorzuheben ist die onkozytäre Variante, die im Gegensatz zu den anderen differenzierten Karzinomen nicht am Iodstoffwechsel teilnimmt und daher nicht mit Radioiod behandelt werden kann. Die Metastasierung erfolgt überwiegend hämatogen in Lunge und Skelett. Die 10-Jahres-Überlebensrate liegt bei 60–70 %. Wie bereits erwähnt, ist die Prognose aber auch vom Tumorstadium und vom Alter der Patienten abhängig. Bei Fernmetastasen liegt eine deutlich schlechtere Prognose vor.

> **Merksatz zur Metastasierung**
> pa-pil-lär = lym-pho-gen (3 Silben)
> fol-li-ku-lär = hä-ma-to-gen (4 Silben)

Undifferenzierte (anaplastische) Karzinome
Anaplastische Karzinome sind selten. Charakteristisch ist ein lokal destruierendes und deutliches Wachstum innerhalb von Wochen. Eine Subtypisierung ist obsolet, da sich daraus keine weitere klinische Aussage ergibt. Anaplastische Karzinome haben generell eine schlechte Prognose. Die mittlere Überlebenszeit nach Diagnosestellung liegt bei nur etwa 6 Monaten. Sie gehören damit zu den aggressivsten soliden Tumoren.

Medulläres Karzinom
Das medulläre Karzinom gehört zu den neuroendokrinen Tumoren. Es geht von den parafollikulären, calcitoninproduzierenden C-Zellen aus und hat einen Anteil von weniger als 5 % der Schilddrüsenkarzinome. Bei einem Drittel der Patienten kommt es zu einer sekretorischen Diarrhö. Ein sehr guter Tumormarker ist Calcitonin. Bei Werten im Graubereich kann eine Calcitoninbestimmung nach Kalziumstimulation durchgeführt werden. In der Sonografie können grobschollige Verkalkungen zu sehen sein.
Kennzeichnend ist eine aktivierende Mutation im RET-Protoonkogen, einem Gen auf Chromosom 10, das mit verschiedenen endokrinen Neoplasien assoziiert ist. 25 % der Karzinome entstehen durch autosomal-dominante Vererbung im Rahmen einer MEN Typ 2 (→ Kap. 45). Typisch ist dabei ein Auftreten in jüngeren Jahren mit einem beidseitigen oder multizentrischen Befall. In den übrigen Fällen handelt es sich um sporadische Mutationen, die erst im späteren Alter vorkommen und mit einer schlechteren Prognose verbunden sind. Im Fall einer Keimbahnmutation (= vererbte Mutation, die in allen Zellen vorkommt)

werden eine genetische Beratung und ein Screening der Angehörigen empfohlen. Die 10-Jahres-Überlebensrate liegt bei ca. 50 %. Eine gute Prognose ist nur dann gegeben, wenn die Diagnose früh erfolgt, keine Metastasen bestehen und Therapie und Nachsorge erfolgreich sind.

Grundsätzlich sollte bei allen medullären Schilddrüsenkarzinomen von einem familiären Auftreten ausgegangen werden.

Therapie

Die Behandlung erfolgt abhängig von der Tumorart:

Papilläres Mikrokarzinom (< 10 mm)
Sofern keine weiteren Risikofaktoren (wie Lymphknotenbefall oder Kapselüberschreitung) bestehen, wird eine Lobektomie als ausreichend angesehen und von einer Radioiodtherapie abgesehen. Alternativ kann bei älteren Patienten und niedrigem Risiko (keine Strahlenexposition, negative Familienanamnese, Zytologie u. a.) auch eine sonografische Überwachung der Schilddrüse und Lymphknoten alle 6–12 Monate erwogen werden, bis ein Tumorwachstum auftritt. Bei bestimmten Fällen eines follikulären Tumors mit niedrigem Risiko kann ebenfalls eine Lobektomie ausreichend sein.

Differenzierte Karzinome Meist erfolgt eine totale Thyreoidektomie mit Entfernung der regionalen Halslymphknoten. Nicht immer ist eine anschließende Radioiodtherapie notwendig.

Postoperativ fällt die Schilddrüsenhormonkonzentration ab, während TSH ansteigt. Ein ^{131}I-Ganzkörperscan dient dem Nachweis von Restgewebe und Metastasen. Levothyroxin sollte vorerst nicht zugeführt werden, da durch die TSH-Erhöhung die ^{131}I-Aufnahme verbessert wird. Nach 4–6 Wochen wird bei einem TSH-Wert von mindestens 30 ebenfalls mit ^{131}I eine hoch dosierte Radioiodtherapie zur Zerstörung von verbliebenem Tumor- oder Schilddrüsengewebe durchgeführt. Thyreoglobulin kann anschließend als Tumormarker verwendet werden, der auf ein Rezidiv oder eine Metastase hinweist. Radioiod wird in geringerer Menge auch in die Speicheldrüsen und die Magenschleimhaut aufgenommen. Eine akute Sialadenitis und eine radiogene Gastritis sind daher häufige Nebenwirkungen. Bei hochdosierter Radioiodtherapie liegt das Risiko einer späteren Leukämie bei bis zu 1 %.

Anaplastische Karzinome Eine vollständige Entfernung ist häufig nicht mehr möglich. Ziele sind dann eine Tumorreduktion und eine Beherrschung des Wachstums. Dazu kann eine Operation mit einer Bestrahlung der Halsregion und/oder einer Chemotherapie kombiniert werden.

Medulläres Karzinom Die Therapie besteht in einer totalen Resektion der Schilddrüse mit einer vollständigen Entfernung der regionären Halslymphknoten. Eine Schilddrüsenhormonsubstitution kann postoperativ begonnen werden. Eine TSH-suppressive Behandlung ist nicht notwendig. Als Tumormarker dienen Calcitonin und CEA. Bei Residuen, Rezidiven oder metastasierendem medullärem Karzinom kann auch eine Therapie mit Tyrosinkinaseinhibitoren (z. B. Lenvatinib) oder eine palliative Bestrahlung erwogen werden. Haben auch Familienmitglieder eine nachweisbare Mutation, ist möglichst früh eine prophylaktische Entfernung der Schilddrüse indiziert (→ Kap. 45). Sowohl anaplastische als auch medulläre Karzinome besitzen in der Regel nicht die Fähigkeit, Iod aufzunehmen. Eine Therapie mit Radioiod ist daher nicht erfolgreich.

Die **postoperative Hypothyreose** nach Thyreoidektomie muss durch lebenslange Levothyroxin-Substitution behandelt werden. Auch bei differenzierten Karzinomen ist eine TSH-suppressive Dosis, die den Wachstumsstimulus auf okkulte Metastasen reduzieren kann, nicht unbedingt notwendig. Bei erfolgreicher Therapie bzw. niedrigem Rezidivrisiko wird eine TSH-Konzentration von 0,5–2 mU/l als ausreichend angesehen. Bei mittlerem und hohem Rezidivrisiko sollte ein TSH-Bereich von 0,1–0,5 mU/l angestrebt werden.

Weitere postoperative Komplikationen sind eine Rekurrensparese (in ca. 1 %) und ein Hypoparathyreoidismus (Serumkalzium bestimmen!). Eine passagere Hypokalzämie tritt in bis zu 20 % auf. Zu einem permanenten Hypoparathyreoidismus kommt es nur in ca. 1–2 %.

Die **Tumornachsorge** dient der frühen Erkennung eines Rezidivs und damit der Verlängerung der Lebensdauer. Es sind eine regelmäßige Sonografie und eine Kontrolle von TSH, Thyreoglobulin, Thyreoglobulin-AK und Schilddrüsenhormonen notwendig. Die Szintigrafie sollte weiterhin mit ^{131}I durchgeführt werden. Erfolgt diese unter Stimulation mit rekombinantem humanem TSH (Thyrogen®), muss Levothyroxin nicht abgesetzt werden. Bei nicht iodspeichernden Metastasen hat die PET-Szintigrafie mit ^{18}F-FDG an Bedeutung gewonnen.

Weitere maligne Tumoren

Andere Tumoren der Schilddrüse wie maligne Lymphome sind selten. Häufiger sind hingegen Metastasen. Sie kommen vorwiegend bei Nierenzell-, Bronchial- und Mammakarzinomen vor.

Zusammenfassung

- Die häufigsten Malignome der Schilddrüse sind das papilläre und das follikuläre Karzinom. Selten sind anaplastische Karzinome und das medulläre Karzinom.
- Malignomverdächtig sind deutlich echoreduzierte oder unregelmäßig begrenzte Knoten mit vermindertem Uptake.
- Die Prognose der differenzierten Karzinome ist sehr gut. Bei anaplastischen Karzinomen beträgt die mittlere Überlebenszeit hingegen nur etwa 6 Monate.
- Das medulläre Karzinom geht von den C-Zellen aus und tritt familiär oder sporadisch auf. Als Tumormarker dient Calcitonin.

Knochenstoffwechsel

Zusammensetzung

Der menschliche Knochen besteht zu etwa zwei Dritteln aus anorganischen Mineralien. Der Großteil des anorganischen Knochens wird von Kalzium zusammen mit Phosphat als Hydroxylapatit gebildet. Außerdem besteht der Knochen aus einem Proteingerüst, der Knochenmatrix, die von Osteoblasten hergestellt wird. Die Phosphat- und Kalziumkonzentration im Serum liegen im Bereich des Löslichkeitsprodukts. Eine Ausfällung (Präzipitation) und Ablagerung von Kalziumphospat in den Gefäßen und anderen Organen wird durch Proteine, wie das GLA-Protein, verhindert.

Knochenumbau

An der Zelloberfläche von **Osteoblasten** fördert hingegen die alkalische Phosphatase (wichtiger Marker des Knochenanbaus) die Ausfällung und Ablagerung von Kalzium und Phosphat im Knochen (Mineralisation). **Osteoklasten** entstehen aus Makrophagen. Es sind mehrkernige Zellen, die den Abbau der Knochenmatrix vermitteln. Sie sezernieren Säure und Proteasen, die den Knochen auflösen.

Der Knochen unterliegt außerdem einem ständigen Umbau (*bone remodeling*). Osteoklasten und Osteoblasten werden dabei zeitlich nacheinander aktiviert und sorgen für einen Ab- und anschließenden Aufbau der Knochengrundsubstanz. Dies ist entscheidend für die Reparatur, Erneuerung und die Anpassung des Knochens an veränderte Belastungen.

Mechanische Reize, die bei körperlicher Aktivität entstehen, gehören zu den bedeutendsten Stimuli für den Knochenaufbau. Nachdem im jungen Erwachsenenalter die Peak Bone Mass (Knochengipfelmasse) erreicht wird, kommt es zu einer negativen Knochenbilanz mit einem Überwiegen des Abbaus.

Wichtige Substanzen im Knochenstoffwechsel

Kalzium

Mehr als 99 % des Kalziums sind im Knochen enthalten. Dies entspricht beim Erwachsenen etwa einer Masse von 1,4 kg. Im Serum liegt Kalzium in drei verschiedenen Formen vor:

- ~ 45 % an Eiweiß gebunden
- ~ 5 % komplexgebunden an Zitrat, Bikarbonat oder Phosphat
- ~ 50 % ionisiertes, biologisch aktives Kalzium (Ca^{2+})!

Funktion Kalzium ist ein wichtiger intrazellulärer Botenstoff (→ Kap. 2), der an der Blutgerinnung beteiligt ist und für die Integrität und Funktion der Zellmembran sorgt. Durch Kalzium kommt es auch zu:

- Erregung von Kalziumrezeptoren (→ bei höheren Konzentrationen: Übelkeit und Erbrechen)
- Aktivierung von Kaliumkanälen (→ Verkürzung des Aktionspotenzials am Herzen)
- Stabilisierung von Natriumkanälen (→ gesteigerte Erregbarkeit und Tetanie bei Hypokalzämie)
- Verminderter Durchlässigkeit der Basalmembranen und der Tight Junctions (Hyperkalzämie → erhöhte Diurese; die Polyurie entsteht auch durch ein vermindertes Ansprechen auf ADH)

Der tägliche **Kalziumbedarf** liegt bei etwa 1.000 mg. Er ist bei Jugendlichen, in der Schwangerschaft und Stillzeit erhöht. Auch Frauen nach der Menopause und Männer über 65 Jahre haben einen erhöhten Bedarf. Kalziumreiche Nahrungsmittel sind z. B. Eier, Milch und Milchprodukte, Sojaprodukte und Sesam.

Darm, Knochen und Niere sind die wesentlichen Organe für die Regulation des **Kalziumstoffwechsels.** Über den Darm werden etwa 20 % des gesamten Kalziums resorbiert. Bei extremem Kalziummangel können durch die Vitamin-D-Wirkung auch bis zu 90 % aufgenommen werden. Der Knochen dient als Speicher, aus dem das Kalzium auch wieder mobilisierbar ist. Bei ausgeglichener Bilanz wird der Großteil mit dem Stuhl, der Rest über die Nieren ausgeschieden (→ Abb. 29.1).

Kalziumdiagnostik Meist wird die Gesamtkonzentration bestimmt. Bezüglich der diagnostischen Aussage bringt die Bestimmung des ionisierten Kalziums keine Vorteile, auch wenn nur der freie Kalziumanteil wirksam ist.

Normwerte
- Gesamtkalzium: 2,2–2,6 mmol/l
- Freies Kalzium: 1,1–1,3 mmol/l

Die Kalziumkonzentration ist abhängig vom:

- **Proteingehalt des Serums:** je höher der Proteingehalt, desto höher das Gesamtkalzium. Eine Interpretation des Gesamtkalziums sollte daher in Kombination mit Albumin erfolgen. So kann etwa bei niedrigem Gesamtkalzium und Albumin die Konzentration von ionisiertem Kalzium normal sein.
- **pH-Wert des Blutes:** Bei einer Alkalose ($[H^+]$ ↓) werden von Serumproteinen zur Pufferung zunehmend H^+-Ionen abgegeben, im Gegenzug kann Ca^{2+} gebunden werden. Dadurch sinkt der freie Kalziumanteil. Umgekehrt steigt das ionisierte Kalzium bei Azidose.

Faustregel
Eine Albuminabweichung um 1 g/dl verändert das Gesamtkalzium um 0,25 mmol/l in dieselbe Richtung!

Parathormon

Parathormon (PTH) ist ein Peptidhormon, das bei Absinken der Kalziumkonzentration aus der Nebenschilddrüse (Parathyroidea) freigesetzt wird. Die Regulation erfolgt direkt über Kalziumrezeptoren (Calcium-sensing-Rezeptor) an der Membran der hormonbildenden Zellen.

Funktion Am **Knochen** bewirkt PTH eine Freisetzung von Kalzium und Phosphat und erhöht somit die Kalziumkonzentration im Serum (→ Abb. 29.2). An der **Niere** kommt es zur verstärkten Kalziumrückresorption, während die Phosphatausscheidung gefördert wird. Dadurch wird eine Überschreitung des Löslichkeitsprodukts verhindert.

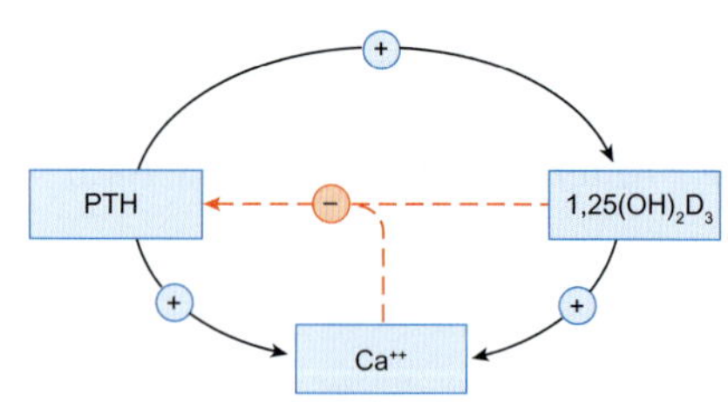

Abb. 29.2 Parathormon und Vitamin D halten die Kalziumkonzentration konstant. [L231]

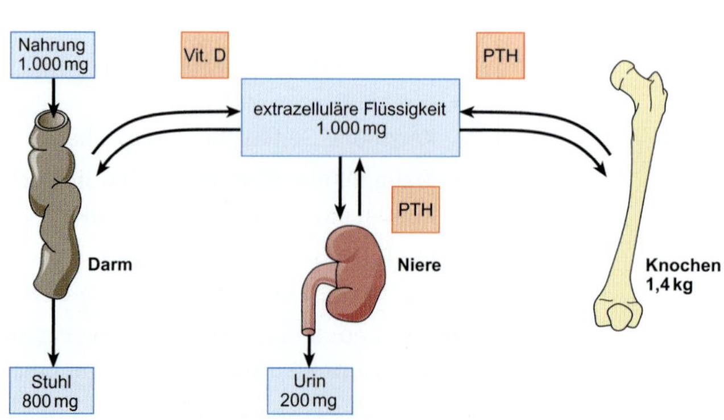

Abb. 29.1 Schematische Darstellung der Hauptwirkungen von Parathormon (PTH) und Vitamin D. Die Regulation der Kalziumkonzentration erfolgt über die intestinale Absorption, die renale Rückresorption und eine Aufnahme oder Abgabe aus dem Knochen. [L106]

Bei Absinken des Serumkalziums kommt es durch PTH kurzfristig zu einem Abbau von anorganischen Substanzen aus dem Knochen. Langfristig stimuliert PTH aber auch die **Vitamin-D-Bildung** durch Stimulation der 1α-Hydroxylase und bewirkt damit einen Ausgleich des Kalziumdefizits über eine erhöhte Resorption aus dem Darm. Intermittierend wirkt PTH auf den Knochen sogar aufbauend, während es bei kontinuierlicher Erhöhung zu einem Überwiegen der Resorption kommt.

Neben der Stimulation der Knochenresorption steigert Parathormon auch die Vitamin-D-Synthese und erhöht so längerfristig die Kalziumkonzentration über eine vermehrte intestinale Kalziumresorption.

Vitamin D

Der überwiegende Anteil (60–80 %) des Vitamin D wird im Körper synthetisiert. Dafür braucht der Organismus jedoch Sonnenlicht. **Vitamin D_3** (Colecalciferol) entsteht unter Einwirkung von UV-Licht in der Haut aus 7-Dehydrocholesterin oder wird direkt über die Nahrung aufgenommen. Aber erst durch zwei Hydroxylierungen, zuerst in der Leber und danach in der Niere, entsteht die aktive Form, das **1,25-Dihydroxy-Vitamin D_3** (Calcitriol). Die 1α-Hydroxylierung in der Niere wird durch PTH und durch einen niedrigen Phosphatspiegel stimuliert, während eine Hyperphosphatämie (z. B. bei Niereninsuffizienz) hemmend wirkt.

Funktion Vitamin D stimuliert die Kalzium- und Phosphatresorption aus dem Darm und die Mineralisation der Knochenmatrix. In hohen Konzentrationen fördert es hingegen die Osteoklastendifferenzierung (resorptionsfördernde Wirkung). Außerdem besitzt Vitamin D immunmodulatorische Wirkungen.

Calcitonin

Calcitonin ist ein Peptidhormon der parafollikulären C-Zellen der Schilddrüse.

Funktion Calcitonin hemmt die Osteoklasten und damit den Knochenabbau. Es wird bei erhöhten Kalziumwerten freigesetzt und hemmt sowohl die Kalzium- und Phosphatrückresorption in der Niere als auch als auch die Kalziumaufnahme im Darm. Eine Überproduktion findet man beim medullären Schilddrüsenkarzinom. Da hier teilweise sehr hohe Konzentrationen vorliegen ohne relevante Veränderungen im Kalzium- und Phosphathaushalt, ist anzunehmen, dass auch die physiologische Wirkung beim Menschen von untergeordneter Bedeutung ist.

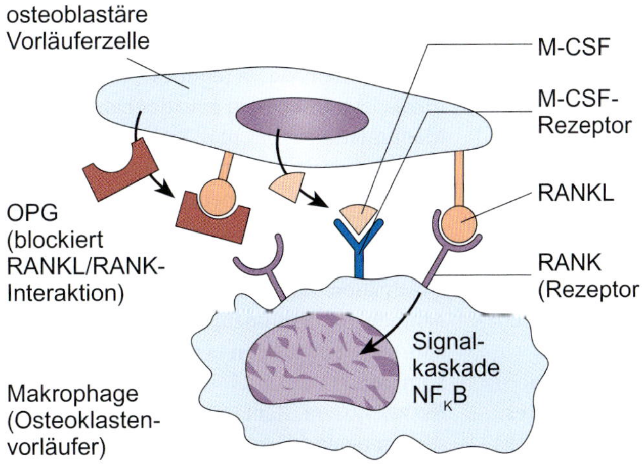

Abb. 29.3 Die Differenzierung der Osteoklasten wird u. a. durch das RANK-System stimuliert. [L106]

FGF23

Fibroblast growth factor 23 ist ein Glykoproteinhormon, das von Osteozyten und Osteoblasten gebildet wird. Die Freisetzung von FGF23 wird u. a. durch Phosphat, Kalzium und Vitamin D stimuliert. FGF23 schützt den Körper durch verschiedene Mechanismen vor einer Hyperphosphatämie. So kommt es durch FGF23 zu einer

- erhöhten Phosphatausscheidung in der Niere,
- Hemmung der PTH-Sekretion,
- vermindeten Calcitriolbildung (durch Hemmung der 1α-Hydroxylase).

αKlotho ist ein Transmembranprotein, das auf Zellen der Nierentubuli und der Nebenschilddrüse exprimiert wird. Als membrangebundene Form stellt es einen Korezeptor für FGF23 dar. Zudem gibt es eine lösliche Form (soluble Klotho), die vorwiegend aus der Niere kommt. Dessen physiologische Wirkung bleibt jedoch unklar.

RANK-System

Die hormonelle Regulation des Remodeling erfolgt u. a. über das **RANK-System** (*Receptor of Activation of Nuclear Factor* κB, → Abb. 29.3). Resorptionsfördernde Substanzen (z. B. Parathormon) induzieren die Sekretion von RANK-Liganden (RANKL) durch Osteoblasten oder aktivierte T-Zellen, während resorptionshemmende Substanzen (z. B. Östrogene) diese inhibieren. RANKL bindet an dessen Rezeptor RANK auf der Zelloberfläche von Osteoklastenvorläuferzellen und stimuliert die Differenzierung der Osteoklasten. Daneben gibt es auch noch einen löslichen Attrappenrezeptor, das sog. Osteoprotegerin, das auch an RANKL bindet und so über eine verminderte Osteoklastenaktivierung die Resorption hemmt.

Andere Substanzen

Wachstumshormon führt v. a. über Bildung von IGF-1 zu einer Stimulation von Knochen- und Knorpelwachstum. **Glukokortikoide** wirken über zahlreiche Mechanismen katabol auf den Knochen und führen zu einer Reduktion der Knochendichte. Der Haupteffekt der **Östrogene** ist eine (indirekte) Hemmung von Osteoklasten, z. B. über verschiedene Zytokine. Östrogene sind bei beiden Geschlechtern am Knochenwachstum, aber auch am Epiphysenschluss beteiligt. Zum Epiphysenschluss ist bei Jungen vermutlich die Aromatisierung von Testosteron notwendig, wie bei Defekten der Aromataseaktivität oder des Östrogenrezeptors gezeigt wurde (→ Kap. 40). **Androgene** bewirken in der Jugend eine Knochenreifung und ein Längenwachstum.

Zusammenfassung

- Der Knochen unterliegt einem ständigen Umbau (Remodeling). Während in der Jugend der Aufbau überwiegt, kommt es später zu einem vermehrten Abbau.
- Kalzium und Phosphat bilden als Hydroxylapatit den mineralisierten Teil des Knochens.
- Die wichtigsten Organe im Kalziumstoffwechsel sind Darm, Knochen und Niere. Die Serumkalziumkonzentration ist abhängig vom Proteingehalt und pH-Wert.
- Parathormon und Vitamin D sind die zwei bedeutendsten Hormone für die Regulation der Kalziumkonzentration.

Bei stationären Patienten findet man in ca. 1 % eine Hyperkalzämie. Es gibt verschiedene Ursachen:

- Tumorinduzierte Hyperkalzämie (60 %)
- Primärer Hyperparathyreoidismus (20 %)
- Medikamente: Vitamin-D-Intoxikation (!), Vitamin A, Thiazide
- Immobilisation
- Familiäre hypokalzurische Hyperkalzämie
- Granulomatöse Erkrankungen (z. B. Sarkoidose) oder Lymphome mit extrarenaler Vitamin-D-Bildung
- Kalzium-Alkali-Syndrom (Hyperkalzämie, metabolische Alkalose und akutes Nierenversagen, im Deutschen noch meist Milch-Alkali-Syndrom s. u.)

Tumorhyperkalzämie

Eine Hyperkalzämie bei Tumorerkrankungen kann auf zwei Arten entstehen:

- **Osteolytische Hyperkalzämie** beim Plasmozytom oder bei Metastasen z. B. eines Mammakarzinoms
- **Paraneoplastische Hyperkalzämie:** Tumoren wie das kleinzellige Bronchialkarzinom können z. B. Peptide mit parathormonähnlicher Wirkung (PTH-*related peptide*) oder lokale Mediatoren (Zytokine, PGE) mit osteolytischer Aktivität sezernieren (→ Kap. 49).

Diagnostisch wegweisend ist neben den Symptomen der Grunderkrankung eine supprimierte Konzentration von intaktem PTH bei möglicherweise erhöhtem PTHrP.

Primärer Hyperparathyreoidismus (pHPT)

Beim pHPT handelt es sich um eine autonom erhöhte Sekretion von PTH bei einem Nebenschilddrüsenadenom (85 %) oder bei einer primären Hyperplasie aller vier Nebenschilddrüsen (15 %). Selten sind Karzinome. Die Inzidenz beträgt 25/100.000 pro Jahr. Frauen sind doppelt so häufig betroffen. Der Altersgipfel liegt über dem 60. Lebensjahr. Bei einem frühen Auftreten bzw. bei einer primären Hyperplasie sollte an die Möglichkeit einer MEN Typ 1 gedacht werden (→ Kap. 47).

Klinik

Die Patienten sind bei Diagnosestellung häufig beschwerdefrei. Durch routinemäßige Kalziumbestimmungen bei Vorsorgeuntersuchungen kommt es heute seltener zu einem ausgeprägten Bild des Hyperkalzämie-Syndroms. Manifestationen findet man an folgenden Organen:

Niere Eine anfängliche Polyurie und reaktive Polydipsie können evtl. zur Exsikkose führen. Eine rezidivierende Nephrolithiasis ist immer noch eine der häufigsten Manifestationen des pHPT. Durch die Hyperkalzämie kann ein akutes prärenales Nierenversagen auftreten. Seltener kommt es zur chronischen Niereninsuffizienz.

Gastrointestinaltrakt Es können eine Obstipation oder Magenulzera (Patienten nehmen evtl. Protonenpumpeninhibitoren!) auftreten. Selten kann es zur Pankreatitis kommen.

Nervensystem Reflexabschwächung, Verstimmung und Depression sind oft diskret, aber mitunter bereits bei geringer Hyperkalzämie zu beobachten.

Knochen Es kann zur Osteoporose kommen mit einem Knochenabbau, der vorwiegend die Kompakta betrifft. Charakteristisch, aber selten ist eine subperiostale Resorption an den Fingergliedern. Eine Rarität ist die klassische Osteodystrophia fibrosa cystica generalisata mit Osteolyse und Zystenbildung.

Herz-Kreislauf-System Die Hypokaliämie kann zu Herzrhythmusstörungen führen. Außerdem erhöht eine Hyperkalzämie die Empfindlichkeit für Digitalis (Kontraindikation!).

Die pathogenetischen Mechanismen sind teilweise in → Kap. 29 erläutert.

> Die klassische Symptomentrias „Stein-, Bein- und Magenpein" wurde durch oligosymptomatische Verläufe abgelöst.

Diagnostik und Differenzialdiagnose

Die Interpretation der Kalziumkonzentration erfolgt in Bezug auf PTH („diagnostisches Paar", → Kap. 6), unter Berücksichtigung des Vitamin-D-Spiegels, der Nierenfunktion und des Albumingehalts. Beweisend ist ein erhöhter oder inadäquat hoher Wert von Kalzium und intaktem PTH (→ Abb. 30.1). Die Hyperkalzämie kann

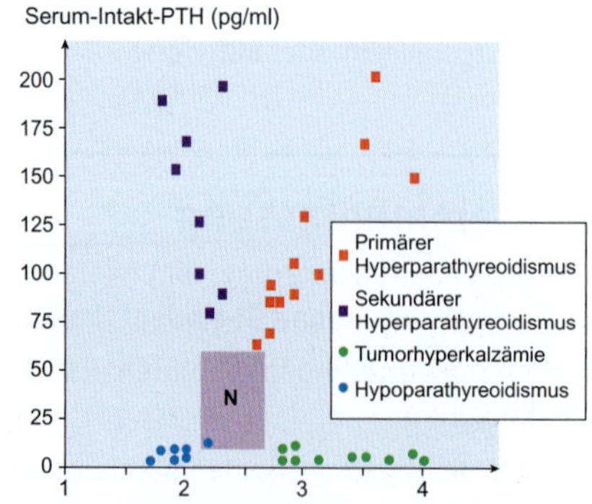

Abb. 30.1 Vergleich von Serumkalzium und intaktem Parathormon bei Patienten mit primärem und sekundärem HPT, Tumorhyperkalzämie und Hypoparathyreoidismus bei Diagnosestellung [L231]

allerdings durch einen Vitamin-D-Mangel oder eine Niereninsuffizienz maskiert werden. Andererseits führt auch ein Vitamin-D-Mangel zur PTH-Erhöhung. Durch die erhöhte Phosphatausscheidung ist das Phosphat im Serum häufig erniedrigt. Die alkalische Phosphatase ist regelmäßig erhöht.

> Primärer Hyperparathyreoidismus: Kalzium und Parathormon sind erhöht.

Durch Bestimmung der Kalziumausscheidung im Sammelharn kann der pHPT zur **familiären hypokalzurischen Hyperkalzämie (FHH)** abgegrenzt werden. Die FHH ist eine autosomal-dominant vererbbare Erkrankung des Calcium-sensing-Rezeptors mit geringer PTH- und Kalziumerhöhung bei einer relativ verminderten Kalziumausscheidung. Durch einen inaktivierenden Rezeptordefekt wird der Rezeptor unempfindlich gegenüber Kalzium, weshalb höhere Konzentrationen zur Stimulation der PTH-Sekretion notwendig sind. Darüber hinaus regulieren Calcium-sensing-Rezeptoren in der Niere unabhängig von PTH die Kalziumsekretion. Eine Rezeptordefekt führt hier zu einer verstärkten Kalziumresorption und damit zu einer verringerten Kalziumausscheidung. Eine Therapie ist nicht notwendig. Beim primären Hyperparathyreoidismus ist die Kalziumausscheidung im Sammelharn hingegen häufig erhöht. Bei unklaren Fällen kann die Bestimmung der Kalzium-Kreatinin-Clearance zur Unterscheidung hilfreich sein.

Das **Milch-Alkali-Syndrom** wurde ursprünglich bei Einnahme großer Mengen von Milch und Natriumbikarbonat zur Behandlung von Magenulzera beobachtet. Durch Protonenpumpeninhibitoren wurde dieses Syndrom jedoch selten. Heute hat eher die übermäßige Zufuhr von Kalziumkarbonat Bedeutung, da es darunter auch zu einer Hyperkalzämie mit metaboler Alkalose und Nierenversagen kommen kann **(Kalzium-Alkali-Syndrom).** Wenn kein Hinweis auf eine Tumorerkrankung oder eine Hyperkalzämie anderer Genese gegeben ist, wird versucht, einen pHPT bildgebend nachzuweisen. Die Lokalisation eines Adenoms der Nebenschilddrüse bzw. die Differenzierung zur Hyperplasie ist mit der Sonografie und sog. Sestamibi-Szintigrafie aber nicht immer möglich. Es gibt dann die Möglichkeit einer F-18-Cholin-PET/CT. Durch eine genaue präoperative Lokalisationsdiagnostik kann ein limitierter (z. B. einseitig offen oder minimalinvasiver) Operationszugang erreicht werden.

In einzelnen Fällen ist eine Lokalisation erst intraoperativ möglich.

Therapie

Patienten mit gering ausgeprägten Formen eines pHPT können auch über mehrere Jahre asymptomatisch bleiben. Vor allem bei älteren, asymptomatischen Patienten mit erhöhtem Operationsrisiko kommt unter Gewährleistung von regelmäßigen Verlaufskontrollen eine alleinige **konservative Therapie** infrage. Diese besteht in einer ausreichenden Flüssigkeitszufuhr, Bewegung und moderater, aber auch nicht zu geringer Kalziumzufuhr (sonst PTH ↑). Ein Vitamin-D-Mangel ist häufig und sollte ausgeglichen werden, um eine reaktive PTH-Erhöhung zu vermeiden. Thiazide und Digitalisglykoside sind kontraindiziert. Es werden Bisphosphonate und andere osteoprotektive Therapeutika eingesetzt. Bei symptomatischen Patienten, bei denen eine Kontraindikation für eine Operation besteht, kann **Cinacalcet** (Mimpara®) zur Senkung des Kalziumspiegels gegeben werden. Es handelt sich um einen Kalzium-Rezeptor-Agonisten, mit Selektivität für Kalziumrezeptoren der Nebenschilddrüse. Die Parathormonkonzentration kann dadurch gesenkt, jedoch nicht normalisiert werden. Allerdings hat Cinacalcet keinen Einfluss auf die Knochendichte (→ Tab. 30.1). Im Verlauf sind regelmäßige Kontrollen des Serumkalziums, der Nierenfunktion, der Kalziumausscheidung sowie der Knochendichte notwendig.

Eine **Operation** ist jedenfalls indiziert, wenn die Patienten bereits symptomatisch sind oder auch bei asymptomatischen Patienten unter bestimmten Kriterien:

- Serumkalzium ≥ 0,25 mmol/l über dem oberen Grenzwert
- Radiologische typische Knochenveränderungen
- Wirbelkörperfrakturen
- Verminderte Knochendichte (T-Score < −2,5)
- Erhöhte Kalziumausscheidung im 24-h-Harn
- Niereninsuffizienz (GFR < 60 ml/min)
- Nierensteine
- Unmöglichkeit oder Ablehnung regelmäßiger Verlaufskontrollen
- Für eine Altersgrenze besteht keine ausreichende Evidenz. Eine Operation sollte unabhängig vom Alter erfolgen. Allerdings werden die Symptome einer Hyperkalzämie von Patienten mitunter nicht wahrgenommen oder können erst nach einer Operation der Hyperkalzämie zugeordnet werden.

Tab. 30.1 Therapieeffekte beim primären Hyperparathyreoidismus

	Knochendichte	Kalzium	PTH
Alendronat	↑	↔	↔
Denosumab	↑	↓	↑
Cinacalcet	↔	↓	↓

Nach Darstellung der Nebenschilddrüsen muss durch den Chirurgen ggf. beurteilt werden, ob eines oder mehrere Epithelkörperchen vergrößert sind. Ein intraoperativer Schnellschnitt dient v. a. der Organdiagnose bzw. der Unterscheidung von anderen Geweben. Dabei kann aber nicht sicher zwischen normalem und tumorösem Gewebe differenziert werden. Hilfreich ist eine intraoperative PTH-Schnellbestimmung. Bei einer erfolgreichen Entfernung kommt es nach 10 min zu einem signifikanten Abfall. Im Fall einer Hyperplasie werden mitunter alle Epithelkörperchen reseziert und anschließend Gewebereste in den M. brachioradialis autotransplantiert. Bei einem Rezidiv kann so eine unkomplizierte Nachresektion erfolgen.

Prognose

Bei früher Diagnose und Operation ist die Prognose sehr gut, wenn keine Niereninsuffizienz vorliegt. Postoperativ kann es zu einem Hypoparathyreoidismus mit Hypokalzämie und Tetanie kommen. Als schwere Komplikation des Hyperparathyreoidismus kann eine hyperkalzämische Krise auftreten.

Hyperkalzämische Krise

Diese akute Komplikation des Hyperparathyreoidismus droht ab einem Serumkalzium über 3,5 mmol/l. Sie wird durch weitere Faktoren wie Bettlägerigkeit, Thiazide, Kalzium- oder Vitamin-D-Substitution begünstigt. Typisch sind Symptome der chronischen Hyperkalzämie mit zunehmenden psychiatrischen Störungen bis hin zum Koma.

Therapie

Die Therapie richtet sich nach dem Schweregrad. Für die Kalziumsenkung sind folgende Maßnahmen möglich:

- Volumengabe zur Herstellung einer Normovolämie (2–4 l 0,9-prozentige NaCl-Lösung)
- Eine aggressive Rehydratation mit anschließender Furosemidgabe hat aufgrund der Komplikationen (Hypervolämie, Hypokaliämie), mangelnder Evidenz und wirksamer Alternativen an Bedeutung verloren.
- So kommen heute zunehmend Bisphosphonate (z. B. Zoledronat 4 mg i. v. über 15 min, bei Niereninsuffizienz über 60 min) zur Anwendung. Die Wirkung setzt jedoch erst nach 2–4 Tagen ein.
- Eine Hämodialyse kann bei akuter bzw. chronischer Niereninsuffizienz und/oder Herzinsuffizienz notwendig sein.

Kortikosteroide haben auch eine Vitamin-D-antagonistische Wirkung und sind daher v. a. bei einer Vitamin-D-Intoxikation oder extrarenaler Vitamin-D-Synthese (z. B. Sarkoidose) wirksam. Die Letalität der hyperkalzämischen Krise beträgt bis zu 50 %.

Zusammenfassung

- Die häufigsten Ursachen der Hyperkalzämie sind die Tumorhyperkalzämie und der primäre Hyperparathyreoidismus.
- Anfangs stehen Symptome wie Polyurie, Polydipsie, Übelkeit und Erbrechen im Vordergrund. Später kann es zu Nierenversagen und zu zentralnervösen Störungen kommen.
- pHPT: Erhöhung von Kalzium und intaktem PTH, konservative vs. kurative chirurgische Therapie
- Die hyperkalzämische Krise ist ein lebensbedrohlicher Notfall. Initial soll ein Flüssigkeitsmangel ausgeglichen werden. Anschließend werden Bisphosphonate gegeben. Mitunter ist eine Hämodialyse notwendig.

Hypokalzämie

Eine Reihe von Erkrankungen kann zu einer Hypokalzämie führen, z. B. Hypoparathyreoidismus, Vitamin-D-Mangel, Steatorrhö, Nierenerkrankungen mit Phosphatretention, akute Pankreatitis. Aber auch unter Denosumab (Prolia®, Xgeva®) kann v. a. bei eingeschränkter Nierenfunktion eine Hypokalzämie auftreten.

Hypoparathyreoidismus Hypokalzämie durch mangelnde PTH-Sekretion mit verminderter Phosphatausscheidung und Hyperphosphatämie.

Sekundärer Hyperparathyreoidismus Hypokalzämie bei erhaltener PTH-Sekretion. Eine permanente Hypokalzämie, die durch Erkrankungen bedingt ist, die nicht die Nebenschilddrüsen betreffen, führt zu einer reaktiven PTH-Erhöhung. Die Rückkopplung zwischen Kalziumkonzentration und PTH-Sekretion ist aber primär intakt. Phosphat ist abhängig von der Grunderkrankung eher erhöht oder erniedrigt.

Hyperventilationstetanie Eine respiratorische Alkalose geht durch eine Verminderung des ionisierten Kalziumanteils mit typischen Symptomen der Hypokalzämie einher. Das Gesamtkalzium ist jedoch normal.

Hyperventilation → CO_2-Abatmung → respiratorische Alkalose → freies Kalzium sinkt → Tetanie.

Hypoparathyreoidismus

Eine verminderte oder fehlende Sekretion von Parathormon entsteht am häufigsten postoperativ nach Thyreoidektomie oder auch nach einer Bestrahlung der Halsregion. Eine postoperative Hypokalzämie tritt oft nach 1–2 Tagen auf, wird bei milderen Verläufen aber womöglich erst Jahre später diagnostiziert. Es kann sich dabei um einen vorübergehenden PTH-Mangel handeln, der innerhalb von etwa Tagen bis einigen Wochen verschwindet, oder um einen permanenten Hypoparathyreoidismus. Seltener sind der autoimmune Hypoparathyreoidismus (z. B. PAS Typ 1, → Kap. 48), erworbene (Bestrahlung) oder kongenitale Formen (Di-George-Syndrom).

Klinik

Durch die Hypokalzämie steigt die neuromuskuläre Erregbarkeit. Ein Gesamtkalzium < 1,8 mmol/l manifestiert sich durch Parästhesien (z. B. Kribbeln) im Bereich des Mundes, der Finger- und Zehenspitzen. Es kann zu einer Tetanie mit Verkrampfung der Mittelfuß- und Mittelhandmuskulatur (Pfötchenstellung der Hände) und einer Myopathie der proximalen Extremitäten kommen. Weiters können sogar fokale oder generalisierte (Grand-Mal-)Anfälle auftreten. Bedrohlich ist ein Laryngospasmus mit der Gefahr des Erstickens. Bei Beteiligung der glatten Muskulatur können Spasmen und Obstipation auftreten. Besteht die Hypokalzämie über längere Zeit, kommt es zu trockener und schuppiger Haut, brüchigen Nägeln und Haarausfall.

Bei der körperlichen Untersuchung sind typische Zeichen zu beobachten:

- Positives **Chvostek-Zeichen:** Durch Beklopfen des N. facialis vor dem äußeren Gehörgang lassen sich Muskelzuckungen auslösen.
- Positives **Trousseau-Zeichen:** Eine Blutdruckmanschette wird auf suprasystolischen Wert aufgeblasen. Nach 3–5 min tritt eine Pfötchenstellung ein.

Diagnostik und Differenzialdiagnose

> Kennzeichnend für einen Hypoparathyreoidismus ist die Kombination aus Hypokalzämie, Hyperphosphatämie und vermindertem, intaktem PTH bei normalem Kreatinin- und Albuminspiegel.

Die Kalzium- und Phosphatausscheidung im Harn sind erniedrigt.

Hyperventilationstetanie Diese manifestiert sich durch ähnliche Symptome. Sie ist aber durch eine Normokalzämie charakterisiert und kann mit einer Blutgasanalyse (BGA) nachgewiesen werden.

Pseudohypoparathyreoidismus Bei dem seltenen angeborenen Pseudohypoparathyreoidismus liegt ein Defekt im Parathormonrezeptor oder in der Signaltransduktion vor, wodurch es zur Parathormonresistenz kommt. Typisch sind eine Hypokalzämie und Hyperphosphatämie wie beim Hypoparathyreoidismus, bei jedoch erhöhter PTH-Konzentration.

Magnesiummangel Eine lange bestehende **Hypomagnesiämie** (z. B. durch Protonenpumpeninhibitoren, Schleifendiuretika, chronischen Alkoholkonsum) hemmt die Bildung des aktiven Vitamin D_3 und führt zu einer PTH-Resistenz mit einem Bild ähnlich dem Hypoparathyreoidismus. Eine Störung des Magnesiumhaushalts sollte daher ausgeschlossen bzw. behandelt werden.

Therapie und Prognose

Akute Hypokalzämie mit Tetanie 1–2 g Kalziumglukonat werden langsam intravenös unter Monitorkontrolle verabreicht (Beachte: Ohne Vitamin D ist Kalzium p. o. wirkungslos)! Eine parenterale Kalziumgabe ist kontraindiziert bei Digitalisbehandlung. Das Ziel ist anfangs eine Beseitigung der Symptome und nicht unbedingt eine Normalisierung des Kalziumspiegels. Durch die erniedrigte Kalziumschwelle (da PTH ↓) kann sonst eine Kalziurie mit Nephrokalzinose und Nephrolithiasis auftreten.

Hypoparathyreoidismus Anfangs kann evtl. ein Therapieversuch mit Kalzium (1.000–2.000 mg/Tag aufgeteilt auf mehrere Dosen) in Kombination mit niedrig dosiertem Vitamin D, das die Kalziumresorption gewährleistet, unternommen werden. Für die Erhaltungstherapie sind jedoch meist hohe Dosen von Vitamin D_3 oder seinen aktiven Metaboliten notwendig (z. B. 0,5–1,5 µg/Tag Calcitriol). Die Präparate unterscheiden sich in Wirkeintritt, Halbwertszeit und therapeutischer Breite (Risiko einer Hyperkalzämie). Die Wirkung setzt allerdings bei allen Substanzen erst verzögert ein!

Ziel ist es, unter Beachtung des Phosphatspiegels und der Kalziumausscheidung das Kalzium in den unteren Normbereich zu heben. Bei Hyperphosphatämie oder Hyperkalzämie droht eine Ausfällung mit Gefahr der Klappen- und Gefäßverkalkung oder Kataraktbildung. Dabei sind regelmäßige Kontrollen des Serumkalziums und der Kalziumausscheidung notwendig. Thiazide haben ebenfalls einen kalziumretendierenden Effekt.

Aufgrund von Produktionsschwierigkeiten steht das rekombinante humane Parathormon (PTH 1–84, Natpar®) nicht mehr zur Verfügung. Allerdings wurde TransCon PTH [1–34] (Palopegteriparatid) Anfang 2024 für Patienten zugelassen, die durch Kalzium und Vitamin D alleine nicht ausreichend behandelt werden können.

Bei einer erfolgreichen Therapie ist die Prognose gut. Als Spätkomplikation kann es durch Ausfällungen zur Katarakt, Nephrokalzinose oder Basalganglienverkalkung (Morbus Fahr) mit Dyskinesien kommen.

> Kalzium-Phosphat-Produkt ist normal, wenn:
> Kalzium [mmol/l] x Phosphat [mmol/l] < 4,4 $mmol^2/l^2$

Sekundärer Hyperparathyreoidismus

Als sekundären Hyperparathyreoidismus (sHPT) bezeichnet man die reaktive Erhöhung der PTH-Sekretion, die durch Senkung des Serumkalziums hervorgerufen wird. Die häufigsten Ursachen sind eine Niereninsuffizienz oder eine intestinale Malabsorption. Andere Ursachen sind Blutkonserven, wobei das enthaltene Zitrat Kalzium bindet, oder eine schwere Pankreatitis. Eine Hypokalzämie mit erhöhten PTH-Konzentrationen kann aber auch bei osteoblastischen Knochenmetastasen auftreten.

Formen und Klinik

Renaler sHPT Bei chronischer Niereninsuffizienz kommt es zu einer verminderten Bildung von 1,25-$(OH)_2$-D_3. Die bei einer Niereninsuffizienz auftretende Phosphatretention führt zu einer Hemmung der 1α Hydroxylase und zur Verstärkung dieses Effekts. Die erhöhte PTH-Sekretion führt zu einer Vermehrung von Bindegewebe und Osteoklasten (Fibroosteoklasie). Durch die Hyperphosphatämie kann es zur Überschreitung des Löslichkeitsprodukts und evtl. zu extraossären Kalzifizierungen in Gefäßen, Herzklappen, Kornea und Gelenken kommen.

Renale Osteopathie Unter diesem Begriff fasst man generalisierte Skelettveränderungen im Rahmen einer chronischen Niereninsuffizienz oder Dialyse zusammen. Nach dem Knochenumsatz unterscheidet man vereinfacht:

- High-Turnover-Osteopathie: mit sHPT und evtl. osteomalazischer Komponente (→ Abb. 31.1)
- Low-Turnover-Osteopathie: adyname Knochenerkrankung mit relativ erniedrigtem PTH bei hoher Kalziumbeladung: Es zeigt sich eine reduzierte zelluläre Knochenaktivität mit vermindertem Remodeling.

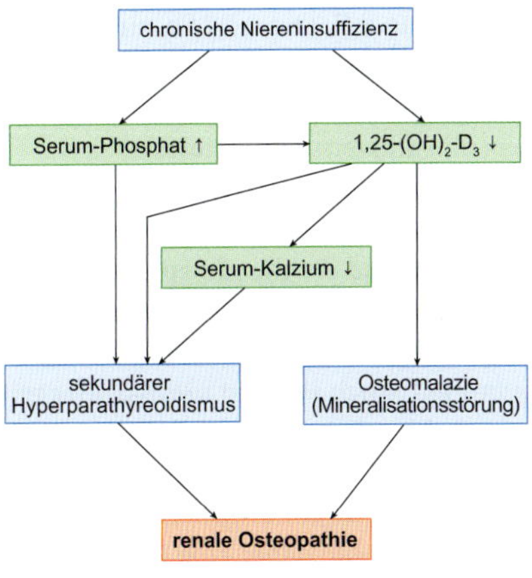

Abb. 31.1 Pathogenese der renalen Osteopathie [L231]

Beschwerden treten nur bei einem geringen Teil der Patienten auf. Typisch sind jedoch schlecht lokalisierbare Knochenschmerzen, Fragilitätsfrakturen und Muskelschwäche.

Tertiärer Hyperparathyreoidismus Diese Form tritt vorwiegend bei lange bestehendem, renalem sHPT auf. Es kommt zu einer Hyperplasie der Nebenschilddrüsen mit einer erhöhten basalen PTH-Sekretion. Bei schwerer Niereninsuffizienz mit Kalziumretention oder nach Nierentransplantation und persistierendem Hyperparathyreoidismus kann dann das Bild des tertiären HPT entstehen. Dieser entspricht biochemisch weitgehend dem primären HPT mit Hyperkalzämie und erhöhtem intaktem PTH. Die Ursache ist vermutlich ein Missverhältnis zwischen der stark erhöhten basalen PTH-Sekretion und dem Bedarf. Die Therapie besteht meist in einer subtotalen Entfernung der Nebenschilddrüsen.

Intestinaler sHPT Eine Hypokalzämie kann direkt über eine verminderte Kalziumaufnahme oder indirekt über eine reduzierte Aufnahme von Vitamin D entstehen. Ursachen einer Malabsorption sind z. B. Laktoseintoleranz, Cholestase, Zöliakie oder Morbus Crohn. Neben den Beschwerden der Grunderkrankung kann es durch den gleichzeitigen Vitamin-D-Mangel zu Symptomen der Osteomalazie kommen. Die verminderte Kalziumaufnahme zeigt sich durch tetanische Symptome und Muskelschwäche der proximalen Extremitäten. Gleichzeitig ist Phosphat im Serum teilweise erniedrigt.

Diagnostik

Kalzium kann durch die Gegenregulation auch im Normalbereich liegen, ist jedoch in Bezug auf das erhöhte intakte PTH inadäquat erniedrigt (→ Abb. 30.1). Häufig ist die alkalische Phosphatase erhöht. Auf eine fortgeschrittene Niereninsuffizienz weist eine höhergradige Kreatininerhöhung bei einer Hyperphosphatämie hin. Spätzeichen des sHPT sind, ähnlich wie beim pHPT, eine subperiostale und subchondrale Knochenresorption im Röntgenbild. Diese betreffen vorwiegend die Finger und die Gelenke des Schulter- und Beckengürtels.

Therapie

Neben der Behandlung der Grunderkrankung müssen eine ausreichende Kalzium- und Vitamin-D-Versorgung erfolgen. Erster Schritt bei einem renalen sHPT ist die Senkung des Phosphatspiegels. Bei unzureichendem Effekt einer phosphatarmen Diät oder bei hoher Phosphatkonzentration sollte dies durch kalziumfreie Phosphatbinder, wie Sevelamer oder Lanthancarbonat (Fosrenol®), erfolgen.
Im zweiten Schritt können ggf. anhaltend erhöhte PTH-Spiegel durch Calcitriol bzw. andere Vitamin-D-Metabolite (z. B. Alfacalcidol) gesenkt werden. Die PTH-Zielwerte sollten 2- bis 3-fach über dem oberen Grenzwert liegen. Bei einer Normalisierung der PTH-Konzentration kann es sonst zur adynamen renalen Osteopathie kommen.
Ist beim intestinalen sHPT die Behandlung der Grunderkrankung nicht möglich, so ist häufig eine langfristige Substitution von Kalzium und Vitamin D_3 notwendig. Bei niedrigem Vitamin-D-Spiegel wird Cholecalciferol initial höher dosiert. Kalziumzitrat hat z. B. den Vorteil einer besseren Resorption bei Achlorhydrie bzw. PPI-Therapie als Kalziumkarbonat.
Das Auftreten einer Hypokalzämie bei einer Pankreatitis weist auf eine ungünstige Prognose hin (freigesetzte Fettsäuren binden Kalzium). Andererseits kann eine Hyperkalzämie per se eine Pankreatitis auslösen. Eine Kalziumsubstitution bei Hypokalzämie im Rahmen einer Pankreatitis sollte daher nur bei schwerer, symptomatischer Hypokalzämie nach Magnesiumausgleich und Nutzen-Risiko-Abwägung erfolgen.

Zusammenfassung

- Hypokalzämische Symptome werden beim Hypoparathyreoidismus, beim sekundären Hyperparathyreoidismus und bei Hyperventilation beobachtet.
- Klinik: Parästhesien, Tetanie, Muskelschwäche, nachweisbares Chvostek- und Trousseau-Zeichen, Gefahr des Laryngospasmus
- Hypoparathyreoidismus: Kalzium ↓, Phosphat ↑, PTH ↓
- Sekundärer Hyperparathyreoidismus: Häufige Ursachen sind Niereninsuffizienz und Malabsorption.

→ 32 Osteomalazie und Rachitis

Unter **Rachitis** versteht man eine Desorganisation und eine gestörte Mineralisation der Epiphysenfuge vor Abschluss des Wachstums. Als **Osteomalazie** bezeichnet man eine verzögerte oder fehlende Mineralisation neu gebildeter Knochenmatrix im Rahmen des Knochenumbaus (*bone remodeling*) bei Erwachsenen. Durch eine allgemeine Vitamin-D-Substitution bei Kleinkindern kommt die Rachitis in Europa heute praktisch nicht mehr vor. Ältere und besonders bettlägerige Personen leiden jedoch häufig an einem ernsthaften Vitamin-D-Mangel. Es wurde daher in den letzten Jahren zunehmend eine Bestimmung und Substitution von Vitamin D propagiert. Wenngleich ein Vitamin-D-Mangel mit einem Risiko kardiovaskulärer Erkrankungen und Frakturen assoziiert ist, konnte durch eine allgemeine Vitamin D-Substitution bislang kein eindeutiger Nutzen in der Primärprävention dieser Erkrankungen gezeigt werden. Unbestritten ist jedoch, dass für die Knochengesundheit ein Vitamin-D-Mangel (< 20 ng/ml) vermieden werden sollte und bei älteren Personen mit hohem Risiko für einen Vitamin-D-Mangel oder eine Osteoporose eine Vitamin-D-Substitution empfohlen wird.

Ätiologie

Die gestörte Knochenmineralisierung entsteht durch eine verminderte Kalziumresorption bei einem Vitamin-D-Mangel **(kalzipenische Osteomalazie)** oder bei übermäßigem renalen Phosphatverlust **(phosphopenische Osteomalazie).** Auslösend für die Manifestation einer Osteomalazie ist häufig eine Kombination mehrerer Faktoren:

Mangel an UV-Licht Er führt zu einer verminderten Vitamin-D_3-Synthese aus 7-Dehydrocholesterin. Betroffen sind v. a. ältere Personen und Frauen, die verhüllende Kleidung tragen. Häufig wird ein Vitamin-D-Mangel auch bei Einwanderern mit dunkler Hautfarbe in Ländern mit geringerer Sonneneinstrahlung beobachtet (Immigranten-Osteomalazie). In diesen Ländern kann es in den Wintermonaten aber auch häufig bei jungen Menschen mit heller Hautfarbe zu einer „Hypovitaminosis D" kommen.

Vitamin-D-Mangel Durch verminderte Zufuhr (Mangelernährung) oder unzureichende enterale Aufnahme (z. B. bei Zöliakie, Morbus Crohn, Maldigestion bei Pankreasinsuffizienz). Ebenso kann es durch einen Magen-Bypass zur Osteomalazie und anderen Mangelzuständen kommen.

Vitamin-D-Stoffwechsel-Störungen Der Vitamin-D-Stoffwechsel kann durch Leberzirrhose oder durch Medikamente beeinträchtigt sein. Dazu gehören Cytochrom-P450-Induktoren, z. B. Antikonvulsiva (Phenytoin, Carbamazepin). Bei einem Vitamin-D-Mangel durch eine chronische Niereninsuffizienz kann es zu einer renalen Osteopathie kommen, die eine unterschiedlich ausgeprägte osteomalazische Komponente aufweist.

Phosphopenische Osteomalazie Ein Phosphatverlust führt zur inadäquaten PTH-Erniedrigung. Dadurch ist auch die renale Vitamin-D-Synthese reduziert. Ursachen sind seltene hereditäre Störungen (z. B. Phosphatdiabetes, Fanconi-Syndrom mit Glukosurie, Phosphaturie und Aminoazidurie) oder erworbene Störungen (Tubulopathie bei Nephritis). Ein renaler Phosphatverlust wird auch bei Tumoren beobachtet, die phosphaturische Faktoren sezernieren (onkogene Osteomalazie/Rachitis, z. B. bei mesenchymalen Tumoren).

> Die häufigsten Ursachen der Osteomalazie sind eine verminderte Sonnenexposition und Malassimilationsstörungen.

Klinik

Bei Erwachsenen Es kommt zu diffusen, langsam progredienten Skelettschmerzen, die v. a. die stärker belasteten Knochen, wie die untere Extremität, Becken und Wirbelsäule, betreffen. Inadäquate Frakturen findet man v. a. an der Oberschenkelinnenseite, am Schulterblatt und an anderen Stellen, wo es häufig zu Entmineralisierungen kommt (Looser-Umbauzonen, → Abb. 32.1). Zeichen einer ausgeprägten Hypokalzämie sind die Neigung zur Tetanie und eine Muskelschwäche der proximalen Extremitäten. Zusammen mit Knochendeformierungen kann dies auch zu typischen Gangstörungen führen („Watschelgang").

Bei Kindern Ein Kleinwuchs mit charakteristischen Knochendeformitäten fällt auf. Es kann zu einer verminderten Härte des Schädelknochens (Kraniotabes) und zu Auftreibungen der Wachstumsfugen an der Knorpel-Knochen-Grenze der Rippen kommen (rachitischer Rosenkranz).

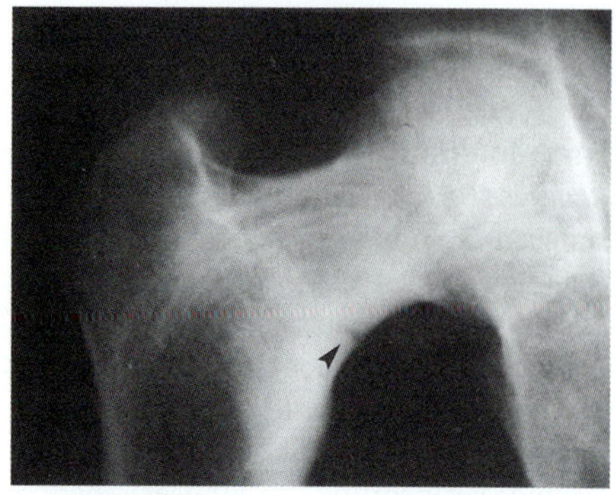

Abb. 32.1 Looser-Umbauzone am rechten Femurhals (Pfeilspitze) [F498]

Diagnostik

Anamnestisch sind Grunderkrankungen und Risikofaktoren zu erheben.
Die Diagnose stützt sich zudem auf das klinische Beschwerdebild sowie typische Veränderungen im Röntgenbild und in der biochemischen Untersuchung.

Labor **Bei der kalzipenischen Osteomalazie** liegt ein sHPT vor (normales oder niedriges Kalzium bei erhöhter PTH-Konzentration, → Kap. 31). Fast immer findet man eine Erhöhung der alkalischen Phosphatase (AP), die um ein Vielfaches über der Norm liegen kann. Die AP kann aber auch z. B. bei Cholestase erhöht sein (→ Kap. 33). Zur Unterscheidung hilft eine Interpretation mit den Transaminasen. Auch andere Parameter des Knochenumbaus, wie z. B. Osteocalcin, sind erhöht, 25-OH-Vitamin D_3 ist hingegen erniedrigt (→ Tab. 32.1). Bei einer chronischen Niereninsuffizienz kann dieses auch im Normbereich liegen, jedoch ist dann der renale Metabolit 1,25$(OH)_2$-D_3 vermindert. Kennzeichnend für die **phosphopenische Osteomalazie** ist ein erniedrigtes Serumphosphat bei normalem Kalzium und Vitamin D. Auch PTH ist normal oder nur gering erhöht. Die Phosphatausscheidung im 24-h-Harn unterliegt großen nahrungsabhängigen Schwankungen. Zur weiteren Bestätigung sollte daher eine Bestimmung der tubulären Phosphatrückresorption

Tab. 32.1 Differenzialdiagnosen bei Störungen des Knochenstoffwechsels. Bei der Osteoporose sind die Laborparameter meist unauffällig, eine Erhöhung der alkalischen Phosphatase weist dann auf Frakturen hin.

Differenzialdiagnose	Ca^{++}	PTH	Phosphat	AP	Zusätzlich
pHPT	↑	↑	↓	↑	Kalzium/Sammelharn
Renaler sHPT	↓	↑	↑	↑	Kreatinin ↑
Intestinaler sHPT	↓	↑	Normal oder ↓	↑	
Hypoparathyreoidismus	↓	↓	↑	Normal	
Kalzipenische Osteomalazie	Normal oder ↓	↑	↓ oder normal	↑	Vitamin D ↓, Röntgen
Phosphopenische Osteomalazie	Normal	Normal	↓	↑	
Osteoporose	Normal	Normal	Normal	Normal/↑	Röntgen, DXA

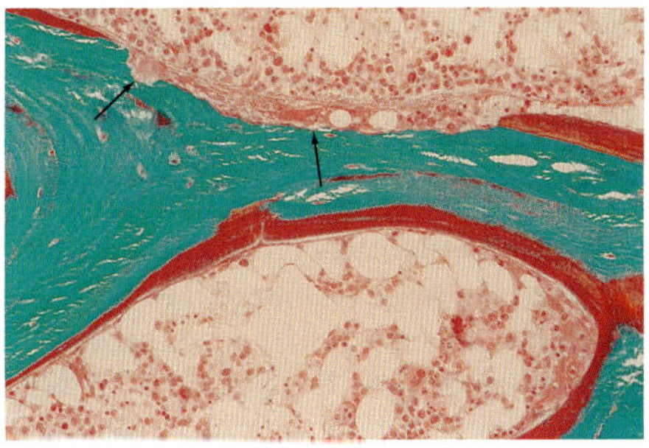

Abb. 32.2 Verbreiterte, nicht mineralisierte Osteoidsäume (rot) [R235]

durch Harnsammeln bei nüchternen Patienten über 2 h und gleichzeitiger Serumphosphatanalyse erfolgen.

Röntgen Charakteristisch für die Osteomalazie sind Looser-Umbauzonen (→ Abb. 32.1). Es handelt sich dabei um bandförmige Aufhellungen, die quer zur Knochenlängsachse verlaufen und entmineralisierter Knochenmatrix entsprechen. Es zeigen sich eine verwaschene, unscharfe Spongiosazeichnung und eine erhöhte Strahlentransparenz. Auch Wirbelkörperdeformierungen ähnlich wie bei der Osteoporose kommen vor.

Im Zweifelsfall kann die Diagnose evtl. durch eine **Knochenbiopsie** gesichert werden. In der **Histologie** findet man verbreiterte Osteoidsäume ohne Mineralisation (→ Abb. 32.2).

Differenzialdiagnose

Zu Beginn muss nach der Ursache der Grunderkrankung gesucht werden. Der Nachweis von Malabsorptionsstörungen erfolgt durch Endoskopie und Funktionstests.

Renale Osteopathie Differenzialdiagnostisch abzugrenzen ist die **renale Osteopathie,** bei der in der Frühphase des Nierenversagens das klinische Bild einer Osteomalazie auftreten kann. Im Gegensatz zur Osteomalazie ist für die Therapie eine Senkung des Phosphatspiegels entscheidend. Daher muss zur Diagnose der Osteomalazie eine Niereninsuffizienz ausgeschlossen werden.

Osteoporose Sowohl die Osteoporose als auch die Osteomalazie zeigen in der Densitometrie eine verminderte Knochendichte. Auch Wirbeleinbrüche werden bei beiden Erkrankungen beobachtet. Eine Unterscheidung gelingt durch die Bestimmung der alkalischen Phosphatase. Bei Frakturen kann diese aber auch bei einer Osteoporose gering erhöht sein. Bei der Osteoporose kann es auch zusätzlich zu Mineralisationsstörungen im Sinne einer Osteomalazie kommen. Man spricht dann auch von einer „Poro-Malazie".

Morbus Paget Eine Erhöhung der Knochen-AP liegt auch z. B. bei primären oder sekundären Knochentumoren, beim Hyperparathyreoidismus oder Morbus Paget vor. Kennzeichnend für den Morbus Paget sind typische Osteolysen im Röntgen und ein erhöhter Knochenumbau in der Szintigrafie.

Therapie

Soweit dies möglich ist, soll eine Behandlung der Grunderkrankung erfolgen. Zur Steigerung der Knochenmineralisation wird **Vitamin D_3** (Colecalciferol) verabreicht. Bei Malabsorption ist ggf. eine parenterale Applikation notwendig. Daneben ist auch auf eine ausreichende **Kalziumsubstitution** (ca. 500–1.000 mg/Tag) und Flüssigkeitszufuhr zu achten. Um eine Überdosierung zu vermeiden, sollten regelmäßig das Serumkalzium und die Kalziumausscheidung im 24-h-Urin bestimmt werden. **Calcitriol** (1,25-$[OH]_2$-D_3) oder Alfacalcidiol (1α-OH-D_3) werden nur bei Umwandlungsstörungen, wie z. B. bei chronischer Niereninsuffizienz, gegeben. Calcitriol ist ein teureres Präparat, das durch eine geringere therapeutische Breite häufiger zu Hyperkalzurie und Hyperkalzämie führt. Vorteile sind jedoch die kürzere Halbwertszeit und der schnellere Wirkeintritt, da für die volle Wirkung keine weiteren Hydroxylierungen notwendig sind.

Bei renalen tubulären Störungen besteht die Therapie bei ausreichender Nierenfunktion in einer Substitution von Phosphat, häufig in Kombination mit Calcitriol.

Verlauf und Prognose

Mittels einer ausreichenden Substitution kann die Mineralisationsstörung beseitigt werden. Bestehende Knochendeformationen bleiben jedoch erhalten. Wenn die Behandlung der Grunderkrankung erfolgreich ist, kommt es meist zu einer Normalisierung des Knochenstoffwechsels. Das kann allerdings auch über mehrere Monate dauern. Bei persistierender Resorptionsstörung ist jedoch eine lebenslange parenterale Therapie notwendig.

Zusammenfassung

- Die Rachitis bei Kindern entspricht der Osteomalazie bei Erwachsenen. Es handelt sich dabei um eine Mineralisationsstörung des Knochens. Die häufigsten Ursachen sind verminderte Sonnenexposition und Malassimilationsstörungen.
- Klinik: Zu den Beschwerden gehören diffuse, langsam progrediente Knochenschmerzen, inadäquate Frakturen, Knochendeformierungen und Gangstörungen.
- Diagnose: Anamnese (Grunderkrankung), Klinik, sHPT, AP ↑, 25-OH-Vitamin D_3 ↓, evtl. Looser-Umbauzonen im Röntgenbild, ggf. Knochenbiopsie
- Therapie der kalzipenischen Osteomalazie: Colecalciferol oder aktive Vitamin-D-Metaboliten (z. B. Calcitriol), ausreichende Kalziumversorgung (regelmäßige Kalziumkontrolle!)

→ 33 Osteoporose

Bei der Osteoporose handelt es sich um einen erhöhten Verlust der mikroarchitektonischen Knochenstruktur, der mit einer verminderten Knochenfunktion und -dichte einhergeht (→ Abb. 33.1). Dadurch ergibt sich ein erhöhtes Frakturrisiko. Im Gegensatz zur Osteomalazie (→ Kap. 32) ist die Mineralisierung nicht gestört, sondern es besteht ein Missverhältnis zwischen Knochenab- und -anbau.
Als **primäre Osteoporose** bezeichnet man ätiologisch unklare Formen, bei denen es aber auch eindeutige Risikofaktoren, wie z. B. einen postmenopausalen Östrogenmangel, gibt. Die seltenere **sekundäre Osteoporose** tritt bei Erkrankungen auf, die mit einem erhöhten Frakturrisiko assoziiert sind. Es sind dann auch häufiger jüngere Personen betroffen. Man unterscheidet außerdem eine schwere (manifeste) Osteoporose, bei der bereits Frakturen vorliegen, von einer Osteoporose ohne Frakturen. Als **Osteopenie** bezeichnet man eine geringgradige Verminderung der Knochenmasse.

Epidemiologie

Die Osteoporose ist die häufigste generalisierte Skeletterkrankung. Betroffen sind überwiegend postmenopausale Frauen.
Die Prävalenz kann für Deutschland nur geschätzt werden. Nach einem Bericht der International Osteoporosis Foundation liegt die Prävalenz einer Osteoporose in Deutschland für Personen über 50 Jahre bei ca. 22 % für Frauen und 6 % bei Männern. Ab 50 Jahren wird das Risiko einer Fragilitätsfraktur im restlichen Leben für Frauen mit 35 % und für Männer mit 20 % angegeben. Fragilitätsfrakturen über 50 Jahre sind somit häufiger als das Lebenszeitrisiko eines Schlaganfalls in Europa (Insultrisiko für Frauen 20 % und Männer 14 %).
Aber nicht nur wegen der Therapiekosten, sondern v. a. durch die Folgekosten bei krankheitsbedingten Frakturen hat die Osteoporose eine hohe ökonomische Bedeutung. Nach einer Schenkelhalsfraktur erhöht sich die Morbidität signifikant und die Patienten benötigen zunehmend Hilfe im Alltag. Bewegungseinschränkungen und chronische Schmerzen führen zudem zu einer psychischen Belastung. So werden Fragilitätsfrakturen in Westeuropa als die vierhäufigste Ursache von chronischer Morbidität (nach DALY – *Disability Adjusted Life Years*) angesehen.

Klassifikation

Primäre Osteoporose

Die primäre Osteoporose ist die mit Abstand häufigste Form. Dazu zählt man:
Postmenopausale Osteoporose (Typ I) Ein postmenopausaler Östrogenmangel in Verbindung mit einer geringeren maximalen Knochendichte (Peak Bone Mass) bei Frauen zählt zu den auslösenden Faktoren. Daneben sind jedoch auch genetische Faktoren für die Manifestation ausschlaggebend. Betroffen ist vorwiegend die Spongiosa, weniger die Kompakta. Am häufigsten findet man Frakturen der Wirbelkörper.
Senile Osteoporose (Typ II) Mit zunehmendem Alter nehmen die Fähigkeit der Knochenneubildung ab und die negative Knochenbilanz zu. Weitere mögliche Faktoren sind Bewegungsmangel sowie ein Vitamin-D- und Kalziummangel. Es treten sowohl vertebrale als auch extravertebrale Frakturen auf.
Idiopathische juvenile Osteoporose Diese seltene Form der Osteoporose kann sich bereits im Kindesalter manifestieren.

Sekundäre Osteoporose

Etwa 5–10 % der Fälle entstehen durch andere Erkrankungen mit erhöhtem Frakturrisiko, wobei auch primäre und sekundäre Formen kombiniert auftreten können. Insbesondere bei Männern ist auf folgende Ursachen zu achten:

- **Endokrinopathien:** Hyperparathyreoidismus (primär oder sekundär), Osteomalazie, Hypogonadismus und Östrogenmangelzustände (Amenorrhö, Hyperprolaktinämie, späte Menarche und frühe Menopause, Nulliparität), Hyperkortisolismus, Wachstumshormonmangel, Hyperthyreose und auch Diabetes mellitus Typ 1
- **Medikamente:** Dazu zählt die glukokortikoidinduzierte Osteoporose. Das Frakturrisiko steigt nach Beginn einer Glukokortikoidtherapie rasch an, v. a. bei einer Äquivalenzdosis von Prednisolon > 7,5 mg/Tag (→ Tab. 34.2). Eine spezifische Osteoporosetherapie soll jedenfalls angewendet werden, wenn eine Therapie mit Prednisolon ≥ 7,5 mg/Tag über 3 Monate erfolgt ist bzw. erfolgen wird und der T-Score < 1,5 beträgt oder bereits niedrigtraumatische Wirbelkörperfrakturen vorliegen. Erkrankungen, bei denen hohe Dosen von Steroiden angewendet werden, sind z. B. rheumatische Erkrankungen, Autoimmunerkrankungen, lymphatische Neoplasien, Asthma bronchiale oder nach Transplantationen. Eine Osteoporose kann dabei auch durch die Grunderkrankung verstärkt werden (z. B. Morbus Crohn, rheumatoide Arthritis). Kortikosteroide führen über verschiedene Mechanismen zu einem erhöhten Knochenabbau und vermindertem -aufbau. Die Abnahme der Knochendichte ist dabei in den ersten 3–6 Monaten besonders ausgeprägt. Das Frakturrisiko kann jedoch im Verlauf von 1–2 Jahren nach Absetzen der Therapie reversibel sein. Auch bei einer Langzeitbehandlung mit Antiepileptika, Antidepressiva, Pioglitazon oder Protonenpumpeninhibitoren besteht ein erhöhtes Frakturrisiko.
- **Immobilisation**
- **Gastroenterologische Erkrankungen:** Zöliakie, Morbus Crohn, Magenresektion, chronische Pankreatitis und andere gastrointestinale Erkrankungen können zur Osteoporose führen. Es kann dabei auch ein kombinierter Vitamin-D-Mangel vorliegen. Man spricht dann von einer „Poro-Malazie".
- **Neoplasien:** Plasmozytom, (systemische) Mastozytose, Non-Hodgkin-Lymphome oder diffuser neoplastischer Knochenmarksbefall

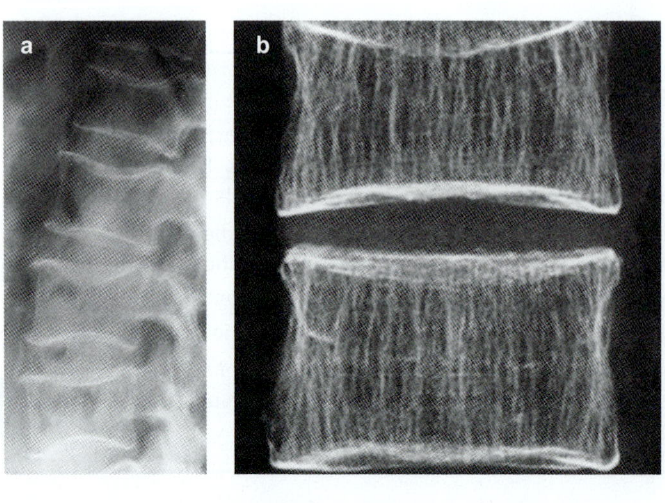

Abb. 33.1 Osteoporose [E986]
a) Erhöhte Strahlentransparenz und Fischwirbelbildung
b) Vertikalisierung der Trabekelstruktur

Verlauf

Die höchste Knochendichte (*Peak Bone Mass*) wird zwischen dem 20. und 30. Lebensjahr erreicht und fällt danach um ca. 0,5 % pro Jahr ab. Sie ist abhängig von Geschlecht, Rasse, genetischem Potenzial und anderen Einflüssen, z. B. der Kalziumaufnahme oder körperlicher Aktivität. Nach der Menopause kommt es zu einem High Turnover, einem Verlust an trabekulärer Knochendichte von 3 % und mehr pro Jahr. Diese Phase geht nach etwa 10 Jahren in einen langsameren Knochenverlust (Low Turnover) über, der altersassoziiert ist (→ Abb. 33.2).

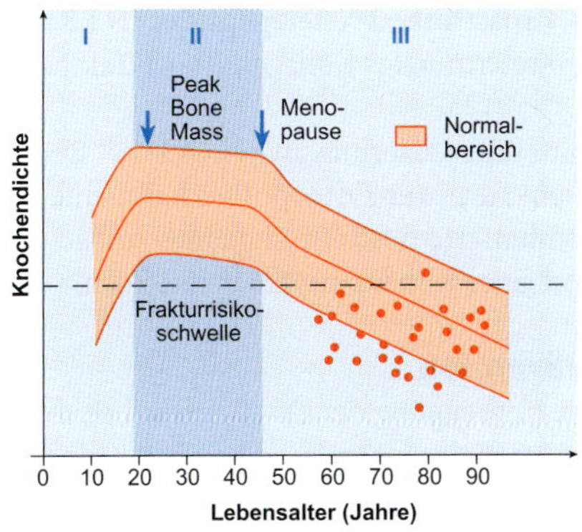

Abb. 33.2 Verlauf der Knochendichte bei Frauen. Die Peak Bone Mass wird im frühen Erwachsenenalter erreicht. Danach kommt es zu einem kontinuierlichen Abfall, der nach der Menopause initial beschleunigt ist (High Turnover). Es folgt dann ein langsamerer, altersassoziierter Knochenverlust (Low Turnover). • = Personen mit osteoporotischer Fraktur. [L106]

Abhängig von der Höhe der Peak Bone Mass und dem Ausmaß der negativen Knochenbilanz wird die Frakturrisikoschwelle zu einem früheren oder späteren Zeitpunkt erreicht. Dann steigt das Risiko von **inadäquaten Frakturen,** also von Knochenbrüchen ohne entsprechendes Trauma. Mit abnehmender Knochenmineraldichte findet sich ein exponentieller Anstieg des Frakturrisikos. Außerdem sorgt eine Übermineralisation bei verminderter Knochenmatrix im Alter für eine erhöhte Sprödigkeit und Brüchigkeit.

Obwohl es zu einem generalisierten Abbau von Knochensubstanz kommt, sind typische, stark belastete Stellen betroffen.

Risikofaktoren

Der Dachverband Osteologie (DVO) hat im Rahmen der Leitlinien 2023 ausgehend von über 100 Risikofaktoren nach Risikohöhe und Häufigkeit 33 Risikofaktoren für das Auftreten von Schenkelhals- und Wirbelkörperfrakturen priorisiert. Im Gegensatz zu anderen Risikorechnern, wie z. B. dem FRAX-Score (WHO Fracture Risk Assessment Tool) bezieht sich die DVO-Leitlinie nicht auf die Risikobeurteilung von Unterarm- oder Humerusfrakturen, da sie auch keinen wesentlichen Einfluss auf die Mortalität zeigen. Die Indikation zur weiteren Osteoporoseabklärung soll in Zukunft mithilfe eines webbasierten Risikorechners bestimmt werden. Zu den bedeutsamsten Risikofaktoren für osteoporotische Frakturen gehören:

- Alter
- Weibliches Geschlecht

Weiters (exemplarischer Auszug aus der DVO-Leitlinie):

- Vorherige Hüft- oder Wirbelkörperfrakturen
- Vorherige weitere Frakturen (Becken, Humerus, Unterarm)
- Diabetes mellitus Typ 1 und 2
- Morbus Parkinson
- Morbus Alzheimer
- Glukokortikoidbehandlung (auch früher)
- Erniedrigter BMI
- Gastrektomie/bariatrische Operationen
- Chronisch-entzündliche Darmerkrankungen
- Hyponatriämie
- Epilepsie

Zusätzlich gibt es Risikofaktoren, die kurzfristig für eine deutliche Risikoerhöhung unmittelbar bevorstehender Frakturen verantwortlich sind (imminentes Frakturrisiko). Dazu gehören:

- Wirbelkörperfrakturen (ab Grad 2)
- Schenkelhalsfrakturen (jeweils im 1. Jahr)
- Stürze (≥ 2 innerhalb von 1 Jahr)
- Prednisolon > 5 mg/Tag über > 3 Monate

Das Frakturrisiko steigt mit der Zahl der Stürze. Ursachen einer erhöhten Sturzneigung bei älteren Menschen sind z. B. eine reduzierte motorische Leistung, verminderte Reaktion, Psychopharmaka, Hyponatriämien, Blutdruckschwankungen, Sehschwäche und Stolperfallen im Haushalt. Daneben haben auch Lebensstilfaktoren, wie Bewegungsmangel, kalziumarme Ernährung, Vitamin-D-Mangel, z. B. durch geringe Sonnenexposition, negativen Einfluss auf das Frakturrisiko.

Klinik

Eines der wichtigsten Symptome der Osteoporose ist die Fragilitätsfraktur. Diese kann schmerzhaft oder schmerzlos verlaufen, führt aber fast immer zu Funktionseinschränkungen. Bei den Knochenbrüchen unterscheidet man vertebrale (Wirbelkörperfrakturen) von nichtvertebralen Frakturen (typischerweise Schenkelhalsfraktur, distale Radiusfraktur). Während extravertebrale Frakturen in der Regel traumatisch bedingt sind, treten vertebrale Frakturen auch spontan auf. Besondere Bedeutung hat die Schenkelhalsfraktur, da die 1-Jahres-Mortalitätsrate bei ca. 10 % liegt und sie mit hohem therapeutischem Aufwand verbunden ist. Weitere häufige Symptome der Osteoporose sind Rückenschmerzen, Rundrücken und Größenverlust (> 4 cm). Durch die Größenabnahme können schräg übereinander angeordnete Hautfalten am Rücken auftreten (Tannenbaumphänomen). Bei ausgeprägtem Größenverlust kann es zu einem ausladenden Abdomen und zum direkten und schmerzhaften Kontakt zwischen Rippen und Beckenkamm kommen (*rib kissing spine*). Der chronische Schmerz bei der Osteoporose wird auch durch Fehlbelastung und Muskelverspannungen verstärkt und ist typischerweise belastungsabhängig. Patienten beschreiben die Schmerzen häufig als bohrend und schneidend.

Diagnostik und Verlaufskontrolle

Bei einem erhöhten Osteoporose- und Frakturrisiko erfolgt die Diagnose der primären Osteoporose durch eine Bestimmung der Knochendichte und eine serologische Diagnostik zum Ausschluss anderer Erkrankungen, die ebenfalls mit einer verminderten Knochendichte einhergehen (sekundäre Osteoporose). Die Diagnostik dient zudem dem Nachweis vorliegender Frakturen, der Abschätzung des künftigen Frakturrisikos und der Abgrenzung zu anderen Knochenerkrankungen. Die Basisdiagnostik umfasst:

1. Anamnese (Frakturrisikofaktoren)
2. Körperliche Untersuchung
3. DXA-Knochendichtemessung
4. Basislabor
5. Ggf. weitere Bildgebung bei klinischen Hinweisen auf osteoporotische Wirbelkörperfrakturen

Beim **Röntgen** kann eine Verminderung der Knochendichte erst ab einem Verlust von etwa 30 % erfasst werden, es ist jedoch eine einfache Methode zum Nachweis von Frakturen. Charakteristisch für vertebrale Frakturen durch Osteoporose ist eine Abnahme der Höhe der Wirbelvorderkante (Keilwirbel) oder der Wirbelmitte (Fischwirbel, da der Zwischenwirbelraum die Form eines Fisches hat).

Knochenmineraldichte

Die Knochenmineraldichte (*Bone Mineral Density* = BMD) ist ein guter diagnostischer Richtwert für die Festigkeit des Knochens. Allerdings ist für die Funktionalität des Knochens auch das Remodeling mit einem Zusammenspiel von ausreichender Osteoidsynthese und Mineralisation notwendig. Therapeutische Methoden werden daher selten durch die Knochendichte, sondern anhand der Frakturhäufigkeit evaluiert, die mehr über die Funktion des Knochens aussagt. Die DXA-Knochendichtemessung ist durch zahlreiche epidemiologische Studien am besten validiert. Daher wird diese Technik zur Diagnose und Therapiebeurteilung primär empfohlen.

DXA (Dual-X-Ray-Absorptiometrie, → Abb. 33.3) Die DXA (sprich *Dexa*) ist die am häufigsten angewendete densitometrische Untersuchung zur Bestimmung der Knochendichte, die in g/cm^2 angegeben wird. In der Praxis wird allerdings der T-Score verwendet.

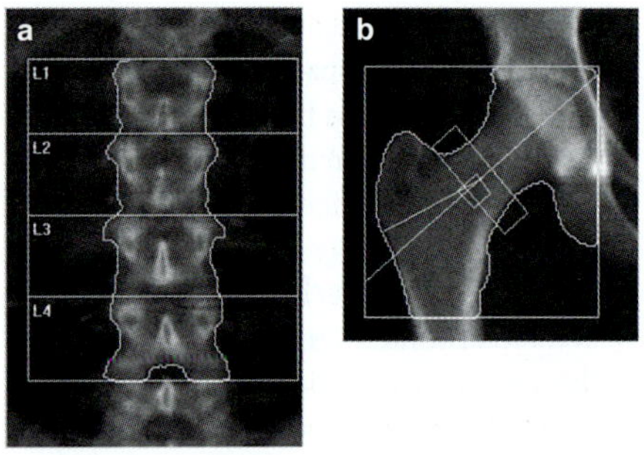

Abb. 33.3 Die Bestimmung der Knochendichte mit der DXA erfolgt an der Lendenwirbelsäule (a) und am Schenkelhals einer Seite (b). [O891]

Dazu wird die Knochenmineraldichte mit dem mittleren Normwert eines knochengesunden Kollektivs junger Erwachsener des gleichen Geschlechts verglichen. Die Anzahl der Standardabweichungen davon wird als **T-Score** angegeben. Dieser Wert ist für die Beurteilung des Frakturrisikos und die Therapie ausschlaggebend. Von einer Osteoporose spricht man, wenn ein T-Score < −2,5 vorliegt (→ Tab. 33.1). Geringe Bedeutung hat heute der Z-Score, der sich auf ein alters- und geschlechtsgleiches Kollektiv bezieht. Die DXA ist gut reproduzierbar, was für die Verlaufskontrolle bedeutend ist. Die Messung erfolgt an der Wirbelsäule und am Schenkelhals einer Seite. Falsch hohe Werte sind durch Aortenkalzifikationen oder Arthrosen möglich. Die DXA ist als Screeningmethode nicht geeignet, sondern sollte nur bei Patienten mit erhöhtem Risiko durchgeführt werden.
Der Trabecular Bone Score (TBS) ist ein Parameter zur Abschätzung der trabekulären Mikroarchitektur, der das Frakturrisiko unabhängig von der Knochendichte vorhersagen kann. Die Bestimmung erfolgt durch eine Software mit Grauwertanalyse der DXA-Bilder und kann gemeinsam mit der Knochendichte bestimmt werden (→ Tab. 33.2).
QCT (quantitative Computertomografie) Die QCT erlaubt eine Bestimmung der Knochenvolumenmineraldichte [g/m³]. Die Vorteile sind eine überlagerungsfreie Bestimmung der Knochendichte und eine getrennte Beurteilbarkeit von Kompakta und Spongiosa. In der Regel erfolgt keine Angabe des T-Scores, sodass die QCT kein Routineverfahren ist.

Labordiagnostik

Biochemische Veränderungen fehlen bei der Osteoporose weitgehend. Die Labordiagnostik hilft jedoch bei der Abgrenzung zu anderen Knochenerkrankungen. Dazu werden meist Kalzium (Interpretation mit Albumin!), Phosphat, Differenzialblutbild, CRP, BSG, alkalische Phosphatase, γ-GT, Kreatinin, Elektrolyte, Serumelektrophorese und TSH bestimmt (→ Tab. 33.3).

Tab. 33.1 Klassifikation nach WHO

Knochendichte	Bewertung
T-Score > −1	Normale Knochendichte
T-Score −1 bis −2,5	Osteopenie
T-Score < −2,5 ohne Frakturen	Osteoporose
T-Score < −2,5 mit einer oder mehreren Frakturen	Schwere (manifeste) Osteoporose

Tab. 33.2 Trabecular Bone Score

≥ 1350	Normal
1200–1350	Teilweise erniedrigt
≤ 1200	Erniedrigt

In speziellen Fällen kann eine erweiterte Diagnostik zur Abklärung eines Vitamin-D-Mangels, eines Hyperparathyreoidismus, eines Hypogonadismus oder eines Hyperkortisolismus sinnvoll sein.
Marker des Knochenumbaus Sie sind nicht für die Diagnostik, mitunter aber für die Therapiekontrolle hilfreich. Dabei können die Dynamik des Knochenumsatzes sowie das Ansprechen und die Adhärenz einer Therapie beurteilt werden.
Anbaumarker Dazu gehören:
- **Alkalische Phosphatase** (→ Kap. 29): Neben dem Isoenzym des Knochens (knochenspezifische AP oder Ostase) existiert auch noch eine Isoform der Leber (zeigt Cholestase an), der Plazenta und des Dünndarms. Bei der Osteoporose ist die alkalische Phosphatase meist nur im Rahmen von Frakturen erhöht.
- **Osteocalcin:** sehr spezifischer Marker, der ausschließlich von Osteoblasten synthetisiert wird. Dieses Protein ist sehr instabil. Daher muss die Probe sofort eingefroren werden.

Marker des Knochenabbaus Sie fallen bei einer erfolgreichen Therapie ab:
- **Cross-Links** (freies Desoxypyridinolin): sehr spezifischer Parameter, entsteht durch Abbau von reifem Kollagen
- **Cross-linked N-telepeptides (NTX)** = aminoterminales Kollagen-Typ-I-Telopeptid

Zur Differenzierung zwischen Low- und High-Turnover-Osteoporose kann eine kombinierte Bestimmung eines Anbau- und eines Abbauparameters erfolgen.

Prävention

Die Vorbeugung der Osteoporose beginnt bereits in der Jugend und beinhaltet eine ausreichende Kalziumzufuhr, Sonnenexposition, körperliche Aktivität und das Vermeiden von Untergewicht. Nur so kann gewährleistet werden, dass die individuell mögliche maximale Knochendichte erreicht wird.

Therapie

Allgemeine Empfehlungen umfassen Maßnahmen zur Reduktion des Frakturrisikos. Regelmäßige körperliche Aktivität ist eine Voraussetzung für den Erhalt der Knochenstruktur und führt zudem durch erhöhte Geschicklichkeit zu einer Reduktion des Sturzrisikos. Auch Hüftprotektoren können in bestimmten Fällen sinnvoll sein. Untergewicht bzw. Übergewicht sollen vermieden werden und eine Nikotinreduktion bzw. -entwöhnung angestrebt werden. Bei sekundären Formen sollen beeinflussbare Faktoren behandelt werden. So sollte z. B. eine Reevaluierung bzw. nach Möglichkeit eine Reduktion oder ein Absetzen einer Glukokortikoidtherapie erfolgen.

Medikamentöse Therapie

Bei jedem Patienten soll eine ausreichende Zufuhr von **Kalzium** (ca. 1.000 mg/Tag) und **Vitamin D** (800–1.000 IE/Tag) gewährleistet sein. Die Aufnahme sollte vorrangig über die Nahrung erfolgen. Bei unzureichender Versorgung ist eine Supplementation zu empfehlen, wobei die Gesamtkalziumzufuhr nicht über 2.000 mg/Tag liegen sollte.

Tab. 33.3 Osteologisches Basislabor mit Differenzialdiagnosen

Laborparameter	Hinweis auf
Kalzium	↑ Primärer Hyperparathyreoidismus oder andere Ursache einer Hyperkalzämie ↓ Sekundärer Hyperparathyreoidismus oder andere Ursache einer Hypokalzämie (Behandlung einer Hypokalzämie vor Bisphosphonat- oder Denosumabtherapie)
Phosphat	↑ Niereninsuffizienz, ↓ Malabsorption
Alkalische Phosphatase	Osteomalazie
Gamma-GT	Differenzierung einer hepatischen AP-Erhöhung, Alkoholkrankheit
CRP, BSG	Entzündliche, rheumatologische oder neoplastische Osteopathien
Blutbild	Entzündliche oder maligne Erkrankungen, Malabsorption
Kreatinin	Niereninsuffizienz
TSH	Schilddrüsenfunktionsstörungen
Serumnatrium	Hyponatriämie → erhöhtes Sturzrisiko
Serumelektrophorese (evtl. Immunfixation)	Multiples Myelom, MGUS
Optional	Ggf. Testosteron bei Männern In Einzelfällen ggf. Vitamin D In Einzelfällen ggf. Knochenresorptionsparameter

Neben der Knochendichtemessung ist zur Indikationsstellung für eine spezifische medikamentöse Therapie eine Frakturrisikoabschätzung notwendig. Dazu kann das DVO-Risikomodell zur Bestimmung des Frakturrisikos innerhalb von 3 Jahren verwendet werden (siehe Leitlinie). Etwa 50 % der Frakturen treten nämlich bereits bei einer Osteopenie auf, weshalb zur Abschätzung des Frakturrisikos die Knochendichte allein nicht ausreicht. Nach einer osteoporotischen Wirbelkörper- oder Schenkelhalsfraktur sollte aufgrund des deutlich erhöhten Risikos von nachfolgenden Frakturen (imminentes Frakturrisiko) eine medikamentöse Therapie ohne Verzögerung erfolgen. In diesen Fällen ist eine Knochendichtemessung vor Therapiebeginn nicht notwendig.

Antiresorptive Substanzen

Bisphosphonate Sie zählen zu den wirksamsten Substanzen. Bisphosphonate werden in den Knochen eingebaut und hemmen die Osteoklastenaktivität (antiresorptive Wirkung). Ihre terminale Halbwertszeit beträgt so mehrere Jahre. Allerdings setzt der frakturrisikosenkende Effekt mit Ausnahme von Zoledronat auch erst nach ca. 12 Monaten ein. Sie führen nicht nur zu einer erhöhten Knochendichte, sondern senken auch das Risiko vertebraler und extravertebraler Frakturen. Am besten untersucht ist die Wirkung für Alendronat (p. o.), Risedronat (p. o.) und Zoledronat (i. v.). Die Präparate werden im Allgemeinen gut vertragen. Die häufigsten Nebenwirkungen sind bei oraler Einnahme Schleimhautläsionen. Daher sollte die Einnahme mit ausreichend Flüssigkeit und nicht im Liegen erfolgen. Alternativ kann auch eine parenterale Verabreichung durchgeführt werden. Gefürchtet ist die Kiefernekrose, die jedoch weit seltener als bei einer hochdosierten Therapie im Rahmen einer Tumorbehandlung auftritt (bei Osteoporosetherapie 1:100.000). Bestimmte präventive Maßnahmen (zahnärztliche Begutachtung und Zahnsanierung vor Therapiebeginn, Mundhygiene u. a.) sollten dennoch beachtet werden. Kontraindikationen sind eine schwere Niereninsuffizienz, Hypokalzämie, Schwangerschaft und Stillzeit, Achalasie oder andere Ösophaguserkrankungen mit verzögerter Passage (bei oraler Einnahme). Für die meisten Substanzen ist ein Effekt für eine Therapiedauer von 3–5 Jahren gesichert, sodass danach eine Nutzen-Risiko-Bewertung mit Beurteilung des Frakturrisikos erfolgen soll. Bei einer Femurfraktur soll Zoledronat erst 2 Wochen danach gegeben werden, da sonst keine reduzierte Frakturrate gezeigt werden konnte. Nach dem DVO ist bei Gelenksendoprothesen eine Bisphosphonattherapie nicht zu pausieren.

Denosumab (Prolia®, Anwendung als Xgeva® in höherer Dosierung bei Knochenmetastasen). Es handelt sich um einen humanen monoklonalen Antikörper, der mit hoher Affinität und Spezifität an RANKL bindet und so über einen zentralen Mechanismus des Knochenmetabolismus zur Hemmung von Proliferation, Funktion und Überleben der Osteoklasten führt (→ Kap. 29). Es kommt zu einer Reduktion von vertebralen und extravertebralen Frakturen. Denosumab wird bei der Osteoporose alle 6 Monate s. c. verabreicht. Im Gegensatz zu Bisphosphonaten kommt es zu keiner direkten Interaktion mit Knochengewebe. Studiendaten zeigen innerhalb von 3 Jahren eine fortgesetzte Zunahme der Knochendichte, während sich diese bei Bisphosphonaten abflacht. Nach Therapieende geht der Zuwachs der Knochendichte rasch verloren, sodass danach eine (kurzzeitige) antiresorptive Therapie erfolgen sollte. Mögliche Nebenwirkungen sind schwere Hypokalzämien, Infektionen (v. a. Hautinfektionen) und selten auch Kiefernekrosen.

Raloxifen (z. B. Evista®). Es gehört zur Klasse der **selektiven Östrogen-Rezeptor-Modulatoren** (SERM) und ist für die postmenopausale Osteoporose zugelassen. Die Wirkung auf den Knochen und den Lipidstoffwechsel entspricht der von Östrogenen, auf die Mamma und den Uterus wirkt es hingegen antiöstrogen. Es konnte eine Reduktion vertebraler Frakturen nachgewiesen werden, während Schenkelhalsfrakturen nicht signifikant vermindert werden. Als Nebenwirkungen können klimakterische Beschwerden und thromboembolische Ereignisse auftreten. Das Mammakarzinomrisiko wird hingegen gesenkt.

Östrogene Obwohl der postmenopausale High-Turnover bei Frauen durch ein Östrogendefizit bedingt ist, werden Östrogene zur Osteoporosetherapie heute nur empfohlen, falls Kontraindikationen für die anderen Medikamente bestehen. Für einen ausreichenden Schutz ist eine langfristige Therapie notwendig. Nach einer Therapiedauer von 5 Jahren beobachtet man jedoch einen signifikanten Anstieg des Mammakarzinomrisikos. In der Women's Health Initiative-(WHI-)Study wurde auch gezeigt, dass unter einer Östrogen-Gestagen-Therapie Ereignisse wie Insult, Myokardinfarkt und Lungenembolie häufiger auftreten. Bei nicht hysterektomierten Patientinnen ist zusätzlich ein Gestagen zu verabreichen, um die proliferatorische Wirkung der Östrogene auf den Uterus zu hemmen (→ Kap. 45).

Osteoanabole Therapie

Bei imminent erhöhtem Frakturrisiko (siehe oben) wird primär eine osteoanabole Therapie empfohlen. Sollte dies nicht möglich sein, sollten dennoch rasch wirksame Substanzen wie Denosumab oder Zoledronat gegeben werden.

Teriparatid (Forsteo®). Es handelt sich um ein rekombinantes Fragment des Parathormons (PTH 1–34). Bei einmal täglicher subkutaner Injektion kommt es zu einer Stimulation des Knochenaufbaus (osteoanabole Wirkung). Die Therapie ist auf komplizierte Verlaufsformen und eine maximale Dauer von 24 Monaten beschränkt. Danach sollte ebenfalls eine antiresorptive Therapie angeschlossen werden. Im Tierversuch kam es bei Ratten, die über ihre gesamte Lebenszeit mit täglichen Injektionen behandelt wurden, zum Auftreten von Osteosarkomen. Aufgrund des potenziellen kanzerogenen Risikos ist es bei anderen Knochenerkrankungen und -tumoren kontraindiziert, wenngleich beim Menschen keine Osteosarkome beobachtet wurden.

Romosozumab (Sclerostin-Inhibitor, Evenity®). Es wird monatlich für einen Zyklus von 12 Monaten subkutan injiziert. Anschließend wird ebenfalls eine antiresorptive Therapie empfohlen. Es ist nicht für die Osteoporose beim Mann zugelassen. Sclerostin ist ein Glykoprotein, das eine hemmende Wirkung auf Osteoblasten hat. Hemmende Antikörper haben daher einen osteoanabolen Effekt. Häufige Nebenwirkungen sind Gelenkschmerzen und eine Nasopharyngitis. Auch Kiefernekrosen können auftreten. Zudem besteht ein erhöhtes Risiko kardiovaskulärer Ereignisse, weshalb es nach Myokardinfarkt oder Schlaganfall kontraindiziert ist.

Zusammenfassung

- Osteoporose: generalisierte Knochenerkrankung mit Verlust der mikroarchitektonischen Knochenstruktur und erhöhtem Frakturrisiko
- Klinik: schmerzlose oder schmerzhafte Frakturen (Wirbelkörper, Schenkelhals, distaler Radius), Rückenschmerzen, Größenverlust und Rundrücken
- Diagnose: verminderte Knochenmineraldichte bei weitgehend fehlenden biochemischen Veränderungen; Diagnose nach Ausschluss sekundärer Formen!
- Antiresorptive Medikamente: Bisphosphonate, Denosumab u. a.
- Osteoanabole Therapie: Teriparatid, Romosozumab

Die Nebenniere (Glandula suprarenalis) sitzt dem Nierenpol auf und besteht aus zwei entwicklungsgeschichtlich unterschiedlichen Komponenten: der Nebennierenrinde (NNR), die sich aus dem Mesoderm entwickelt und Steroidhormone bildet, und einem kleineren, ektodermalen Anteil, dem Nebennierenmark (NNM), das zu den sympathischen Paraganglien gehört (→ Kap. 41). Dennoch erfolgt die Perfusion durch eine gemeinsame Blutversorgung, die auch bei einem Kreislaufkollaps aufrechterhalten wird. Dies unterstreicht die Bedeutung der Nebenniere, deren Hormone eine wichtige Bedeutung in der Bewältigung von Stressreaktionen haben.

Nebennierenrinde

Histologisch kann man drei Schichten der NNR unterscheiden:

- **Äußere Zone** (Zona glomerulosa): Synthese von Mineralokortikoiden (v. a. Aldosteron)
- **Mittlere Zone** (Zona fasciculata): Synthese von Glukokortikoiden (v. a. Kortisol)
- **Innere Zone** (Zona reticularis): Synthese von Androgenen (v. a. Dehydroepiandosteron [DHEA] und DHEA-Sulfat), aber auch von Glukokortikoiden

Das hypophysäre Hormon ACTH stimuliert die Freisetzung der Glukokortikoide und der Androgene, in geringem Ausmaß auch die der Mineralokortikoide. Die Aldosteronsekretion wird jedoch vorwiegend durch Angiotensin II (AT II) stimuliert.
Bei den Erkrankungen der NNR unterscheidet man eine **Insuffizienz** (→ Kap. 38) von einer **Überfunktion,** die wiederum nach den vorwiegend gebildeten Hormonen eingeteilt wird:

- Kortisol: Cushing-Syndrom (→ Kap. 35)
- Aldosteron: Hyperaldosteronismus (Conn-Syndrom, → Kap. 36)
- Androgene: Hyperandrogenämie (→ Kap. 37)

Steroidsynthese

Der geschwindigkeitsbestimmende Schritt für die Synthese aller Steroide ist die enzymatische Umwandlung der Ausgangssubstanz Cholesterin zu Pregnenolon (→ Abb. 34.1). ACTH induziert u. a. die Bildung dieses Enzyms. Der weitere Syntheseweg der Steroide wird durch die Enzymexpression in den Zellen bestimmt. Ausgehend von Pregnenolon entstehen in der NNR durch eine Reihe enzymatischer Schritte **Mineralokortikoide, Glukokortikoide** und **Androgene.** Dabei können bereits geringe Veränderungen der Hormonstruktur zu deutlichen Veränderungen der biologischen Effekte führen.
Die Steroidsynthese in Ovar und Testis läuft analog ab. Durch eine unterschiedliche Rezeptorexpression für die übergeordneten Hormone (z. B. ACTH, FSH, LH) und eine andere Enzymausstattung der Zellen kommt es jedoch im Ovar vorwiegend zu einer Progesteron- und Östradiolsekretion, während in den Hoden Testosteron den Hauptanteil ausmacht.
Die Kortisolsynthese erfolgt sehr schnell. Es gibt keine präformierten Hormone, sondern die Zellen speichern Cholesterinester für die Hormonsynthese. Allerdings können wenige Minuten nach ACTH-Stimulation bereits vermehrt Steroidhormone ausgeschüttet werden.
Angeborene Enzymdefekte führen zu einem Mangel der nachfolgenden Hormonprodukte, während es zu einem Anstieg von Hormonen vorgeschalteter Enzymreaktionen oder zur Umwandlung anderer Steroide kommt, deren Syntheseweg nicht betroffen ist. Dies gilt auch für das adrenogenitale Syndrom, bei dem am häufigsten ein Defekt der 21-Hydroxylase vorliegt (→ Kap. 37).

Transport

Zur verbesserten Löslichkeit werden Steroidhormone im Blut reversibel an Transportproteine gebunden, wobei nur der freie Anteil wirksam ist. Kortisol wird vorwiegend an CBG (kortisolbindendes Globulin) gebunden. In Entzündungsgebieten ist die Bindungsaffinität von CBG vermindert. Dies führt zu einer Erhöhung der freien Kortisolkonzentration. Testosteron wird überwiegend an sexualhormonbindendes Globulin (SHBG), während Dehydroepiandrosteron-Sulfat (DHEAS) und Androstendion vorwiegend an Albumin gebunden werden.

Metabolismus

Der Abbau der Steroide erfolgt vorwiegend durch Konjugation mit Glukuronsäure oder Schwefelsäure in der Leber und anschließende renale Elimination.

NNR-Hormone

Glukokortikoide

Kortisol ist das wichtigste Glukokortikoid und erfüllt lebensnotwendige Funktionen im Organismus. Pro Tag synthetisieren Erwachsene etwa eine Menge von 10–25 mg. Die Konzentration im Blut folgt dabei einem typischen zirkadianen Rhythmus, mit einem Maximum in den frühen Morgenstunden und einem Absinken im Verlauf des Tages (→ Abb. 34.2). Bei Menschen mit einem verschobenen Tagesablauf (z. B. Nachtarbeiter) erfolgt eine Anpassung an den veränderten Rhythmus. Stress ist der wichtigste Stimulus der Kortisolfreisetzung. Bei Ereignissen wie Traumen, Sepsis oder Operationen ist die Kortisolkonzentration um ein Vielfaches erhöht und der Tag-Nacht-Rhythmus ist aufgehoben. Glukokortikoide fördern dann die Aufrechterhaltung des Gefäßtonus und eine erhöhte Bereitstellung von Energie, die zur Bewältigung der Stresssituation benötigt wird. Weitere Effekte sind in → Tab. 34.1 dargestellt.

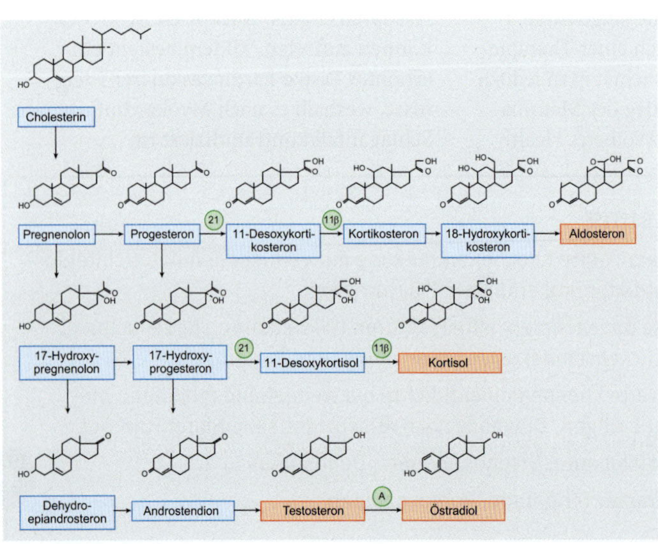

Abb. 34.1 Abhängig von der Enzymexpression werden in der NNR, den Testes und den Ovarien unterschiedliche Steroide gebildet. Oben: Mineralokortikoide; Mitte: Glukokortikoide; Unten: Sexualhormone. Die Umwandlung der Androgene in Östrogene erfolgt durch die Aromatase (A). 21 = 21-Hydroxylase, 11β = 11β-Hydroxylase, nicht zu verwechseln mit der 11β-Hydroxysteroid-Dehydrogenase (s. Text). [L106]

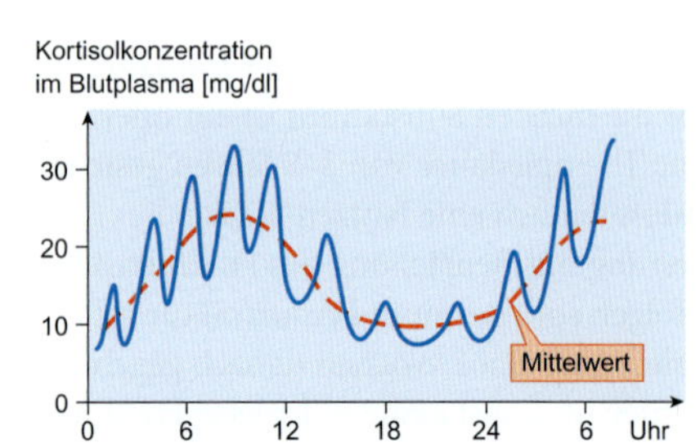

Abb. 34.2 Zirkadianer Rhythmus der Kortisolsekretion [L106]

Tab. 34.1 Wirkungen von Glukokortikoiden

Stoffwechsel	• Fördert den Abbau von Proteinen (z. B. im Muskel) und den Aufbau der daraus entstehenden Aminosäuren zu Glukose (Glukoneogenese) • Verminderte periphere Glukoseaufnahme und gestörte Glukosetoleranz (diabetogen) • Lipolyse (Freisetzung von freien Fettsäuren)
Muskel- und Bindegewebe	• Antiproliferative Wirkung auf Fibroblasten (Hemmung der Nukleinsäure- und Proteinsynthese): Hautatrophie, verzögerte Wundheilung • Gefäßfragilität (Blutungen)
Herz-Kreislauf-System	• Erhöhtes HMV und erhöhter peripherer Widerstand
Knochen	• Inhibition und Apoptose von Osteoblasten • Hemmt OPG-Synthese → Stimulation der Osteoklastenproliferation • Reduzierte Östrogen- und Androgensekretion
Mineralokortikoide Wirkung	• Niere und andere Organe: Natrium- und Flüssigkeitsretention, Kaliumsekretion
Antiinflammatorische und immunsuppressive Wirkung	• Hemmung der Phospholipase A_2 (durch Lipocortin) und dadurch Hemmung der Prostaglandin- und Leukotriensynthese • Verminderte Lymphozytenzahl, verminderte Synthese von Interleukinen, TNF-α und GM-CSF (Glukokortikoide verhindern so eine überschießende Immunantwort) • Granulozyten (HWZ und Turnover), Eosinophile ↓
ZNS	• Veränderungen der Psyche und im EEG

Tab. 34.2 Äquivalentdosen gängiger Kortikosteroide nach der Fünfer-Regel. Es handelt sich um annähernde Werte, die nur als Merkhilfe dienen sollen.

Äquivalente Dosis	Substanz	Relative glukokortikoide Potenz (RGP)	Relative mineralokortikoide Potenz (RMP)
25 mg	Hydrokortison (= Kortisol)	1	1
5 mg	Prednisolon	5	0,5
1 mg	Dexamethason (z. B. Fortecortin®)	25 (5 × 5)	0

Ähnlich wie bei den Schilddrüsenhormonen entstehen bestimmte Glukokortikoidwirkungen durch ein erhöhtes Ansprechen von Geweben auf Katecholamine (permissive Wirkung). So wird die Wirkung auf das Herz-Kreislauf-System vorwiegend durch eine erhöhte Katecholaminsensitivität vermittelt. Ebenso zeigt Kortisol in Abwesenheit von Katecholaminen kaum eine lipolytische Wirkung, verstärkt jedoch deren Effekte auf das Fettgewebe.

Glukokortikoidtherapie

Glukokortikoide haben aufgrund ihrer zahlreichen Wirkungen ein breites Anwendungsgebiet. Zum Einsatz kommen sie u. a. bei rheumatischen Erkrankungen, Allergien, physikalisch verursachten Erkrankungen (Höhenlungenödem), Autoimmunerkrankungen, zur Immunsuppression, zur Lungenreifung vor einer drohenden Frühgeburt und natürlich zur Substitution bei Kortisolmangel. Bei der Entwicklung synthetischer Substanzen wurde die mineralokortikoide Wirkung reduziert und die glukokortikoide Potenz und die Wirkdauer wurden erhöht (→ Tab. 34.2). Die glukokortikoide Potenz bezieht sich dabei auf den Effekt einer ACTH-Suppression im Vergleich zu Hydrokortison. Die biologische Wirkung von Prednisolon auf bestimmte Organe kann jedoch deutlich größer ausfallen. Synthetische Glukokortikoide haben zudem eine längere Halbwertszeit als Kortisol.

- **Inhalative Glukokortikoide** (z. B. bei Asthma bronchiale) haben den Vorteil eines hohen First-Pass-Effekts. Das heißt, dass ein großer Anteil bei der ersten Leberpassage abgebaut wird. Außerdem zeichnen sie sich durch eine hohe Rezeptoraffinität aus. Somit sind die systemisch wirksamen Konzentrationen relativ gering.
- Bei der dermalen Anwendung ist zu berücksichtigen, dass die Resorption an verschiedenen Hautstellen unterschiedlich ist (Richtwert ist der Resorptionsindex). Besonders hoch ist der resorbierte Anteil dabei im Genitalbereich und im Gesicht.

Bei der Glukokortikoidtherapie sind einige Punkte zu beachten. Die **pharmakodynamische Therapie** (→ Kap. 7) ist nur eine symptomatische, keine kausale Therapie! Mit der Höhe der Dosierung und der Länge der Behandlungsdauer steigt auch die Wahrscheinlichkeit von Nebenwirkungen, die den Symptomen des endogenen Cushing-Syndroms entsprechen.
Bei einer einmaligen hochdosierten Glukokortikoidgabe sind kaum Nebenwirkungen zu erwarten. Hohe Steroiddosen sind bei akuten Erkrankungen notwendig. Nach Eintritt einer klinischen Besserung sollte dann, entsprechend der Grunderkrankung, eine stufenweise Dosisreduktion erfolgen.

Die Häufigkeit von Nebenwirkungen steigt mit der Dauer und der Dosis, wobei bei langfristiger Einnahme eine lineare Zunahme von Nebenwirkungen und Komplikationen auch bei niedrigen Dosierungen zu beobachten ist. Zudem wird bei einer Prednisolondosis > 7,5 mg/Tag ein gehäuftes Auftreten von Glaukom, Depression oder Bluthochdruck beobachtet.
Bei längerer und höher dosierter Therapie kommt es durch einen negativen Feedback-Mechanismus zur reduzierten ACTH-Sekretion und damit zur NNR-Atrophie. Die Patienten müssen daher auf die Gefahr einer NNR-Insuffizienz bei selbstständigem, abruptem Absetzen aufmerksam gemacht werden. Das Risiko einer NNR-Insuffizienz besteht bei einer Therapie mit Prednisolon > 20 mg/Tag über mehr als 3 Wochen oder auch bei Patienten mit Cushing-Stigmata! Es muss dann auf ein langsames Ausschleichen unter klinischen Kontrollen geachtet werden. Es kann sonst zu einem Kortikoidentzugssyndrom mit Myalgien, Müdigkeit und einem Wiederauftreten der Grunderkrankung kommen.
Während die Dosis bei der **Substitutionstherapie** physiologisch angepasst werden sollte (→ Kap. 38), wird bei der pharmakodynamischen Therapie die gesamte Dosis einmal morgens zwischen 6 und 8 Uhr verabreicht. Es soll so die Entstehung einer NNR-Atrophie vermindert werden. Der Großteil der körpereigenen Kortikosteroide ist dann bereits sezerniert und der ACTH-Rückkopplungsmechanismus spricht geringer auf exogene Steroide an. Noch besser eignet sich eine Einnahme, die nur alle 2 Tage erfolgt (alternierende Gabe). Bei schwereren Erkrankungen ist dies jedoch nicht immer ausreichend.
Bei einer längeren Anwendung kommt es häufig zu Nebenwirkungen wie Magenulzera (v. a. in Kombination mit NSAR), Osteoporose, Infektionen, Katarakt, Glaukom und psychischen Veränderung. Liegen diese Erkrankungen vor Beginn einer Therapie vor, sollten andere Möglichkeiten erwogen werden.
Im Behandlungsverlauf kann es bei einer systemischen Therapie auch zur Entwicklung einer (partiellen) Kortikosteroidresistenz mit nachlassender Therapiewirkung kommen. Dabei sind die unerwünschten Wirkungen jedoch meist nicht vermindert.

Osteoporoseprophylaxe bei Glukokortikoidtherapie
Ausreichende Versorgung von Kalzium und Vitamin D_3, + evtl. Bisphosphonate (abhängig von Knochendichte u. a., siehe DVO-Leitlinie).

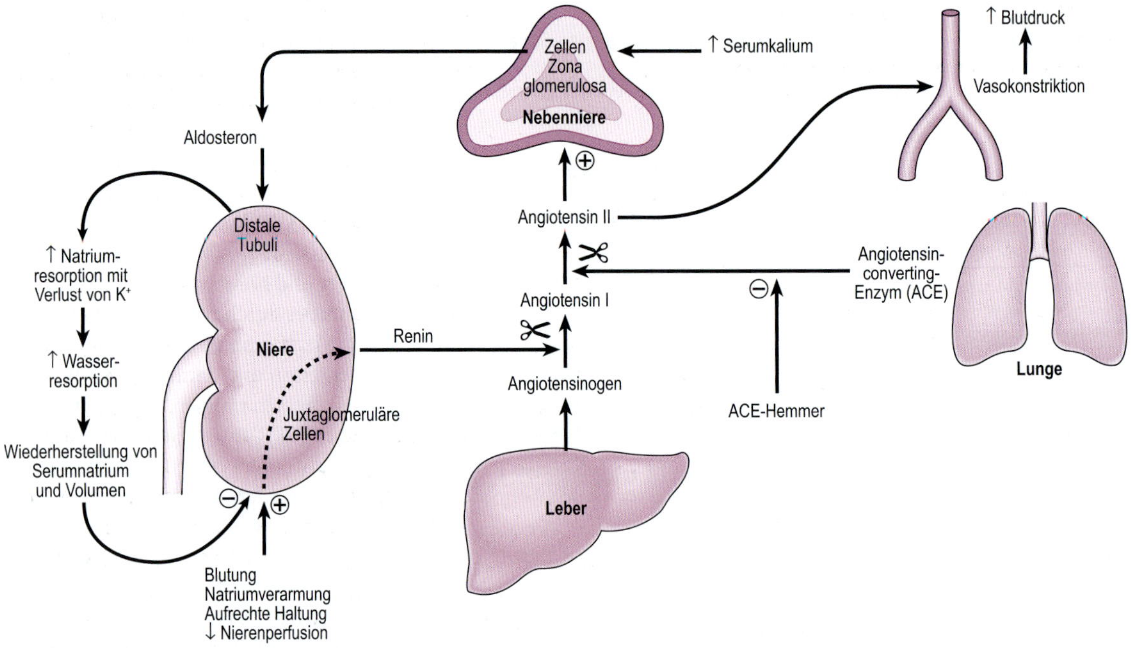

Abb. 34.3 Regulation der Aldosteronsekretion [L253]

Wissenschaftler suchten daher nach neuen Substanzen mit einem geringeren Nebenwirkungsspektrum. Dies sollte durch Präparate mit rein transrepressorischer Aktivität gelingen (→ Kap. 2). Man vermutet, dass ein Großteil der endokrinen und metabolischen Wirkungen durch Transaktivierung entsteht, während die antiinflammatorische Wirkung eher durch Transrepression vermittelt wird. Bislang konnte jedoch kein klarer Vorteil für selektive Glukokortikoidrezeptormodulatoren wie Compound A gezeigt werden. Zumindest in der Grundlagenforschung an genetisch veränderten Mäusen zeigte sich, dass auch für die antiphlogistische Kortisolwirkung eine Rezeptordimerisierung und Transaktivierung entscheidend sind.

Mineralokortikoide

Das Steroid mit der größten mineralokortikoiden Wirkung ist **Aldosteron.** Dessen Freisetzung wird vorwiegend durch Angiotensin II (AT II) und Hyperkaliämie stimuliert und durch ANP (atriales natriuretisches Peptid) gehemmt (→ Abb. 34.3). Aldosteron bewirkt eine vermehrte Natriumretention und eine erhöhte Kaliumsekretion in der Niere, aber auch in anderen Organen (Kolon, Speicheldrüsen, Schweißdrüsen, Gallenblase).

Kortisol hat etwa die gleiche Affinität zum Mineralokortikoidrezeptor (MR) wie Aldosteron. Obwohl es in etwa 100- bis 1.000-fach höherer Konzentration als Aldosteron vorliegt, ist dessen Wirkung dennoch gering. Verantwortlich dafür ist die Expression der 11β-Hydroxysteroid-Dehydrogenase in den Mineralokortikoid-Zielzellen, die Kortisol in Kortison umwandelt, welches nicht an den MR binden kann.

Renin-Angiotensin-Aldosteron-System (RAAS)

Aldosteron ist ein wichtiger Bestandteil des Renin-Angiotensin-Aldosteron-Systems. Renin wird bei vermindertem renalen Perfusionsdruck oder durch adrenerge Stimulation aus den granulierten Zellen des Vas afferens freigesetzt. Es spaltet dann von Angiotensinogen Angiotensin I ab. Dieses wird durch das Angiotensin-converting-Enzym (ACE) zu dem viel wirksameren **Angiotensin II** (AT II) aktiviert.

Angiotensin II

- Stimuliert die Aldosteronausschüttung aus der Nebenniere
- Vermittelt eine Vasokonstriktion
- Bewirkt im Hypothalamus eine erhöhte ADH-Sekretion und eine gesteigerte Salz- und Wasseraufnahme

Das RAAS bewirkt somit über die Regulation des Gefäßtonus und der Natriumausscheidung sowie der Flüssigkeits- und Salzzufuhr eine Steuerung des effektiven zirkulierenden Volumens. Durch die physiologischen Regulationsmechanismen wird ein dynamisches Gleichgewicht hergestellt:

> Hypovolämie und Hypotonie → Renin ↑ → AT II ↑→ erhöhtes zirkulierendes Volumen und Vasokonstriktion (RR ↑) → negative Rückkopplung → Normalisierung der Reninsekretion

Daneben gibt es auch in bestimmten Organen (Niere, Nebenniere, Herz, Uterus, Plazenta, Gefäße, ZNS) ein **lokales Renin-Angiotensin-Aldosteron-System.** Die Funktion des dort gebildeten AT II ist noch nicht vollkommen geklärt. Vermutet wird ein Einfluss auf das Wachstum und die Funktion bestimmter Gewebe.

Androgene

In der Zona reticularis werden die Androgene **Dehydroepiandrosteron** (DHEA) und **DHEA-Sulfat** (DHEAS) synthetisiert, in geringeren Mengen auch Androstendion und Testosteron. DHEA-Sulfat ist das Steroidhormon mit der höchsten Serumkonzentration. Es liegt aufgrund der längeren Halbwertszeit in etwa 1.000-fach höherer Menge vor als DHEA und zeigt kaum zirkadiane Konzentrationsschwankungen, weshalb es als diagnostischer Parameter geeigneter ist. DHEA und DHEAS besitzen selbst nur eine geringe androgene Wirkung. Sie dienen jedoch als Ausgangssubstanz für die Umwandlung in andere Androgene und Östrogene. Die Umwandlung in das potente Testosteron und Dihydrotestosteron erfolgt dabei teilweise erst in der Zielzelle. Die periphere Aromatisierung von Androgenen zu Östrogenen findet weitgehend im Fettgewebe statt. Die Aromatase wird jedoch auch im Gehirn oder Knochen und anderen Organen exprimiert.

Zwischen dem 20. und 30. Lebensjahr erreicht die Sekretion von DHEA ein Maximum und fällt im Verlauf des weiteren Lebens stetig ab. Es wurde daher vermutet, dass Dehydroepiandrosteron bei Älteren als „Anti-Aging-Pille" Energie und Sexualität steigert. Eine solche Wirkung konnte jedoch bei gesunden, älteren Personen nicht nachgewiesen werden.

Diagnostik

Für die Diagnostik von Nebennierenerkrankungen muss auf Elektrolytabweichungen (Kalium, Natrium, pH) geachtet werden. Die Bestimmung der basalen Hormonkonzentrationen hat nur eine eingeschränkte Bedeutung. Höhere Aussagekraft kann hingegen durch eine kombinierte Interpretation mit adrenotropen Hormonen (ACTH, Renin) erreicht werden. Ferner werden verschiedene dynamische Funktionstests eingesetzt.

Adrenales Inzidentalom

Als adrenales Inzidentalom bezeichnet man eine Raumforderung der Nebenniere mit einem Durchmesser > 1 cm, die zufällig durch bildgebende Verfahren entdeckt wird. Bei CT-Untersuchungen können bei ca. 3 % der Menschen Inzidentalome gefunden werden. Die Häufigkeit steigt auch mit dem Alter. In ca. 10–15 % davon finden sich bilaterale Veränderungen.

Es sollte in weiterer Folge evaluiert werden, ob ein **maligner** bzw. **hormonell aktiver** Tumor vorliegt.
Etwa 2–5 % der Tumoren sind maligne. Diese sind meist größer als 4 cm. Tumoren über 6 cm sind sehr karzinomverdächtig. Tumoren mit einer Dichte von < 10 HU im Nativ-CT und einem Durchmesser < 4 cm sind in der Regel benigne. Bei homogenen Tumoren mit diesen Kriterien sind dann keine bildgebenden Kontrollen notwendig. Allerdings haben auch etwa 30 % der Adenome eine Dichte > 10 HU. Bei Adenomen findet sich nach Kontrastmittelgabe zudem ein rasches Wash-out. Zur Differenzierung zwischen malignen und benignen Nebennierentumoren kommen auch zunehmend die MRT (mit Chemical-Shift-Analyse) oder die FDG-PET zur Anwendung. Eine Biopsie wird in der Regel nicht empfohlen. In Zukunft dürfte auch die Bestimmung des Steroidhormonprofils zur Dignitätseinschätzung an Bedeutung gewinnen.
Daneben kann man an den Nebennieren auch Metastasen z. B. eines Bronchialkarzinoms oder Mammakarzinoms finden.
Etwa die Hälfte der Nebenniereninzidentalome sind hormonell inaktive Adenome oder Hyperplasien. Bei ca. einem Drittel findet man hormonell aktive Tumoren mit einer milden autonomen Kortisolsekretion (MACS, → Kap. 35). Die übrigen 10–15 % sind hormonell aktive Tumoren (Cushing-Adenome, Phäochromozytom, primärer Hyperaldosteronismus). Hormonell aktive Adenome können allerdings auch sehr klein sein. Neben einer klinischen Untersuchung und Bestimmung von Blutdruck und Blutzucker umfasst die hormonelle Abklärung eine Bestimmung der Metanephrine im Plasma oder Sammelharn, einen Dexamethason-1 mg-Hemmtest, Sexualhormone (Testosteron, Östradiol, DHEAS), 17-OH-Progesteron und bei arterieller Hypertonie oder Hypokaliämie auch Aldosteron und Renin. Bei bilateralen Veränderungen sollte eine NNR-Insuffizienz ausgeschlossen werden.

Zusammenfassung

- Die Nebenniere besteht aus der Nebennierenrinde (NNR), die Steroidhormone bildet, und dem Nebennierenmark (NNM), das katecholaminproduzierende Neurone enthält.
- Die NNR besteht aus drei Schichten, in denen Glukokortikoide, Mineralokortikoide und Androgene gebildet werden:
  - Kortisol wird unter Stress freigesetzt und bewirkt eine Bereitstellung von Energie und eine Aufrechterhaltung des Gefäßtonus. Daneben haben Glukokortikoide auch zahlreiche Effekte auf den Stoffwechsel. Die therapeutische Anwendung von synthetischen Glukokortikoiden beruht vorwiegend auf deren antiinflammatorischen und immunsuppressiven Wirkungen.
  - Aldosteron ist das potenteste Mineralokortikoid und ein Bestandteil des RAAS. Es bewirkt eine Natriumrückresorption und eine Kaliumsekretion.
  - Die vorwiegend gebildeten Androgene sind DHEAS und DHEA. Sie haben nur eine geringe androgene Wirkung, können peripher aber z. B. in das potentere Testosteron umgewandelt werden.
- Im Blut werden die Steroidhormone an Transportproteine gebunden. Dabei gilt nur der freie Anteil als wirksam.
- Als Inzidentalom bezeichnet man einen in der Bildgebung zufällig gefundenen Nebennierentumor.

→ 35 Cushing-Syndrom

Als Cushing-Syndrom bezeichnet man einen Komplex aus klinischen Zeichen und Symptomen, die durch einen chronischen Hyperkortisolismus entstehen.

Ätiologie

Die mit Abstand häufigste Ursache ist das **exogene Cushing-Syndrom** bei Langzeittherapie mit Glukokortikoiden. Das **endogene Cushing-Syndrom** ist mit einer Inzidenz von ca. 1 : 400.000–1 : 1.400.000 pro Jahr eine seltene Erkrankung mit einem Altersgipfel zwischen dem 25.–40. Lj. Es können verschiedene Ursachen zugrunde liegen (→ Abb. 35.1):

ACTH-abhängig

1. **ACTH-produzierendes Hypophysenadenom** (Morbus Cushing oder zentrales Cushing-Syndrom, ca. 70 %) (→ Kap. 19)
2. **Ektope (paraneoplastische) ACTH-Sekretion (selten ektope CRH-Sekretion, ca. 10–15 %):** z. B. durch kleinzelliges Bronchuskarzinom oder andere neuroendokrine Tumoren

ACTH-unabhängig

1. **Nebennierentumor:** Adenom oder Karzinom (ca. 10 %)
2. **Selten bilaterale makronoduläre Hyperplasie oder bilaterale mikronoduläre Hyperplasie**
3. **Exogenes Cushing-Syndrom**

Daneben kann im Rahmen der funktionellen Abklärung von Inzidentalomen der Nebenniere eine **milde autonome Kortisolsekretion** (MACS, früher: subklinisches Cushing-Syndrom) beschrieben werden. Man spricht von einer autonomen Kortisolsekretion bei einem Dexamethason-1 mg-Hemmtest mit einem Kortisolwert > 1,8 µg/dl. Es handelt sich dabei um einen adrenalen Hyperkortisolismus jedoch ohne Zeichen eines manifesten Cushing-Syndroms. Wenngleich molekularbiologische Unterschiede zwischen MACS und adrenalem Cushing-Syndrom beschrieben wurden, gibt es keinen biochemischen Grenzwert zur Abgrenzung von einem manifesten Cushing-Syndrom. Mit steigenden Kortisolkonzentrationen steigt hingegen auch das Risiko kardiovaskulärer Komplikationen bei Patienten mit MACS. Es sollten jedoch andere Zustände, die mit einem Hyperkortisolismus assoziiert sind, ausgeschlossen bzw. behandelt werden (z. B. Alkoholismus, Depression; nichtneoplastischer Hyperkortisolismus, s. u.).

Klinik

Häufige Symptome und Zeichen des Cushing-Syndroms sind:

- Stammfettsucht, Vollmondgesicht (Plethora), Büffelnacken (→ Abb. 35.2)
- Muskelatrophie und Muskelschwäche
- Erschöpfbarkeit und Schwäche
- Arterielle Hypertonie
- Haut: Hautatrophie mit Striae rubrae distensae und Hautblutungen
- Frauen: Zyklusunregelmäßigkeiten, Hirsutismus und Akne (durch die Androgensekretion)
- Osteoporose
- Gestörte Glukosetoleranz
- Kognitives Defizit, Persönlichkeitsveränderungen
- Infekte (v. a. der Haut)
- Wachstumsstillstand bei Kindern
- Neigung zu Magenulzera bei der Einnahme von NSAR!

Bei Kindern sind Wachstumsstörungen hinweisend! Die Ursache der typischen Fettverteilung ist bislang unklar. Sehr spezifisch sind Fettablagerungen im Nacken, zwischen den Schulterblättern, supraklavikulär und in der Bauchregion, während die Extremitäten durch die Muskelatrophie schlank erscheinen. Charakteristisch sind auch breite (> 0,5 cm) rote Striae im Bereich des Abdomens, die durch das Reißen von Kollagenfasern entstehen. Die Haut erscheint atroph und kann infolge einer erhöhten Gefäßbrüchigkeit Blutungen aufweisen. Gehäuft werden auch Thromboembolien beobachtet. Eine Katarakt oder ein Glaukom sind hingegen selten und kommen häufiger bei einem exogenen Cushing-Syndrom vor.
Regelmäßig finden sich weitere (biochemische) Befunde wie eine Hypokaliämie, Granulozytose, Eosinopenie oder eine diabetische Stoffwechsellage.

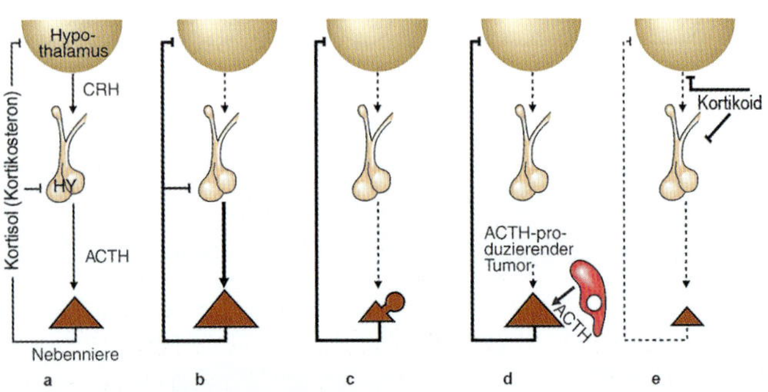

Abb. 35.1 Häufige Ursachen des Cushing-Syndroms und deren Auswirkungen auf die Nebennieren:
a) normale Regulation,
b) Morbus Cushing,
c) Nebennierentumor,
d) paraneoplastische ACTH-Sekretion,
e) exogene Steroidzufuhr
[L253]

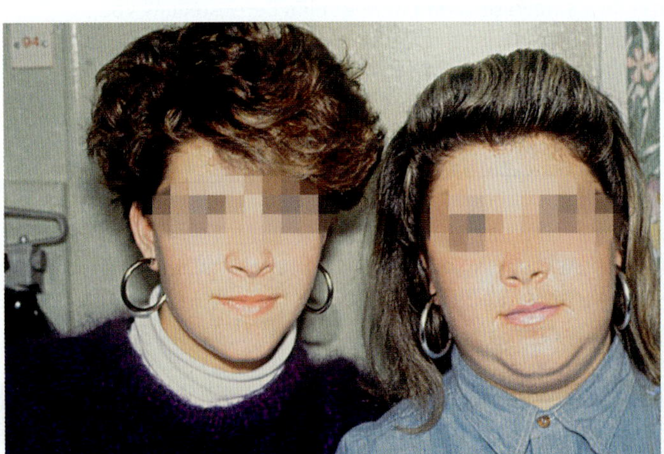

Abb. 35.2 Patientin mit Cushing-Syndrom und ihre Zwillingsschwester [E936]

Diagnostik

Die Verdachtsdiagnose wird häufig gestellt. Die Erkrankung ist jedoch selten und der tatsächliche Nachweis eines Cushing-Syndroms gestaltet sich mitunter schwierig. Beim endogenen Cushing-Syndrom ist der zirkadiane Rhythmus der Kortisolsekretion aufgehoben. Eine Bestimmung des Kortisol-Tagesprofils ist jedoch sehr aufwendig. Eine basale Kortisolbestimmung allein ist hingegen nicht aussagekräftig. Die Diagnostik folgt einem Stufenschema (→ Abb. 35.3). Dabei sollte zuvor auch nach exogenen Glukokortikoiden gefragt werden (auch inhalativ oder als Injektionen).

Labordiagnostik

- Zum Ausschluss (nicht aber zum Nachweis) eines Cushing-Syndroms wird der **Dexamethasonkurztest** empfohlen. 1 mg Dexamethason um 23 Uhr führt bei Gesunden zu einer Suppression der Kortisolkonzentration am nächsten Morgen (Kortisol ≤ 1,8 µg/dl). Durch Dexamethason kommt es dabei zu keiner Kreuzreaktion bei der Kortisolbestimmung.
- Zusammen mit der Bestimmung des **Kortisols im 24-h-Urin** kann häufig schon die Diagnose gestellt oder ausgeschlossen werden. Es ist wichtig, dem Patienten den Ablauf genau zu erklären, da es sonst leicht zu einer falschen Durchführung kommen

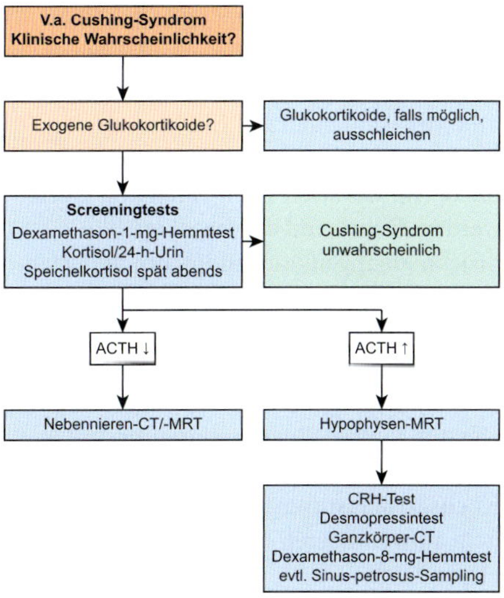

Abb. 35.3 Diagnostik des Cushing-Syndroms [L231/M607]

kann! Alternativ kann auch eine mitternächtliche Kortisolbestimmung im Serum oder Speichel durchgeführt werden. Vor einer weiteren Abklärung wird die Kombination mehrerer Screeningtests empfohlen.

- Zur weiteren Differenzierung erfolgt eine **ACTH-Bestimmung.** Eine supprimierte ACTH-Konzentration spricht für ein **ACTH-unabhängiges Cushing-Syndrom.** Es folgt eine Lokalisationsdiagnostik mittels CT bzw. MRT zum Nachweis einer Nebennierenraumforderung.
- Bei erhöhter ACTH-Konzentration spricht man von einem **ACTH-abhängigen Cushing-Syndrom.** ACTH-produzierende Mikroadenome (< 10 mm) sind im 1,5 Tesla-MR jedoch in einem Drittel der Fälle nicht eindeutig darstellbar. Andererseits erhöht sich in höher auflösenden MRTs das Risiko der Detektion von Inzidentalomen. Zur Differenzierung zwischen hypophysärer und ektoper ACTH-Sekretion wird eine Kombination von CRH-Test, Desmopressintest, Hypophysen-MRT und Ganzkörper-CT zur Interpretation herangezogen. Teilweise wird auch der 8-mg-Dexamethasonhemmtest verwendet. Kein Test ist allein zur Differenzierung ausreichend, weshalb die Interpretation durch die Kombination serologischer Tests und Bildgebung erfolgt.
- Bei einem **ACTH-produzierenden Hypophysenadenom** können durch CRH oder Desmopressin die Kortisol- und ACTH-Sekretion stimuliert und im 8-mg-Dexamethasonhemmtest die Kortisolkonzentration um mindestens 50 % zum Ausgangswert supprimiert werden. Bei diskordanten biochemischen Befunden oder Hypophysenadenomen < 10 mm in der Bildgebung wird zur weiteren Abklärung meist ein Sinus-petrosus-Sampling empfohlen (→ Kap. 19).
- Bei einem **ektopen Cushing-Syndrom** ist die ACTH-Konzentration oft massiv erhöht und selten durch CRH oder Desmopressin stimulierbar. Ebenso ist die Kortisolkonzentration im 8-mg-Dexamethasonhemmtest in der Regel nicht ausreichend supprimierbar.

Zu einem Hyperkortisolismus kann es auch in der Schwangerschaft oder bei bestimmten Störungen kommen. Dazu gehören: schwere Depression, Adipositas, obstruktives Schlafapnoesyndrom, unzureichend kontrollierter Diabetes mellitus, PCO-Syndrom Malnutrition oder Alkoholismus **(nicht-neoplastischer Hyperkortisolismus).** Die Kortisolsekretion ist dabei meist geringer.

Therapie

Morbus Cushing Nach Möglichkeit sollte eine transsphenoidale Adenomektomie erfolgen, die in über 90 % erfolgreich ist. Eine postoperative passagere Unterfunktion, die über mehrere Monate andauern kann, gilt als prognostisch günstig. Nach einer erfolgreichen Operation kann eine Hydrokortisonsubstitution bis zu einem Jahr notwendig sein. Im Fall eines Rezidivs oder bei Kontraindikationen für eine Operation kann auch eine medikamentöse Therapie oder eine Bestrahlung angewendet werden. Bei ausbleibendem postoperativem Erfolg kann ein medikamentöser Behandlungsversuch (z. B. Cabergolin, Pasireotid s. u.) oder mitunter auch eine beidseitige Adrenalektomie (Entfernung der Nebennieren) erwogen werden. Nach bilateraler Adrenalektomie müssen jedoch lebenslang Glukokortikoide substituiert werden und es kann zur Bildung eines invasiv wachsenden Hypophysentumors kommen (Nelson-Tumor).

Nebennierentumor Es sollte eine Adrenalektomie erfolgen. Durch Suppression der anderen Nebenniere besteht nach der Operation eine vorübergehende, substitutionspflichtige NNR-Insuffizienz. Bei der seltenen mikronodulären Hyperplasie sind beide Nebennieren betroffen und sollten daher entfernt werden.

Nebenniereninzidentalom mit milder autonomer Kortisolsekretion (MACS) Die biochemische Abgrenzung zum Cushing-Syndrom ist nicht definiert. Es gibt daher eine Diskussion, ob der Hyperkortisolismus tatsächlich mild oder subklinisch ist. Es besteht vermutlich kein erhöhtes Risiko für die Entwicklung eines manifesten Cushing-Syndroms. Allerdings fehlen weiterhin prospektive Studien, ob und wann am ehesten von einer Operation profitiert wird. Eine Abklärung und Behandlung von kardiovaskulären Risikofaktoren und assoziierten Erkrankungen sind auf jeden Fall anzustreben.

Ektope ACTH-Sekretion Es ist nach dem hormonproduzierenden Tumor zu suchen. Eine medikamentöse Therapie mit Mitotane kommt bei inoperablen Karzinomen oder ektoper ACTH-Sekretion infrage. Mitotane führt neben einer Enzyminhibition der Kortisolsynthese auch zu einer selektiven Zerstörung der Zonae fasciculata und glomerulosa. Häufig treten Nebenwirkungen, wie Müdigkeit, Übelkeit und Erbrechen oder Diarrhö, auf.

Weitere Enzyminhibitoren kommen zur Überbrückung oder bei Kontraindikationen für eine Operation zum Einsatz. Dazu gehört z. B. Ketoconazol (ein Antimykotikum), Metyrapone oder Osilodrostat.

Bei Kontraindikationen oder unzureichendem Erfolg einer Operation kann auch das Somatostatin-Analogon **Pasireotid** (Signifor®) angewendet werden (zweimal täglich subkutan oder monatlich intramuskulär). Es konnte eine zum Teil deutliche Abnahme der Kortisol- und ACTH-Konzentrationen beobachtet werden. Unter dieser Therapie kann es auch zur NNR-Insuffizienz kommen.

Prognose

Bei klinischen Zeichen eines Hyperkortisolismus und biochemischem Nachweis eines Cushing-Syndroms ist eine Therapie auf jeden Fall indiziert. Die Hauptkomplikationen sind kardiovaskuläre Erkrankungen und Thromboembolien. Unbehandelt kann es durch die Abwehrschwäche in Kombination mit einer diabetischen Stoffwechsellage auch zu schweren Infektionen kommen. Eine weitere Komplikation ist die Steroidosteoporose mit Fragilitätsfrakturen.

Zusammenfassung

- Ätiologie: exogene Steroidzufuhr, ACTH-produzierendes Hypophysenadenom, Nebennierentumoren und ektope ACTH-Sekretion
- Klinik: Vollmondgesicht, stammbetonte Adipositas, diabetische Stoffwechsellage, arterielle Hypertonie, Hypogonadismus, Osteoporose und breite Striae
- Diagnostik: fehlende Kortisolsuppression nach Dexamethason, erhöhte Kortisolkonzentration im 24-h-Urin; weiterführend: ACTH-Bestimmung, CRH-Test in Kombination mit Bildgebung, evtl. Sinus petrosus-Katheter
- Therapie: Bei hormonproduzierenden Tumoren wird eine chirurgische Entfernung angestrebt.

Hyperaldosteronismus

Das klinisch bedeutsamste Mineralokortikoid ist Aldosteron. Desoxykortikosteron (DOC) hat nur etwa 5 % der Wirkung von Aldosteron.

Primärer Hyperaldosteronismus (Conn-Syndrom)

Der primäre Hyperaldosteronismus wird als häufigste Ursache einer sekundären Hypertonie angesehen. Der Erkrankungsgipfel liegt zwischen dem 30. und 50. Lebensjahr. Etwa 5–10 % der Hypertoniker weisen die biochemischen Charakteristika eines primären Hyperaldosteronismus auf. Dennoch stellt sie eine unterdiagnostizierte Ursache der arteriellen Hypertonie dar. Aufgrund der therapeutischen Konsequenzen müssen verschiedene Ursachen unterschieden werden:

- **Aldosteron-produzierendes Adenom (APA),** meist einseitig, ca. ein Drittel der Fälle (weitgehend AT-II-unabhängige Sekretion)
- **Idiopathischer Hyperaldosteronismus (IHA),** meist **beidseitige Hyperplasie** der Zona glomerulosa, ca. zwei Drittel der Fälle (meist empfindlich auf exogenes und endogenes AT II = Renin-responsiv)
- Seltene Ursachen sind ein Karzinom der NNR oder ein Glukokortikoid-supprimierbarer Hyperaldosteronismus.

Durch die erhöhte Aldosteronfreisetzung kommt es zu einer Suppression der Reninsekretion.

> Primärer Hyperaldosteronismus: Reninsuppression
> Sekundärer Hyperaldosteronismus: erhöhte Reninkonzentration

Klinik

Das Leitsymptom ist eine hypokaliämische Hypertonie mit teilweise hohen diastolischen Werten. Die arterielle Hypertonie ist typischerweise schwer einstellbar, sodass die Patienten häufig drei oder mehr Antihypertensiva einnehmen. Vor allem bei der bilateralen Hyperplasie ist jedoch ein großer Teil der Patienten normokaliämisch und entwickelt nur eine milde arterielle Hypertonie. Häufig sind die Patienten völlig asymptomatisch oder haben nur gering ausgeprägte Symptome, wie z. B. Kopfschmerzen, Müdigkeit und Muskelschwäche. Es können auch weitere Symptome einer Hypokaliämie (Obstipation, Polyurie) und einer metabolischen Alkalose (Parästhesien, → Kap. 9) auftreten. Verstärkt wird die Hypokaliämie durch Kochsalzzufuhr, da bei einem erhöhten Natriumangebot im Sammelrohr die Kaliumsekretion gesteigert ist. Die erhöhte Aldosteronsekretion führt zu einem neuen Volumengleichgewicht auf einem höheren Niveau. Es kommt dabei durch die Natriumretention zur Volumenerhöhung und zum Blutdruckanstieg. Nach einigen Wochen tritt das „Aldosteron-Escape-Phänomen" ein, mit Erhöhung des peripheren Widerstands und einer „Druckdiurese", durch die auch Natrium vermehrt ausgeschieden wird. Das zurückgehaltene Volumen führt jedoch in der Regel zu keinen Ödemen.

> Primärer Hyperaldosteronismus: häufig Hypertonie und Hypokaliämie (K^+ ↓)!

Diagnostik

Die Diagnose wird oft im Rahmen einer Hypertonieabklärung gestellt. Ein Screening wird bei Patienten mit schwerer oder therapierefraktärer arterieller Hypertonie bzw. bei arterieller Hypertonie mit einem adrenalen Inzidentalom, mit Hypokaliämie, mit einem Schlafapnoesyndrom oder mit positiver Familienanamnese einer frühen Hypertonie oder eines Hyperaldosteronismus empfohlen. Dennoch wird nur ein geringer Anteil tatsächlich gescreent. Auch eine fehlende Nachtabsenkung in der 24-h-Blutdruckmessung kann ein Hinweis auf eine sekundäre Hypertonie sein.
Als akzeptierte Screeningmethode gilt eine ambulante morgendliche Bestimmung von **Aldosteronkonzentration** und **Reninkonzentration** zumindest 2 h nach dem Aufstehen mit Abnahme im Sitzen nach 10-minütiger Ruhepause. Zuvor sollte eine Hypokaliämie ausgeglichen werden und es sollte keine kochsalzarme Diät bestehen.

> **Aldosteron-Renin-Quotient**
>
> $$ARQ = \frac{\text{Aldosteron}}{\text{Renin}}$$

Hinweisend auf einen primären Hyperaldosteronismus ist eine Aldosteronkonzentration ≥ 10–15 ng/dl bei erniedrigter Reninkonzentration.
Eine Interferenz ergibt sich bei der Bestimmung v. a. mit Spironolacton (Aldosteronantagonist, falsch-niedrig) und anderen kaliumsparenden Diuretika, aber auch mit Drospirenon (z. B. im oralen Kontrazeptivum Yasmin®), sodass diese 4 Wochen zuvor abgesetzt werden sollen. Andere antihypertensive Medikamente müssen für das Screening nicht abgesetzt werden. Bei einem nicht eindeutigen Ergebnis sollte eine Wiederholung, wenn möglich, nach zweiwöchigem Absetzen von Betablockern und Medikamenten mit Einfluss auf das RAAS erfolgen. Diese können durch periphere Alphablocker oder Verapamil ersetzt werden. Dabei sind engmaschige Blutdruckmessungen notwendig, um hypertensive Komplikationen zu vermeiden.
Sofern keine Hypokaliämie mit vollständiger Reninsuppression besteht, soll bei einem pathologischen Screeningtest die Diagnose durch einen Bestätigungstest gesichert werden. Dies erfolgt z. B. mit dem **Kochsalzbelastungstest** (und seltener mit dem aufwendigeren Fludrocortison-Hemmtest):
Nach Infusion von 2 l isotoner Kochsalzlösung über 4 h unter Bettruhe sinkt beim Conn-Syndrom die Aldosteronkonzentration nicht adäquat ab. 2–4 Wochen zuvor sollten Medikamente, die Einfluss auf das RAAS haben, z. B. Spironolacton und andere Diuretika, ACE-Hemmer, Betablocker und Kalziumantagonisten vom Dihydropyridintyp, abgesetzt werden.
Zur Differenzierung der möglichen Ursachen und zum Ausschluss eines Karzinoms dienen **bildgebende Verfahren,** wie CT und MRT. Kleine Adenome können dabei mitunter nicht detektiert werden, sodass bei Patienten, bei denen eine Operation infrage kommt, ein **Nebennierenvenensampling** empfohlen wird. Dazu erfolgt eine Katheterisierung der Nebennierenvenen mit seitengetrennter Aldosteron- und Kortisolbestimmung zur Unterscheidung zwischen einseitigem Adenom und beidseitiger Hyperplasie.

Differenzialdiagnose

Differenzialdiagnostisch müssen andere Ursachen einer hypokaliämischen Hypertonie abgegrenzt werden. Dazu gehören die verschiedenen Ursachen des sekundären Hyperaldosteronismus sowie seltene genetische Enzymdefekte (z. B. Liddle-Syndrom).

Therapie

NNR-Adenom Die bevorzugte Behandlung ist die laparoskopische Adrenalektomie, sofern keine Kontraindikationen bestehen. Präoperativ sollte eine Behandlung mit Spironolacton erfolgen, um eine arterielle Hypertonie zu kontrollieren. Außerdem sollte eine Hypokaliämie ausgeglichen werden. Der Operationserfolg ist abhängig vom Ansprechen auf Aldosteronantagonisten, der Dauer der arteriellen Hypertonie, der Anzahl der Medikamente und dem Alter. Als weitere Risikofaktoren für eine persistierende arterielle Hypertonie gelten männliches Geschlecht, Übergewicht oder eine positive Familienanamnese einer arteriellen Hypertonie.

Idiopathische Hyperplasie Bei dieser hat eine Adrenalektomie keinen Einfluss auf die arterielle Hypertonie. Zur Therapie werden Spironolacton oder Eplerenon (Inspra®) eingesetzt. Außerdem soll eine kochsalzarme Diät eingehalten und, wenn nötig, der Blutdruck durch weitere Antihypertensiva behandelt werden.

Tab. 36.1 Ursachen des sekundären Hyperaldosteronismus

Hypovolämie	• **Diuretika,** Diarrhö, Blutverlust
Ödemerkrankungen	• Nephrotisches Syndrom • Herzinsuffizienz (verstärkt durch Furosemid und Thiazide) • Leberinsuffizienz (Aszites und verminderte Aldosteroninaktivierung) • Schwangerschaft
Renale Ursachen	• Renovaskuläre Hypertonie: reduzierter Nierenperfusionsdruck (z. B. durch Nierenarterienstenose) • Renoparenchymatöse Hypertonie: verminderte Nierendurchblutung (z. B. bei arteriolärer Nephrosklerose) • Renin-bildender Tumor (selten)
Genetische Ursachen	• Bartter-Syndrom (Defekt in Transportkanälen der Henle-Schleife) • Gitelman-Syndrom (renaler Salzverlust)

Sekundärer Hyperaldosteronismus

Vom primären Hyperaldosteronismus ist der häufigere sekundäre Hyperaldosteronismus abzugrenzen. Durch verschiedene Ursachen, die nicht primär die Nebennieren betreffen (→ Tab. 36.1), kommt es zu einer physiologischen Gegenregulation mit einer vermehrten Reninsekretion und weiterer Aktivierung des RAAS. Im Gegensatz zum Conn-Syndrom ist die Reninsekretion beim sekundären Hyperaldosteronismus also nicht supprimiert, sondern erhöht. In weiterer Folge ist auch die Aldosteronkonzentration erhöht.

Der sekundäre Hyperaldosteronismus tritt oft bei renovaskulärer Hypertonie oder Ödemerkrankungen auf. Sind eine Hypovolämie oder Ödeme die Ursache, besteht meist keine arterielle Hypertonie.

Zusammenfassung

- Ätiologie: idiopathischer Hyperaldosteronimus oder Aldosteron-produzierendes Adenom
- Die Patienten entwickeln eine arterielle Hypertonie, evtl. in Kombination mit einer hypokaliämischen Alkalose.
- Diagnostik: Screening durch Aldosteron-Renin-Ratio (ARR > 20, abhängig vom Labor), Bestätigung durch Kochsalzbelastungstest
- Häufiger ist der sekundäre Hyperaldosteronismus. Basierend auf einer extraadrenalen Erkrankung kommt es durch RAAS-Aktivierung zu einer erhöhten Aldosteronsekretion.

Adrenale Hyperandrogenämie

Das wichtigsten Androgene der NNR sind DHEA, DHEAS und Androstendion. Die adrenalen Androgene haben selbst nur geringe androgene Wirkungen, sie können jedoch zum potenteren Testosteron und auch zu Östradiol umgewandelt werden. Für eine adrenale Hyperandrogenämie spricht eine Erhöhung von DHEAS und/oder Andostendion bei erhöhtem Testosteron.

Ätiologie

Ursachen einer vermehrten Androgensekretion der Nebenniere sind:

- **Adrenogenitales Syndrom (AGS):** Darunter fasst man verschiedene autosomal-rezessiv vererbte Enzymdefekte der Steroidsynthese der NNR zusammen. Durch den Enzymdefekt kommt es zu einer verminderten Kortisol- und Aldosteronsekretion und einem konsekutiven ACTH-Anstieg. In der Folge werden vermehrt Steroide gebildet (vorwiegend Androgene), deren Synthese durch den Enzymdefekt nicht betroffen ist (→ Abb. 37.1). Außerdem führt ACTH zu einer NNR-Hyperplasie, der das Syndrom seine englische Bezeichnung „*congenital adrenal hyperplasia*" verdankt.
- **Androgenproduzierende NNR-Tumoren:** Karzinome, seltener Adenome
- **Cushing-Syndrom**

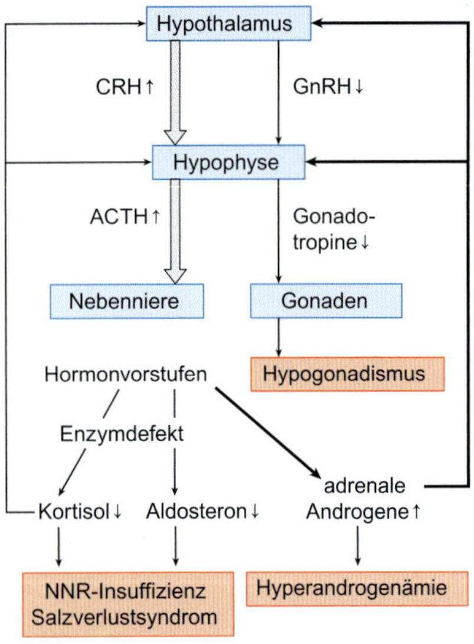

Abb. 37.1 Die Hyperandrogenämie führt beim AGS zu einer LH-/FSH-Suppression und einem hypogonadotropen Hypogonadismus. [L231, M607]

Adrenogenitales Syndrom (AGS)

Formen

In 90–95 % der Fälle liegt ein **21-Hydroxylase-Defekt** zugrunde. Dabei werden wiederum mehrere Formen unterschieden:

- **Klassische Form mit Salzverlustsyndrom** und komplettem Enzymverlust, eine lebensbedrohliche Salzverlustkrise tritt typischerweise zwischen der 2. und 3. Lebenswoche auf; Inzidenz 1 : 20.000.
- **Klassische Form ohne Salzverlustsyndrom, einfach virilisierende Form** (*classic simple virilizing*), minimale Enzymaktivität vorhanden (ca. 1 %); Inzidenz 1 : 60.000
- Nichtklassische **Late-Onset-Form:** Manifestation in der Regel kurz vor oder während der Pubertät, verschiedene Mutationen mit partieller Einschränkung der Enzymaktivität (20–50 %); Inzidenz 1 : 1.000
- **Asymptomatische („cryptic") Form:** Genträger mit hormonellen Veränderungen, jedoch ohne klinische Symptome

Viel seltener treten andere Enzymdefekte, z. B. ein **11β-Hydroxylase-Defekt,** auf. Zusätzlich zur Androgenüberproduktion kommt es dabei zur Hypertonie durch die mineralokortikoide Wirkung des verstärkt gebildeten Desoxykortikosterons.

Klinik

Bei **Mädchen** mit einem **AGS** liegt bei der Geburt eine Virilisierung mit Klitorishypertrophie vor. Das innere Genitale ist jedoch immer weiblich (Pseudohermaphroditismus femininus). **Knaben** sind bei der Geburt hingegen unauffällig. Wird die Krankheit nicht erkannt, entwickelt sich bei beiden Geschlechtern eine zunehmende Pseudopubertas praecox (→ Kap. 41). Dabei kommt es zu einem vorzeitigen Auftreten der Sekundärbehaarung, einer Penis- bzw. Klitorishypertrophie und beschleunigtem Längenwachstum, während die Hoden klein sind und die Fertilität ausbleibt. Als Kinder sind Betroffene im Vergleich zu Gleichaltrigen größer. Ohne Therapie tritt jedoch ein vorzeitiger Epiphysenschluss ein, weshalb sie als Erwachsene kleinwüchsig sind. Die hohe Androgenkonzentration bewirkt durch negative Rückkopplung eine Suppression der Hypothalamus-Hypophysen-Gonaden-Achse mit einem hypogonadotropen Hypogonadismus. Bei Mädchen bleibt dann die Menarche aus (primäre Amenorrhö).

Im Erwachsenenalter führt eine Hyperandrogenämie bei **Männern** zu keinen Änderungen des äußeren Erscheinungsbildes. Es kommt jedoch durch den hypogonadotropen Hypogonadismus zu einem Ausbleiben der Spermatogenese und zur Hodenatrophie. Bei **Frauen** führt der Androgenüberschuss zu Hirsutismus (s. u.). Als Virilisierung bezeichnet man das zusätzliche Auftreten von androgenetischem Haarausfall, tiefer Stimme, der Entwicklung einer männlichen Körperform, Klitorishypertrophie und Brustdrüsenatrophie bei übermäßig hohen Androgenkonzentrationen. Bei der androgenetischen Alopezie der Frau ist v. a. ein diffuser Haarausfall am Scheitel bei erhaltenem frontalem Haaransatz zu finden, seltener beobachtet man haarlose Areale temporal, wie sie häufig bei Männern auftreten.

Bei einer späten Manifestation eines 21-Hydroxylase-Mangels **(Late-Onset-AGS)** treten bei beiden Geschlechtern in der Pubertät oder bei Frauen auch im Erwachsenenalter zunehmend Symptome der Hyperandrogenämie auf. Bei Frauen kann es zu einem Bild ähnlich dem PCOS mit Zyklusstörungen und Infertilität kommen (→ Kap. 44).

Salzverlustkrise

Bei der klassischen Form mit Salzverlust kommt es typischerweise zwischen dem 7. und 14. Tag nach der Geburt zu einer lebensbedrohlichen Krise als Folge der verminderten Glukokortikoid- und Mineralokortikoidsekretion. Betroffen sind häufiger Knaben, da sie bei der Geburt unauffällig sind. Die charakteristischen Symptome sind Trinkschwäche, Erbrechen und Dehydratation, die evtl. zum Kreislaufkollaps führen. Es kommt zur Hyponatriämie, einer hyperkaliämischen Azidose und Hypoglykämie.

Hirsutismus

Eine Behaarung mit männlichem Verteilungsmuster bei Frauen ist Ausdruck einer Hyperandrogenämie oder einer gesteigerten Androgensensitivität in der Haut (idiopathischer Hirsutismus). Die Hypertrichose dagegen ist eine vermehrte Körperbehaarung ohne männliches Verteilungsmuster (→ Abb. 37.2). Zur einfachen Differenzierung zwischen Hirsutismus und Hypertrichose ist auf androgensensitive Regionen zu achten. Dazu gehören Oberlippe, Kinn, Brust, Bauch, Rücken, Lenden, Oberarme und Oberschenkel.

Diagnostik

Die Diagnostik bei Verdacht auf eine Hyperandrogenämie umfasst die Bestimmung von DHEAS, Androstendion, Testosteron und SHBG. Für eine adrenale Hyperandrogenämie spricht eine Erhöhung von DHEAS. Eine starke Erhöhung von **17-Hydroxyprogesteron** (17-OH-P, → Abb. 34.1), das durch den Enzymdefekt nicht zu Kortisol umgewandelt werden kann, weist auf einen **21-Hydroxylase-Defekt** hin. 17-OH-P wird im Rahmen des Neugeborenenscreenings bestimmt. Kortisol ist erniedrigt, ACTH erhöht und durch den Hypoaldosteronismus liegen eine Hyponatriämie und eine Hyperkaliämie vor.

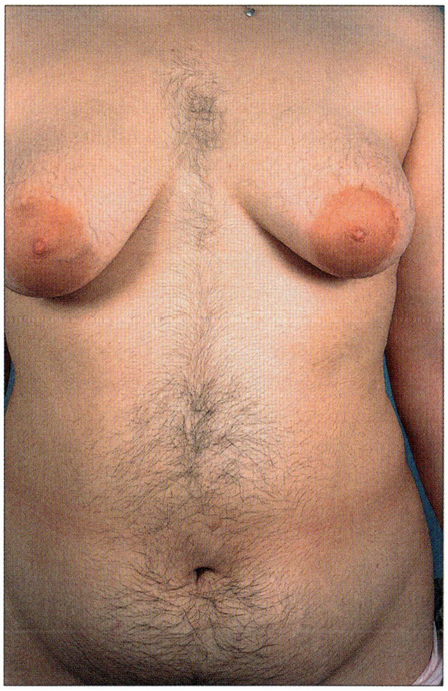

Abb. 37.2 Hirsutismus bei einer jungen Frau mit PCO-Syndrom [E492]

Nachdem bei einem Kind ein AGS diagnostiziert wurde, kann bei einer weiteren Schwangerschaft eine **pränatale Diagnostik** (z. B. Chorionzottenbiopsie, molekulargenetische Analyse) durchgeführt werden. Diese sollte spezialisierten Zentren vorbehalten sein.
Schwieriger ist der Nachweis eines **Late-Onset-AGS** mit 21-Hydroxylase-Mangel, der beim Neugeborenscreening nicht erfasst wird. Hinweisend sind eine erhöhte basale Konzentration von 17-Hydroxyprogesteron und ein deutlicher Anstieg nach Stimulation durch ACTH (Synacthen®-Test). Bei Frauen sollte die Durchführung in der frühfollikulären Phase erfolgen. Differenzialdiagnostisch sind u. a. ein PCOS bzw. ein Cushing-Syndrom abzugrenzen. Bei grenzwertigen Befunden kann zur Bestätigung bzw. zum Ausschluss eine molekulargenetische Untersuchung notwendig sein.

Therapie

Die Behandlung des **AGS** besteht in einer lebenslangen Glukokortikoidsubstitution zur Suppression der hohen ACTH-Konzentrationen. Die Therapie sollte durch Spezialisten überwacht werden, um Wachstum, Knochenreifung, Pubertätsentwicklung und in weiterer Folge die Erwachsenengröße zu optimieren bzw. um ein iatrogenes Cushing-Syndrom zu vermeiden.
Hydrokortison wird üblicherweise in drei Dosen über den Tag verteilt eingenommen. Kinder erhalten eine geringere Dosis, die im Laufe des Wachstums regelmäßig erhöht werden muss. Ziel ist die niedrigste Glukokortikoiddosis, die zu einer Normalisierung von Androstendion führt. Manchmal kann jedoch eine abendliche Einnahme eines länger wirksamen Glukokortikoids notwendig sein, um den morgendlichen ACTH-Anstieg zu unterdrücken. Die Dosis muss außerdem bei allen Stresssituationen angepasst werden. Zudem sollten die Patienten einen Notfallausweis und ein injizierbares Glukokortikoid bei sich tragen.
Bei einem Salzverlustsyndrom sind zusätzlich Mineralokortikoide (Fludrokortison, Astonin H®) notwendig. Aber auch bei der einfach virilisierenden Form kann durch Fludrokortison eine niedrigere Kortikosteroiddosis ermöglicht werden.
Aufgrund verbesserter pränataler Diagnostik (SRY-Test, Genotypisierung zellfreier fetaler DNA aus mütterlichem Blut) gewinnt auch die weiterhin experimentelle **pränatale Therapie** an Bedeutung. Dabei sollen gezielt homozygote bzw. compound-heterozygote Mädchen identifiziert werden, bei denen durch eine Dexamethasonbehandlung der Mutter eine Virilisierung des Genitals verhindert wird.
Bei der **Late-Onset-Form** liegt hingegen kein Glukokortikoidmangel vor. Besteht kein Kinderwunsch, kann zur Zyklusregulation ein orales Kontrazeptivum mit antiandrogener Komponente verwendet werden. Bei Frauen mit Kinderwunsch kann zur Ovulationseinleitung sowie bei Männern mit Oligospermie ein Glukokortikoid in niedriger Dosierung gegeben werden. Bei dennoch ausbleibender Ovulation kann evtl. eine Kombination mit Clomifen oder assistierter Reproduktionstechnik erfolgen.

Ein **Hirsutismus** kann mechanisch (Rasur, Epilation, Elektrolyse) oder medikamentös (z. B. orale Kontrazeptiva) behandelt werden (→ Kap. 44).

Androgenbildende Tumoren

NNR-Tumoren mit alleiniger Androgensynthese sind selten. Für einen Tumor sprechen ein Auftreten nach dem 20. Lebensjahr, eine rasche Progredienz und stark erhöhte Androgenkonzentrationen. Liegt ein schwerer Androgenexzess vor (Tumorbereich: Testosteron > 200 ng/dl bei Frauen oder DHEAS > 7 µg/ml), besteht der Verdacht auf einen selteneren androgenbildenden Tumor der Nebenniere oder der Gonaden. Meist handelt es sich um Karzinome. Es sollte eine weitere Abklärung durch bildgebende Verfahren erfolgen. In unklaren Fällen kann zur Unterscheidung zwischen einer autonomen Androgensynthese durch einen Tumor oder einer funktionellen (AGS, Cushing-Syndrom, PCOS) ein Suppressionstest ähnlich dem hochdosierten Dexamethasonhemmtest (→ Kap. 35) mit einer Bestimmung der Androgene durchgeführt werden. Beim AGS oder funktioneller Hyperandrogenämie kommt es zu einer Suppression, während bei Tumoren nur eine inkomplette Suppression von < 50 % erreicht wird.

Bei exzessiver Androgenerhöhung: Tumorverdacht!

Androgenbildende **NNR-Tumoren** sollten operativ behandelt werden.

Zusammenfassung

Adrenogenitales Syndrom
- Autosomal-rezessiv vererbte Enzymdefekte mit vermehrter Androgensynthese und verminderter Kortisol- und Aldosteronsekretion; häufigste Form: 21-Hydroxylase-Defekt mit Erhöhung von 17-Hydroxyprogesteron
  - Mädchen: Virilisierung mit Klitorishypertrophie
  - Jungen: bei der Geburt unauffällig, Gefahr des Salzverlustsyndroms! Ohne Therapie spätere Entwicklung einer Pseudopubertas praecox.
  - Frauen: Leitsymptom Hirsutismus. Männer: keine Veränderung der äußeren Erscheinung.
- Therapie: medikamentös

Androgenbildende NNR-Tumoren
- Exzessive Androgenerhöhung
- Therapie: Operation

Differenzialdiagnosen
- Polyzystisches Ovar-Syndrom, Cushing-Syndrom, idiopathischer Hirsutismus

Nebennierenrindeninsuffizienz

Als Nebennierenrindeninsuffizienz werden die verminderte oder fehlende Sekretion von Kortisol, Aldosteron und adrenalen Androgenen sowie die resultierenden Krankheitsbilder bezeichnet. Man unterscheidet eine **primäre Form** mit akuter oder chronischer Destruktion der NNR von einer **sekundären Form** bei Hypopituitarismus (infolge Ausfalls der ACTH-Produktion) oder durch exogene Steroide. Die primäre NNR-Insuffizienz gehört zu den häufigeren endokrinologischen Erkrankungen mit einer Prävalenz von ca. 1 : 8.000 in Industrieländern.

Ätiologie

Primäre NNR-Insuffizienz (Morbus Addison)

- **Autoimmunadrenalitis (ca. 80 %):** NNR-Zerstörung durch Autoimmunprozess mit Autoantikörpern gegen NNR-Antigene (isoliertes Auftreten oder in Kombination mit anderen Autoimmunerkrankungen beim polyglandulären Autoimmunsyndrom) (→ Kap. 48)
- **Infektionen** mit Destruktion der Nebenniere: nekrotisierende CMV-Adrenalitis bei AIDS-Patienten; Tuberkulose, die in westlichen Ländern geringe Bedeutung hat, in Entwicklungsländern jedoch zu den häufigsten Ursachen einer NNR-Insuffizienz gehört!
- **Metastasen:** bei Bronchialkarzinomen, Melanomen, Nierenzellkarzinomen. Nur ein Teil der Patienten entwickelt eine therapiebedürftige NNR-Insuffizienz.
- **Waterhouse-Friderichsen-Syndrom:** seltene hämorrhagische Destruktion der Nebennieren mit akuter Insuffizienz durch Sepsis, v. a. bei Kindern (klassisch durch Meningokokkensepsis, aber z. B. auch durch *Pseudomonas*)
- **Adrenoleukodystrophie:** X-chromosomale Vererbung, ausschließlich männliche Patienten
- Seltene **genetische Enzymdefekte** der Nebennierenrinde

Sekundäre NNR-Insuffizienz

- **Hypopituitarismus:** Meist liegt keine isolierte ACTH-Unterfunktion vor. Daher sollte eine Diagnostik der Hypophysenfunktion durchgeführt werden.
- **Iatrogen:** Suppression der Hypothalamus-Hypophysen-Achse durch exogene **Glukokortikoide** mit NNR-Atrophie durch verminderten ACTH-Stimulus. Auch Opioide können zu einer ACTH-Suppression führen.

> Primäre NNR-Insuffizienz: ACTH ↑
> Sekundäre NNR-Insuffizienz: ACTH ↓

Klinik

Die Symptomatik ist abhängig vom Verlauf und Ausmaß der NNR-Insuffizienz. Die Krankheit schreitet oft langsam voran. Klinische Zeichen treten erst ab einer Zerstörung von 90 % der Nebenniere auf. Im Rahmen eines akuten Stresszustands kann es dann zur Dekompensation einer chronischen Insuffizienz kommen (**Addison-Krise,** s. u.).

Die Diagnostik bei der **primären NNR-Insuffizienz** gestaltet sich häufig schwierig, da die Symptome sehr unspezifisch sind. Die vier folgenden Zeichen kommen jedoch häufig vor:

- Schwäche und rasche Ermüdbarkeit
- Dehydratation und Gewichtsverlust
- Arterielle Hypotonie
- Hyperpigmentierung

Daneben kommt es auch oft zu gastrointestinalen Beschwerden (Appetitlosigkeit, Übelkeit, Erbrechen und Oberbauchschmerzen) und gelegentlich zu Hypoglykämien. Ein sehr spezifisches Zeichen ist hingegen die **Hyperpigmentierung.** Sie entsteht durch eine hypothalamisch-hypophysäre Gegenregulation mit vermehrter Sekretion von ACTH, aus dem das Peptid α-MSH abgespalten werden kann (→ Kap. 18). α-MSH stimuliert wie β- und γ-MSH die Melaninbildung in den Melanozyten. Die verstärkte Pigmentierung ist v. a. an den Handlinien (→ Abb. 38.1), der Schleimhaut, den Areolae mammae, den Fingerknöcheln und an Narbengewebe zu beobachten.

Durch den Androgenmangel kommt es bei Frauen zu einer verminderten Schambehaarung, Muskelschwund und Libidoverlust. Bei Männern ergeben sich, solange die Testosteronproduktion in den Hoden normal ist, keine solchen Symptome.

Die **sekundäre NNR-Insuffizienz** entspricht weitgehend dem Bild der primären Form, jedoch ohne Hypotonie und Zeichen von Elektrolytstörungen, da die Regulation über das RAAS meist noch erhalten ist. Auch die Hyperpigmentierung fehlt, da die ACTH-Sekretion vermindert ist. Wegen der blassen und pigmentlosen Haut spricht man auch von einem „weißen Addison".

Liegen Cushing-Stigmata bei erniedrigter Kortisolkonzentration vor, so besteht häufig eine iatrogene NNR-Insuffizienz, auch wenn keine regelmäßige oder nur eine bereits länger zurückliegende Glukokortikoidtherapie erhebbar ist. Abhängig von der individuellen Vulnerabilität kann es in einzelnen Fällen Monate bis wenige Jahre dauern, bis sich eine Suppression der Hypothalamus-Hypophysen-Nebennierenachse wieder erholt.

Diagnostik

Manchmal kann es notwendig sein, Untersuchungen zu wiederholen, um eine NNR-Insuffizienz nachzuweisen. Durch den Aldosteronausfall kommt es zu einer verminderten Na^+-Rückresorption und erhöhten K^+-Retention. Hinweisend ist daher die Kombination von **Hyponatriämie und Hyperkaliämie.**

> NNR-Insuffizienz:
> K^+ ↑, (Na^+ ↓) → $Na^+/K^+ < 30$

Durch Bestimmung der morgendlichen **basalen Kortisolkonzentration** (in Kombination mit ACTH) kann die Diagnose manchmal schon gestellt oder ausgeschlossen werden. Meist kann sie jedoch erst durch einen **ACTH-Stimulationstest** (Synacthen®-Test) bestätigt werden. Bei einer NNR-Insuffizienz ist die Kortisolsekretion 60 min nach ACTH-Gabe nicht ausreichend stimulierbar (Kortisol < 18–20 µg/dl). Dies gilt auch für eine länger bestehende sekundäre NNR-Insuffizienz, bei der es zur NNR-Atrophie gekommen ist.

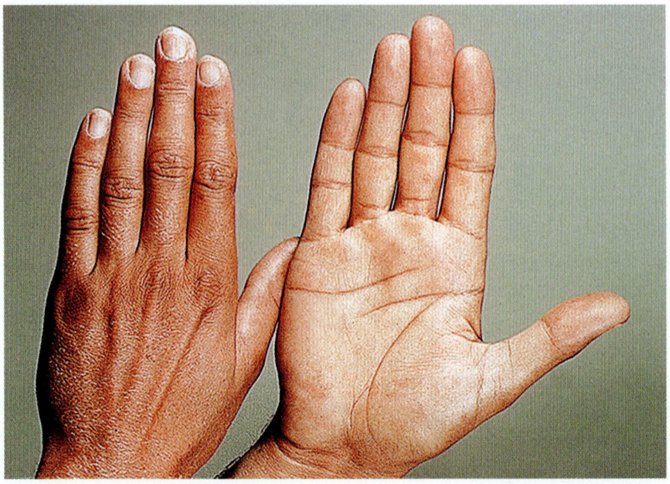

Abb. 38.1 Handlinien bei Morbus Addison [M468]

Zur Differenzierung zwischen primärer und sekundärer Form dient die Bestimmung von ACTH. Die Blutprobe zur ACTH-Bestimmung muss nach Abnahme sofort gekühlt werden! Bei der primären NNR-Insuffizienz liegt aufgrund des intakten Rückkopplungsmechanismus eine erhöhte ACTH-Konzentration vor. Aldosteron ist häufig erniedrigt und Renin erhöht.
Zur Diagnose einer Autoimmunadrenalitis ist der Nachweis von **Antikörpern gegen 21-Hydroxylase** und andere NNR-Antigene wegweisend. Zur weiteren Abklärung einer Nebennierenpathologie kommen **bildgebende Verfahren** zum Einsatz.
Bei einer hypophysären Störung ist ACTH erniedrigt und steigt auch nach Stimulation durch CRH nicht an.
Zur Abschätzung einer iatrogenen NNR-Insuffizienz im Rahmen einer Glukokortikoidtherapie kann auch die Durchführung eines low-dose ACTH-Stimulationstests mit 1 µg ACTH bei gleichen Grenzwerten erfolgen.
Außerdem ist bei unklarer Genese auch an die Möglichkeit einer Adrenoleukodystrophie zu denken. Es handelt sich dabei um eine seltene X-chromosomal vererbte Erkrankung, die durch Demyelinisierungen des ZNS bei Kindern zu fortschreitenden neurologischen Ausfällen führt. Daneben gibt es jedoch die häufigere Form der Adrenomyeloneuropathie die sich erst zwischen dem 20.–40. Lebensjahr mit begleitender NNR-Insuffizienz bei Männern manifestiert, oder auch eine Sonderform bei Knaben im Kindergartenalter mit alleiniger NNR-Insuffizienz. Diagnostisch hilfreich ist dabei der Nachweis von **überlangkettigen Fettsäuren im Serum.**

Differenzialdiagnose

Ausgeschlossen werden sollen andere Erkrankungen mit Schwäche und Gewichtsverlust (z. B. konsumierende Tumorerkrankungen, Anorexia nervosa) oder gastrointestinalen Beschwerden (Malabsorptionssyndrom, chronische Magen-Darm-Erkrankungen).
Bei Kleinkindern ist außerdem an ein adrenogenitales Syndrom zu denken.
Besonders bei chronischer Opioidbehandlung sollte an die Möglichkeit einer opioidinduzierten Nebennierenrindeninsuffizienz gedacht werden, die durch medikamentöse Hemmung der Hypothalamus-Hypophysen-Achse entsteht.
In Gesundheitsratgebern oder Internetseiten werden unter der Bezeichnung „Adrenal Fatigue" unspezifische Beschwerden wie Müdigkeit, Schmerzen, Schwindel, Verdauungsstörungen oder Gewichtsverlust zusammengefasst. Es handelt sich jedoch nicht um eine anerkannte Erkrankung. Für Patienten ist es frustrierend, wenn Ärzte für unspezifische Beschwerden oftmals keine Erklärung haben. Die vermeintliche Feststellung einer nicht anerkannten Erkrankung und deren Behandlung unter dem Deckmantel einer ganzheitlichen Medizin können allerdings schwerwiegender sein. Währenddessen bleibt die tatsächliche Erkrankung, wie z. B. eine Depression oder Tumorerkrankung, unbehandelt.
Andererseits berichten Patienten mit einer Nebennierenrindeninsuffizienz über eine häufig verzögerte Diagnose, bei allerdings oft schleichendem Verlauf. Bei dem Verdacht ist jedenfalls eine Bestimmung von Kortisol und ACTH zu empfehlen, dies gilt insbesondere für akute Erkrankungen mit Symptomen der NNR-Insuffizienz ohne eine andere Erklärung.

Therapie

Am Anfang der Behandlung steht eine Aufklärung über die Krankheit. Die Patienten müssen eine lebenslange **Glukokortikoidsubstitution** durchführen. Diese erfolgt vorrangig durch Hydrokortison (15–25 mg/Tag oder 10–12 mg/m² Körperoberfläche), welches auf 2–3 Dosen täglich aufgeteilt wird. Bei zweimal täglicher Einnahme und einem normalen Tagesablauf werden im Sinne einer physiologischen Anpassung ca. zwei Drittel der Dosis morgens und ein Drittel am frühen Nachmittag eingenommen. Bei dreimal täglicher Einnahme werden im Tagesverlauf absteigende Dosierungen verwendet, wobei die letzte Einnahme nicht nach 18:00 erfolgen sollte, um metabolische Nebenwirkungen zu reduzieren.
Grundsätzlich können auch andere Steroide verwendet werden. Die Anpassung der Dosis sollte sich v. a. nach dem Befinden des Patienten richten, wobei die niedrigste Dosis zu wählen ist, die Symptome einer NNR-Insuffizienz verhindert, ohne dass Zeichen einer Überfunktion auftreten.
Dabei sollten die Zeitpunkte so gewählt werden, dass eine Einnahme vor Auftreten von Symptomen wie Müdigkeit erfolgt.
Erhöht werden muss die Dosis auf jeden Fall in Stresssituationen (fieberhafte Erkrankungen, Infekte, psychischer Stress), vor Operationen, in der Schwangerschaft (erhöhte Kapazität der Bindungsproteine) oder bei der Geburt. Dabei kann eine Steigerung auf das 2- bis 3-Fache der Ausgangsdosis nötig sein. Die Anpassung soll durch die Patienten selbstständig durchgeführt werden, was eine Schulung erfordert.
Eine besondere Gefahr besteht bei gastrointestinalen Infekten mit Erbrechen und Diarrhö, bei denen die Steroide nicht mehr ausreichend über den Darm aufgenommen werden. Die Substitution sollte dann parenteral oder als Suppositorium (Zäpfchen) erfolgen.
Seit einigen Jahren gibt es auch Hydrokortisonpräparate mit verzögerter Freisetzung. Plenadren® ist gekennzeichnet durch eine zweistufige Freisetzung mit einem gleichmäßigeren Wirkprofil bei einmal täglicher Einnahme. Bei abendlicher Einnahme von Efmody® kann durch den verzögerten Wirkeintritt der frühmorgendliche Kortisolanstieg imitiert werden.
Bei einer primären Nebennierenrindeninsuffizienz sollte auch ein **Mineralokortikoidmangel** abgeklärt werden. Dieser kann bei einer erniedrigten Aldosteronkonzentration und erhöhten Reninkonzentration diagnostiziert werden. Es sollte dann eine einschleichende Behandlung mit Fludrokortison 0,05–0,2 mg/Tag (Astonin H®) erfolgen. Die Dosisanpassung richtet sich nach klinischen Beschwerden (orthostatische Dysregulation, Ödeme) in Kombination mit Blutdruckmessung (z. B. sitzend und stehend) sowie einer Bestimmung der Elektrolyt- und Reninkonzentration.
Außerdem kann durch Substitution des **androgenen Steroids** Dehydroepiandrosteron (DHEA) die Lebensqualität bei Frauen mit Nebennierenrindeninsuffizienz möglicherweise verbessert werden. Bei entsprechenden Symptomen kann ein Therapieversuch für 6 Monate erfolgen. Bei Männern gibt es dazu keine Evidenz.
Bei einer richtig angepassten Dosierung ist ein normaler Alltag möglich. Die Patienten sollten jedoch immer einen **Notfallausweis** und ein injizierbares Kortikosteroid bei sich tragen. Bei Patienten, bei denen eine autoimmune Genese nicht ausgeschlossen werden kann, sollte außerdem ein regelmäßiges Screening auf weitere Autoimmunerkrankungen erfolgen (insbesondere Autoimmunthyreopathien, Diabetes mellitus Typ 1, Zöliakie, Gastritis Typ A, Ovarialinsuffizienz).

Addison-Krise

Belastungen (Stress, Infekte, Operationen, Unfall, Überanstrengung) können zur akuten Dekompensation einer chronischen Insuffizienz führen. Eine besondere Gefahr besteht dabei bei einer latenten, bisher nicht erkannten Unterfunktion. Eine akute Insuffizienz kann auch durch Zerstörung der Nebennieren im Rahmen einer Meningokokkensepsis (Waterhouse-Friderichsen-Syndrom) entstehen. Die häufigste Ursache ist aber das plötzliche Absetzen einer Langzeittherapie mit Glukokortikoiden.

Klinik

Eventuell vorbestehende Symptome der NNR-Insuffizienz werden verstärkt. Außerdem kommt es häufig zu einer Exsikkose mit Lethargie bis zum hypovolämischen Kreislaufkollaps. Daneben treten oft Erbrechen, Diarrhö, schwere Bauchschmerzen und Muskelschwäche auf. Es kann zu einer ausgeprägten Hypotonie, Hypoglykämie, Hyponatriämie und Hyperkaliämie kommen. Natrium ist hingegen durch die Exsikkose nicht immer erniedrigt. Anfangs berichten die Patienten teilweise über eine unerklärliche Unruhe, die in Reizbarkeit und Verwirrtheit übergeht. Die Temperatur ist anfangs mitunter erniedrigt und steigt später an (Exsikkose-Fieber). Beim akuten Absetzen einer Steroid-Langzeittherapie kann es zu klinischen Zeichen der primären NNR-Insuffizienz kommen, jedoch ohne Symptome des Aldosteronmangels (häufig keine Hypotonie, keine Hyperkaliämie). Hinweisend ist auch ein eher cushingoides Erscheinungsbild. Differenzialdiagnosen zeigt → Tab. 38.1.

Tab. 38.1 Differenzialdiagnosen der Addison-Krise

Addison-Krise	Hypotonie, Erbrechen, Durchfall, Exsikkose, Muskelschwäche, Hypoglykämie, ausgeprägte Hyperkaliämie, Hyperpigmentierung
Myxödemkoma	Hypothermie, Bradykardie und Hypotonie, Hypoventilation, keine Hypoglykämie!
Hypophysäres Koma (sekundäre NNR-Insuffizienz und sekundäre Hypothyreose)	Blasse Haut, fehlende Sekundärbehaarung, Hypotonie und Bradykardie, Hypothermie, Hypoglykämie
Thyreotoxische Krise	Tachykardie, Hyperthermie, Schwitzen, Exsikkose, profuse Durchfälle
Hypoglykämie	Heißhunger, Schwitzen, Aggressivität, Unruhe, Zittern
Diabetisches Koma	Polyurie, (Erbrechen), Exsikkose, Somnolenz und Apathie
Hyperkalzämiesyndrom	Polyurie, Erbrechen, Exsikkose, psychiatrische Störungen
Akute gastrointestinale Erkrankungen	Bauchschmerzen
Myokardinfarkt, Sepsis	Hypotonie und Schock

Therapie

Bei Hinweisen auf eine Addison-Krise sollte die Behandlung nicht durch Funktionstests verzögert werden, sondern sofort nach einer Blutabnahme zur Kortisol- und ACTH-Bestimmung eingeleitet werden:

- Ausgleich des Volumendefizits durch Flüssigkeitssubstitution
- **100 mg Hydrokortison** als Kurzinfusion (alternativ auch Prednisolon) und anschließende kontinuierliche Gabe

Die Volumengabe richtet nach dem Ausmaß der Dehydratation. Eine schwere Hyponatriämie sollte nur langsam ausgeglichen werden.
Eine zusätzliche Mineralokortikoidgabe ist anfangs nicht nötig, da Hydrokortison in hohen Dosen eine ausreichende mineralokortikoide Wirkung aufweist. Bei allen Patienten muss nach der auslösenden Ursache gesucht und ggf. eine kausale Therapie begonnen werden.

Nebennierenrinde und septischer Schock

Kortisolkonzentrationen bei **Patienten auf der Intensivstation** sind erwartungsgemäß erhöht. Dabei finden sich jedoch häufig relativ niedrige ACTH-Konzentrationen. Es konnte gezeigt werden, dass es bei Intensivpatienten nicht nur zur erhöhten Kortisolsekretion, sondern auch zu einem verminderten Abbau kommt.
Unter der Annahme einer unzureichenden Kortisolsekretion im septischen Schock zeigte sich in Studien und Reviews durch eine Glukokortikoidbehandlung auch eine verbesserte Schockbehandlung, jedoch ohne klare Hinweise auf eine Verbesserung der Mortalität. Beim Morbus Addison ist bekannt, dass es durch eine deutliche Übersubstitution bei akuten Erkrankungen oder Operationen zu Wundheilungsstörungen, Hyperglykämien, arterieller Hypertonie und Ödemneigung kommen kann. Diese Komplikationen könnten auch bei der Sepsisbehandlung prognoseentscheidend sein, selbst wenn durch Glukokortikoide eine raschere Schockumkehr möglich ist.
Nach der **Surviving Sepsis Campaign 2021** sollte eine Hydrokortisonbehandlung beim septischen Schock nur bei unzureichendem Ansprechen auf eine adäquate Therapie mit Volumengabe und Vasopressoren erfolgen. Die Dosis beträgt typischerweise 200 mg Hydrokortison pro Tag. Zuletzt gab es auch Studien mit positiven Effekten auf die Mortalität durch Verabreichung von Fludrokortison 50 µg p. o. beim septischen Schock.
Vielleicht können in Zukunft weitere Parameter definiert werden, bei denen eine Glukokortikoidtherapie zu einer Prognoseverbesserung bei Sepsis führt. Eine Untersuchung der Nebennierenrindeninsuffizienz auf der Intensivstation durch Stimulationstest bei Patienten im septischen Schock sollte hingegen nicht durchgeführt werden. Außerdem ist weiter unklar, ob eine kontinuierliche oder intermittierende Gabe besser ist. Möglicherweise sind aber auch niedrigere Dosierungen als die aktuell empfohlenen 200 mg Hydrokortison/Tag ausreichend.

Zusammenfassung

- Ursachen (primäre NNR-Insuffizienz): Autoimmunadrenalitis, Infektionen, Metastasen
- Klinik (sehr unspezifische Symptome!): Müdigkeit, Gewichtsverlust, Dehydratation, Hypotonie, gastrointestinale Beschwerden, Hypoglykämien und Hyperpigmentierung
- Diagnostik (primäre NNR-Insuffizienz): hohes ACTH und fehlender Kortisolanstieg im Synacthen®-Test, Antikörper gegen 21-Hyxdroxylase
- Therapie: physiologisch angepasste Glukokortikoidsubstitution
- Addison-Krise: akute lebensbedrohliche NNR-Insuffizienz (häufig nach Absetzen einer Steroidtherapie) mit Hypotonie, Exsikkose, gastrointestinalen Beschwerden und Muskelschwäche

39 Phäochromozytom

Das Phäochromozytom ist ein seltener katecholaminproduzierender Tumor, der von chromaffinen Zellen ausgeht. Er entsteht meist im Nebennierenmark (NNM) und ist in ca. 85 % der Fälle benigne.

15 % sind extraadrenal in sympathischen Ganglien des Grenzstrangs lokalisiert (Paragangliom). Das Malignitätsrisiko bei Paragangliomen ist höher (ca. 30 %) als bei adrenalen Phäochromozytomen.

Nur Tumoren des Nebennierenmarks können Adrenalin zusammen mit Noradrenalin synthetisieren. Paragangliome bilden hingegen kein Adrenalin, sondern nur Noradrenalin und/oder Dopamin.

Die Erkrankung hat eine geschätzte Inzidenz von 2–8 : 1.000.000/Jahr. Sie macht nur ca. 0,2 % aller Hypertonien aus, ist aber ohne Diagnose und Therapie lebensbedrohlich. Das Phäochromozytom hat bei ca. 25–30 % der Fälle eine genetische Ursache und es kann im Rahmen von genetischen Syndromen auftreten (z. B. MEN Typ 2 mit medullärem Schilddrüsenkarzinom oder bei Phakomatosen). 10 % der Phäochromozytome treten bilateral auf, diese sind häufiger bei MEN Typ 2.

Physiologie des Nebennierenmarks

Das Nebennierenmark (NNM) besteht aus chromaffinen Zellen, die sich entwicklungsgeschichtlich vom Neuralrohr ableiten. Es entspricht einem sympathischen Ganglion und stellt somit ein Effektorsystem des Sympathikus dar. Die Zellen synthetisieren aus Tyrosin die Katecholamine **Noradrenalin** und **Adrenalin** (→ Abb. 39.1).

Diese sind auch wichtige Neurotransmitter im ZNS. Noradrenalin ist zusammen mit anderen Kotransmittern ebenso der Überträgerstoff der postganglionär-sympathischen Neurone. Adrenalin wird überwiegend im NNM synthetisiert, während der Noradrenalinanteil dort nur etwa 20 % beträgt. Die Transmitter werden dann von den chromaffinen Zellen direkt in das Blut abgegeben, wo sie an Albumin gebunden sind.

Die Wirkung von Noradrenalin und Adrenalin an den Zielzellen wird über verschiedene Adrenozeptoren vermittelt. Man unterscheidet α- und β-Adrenozeptoren mit weiteren Untergruppen. Adrenalin wirkt an allen Unterformen, Noradrenalin zeigt hingegen kaum Wirkung an den β_2-Rezeptoren, die eine Vasodilatation in der Skelettmuskulatur vermitteln. Die Inaktivierung von Katecholaminen aus präganglionären Axonen erfolgt durch Wiederaufnahme in die freisetzenden Neurone selbst. Zirkulierende Katecholamine (v. a. Adrenalin) werden in der Leber zu Metanephrin und Normetanephrin abgebaut. Der enzymatische Abbau erfolgt sowohl in Neuronen als auch in der Leber durch die Monoaminooxidase (MAO) und die Katecholamin-O-Methyltransferase (COMT). Ausgewählte Wirkungen der Katecholamine sind in → Tab. 39.1 angeführt.

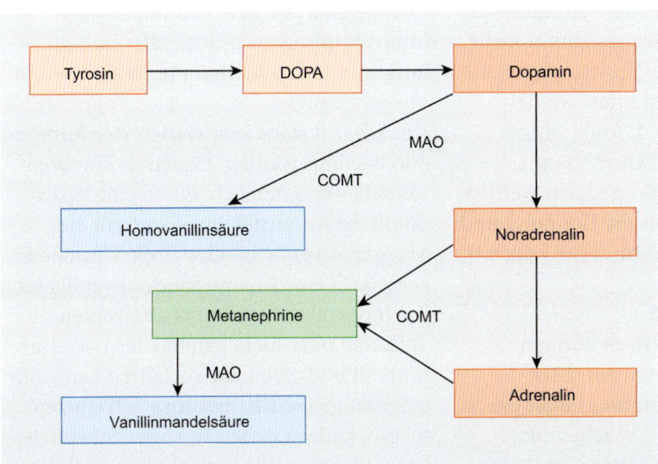

Abb. 39.1 Synthese der Katecholamine: Ausgehend von Tyrosin entstehen Noradrenalin und Adrenalin. Der Abbau erfolgt durch die MAO (Monoaminooxidase) und die COMT (Katecholamin-O-Methyltransferase). [L157]

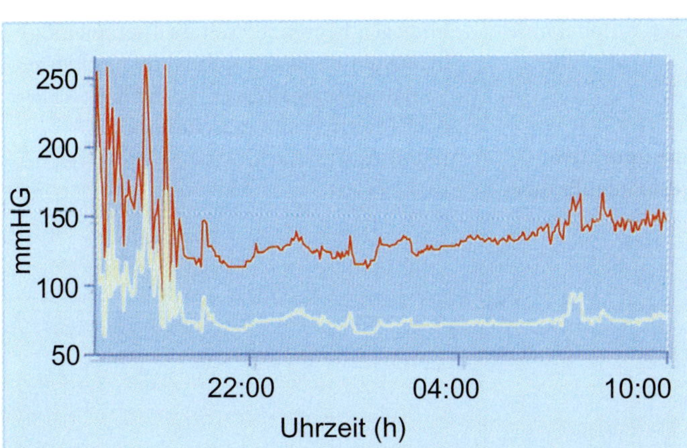

Abb. 39.2 Paroxysmale Blutdruckanstiege bei einem Patienten mit Phäochromozytom bis zur Kontrolle um 21:00 Uhr (rot: systolischer, weiß: diastolischer Blutdruck) [E985]

Klinik

> Das klassische Symptom eines Phäochromozytoms ist eine paroxysmale arterielle Hypertonie mit kurzzeitigen Blutdruckanstiegen.

Eine **persistierende arterielle Hypertonie** ist bei ca. 50 % der Erwachsenen und etwa 90 % der Kinder vorhanden. Die übrigen Patienten haben eine **paroxysmale Hypertonie** oder sind sogar normotensiv. Neben dem Bluthochdruck sind eine Symptomentrias mit Kopfschmerzen, Schwitzen und Tachykardie sehr spezifisch für das Phäochromozytom. Relativ unspezifische Symptome sind Blässe, Zittern, Nervosität, Gewichtsverlust oder orthostatische Hypotonie (bei vermindertem Plasmavolumen). Die pathologische Katecholaminsekretion kann auch zu einer gestörten Glukosetoleranz führen. Anfallsartige Blutdruckkrisen entstehen durch periodische Katecholaminfreisetzung und können spontan oder bei Verschiebungen des Bauchinhalts (z. B. bei körperlicher Anstrengung, Defäkation) auftreten (→ Abb. 39.2). Die Dauer kann von wenigen Sekunden bis zu einer oder mehreren Stunden variieren. Zwischen den Intervallen können dabei auch bis zu mehreren Wochen liegen.

Diagnostik

Für ein Phäochromozytom sprechen die **klinischen Symptome** und biochemische Parameter. Dazu wird eine Bestimmung der **freien Metanephrine im Plasma** oder der **fraktionierten Metanephrine im 24-h-Harn** empfohlen. Die Blutabnahme sollte möglichst stressfrei und im Liegen erfolgen. Beim Harnsammeln sollte auf eine genaue Erklärung für den Patienten

Tab. 39.1 Übersicht über ausgewählte Effekte der Katecholamine

Organ/Organsystem	Rezeptor	Wirkung
Herz	β_1	Erhöhung der Herzfrequenz, der Leitungsgeschwindigkeit, der Kontraktilität und auch der Erschlaffungsgeschwindigkeit, gesteigerte Automatie (Arrhythmien!)
	α_1	Zunahme der Myokardkontraktilität
Kreislauf	α_1	Vasokonstriktion (v a. Haut, Lunge, Niere, Darm, Geschlechtsorgane)
	β_2	Vasodilatation (in der Skelettmuskulatur; nicht durch NA!)
Leber	α_1, β_2	Glykogenolyse
Fettgewebe	β	Lipolyse
Kalium	β_2	Hypokaliämie (Verschiebung des Kaliums in die Skelettmuskulatur durch Aktivierung der Na^+/K^+-ATPase)
Endokrine Wirkung		Steigert Sekretion von Glukagon, ACTH, GH, Renin
		Hemmt Sekretion von Insulin, Histamin
Gastrointestinaltrakt	α_1	Abnahme der Motilität, Kontraktion der Sphinkteren
Auge	v. a. α_2	Pupillenerweiterung, Lidhebung

geachtet werden, um eine falsche Durchführung zu vermeiden. Der Harn muss angesäuert werden, da es sonst zu falsch niedrigen Werten kommt. Außerdem gibt es einige interferierende Medikamente (z. B. trizyklische Antidepressiva und andere Psychopharmaka, α-Blocker). Ein Absetzen ist jedoch nicht immer möglich, sodass dies bei der Interpretation berücksichtigt werden muss. Die Bestimmung der freien Metanephrine im Plasma scheint die sensitivste Methode zu sein.

Bei Stress, arterieller Hypertonie oder anderen Grunderkrankungen kann es auch zu erhöhten Konzentrationen von Katecholaminen und Metanephrinen kommen – für ein Phäochromozytom spricht eine deutliche Erhöhung über dem oberen Grenzwert.

Bei Malignomverdacht wird auch eine Dopaminbestimmung empfohlen. Maligne Tumoren sind jedoch histologisch und biochemisch nicht eindeutig von benignen Tumoren zu unterscheiden. Das einzige verlässliche Malignitätskriterium ist die Lokalinvasion oder Metastasierung, die sich auch erst Jahre nach einer Resektion manifestieren kann.

Zur Bestätigung bei nur mäßig erhöhten Werten oder geringer Vortestwahrscheinlichkeit dient der **Clonidin-Hemmtest.** Clonidin setzt über α_2-Autorezeptoren den zentralen Sympathikotonus herab. Im Gegensatz zu Gesunden kommt es bei Patienten mit Phäochromozytom zu keinem deutlichen Abfall von Plasmanormetanephrin (oder Noradrenalin) nach Clonidineinnahme.

Bei positivem Clonidintest ist ein Phäochromozytom sehr wahrscheinlich. Erst nach dem biochemischen Nachweis sollte eine weitere **Lokalisationsdiagnostik** erfolgen. Dabei kommen CT oder MRT zum Einsatz. In weiterer Folge können auch funktionelle Verfahren wie die MIBG-Szintigrafie oder das DOPA-PET/CT kombiniert werden.

Ist die Diagnose gesichert, muss immer auch an ein mögliches Auftreten im Rahmen einer MEN Typ 2 gedacht werden und es sollen eine genetische Beratung und Diagnostik angeboten werden (→ Kap. 47).

Differenzialdiagnose

Anfallsartige Blutdruckkrisen können auch beim akuten Absetzen von Betablockern (Rebound-Phänomen) oder bei Panikattacken auftreten. Ursachen für Blutdruckkrisen anderer Genese sind eine fortgeschrittene Niereninsuffizienz oder sekundäre Hypertonieformen. Eine Hyperthyreose geht ebenfalls mit Tachykardie und Gewichtsabnahme einher. Zudem ist auch an einen Kokain- oder Amphetaminmissbrauch zu denken.

Therapie

Zur Behandlung sollte eine **operative Entfernung** des Tumors erfolgen. Präoperativ wird Phenoxybenzamin (irreversibler α-Antagonist) oder Doxazosin gegeben. Die Dosis wird über mehrere Tage gesteigert, bis der Blutdruck unter Kontrolle ist. Durch Betablocker kann die Herzfrequenz gesenkt werden. Sie dürfen jedoch erst nach ausreichender α-Rezeptor-Blockade gegeben werden, da es sonst zu einem paradoxen Blutdruckanstieg kommen kann (durch ungehinderte Stimulation von α-Rezeptoren). Durch die chronische Gefäßkonstriktion kann das zirkulierende Volumen erheblich vermindert sein, weshalb präoperativ auf eine **ausreichende Volumensubstitution** geachtet werden muss.

Eine besondere Gefahr für Blutdruckkrisen und Tachykardien besteht bei der Anästhesieeinleitung, der Intubation und der Manipulation am Tumor. Nach Entfernung des Tumors kann es zu einem akuten Blutdruckabfall oder zu Hypoglykämien kommen. Aufgrund minimalinvasiver Techniken, verbesserter präoperativer Bildgebung und ggf. eines nichtinvasiven hämodynamischen Monitorings gibt es einen Wandel zu einer interdisziplinären präoperativen Beurteilung und individuellen medikamentösen Vorbereitung.

Der Eingriff sollte in spezialisierten Zentren durchgeführt werden. Einseitige Tumoren werden, wenn möglich, durch eine laparoskopische Adrenalektomie entfernt. Bei Malignitätsverdacht oder großen Tumoren kann auch eine Laparatomie notwendig sein. Bei Inoperabilität, nicht resezierbaren Tumoren oder nicht gelungener Lokalisation mit bildgebenden Verfahren kann eine langfristige **medikamentöse Adrenozeptorblockade** erwogen werden. Zusätzlich kann eine exzessive Katecholaminsynthese durch Metyrosin gehemmt werden. Beim Vorliegen von Metastasen ist der Therapieerfolg mit radioaktivem ^{131}I-MIBG oder einer kombinierten Chemotherapie hingegen begrenzt. Weitere Therapiemöglichkeiten umfassen radioaktiv markierte Somatostatinanaloga (^{177}Lu-DOTATATE) oder Multityrosinkinaseinhibitoren (Sunitinib).

Prognose

Im Rahmen der hypertensiven Krisen kann es zu einem Lungenödem, Hirnblutungen, Myokardinfarkt oder Herzrhythmusstörungen kommen.
Nach operativer Entfernung eines benignen Phäochromozytoms ist die Prognose günstig. Mehr als Hälfte der Patienten werden normotensiv. Bei den übrigen Patienten wird eine essenzielle Hypertonie oder eine Fixierung des Blutdrucks durch die langfristige Katecholaminwirkung angenommen. Es kommt jedoch in über 10 % zu Rezidiven, wobei es sich in einer Untersuchung bei etwa der Hälfte um Malignome handelte.
Das 5-Jahres-Überleben bei einem metastasierten Malignom beträgt hingegen unter 50 %. Allerdings gibt es auch bei metastasierter Erkrankung Verläufe mit langjährigem Überleben. Aufgrund der eingeschränkten Malignitätskriterien sind daher auch nach Adrenalektomie benigner Tumoren regelmäßige Nachkontrollen angezeigt.
Die Lebensqualität wird bei einseitiger Adrenalektomie nicht beeinträchtigt. Bei totaler Entfernung beider Nebennieren ist hingegen eine Substitution der NNR-Funktion erforderlich.

Zusammenfassung

- Die chromaffinen Zellen des Nebennierenmarks entsprechen postganglionären Nervenzellen und synthetisieren Katecholamine (vorwiegend Adrenalin).
- Klinik des Phäochromozytoms: Hypertonie mit Kopfschmerz, Schwitzen und Tachykardie
- Diagnostik: fraktionierte Katecholamine und Metanephrine im 24-h-Urin, Clonidin-Hemmtest, bildgebende Verfahren
- Bei ca. 40 % der Patienten ist das Phäochromozytom genetisch bedingt, z. B. im Rahmen einer multiplen endokrinen Neoplasie Typ 2 oder Neurofibromatose Typ 1.
- Therapie: Adrenalektomie unter Vorbehandlung mit Phenoxybenzamin und ausreichender Volumensubstitution!

→ 40 Entwicklung und Physiologie der Testes

Für das bessere Verständnis von Störungen der Gonaden soll darauf hingewiesen werden, dass **Testosteron** in Abhängigkeit vom Alter unterschiedliche Effekte hat (→ Tab. 40.1):

- In der **Embryonalzeit** ist Testosteron bestimmend für die sexuelle Differenzierung.
- In der **Pubertät** kommt es durch Testosteron zur Virilisierung.
- Beim **Erwachsenen** ist Testosteron verantwortlich für die Erhaltung der männlichen Erscheinungsform und der Sexualfunktion und hat weitere anabole (aufbauende) Effekte.

Entwicklung

Die geschlechtsspezifische Entwicklung der Gonaden beginnt erst in der 7. Woche. Bis dahin sind die Gonaden und die beiden Keimleiter (Müller-Gang und Wolff-Gang) bei beiden Geschlechtern gleich angelegt. Das spätere Geschlecht ist jedoch bereits zum Zeitpunkt der Befruchtung genetisch determiniert (46, XX = weiblich; 46, XY = männlich).
In Abwesenheit weiterer Faktoren ist die Grundprogrammierung der embryonalen Entwicklung zum weiblichen Geschlecht festgelegt (→ Kap. 42), ein Fehlen des Y-Chromosoms führt also zur Entwicklung der Ovarien aus der Gonadenanlage. Das Ovar selbst hat im Gegensatz zu den Hoden keinen Einfluss auf die weitere Geschlechtsentwicklung. So werden auch bei Fehlen der Ovarien oder Hoden aus dem Müller-Gang Eileiter, Uterus und Vagina gebildet. Der Wolff-Gang bildet sich hingegen fast vollständig zurück.
Erst durch das **SRY-Protein** (*sex-determining region of Y*), das am Y-Chromosom kodiert wird, wird die Entwicklung der indifferenten Gonaden zu Hoden induziert. Dabei kommt es zur Differenzierung der Sertoli-Zellen. Für die weitere Entwicklung zum männlichen Geschlecht sind drei Hormone verantwortlich: Anti-Müller-Hormon, Testosteron und dessen Metabolit Dihydrotestosteron: Sertoli-Zellen führen über die Bildung von **Anti-Müller-Hormon** zu einer Rückbildung des Müller-Ganges. Gegen Ende der 8. Woche treten auch testosteronproduzierende Leydig-Zellen auf. Testosteron induziert die Entwicklung von Nebenhoden, Ductus deferens und Samenblase aus dem Wolff-Gang. Durch die 5α-Reduktase wird **Testosteron** in den Zielzellen auch zu **Dihydrotestosteron** (DHT) umgewandelt. DHT führt zu einer Differenzierung der äußeren männlichen Geschlechtsorgane. Bis zum 7. Monat bleiben die Hoden in der Bauchhöhle. Hormonelle Faktoren (u. a. Androgene) beeinflussen schließlich den Durchtritt durch den Leistenkanal. Ihre endgültige Lage im Skrotum erreichen die Hoden etwa zur Geburt, wobei jedoch große individuelle Schwankungen vorliegen können. Störungen der Hodendeszension (Maldescensus testis) können zu Funktionsstörungen führen.

Pubertät

Nach der Geburt ruht die weitere sexuelle Entwicklung bis zum Beginn der Pubertät. Die exakten Mechanismen für die Initiation sind noch unbekannt. Eine wichtige Funktion könnte Leptin haben, da leptindefiziente Personen nicht in die Pubertät eintreten können. Es wird angenommen, dass durch Leptin, das in Fettzellen gebildet wird, dem Hypothalamus das Erreichen einer ausreichenden Körpermasse für den Beginn der Pubertät gemeldet wird.
Die Pubertät beginnt mit der pulsatilen hypothalamischen Sekretion von **GnRH,** die anfangs nur nachts erfolgt. An der Hypophyse führt GnRH dann zur Bildung und Sekretion der **Gonadotropine** LH und FSH. Die pulsatile Sekretion erfolgt beim Mann in Episoden von 90–120 min und ist die Voraussetzung für die Funktionalität der Hypothalamus-Hypophysen-Gonaden-Achse. Die Menge an freigesetztem LH und FSH wird durch die Amplitude und die Frequenz der GnRH-Pulse bestimmt und durch weitere Faktoren (Androgene, Östrogene, Neurotransmitter, Inhibin) moduliert. Zu Beginn der Pubertät kommt es zu einem Wachstum der Hoden. Wenig später treten eine Sekundärbehaarung im Genitalbereich und ein Wachstum des Penis auf. Es kommt zu einem allgemeinen Körperwachstum mit einem charakteristischen Wachstumsschub. Unter dem Einfluss der Androgene tritt eine Vergrößerung des Kehlkopfes mit Verlängerung der Stimmbänder auf, die sich in der Übergangsphase als Stimmbruch bemerkbar macht.

Tab. 40.1 Wirkungen von Testosteron

Psychotrope Wirkung	Allgemeines Wohlbefinden, Antrieb und Stimmungslage (bei Androgenmangel: Depression, Antriebslosigkeit und verminderte Leistungsfähigkeit)
Spermatogenese	Zusammen mit FSH
Libido und Potenz	Steigerung der Libido (bei Mangel Libidoverlust, durch anabole Androgene sowohl gesteigerte als auch verminderte Libido möglich)
Behaarung	Sekundärbehaarung (Umwandlung zu DHT)
Muskulatur	Steigerung der Muskelmasse (eiweißanabol)
Kehlkopf und Stimmbänder	Vergrößerung des Kehlkopfes, Verlängerung der Stimmbänder, im Übergang: Stimmbruch
Haut	Stimulation der Talgdrüsenaktivität (Seborrhö und Akne)
Knochen	Knochenreifung und -mineralisation
Lipidstoffwechsel	LDL und TG ↑, HDL ↓, erhöhtes Atheroskleroserisiko bei Männern!
Knochenmark	Stimuliert Erythropoiese → Hb und Hkt ↑ (bei Männern höher)
Leber	Beeinflusst die Aktivität verschiedener Enzyme

Testes

Die Hoden haben zwei wesentliche Funktionen:
Spermatogenese (exokrine Funktion) Die Hoden bestehen aus den stark geschlängelten Hodenkanälchen (Tubuli seminiferi), in denen die Spermatogenese erfolgt. Diese unterliegt dem Einfluss durch FSH und Testosteron und setzt mit der Pubertät ein. Ausgehend von den Spermatogonien entstehen durch mitotische und meiotische Zellteilungen Spermatozyten und später Spermatiden, die nur noch einen haploiden Chromosomensatz haben. Es folgt die Spermiogenese, die Endreifung der Spermatiden zu den begeißelten Spermien (Spermatozoen). Diese gelangen dann in den Nebenhoden, wo sie bis zur Ejakulation bleiben. Die gesamte Dauer der Spermato- und der Spermiogenese bis zu den reifen Spermien beträgt etwa 72 Tage. Eine zentrale Rolle bei der Spermatogenese spielen die **Sertoli-Zellen.** Sie haben die Funktion von „Ammenzellen" und bilden durch Tight Junctions die „Blut-Hoden-Schranke" aus. Luminal davon befinden sich Spermatozyten und alle höheren Entwicklungsstufen. Diese sind von einer Flüssigkeit umgeben, deren Zusammensetzung durch die Sertoli-Zellen bestimmt wird. Außerdem bilden Sertoli-Zellen das Peptidhormon Inhibin, das eine selektive Hemmung der hypophysären FSH-Freisetzung bewirkt (→ Abb. 40.1).
Androgenproduktion (endokrine Funktion) Zwischen den Tubuli seminiferi liegen die testosteronproduzierenden **Leydig-Zwischenzellen.** Die Testosteronsynthese unterliegt der Regulation durch LH.

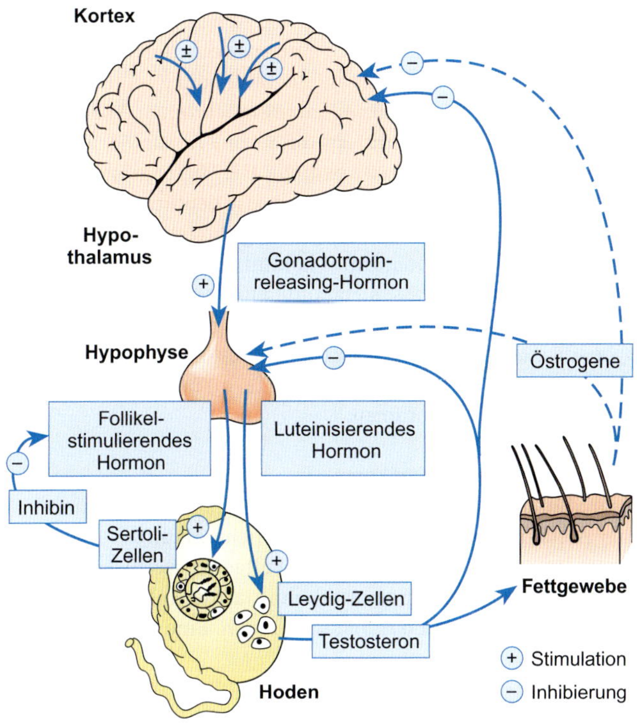

Abb. 40.1 Regulation der Hodenfunktion [L106]

Testosteron

Synthese und Wirkung

Bei Erwachsenen werden täglich etwa 5–10 mg Testosteron synthetisiert. Die Testosteronkonzentration folgt einem zirkadianen Rhythmus mit einem morgendlichen Maximum und einem Minimum am späten Nachmittag (→ Abb. 40.2).

Die wichtigsten Testosteronwirkungen sind in → Tab. 40.1 angeführt. Neben Testosteron werden im Hoden auch andere Androgene, sowie eine geringe Menge Östradiol synthetisiert. Beim Mann wird **Östradiol** (ca. 50 µg/Tag) jedoch vorwiegend extraglandulär durch die Aromatase aus Testosteron gebildet. Die Aromatase wird am stärksten im Fettgewebe exprimiert. Bei Adipositas oder einem verminderten Östrogenabbau durch Leberfunktionsstörungen (z. B. Leberzirrhose) kann so ein Anstieg der Östrogenkonzentration resultieren.

Der Metabolit **Dihydrotestosteron** (DHT) entsteht vorwiegend in Zielgeweben, in denen die 5α-Reduktase exprimiert wird. DHT bindet ebenfalls an den Androgenrezeptor, hat jedoch eine höhere Affinität und dissoziiert langsamer vom Rezeptor ab. DHT ist somit 10-mal potenter als Testosteron und ist damit das biologisch wirksamste Androgen. Die Hauptwirkung von DHT besteht vermutlich in einer Verstärkung des Androgensignals. Beim Menschen ist DHT für die normale männliche Gonadenentwicklung notwendig und vermittelt zahlreiche weitere Androgeneffekte auf Differenzierung und Wachstum.

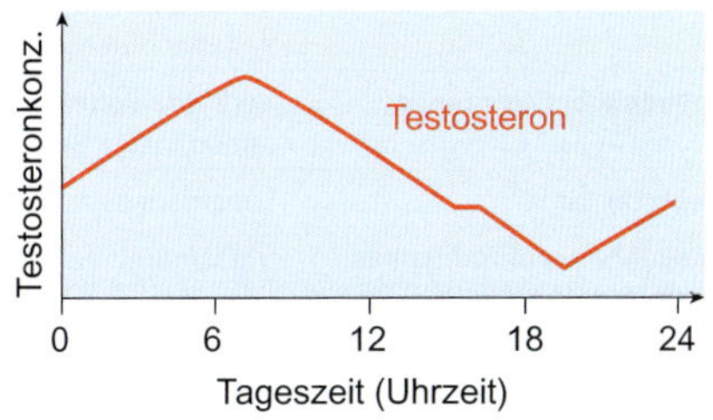

Abb. 40.2 Sekretionsmuster von Testosteron [L106]

Bestimmte Gewebe (z. B. Prostata, Achsel oder Schambereich), die die 5α-Reduktase verstärkt exprimieren, reagieren besonders sensitiv auf Androgene. Im Bereich des Gesichts ist der 5α-Reduktase-Expression hingegen geringer. Der Bartwuchs wird deshalb erst bei höheren Testosteronkonzentrationen stimuliert. Bei der androgenetischen Alopezie kommt es vermutlich durch erhöhte 5α-Reduktaseaktivität zu einer lokalen Steigerung der DHT-Konzentrationen mit einer starken Verkürzung der Wachstumsphase bei verlängerter Ruhephase.

Testosteron bewirkt außerdem eine Knochenreifung, -mineralisation und ein Längenwachstum. Auch bei Knaben ist zum Schluss der Epiphysenfuge die Aromatisierung von Testosteron zu Östradiol notwendig. So kommt es bei Männern mit einem genetischen Aromatase- oder Östrogenrezeptordefekt zu einem verzögerten Epiphysenschluss und schwerer Osteoporose. Aromatasehemmer können ebenso eine Verzögerung des Epiphysenfugenschlusses bewirken.

Transport

Im Serum wird Testosteron – wie Östradiol – an sexualhormonbindendes Globulin (SHBG) und Albumin gebunden. Das gebundene Testosteron stellt ein Hormonreservoir dar. Nur 1–2 % des Testosterons sind ungebunden. Die Produktion von SHBG in der Leber wird durch Östrogene oder Hyperthyreose stimuliert und durch Androgene, eine Hypothyreose oder Adipositas vermindert. Auch ein nephrotisches Syndrom oder Glukokortikoide können die Konzentration vermindern. Neben der reinen Transportfunktion hat SHBG u. a. auch Einfluss auf die Regulation der Androgenwirkung.

Abbau

Der Abbau der Androgene erfolgt durch Biotransformation mit einer Konjugation an Glukuron- oder Schwefelsäure v. a. in der Leber und dem Ausscheiden mit dem Urin. Das ungebundene Testosteron wird durch Metabolisierung in der Leber rasch abgebaut. Freies Testosteron hat daher im Blut eine Halbwertszeit von ca. 10 min.

Zusammenfassung

- Die Pubertät wird durch die pulsatile GnRH-Sekretion eingeleitet. Zu Beginn kommt es zum Hodenwachstum, später auch zur Sekundärbehaarung.
- In den Hoden finden die Spermatogenese und die Androgensynthese statt.
- Testosteron hat verschiedene Effekte auf die Psyche und den Stoffwechsel. Es führt zu einer männlichen Sekundärbehaarung und Körperform und stimuliert die Erythropoiese.
- Veränderungen der SHBG-Produktion haben Einfluss auf den freien Testosteronanteil.

Männlicher Hypogonadismus

Störungen von Wachstum und Reifung bei Jungen und Mädchen können verschiedene Ursachen und Ausprägungen haben. Eine Übersicht der Begriffe findet sich in → Tab. 41.1.

Klassifikation

Als Hypogonadismus bezeichnet man eine Unterfunktion der Keimdrüsen, also der Hoden bzw. der Ovarien. Beim Mann kann der Hypogonadismus die Androgenproduktion und/oder die Spermatogenese (→ Kap. 40) betreffen. Eine normale Testosteronsekretion ist essenziell für die Spermatogenese. Ein Androgenmangel geht daher fast immer mit einer gestörten Spermatogenese einher, während eine Infertilität auch isoliert auftreten kann. Bei einer Störung der Hodenfunktion kommt es zu einem reaktiven Anstieg der Gonadotropine **(hypergonadotroper Hypogonadismus).** Eine Störung auf Ebene der Hypophyse und/oder des Hypothalamus geht hingegen mit einem Abfall der Gonadotropine einher **(hypogonadotroper Hypogonadismus).** Man kann die Formen des Hypogonadismus auch nach **angeborenen** oder **erworbenen** Störungen einteilen.

Ätiologie

Es gibt zahlreiche Ursachen für einen männlichen Hypogonadismus. Am häufigsten liegen ein idiopathischer hypogonadotroper Hypogonadismus, eine konstitutionelle Entwicklungsverzögerung, ein Hypopituitarismus oder ein Klinefelter-Syndrom (47, XXY) vor (→ Tab. 41.2 und unter „Ausgewählte Krankheitsbilder", s. u.).

Klinik

Durch den Hypogonadismus kommt es zur Infertilität mit oder ohne Zeichen des Androgenmangels. Die Ausprägung der klinischen Zeichen ist dabei abhängig vom Ausmaß und Zeitpunkt des Auftretens des Androgenmangels:

In der Fetalzeit Es manifestiert sich ein Testosteronmangel durch Störung der sexuellen Differenzierung. Es kann zu einer Intersexualität mit unterschiedlicher Ausprägung kommen (Pseudohermaphroditismus masculinus). Ein Androgenmangel in der späteren Fetalentwicklung führt zu Lageanomalien der Hoden (Hodenhochstand und Kryptorchismus) und zu einem Mikropenis.

Vor der Pubertät Bei Auftreten des Androgendefizits kommt es zu einer verzögerten oder fehlenden Pubertätsentwicklung. Die Virilisierung bleibt aus und es tritt das Bild des Eunuchoidismus auf. Der Epiphysenfugenschluss ist verzögert und das Längenwachstum ist verstärkt. Des Weiteren tritt ein weiblicher Behaarungstyp mit horizontaler Schamhaargrenze auf. Die Körperbehaarung und der Bartwuchs sind vermindert oder fehlend. Stimmbruch, Pubertätsakne und das typische pubertäre Wachstum von Hoden und Penis bleiben aus. Die Muskulatur ist unterentwickelt. Kommt es einmal zur Entwicklung von eunuchoiden Körperproportionen, sind diese irreversibel.

Bei Erwachsenen Ein Hypogonadismus hat keinen Einfluss auf die Körperproportionen, die Penisgröße oder die Stimmlage. Der Androgenmangel äußert sich dabei vorwiegend durch Potenzmangel, Libidoverlust, Leistungsschwäche und Müdigkeit. Es kommt auch häufig zu einer Abnahme der Körperbehaarung und einem langsameren Wachstum der Barthaare. Weitere Symptome sind Infertilität und erektile Dysfunktion. Eine Abnahme der Leistungsfähigkeit ist einerseits durch den fehlenden Stimulus auf die Blutbildung mit einer normozytären normochromen Anämie, andererseits durch eine Abnahme an Muskelmasse bedingt. Die Hodengröße kann normal oder teilweise deutlich vermindert sein. Bei einem lange bestehenden Hypogonadismus kommt es zu einer dünnen, blassen Haut mit einer feinen Fältelung, v. a. im Bereich um die Augen. Bei Männern kann es durch den Testosteronmangel auch zu Gynäkomastie (s. u.) und Osteoporose kommen.

Gynäkomastie

Diese tastbare Vergrößerung des Drüsenkörpers der Brust beim Mann (→ Abb. 41.1) sollte von einer Fettgewebsvermehrung (Lipomastie) ohne tastbaren Drüsenkörper unterschieden werden. Eine Gynäkomastie

Tab. 41.1 Begriffserklärungen von Entwicklungsstörungen

Pubertas praecox	Verfrühte Pubertätsentwicklung mit harmonischem Ablauf durch GnRH-abhängige (zentrale) Sexualhormonsekretion (meist idiopathisch oder seltener durch ZNS-Erkrankungen)
Pseudopubertas praecox	Verfrühte Pubertätsentwicklung mit unharmonischem Ablauf durch GnRH-unabhängige Sexualhormonsekretion (z. B. AGS, ovarielle Tumoren)
Pubertas tarda	Langfristiges Ausbleiben der Pubertätsentwicklung
Pseudohermaphroditismus femininus	Virilisierung bei einem weiblichen Karyotyp (46, XX)
Pseudohermaphroditismus masculinus	Männlicher Karyotyp (46, XY) mit weiblicher Erscheinung durch unvollständige oder fehlende Virilisierung (z. B. Androgenresistenz oder Defekte der Androgenbildung)
Hermaphroditismus verus	Gleichzeitig Testes- und Ovarialgewebe vorhanden (sehr selten; Karyotyp: 46, XX; 46, XY oder seltener Mosaikmuster: 46, XX/46, XY)

Tab. 41.2 Übersicht über verschiedene Ursachen des Hypogonadismus beim Mann (die häufigsten sind fett hervorgehoben)

Hypothalamus	**Idiopathischer hypogonadotroper Hypogonadismus (IHH)** Kallmann-Syndrom (Sonderform des IHH, zusätzlich Anosmie/Hyposmie für aromatische Geruchsstoffe)
	Pasqualini-Syndrom (LH-Mangel bei reduzierter GnRH-Sekretion)
	Konstitutionelle Entwicklungsverzögerung (KEV)
	Funktionelle GnRH-Sekretionsstörung (schwere Erkrankungen, Untergewicht, Übergewicht, Stress, psychische Probleme)
	Prader-Labhart-Willi-Syndrom (gestörte GnRH-Sekretion)
Hypophyse	**Hyperprolaktinämie**
	Hypopituitarismus
Testes	**Klinefelter-Syndrom** (47, XXY)
	Orchitis (Mumps, HIV- und andere Infektionen, Medikamente, Bestrahlung, Chemotherapie, Trauma, Operation)
	Synthesedefekte, bilaterale Anorchie (Fehlen der Hoden)
	Parenchymverlust: Lageanomalien, Hodentumoren
	Allgemeinerkrankungen (Leberzirrhose, chronische Niereninsuffizienz, Diabetes mellitus, Schilddrüsenfunktionsstörungen, Morbus Addison, Vitamin-B_{12}-Mangel)
	Zystische Fibrose (Hypoplasie von Ductus deferens und Nebenhoden)
	Varikozele (variköse Veränderungen des Plexus pampiniformis)
Androgenzielorgane	Androgenresistenz, Reifenstein-Syndrom, 5α-Reduktase-Mangel
Sonstiges	Hypogonadismus im Alter (Andropause) Anabolikamissbrauch Opioide (sekundärer Hypogonadismus)

tritt physiologisch bei Neugeborenen, in der Pubertät und im Alter auf und ist abzugrenzen von pathologischen Formen, die durch einen Androgenmangel entstehen. Jedoch kommt es nicht bei jeder Form des Hypogonadismus zu einer Gynäkomastie. Typisch ist eine Gynäkomastie bei einem Klinefelter-Syndrom, einer Androgenresistenz oder bei östrogenbildenden Tumoren.

Diagnostik

Bei der **Anamnese** ist nach der Libido und der allgemeinen Leistungsfähigkeit sowie nach einer Abnahme der Rasurfrequenz zu fragen. Daneben sind Lageanomalien der Hoden (Pendelhoden, Gleithoden, Kryptorchismus) bzw. das Vorliegen von Risikofaktoren für eine Zerstörung von Hodengewebe zu erheben (z. B. Mumpsinfektion, Strahlenbehandlung, Chemotherapie, Drogen, Medikamente, Alkohol, Diabetes mellitus und andere Erkrankungen). Bei der **körperlichen Untersuchung** sollte besonders auf die Behaarung, Körperproportionen, Muskelmasse, Fettverteilung, Gynäkomastie und die äußeren Geschlechtsorgane (Hoden- und Penisgröße) geachtet werden.
Bei Kindern und Jugendlichen haben auch die Bestimmung des Knochenalters und der Vergleich der Körpergröße im Somatogramm eine hohe Aussagekraft.
Es sollte auch stets eine **Hodensonografie** mit Volumenbestimmung durchgeführt werden. Die **biochemische Basisdiagnostik** umfasst eine morgendliche Bestimmung von Gesamttestosteron, SHBG und freiem Testosteron. Freies oder bioverfügbares (= freies und an Albumin gebundenes) Testosteron sind aufwendig zu bestimmen und werden daher meist näherungsweise berechnet. Bei einem bestätigten Testosteronmangel hilft die Bestimmung von LH und FSH zur Unterscheidung zwischen hypo- (LH niedrig) oder hypergonadotropen (LH hoch) Formen. Bei Verdacht auf eine Infertilität sollte ein **Spermiogramm** (mit Zahl, Beweglichkeit, Morphologie) erstellt werden.
Für die weitere Abklärung dienen **bildgebende Verfahren** (MRT der Sella, Röntgen und DXA bzgl. Osteoporose), **Hormonbestimmungen** und **dynamische Funktionstests** (Prolaktin, GnRH-Test, hCG-Test) sowie **genetische Untersuchungen** (z. B. Karyogramm bei Klinefelter-Syndrom).
Ein GnRH-Test dient zur Differenzierung zwischen hypophysären und hypothalamischen Störungen. Zur Unterscheidung zwischen Anorchie und Kryptorchismus wird eine Testosteronbestimmung nach einem hCG-Stimulus (= LH-Aktivität, hCG-Test) durchgeführt. Das Ergebnis ist bei Anorchie negativ, während bei Lageanomalien ein Testosteronanstieg nachweisbar ist. In Kombination sind weitere Befunde zu beurteilen, wie HDL-Cholesterin, Hämoglobin, Hämatokrit, PSA (!) und die Knochendichte.

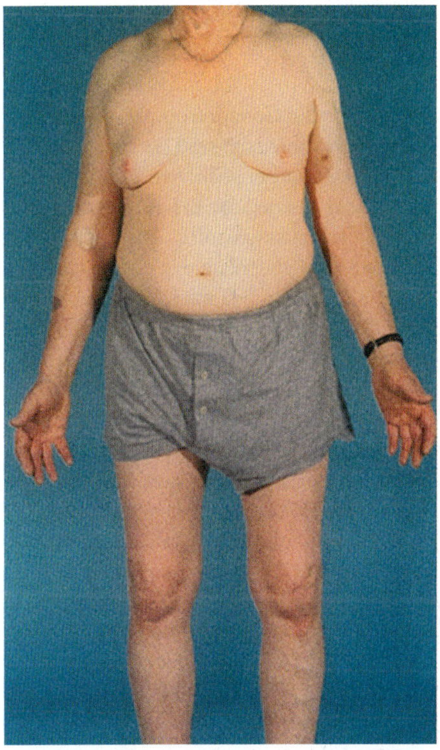

Abb. 41.1 Gynäkomastie bei einem Patienten mit Reifenstein-Syndrom. Man beachte auch die helle und unbehaarte Haut. [E985]

Therapie

Androgensubstitution

Eine Testosteronsubstitution sollte nur bei Männern mit Hypogonadismus durchgeführt werden, der durch klinische Zeichen und Symptome und einen wiederholten Nachweis eines Androgenmangels charakterisiert ist. Die Testosteronsubstitution muss dabei an die altersentsprechenden Konzentrationen angepasst werden. Verwendet werden Testosteron oder Steroide, die ebenfalls zu Östradiol aromatisiert bzw. zu DHT reduziert werden können. Nur dadurch ist eine möglichst physiologische Wirkung gewährleistet. Bei oraler Gabe wird Testosteron durch den First-Pass-Metabolismus vollständig abgebaut. Die Substitution erfolgt meist **transdermal als Gel** oder intramuskulär als **Depotspritze.** Es gibt auch andere Möglichkeiten, die in Deutschland jedoch nicht immer zur Verfügung stehen:
Oral Testosteronundecanoat – durch Veresterung wird es nach der Resorption in Chylomikronen eingebaut und gelangt über die Lymphbahn in das Blut. Es umgeht so den First-Pass-Effekt. Nachteile sind schwankende Resorptionsunterschiede und eine geringe Bioverfügbarkeit. Alternativ kann ein mukoadhäsives Testosteron bukkal resorbiert werden. Die Einnahme erfolgt zweimal täglich.
Intramuskulär Testosteronenantat – eine 250-mg-Injektion erfolgt alle 2–3 Wochen. Die Testosteronkonzentration im Blut unterliegt jedoch Schwankungen, die zu Stimmungswechsel gegen Ende des Applikationsintervalls führen können. Eine konstantere Konzentration soll durch Injektion von Testosteronundecanoat (Nebido®) erreicht werden, die nur etwa alle 10–14 Wochen durchgeführt wird.
Transdermal (Testosteronpflaster) Die Applikation erfolgt direkt auf die Haut von Rücken, Oberarmen, Oberschenkel oder Bauch. Von Vorteil ist die Imitation des zirkadianen Testosterontagesrhythmus bei relativ stabilen Hormonkonzentrationen. Transdermale Systeme sind teurer als Testosteronester und führen häufig zu Hautreizungen. Jedoch kann beim Auftreten eines suspekten Befunds (z. B. Prostatahyperplasie) die Therapie jederzeit unterbrochen werden.
Testosterongel Die Anwendung wird sehr gut vertragen. Das Gel wird einmal täglich aufgetragen und rasch in die Kutis aufgenommen, von wo es verzögert und kontinuierlich abgegeben wird. Hautreizungen treten seltener als bei transdermalen Systemen auf.
Zu Beginn der Behandlung mit Androgenen kann es zu Akne und Gewichtszunahme kommen. Innerhalb der nächsten Wochen sollte eine Besserung der Symptome eintreten, mit Steigerung des Wohlbefindens, der Libido und der Potenz.
Aufgrund der Wirkung auf die Hämatopoese und die Prostata stellen eine Polyglobulie, eine Prostatahyperplasie oder ein Prostatakarzinom Kontraindikationen für die Testosteronsubstitution dar. Im weiteren Therapieverlauf sollten daher Hämoglobin, Hämatokrit, Lipoproteine und Leberfunktion (Transaminase, Bilirubin) kontrolliert werden. Ebenso ist eine regelmäßige Prostatauntersuchung indiziert. Eine Überdosierung zeigt sich auch durch Effekte auf das Herz-Kreislauf-System (RR-Anstieg, Myokardhypertrophie und gestörte Kontraktilität).

Fertilitätstherapie

Besteht ein Kinderwunsch, so ist eine Testosteronsubstitution nicht ausreichend für eine funktionierende Spermatogenese. Bei einem primären Hypogonadismus kann nur durch aufwendige Verfahren, wie In-vitro-Fertilisation (IVF) oder testikuläre Spermienextraktion (TESE),

eine Schwangerschaft eingeleitet werden. Bei den Formen des hypogonadotropen Hypogonadismus werden zur Fertilitätstherapie Gonadotropine oder GnRH verabreicht:
Die Therapie mit **Gonadotropinen** kann sowohl bei hypophysären als auch bei hypothalamischen Störungen angewendet werden.

- Bei **Männern** stimuliert eine anfängliche hCG-Substitution (humanes Choriongonadotropin mit LH-Aktivität, jedoch längerer Halbwertszeit als LH) die Testosteronsynthese in den Leydig-Zwischenzellen. Nach adäquatem Anstieg der Testosteronkonzentration wird durch eine kombinierte hCG-FSH-Therapie die Spermatogenese stimuliert. Die meisten Patienten können nach etwa 6 Monaten normale Spermienzahlen erreichen.
- Bei **Frauen** gestaltet sich die Fertilitätstherapie um einiges schwieriger. Nach Abschätzung der Follikelreserve wird zur Follikelreifung z. B. hMG (gereinigtes humanes menopausales Gonadotropin mit vorwiegender FSH- und geringerer LH-Aktivität aus dem Urin postmenopausaler Frauen) oder rekombinantes humanes FSH gegeben. Dabei sind jedoch engmaschige Untersuchungen der Follikelentwicklung und der Östradiolkonzentration notwendig. Zur Auslösung der Ovulation wird einmalig hCG oder rekombinantes LH in hoher Dosis verabreicht.

Eine **pulsatile Pumpentherapie mit GnRH** (Gonadorelin) soll nur bei tertiären hypothalamischen Störungen und bei intakter Hypophysenfunktion durchgeführt werden. Dabei erfolgt eine pulsatile subkutane oder intravenöse Applikation in physiologischen Intervallen durch eine Minipumpe.

Ausgewählte Krankheitsbilder

Hypothalamische Ursachen

Idiopathischer hypogonadotroper Hypogonadismus (IHH)

Der IHH kann sporadisch oder familiär auftreten. Bei den vererbten Formen gibt es mehrere Vererbungsmodi (meist X-chromosomal: daher häufiger Jungen betroffen, seltener autosomal-rezessiv oder -dominant). Es kommt zu einer verminderten oder fehlenden GnRH-Sekretion, die zu Infertilität und einer verminderten Androgensynthese führt. Selten fällt der Hypogonadismus bereits bei der Geburt durch einen Mikropenis oder einen Maldescensus testis auf. Die Diagnose wird eher im Rahmen des ausbleibenden Pubertätsbeginns gestellt. Unbehandelt kommt es in der Folge zum Bild des Eunuchoidimus.

Kallmann-Syndrom Bei dieser Form (→ Abb. 41.2) kommt es durch Mutation im Gen für das Anosmin neben einem Hypogonadismus auch zu einer Hyposmie oder Anosmie für aromatische Geruchsstoffe (Kaffee, Parfüm). Daneben können auch andere Anlagestörungen wie neurologische Störungen, Nierenfehlbildungen oder Lippen-Kiefer-Gaumen-Spalten auftreten.

Pasqualini-Syndrom Es handelt es sich wahrscheinlich nicht, wie früher angenommen, um einen isolierten LH-Mangel, sondern um eine reduzierte GnRH-Sekretion. Diese führt zwar zu normalen FSH-Spiegeln, reicht jedoch nicht für eine normale LH-Sekretion aus. Trotz der geringen LH-Konzentration kann dennoch eine ausreichende intratestikuläre Testosteronmenge für die Spermatogenese erzeugt werden, während die systemische Testosteronkonzentration deutlich erniedrigt ist. Es kommt zu einem Hypogonadismus bei jedoch intakter Fertilität.

Konstitutionelle Entwicklungsverzögerung (KEV)

Es handelt sich dabei um eine häufige Normvariante von Wachstum und Entwicklung, die bei Knaben erst nach dem 14. Lebensjahr zu einem verzögerten Pubertätsbeginn, jedoch später zu einer vollständigen körperlichen Reife und Fertilität führt. Die Aktivierung des hypothalamischen GnRH-Pulsgenerators tritt dabei erst verzögert ein. Entscheidend ist die Unterscheidung zu anderen Ursachen eines Hypogonadismus, v. a. zum IHH. Für eine KEV sprechen auch eine positive Familienanamnese (bei Eltern oder Geschwistern) sowie eine reduzierte Körpergröße und ein Rückstand des Knochenalters um mehr als 1 Jahr.
Bei einem Alter unter 14 Jahren werden zur weiteren Diagnostik eine genaue Anamnese (mit Wachstumsentwicklung) und der Reifestatus (inkl. Hodensonografie) erhoben. Bei der KEV zeigt sich ein verzögerter Pubertätsbeginn bei jedoch normalem zeitlichem Verlauf. Die Diagnose kann in diesem Fall nur durch Ausschluss anderer Ursachen nach Ende der Pubertät gestellt werden. Die Abklärung sollte jedoch auch andere chronische Erkrankungen umfassen (z. B. Niereninsuffizienz, Zöliakie und andere Ursachen der Malabsorption, Essstörungen).
Bei Überschreiten der Altersgrenze kommt eine erweiterte Diagnostik in Betracht. Im Handröntgen kann die Skelettreife bestimmt werden. Eine biochemische Diagnostik der basalen Hormone ist nicht immer ziel-

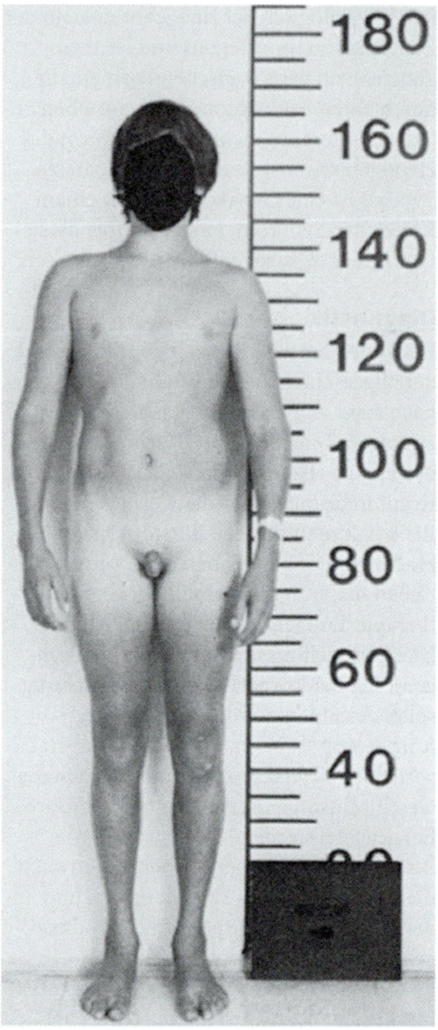

Abb. 41.2 15-jähriger Junge mit Kallmann-Syndrom. Es bestehen ein Fehlen der Sekundärbehaarung, nicht deszendierte, kleine Hoden und eunuchoide Proportionen (relativ kurzer Oberkörper bei langen Extremitäten). [E936]

führend, da die Gonadotropine auch bei einem IHH erniedrigt sind. Ebenso ist der GnRH-Test nur bei positivem Ergebnis mit deutlichem Anstieg der LH-Konzentration diagnostisch aussagekräftig. Dieser kann bei einer KEV aber auch negativ ausfallen. Es muss dann der Test nach Vorbehandlung mit einer pulsatilen GnRH-Stimulation wiederholt werden. Ist dieser erneut negativ, ist von einem IHH auszugehen.
Bei KEV ist eine Behandlung nicht unbedingt notwendig, da der Pubertätsbeginn spontan, wenn auch verzögert einsetzt. Bei besonderer psychischer Belastung kann auch ein Therapieversuch mit Testosteron über 6 Monate unternommen werden, wodurch es häufig zu einer Aktivierung der pulsatilen GnRH-Sekretion kommt.

Funktioneller hypogonadotroper Hypogonadismus

Schwere Erkrankungen (z. B. chronische Nieren- oder Herzerkrankungen), Untergewicht (Malabsorption, Anorexia nervosa) oder auch Übergewicht, Stress, Hyperkortisolismus, psychische Probleme sowie Leistungssport können zu einer reversiblen funktionellen Störung der GnRH-Sekretion führen. Bei Männern kann es im Vergleich zu Frauen zu ähnlichen, aber weniger ausgeprägten Funktionsstörungen kommen.

Prader-(Labhart-)Willi-Syndrom

Bei diesem seltenen Krankheitsbild kommt es durch eine gestörte GnRH-Sekretion zum sekundären Hypogonadismus. Des Weiteren besteht eine Kombination verschiedener Symptome: schwere Muskelhypotonie bei Geburt, Kleinwuchs (durch Wachstumshormonmangel), kognitive Dysfunktion, später auch Hyperphagie mit fehlendem Sättigungsgefühl und Adipositas. Weiter kann eine Hypothyreose, seltener auch eine Nebennierenrindeninsuffizienz auftreten. Es ist das häufigste Adipositassyndrom mit einer Prävalenz von 1 : 30.000 Lebendgeborenen. Ursache sind verschiedene Defekte des Chromosoms 15, weshalb die Krankheit sowohl genetisch als auch klinisch unterschiedlich ausgeprägt ist.

Hypophysäre Ursachen

- **Hyperprolaktinämie** (→ Kap. 19)
- **Hypopituitarismus** (→ Kap. 21)

Testikuläre Ursachen (hypergonadotroper Hypogonadismus)

Klinefelter-Syndrom

Bei der Reifeteilung der Eizelle oder der Spermien kann es zur Überlagerung (Crossing-over) eines Chromosomenpaars kommen. Es erfolgen ein Austausch von genetischer Information zwischen den Chromosomen und eine anschließende Loslösung (Disjunction). Beim Klinefelter-Syndrom besteht eine Non-Disjunction der X-Chromosomen, die zu dem klassischen Karyotyp 47, XXY führt. Selten sind andere Varianten (48, XXXY; 48, XXYY). Mit einer Prävalenz von 1 : 500 handelt es sich damit um die häufigste Form des männlichen Hypogonadismus. In der Kindheit treten meist nur diskrete Zeichen auf. Häufig kommt es auch in der Pubertät zu einer ausreichenden Virilisierung, weshalb die Diagnose oft erst später gestellt wird. Typische Zeichen sind ein Ausbleiben des Hodenwachstums (Volumen < 4 ml), ein überdurchschnittliches Größenwachstum und eine Gynäkomastie, die in über der Hälfte auftritt. Die Gesichts- und Achselbehaarung sind reduziert. Nicht immer kommt es zu kognitiven Beeinträchtigungen und Lernschwäche. Wenn keine Testosteronsubstitution erfolgt, treten bei Erwachsenen weitere Zeichen des Hypogonadismus auf. Beim Klinefelter-Syndrom ist außerdem das Risiko für Brustkrebs und extragonadale Keimzelltumoren erhöht.

Tab. 41.3 Lageanomalien der Hoden

Pendelhoden (72 %)	Hoden pendelt zwischen skrotaler und inguinaler Lage (Normvariante, nicht behandlungsbedürftig)
Gleithoden (15 %)	Hoden im unteren Bereich des Leistenkanals gelegen, in das Skrotum luxierbar, gleiten aber spontan zurück (behandlungsbedürftig)
Leistenhoden (10 %)	Hoden im Inguinalbereich tastbar, nicht in das Skrotum luxierbar
Bauchhoden (< 3 %)	Hoden nicht tastbar, oberhalb des inneren Inguinalrings gelegen
Hodenektopie (selten)	Hoden liegt außerhalb des normalen Deszensusweges (z. B. femoral, perineal)

Erworbene Hodenschädigung

Eine Schädigung des Hodengewebes mit folgender Infertilität kann durch **Infektionen, Traumata, Bestrahlung** oder **Chemotherapie** entstehen. Infektiöse Ursachen sind häufig das Mumpsvirus oder HIV, aber auch ECHO-Viren, Arboviren u. a. Bei Erwachsenen tritt eine Mumpsorchitis gewöhnlich nach Manifestation der Parotitis auf und führt zu einer schmerzhaften Schwellung der Hoden mit Fieber. In der Kindheit kommt eine Hodenbeteiligung im Rahmen einer Mumpsinfektion hingegen praktisch nie vor. Wichtig ist die Unterscheidung von der ebenfalls schmerzhaften Hodentorsion, die einen operativen Notfall darstellt.
Bei **Lageanomalien** (→ Tab. 41.3) ist die erhöhte Temperatur die Ursache einer irreversiblen Schädigung des Keimepithels (Spermatogenese), während die endokrine Funktion meist intakt ist. Die Schädigung nimmt mit der Zeit progredient zu.

Androgenresistenz

- **Androgeninsensitivität** (früher: testikuläre Feminisierung): kompletter Funktionsverlust des Androgenrezeptors (s. „Amenorrhö", → Kap. 43)
- Weitere seltene Formen sind das **Reifenstein-Syndrom** (→ Abb. 41.1) mit einer partiellen Androgenresistenz und der **5α-Reduktase-Mangel,** der durch verminderte Umwandlung zu DHT mit einer gestörten Differenzierung der äußeren Genitalien einhergeht.

Andropause

Im Alter nimmt der Testosteronspiegel physiologischerweise ab. Eine Substitution ist jedoch nur bei einem nachgewiesenen Mangel indiziert. Da Testosteron die Progression eines Prostatakarzinoms sowie kardiovaskuläre Erkrankungen verursachen kann, ist besonders bei älteren Patienten auf entsprechende Veränderungen zu achten.

Zusammenfassung

- Hypogonadismus: Unterfunktion der endokrinen und/oder exokrinen Hodenfunktion
- Eunuchoidismus: Längenwachstum, weiblicher Behaarungstyp, unterentwickelte Muskulatur, hohe Stimme
- Klinik bei Erwachsenen: Potenzmangel, Libidoverlust, Leistungsschwäche, Müdigkeit, verminderte Behaarung und Muskelmasse, Anämie, Gynäkomastie!
- Diagnostik: Testosteron, Gonadotropinbestimmung zur Differenzierung zwischen hypo- und hypergonadotroper Form
- Therapie: Testosteron wird meist als Gel oder Depotspritze substituiert. Die Fertilitätsbehandlung erfolgt mit Gonadotropinen oder GnRH.

Entwicklung und Physiologie der Ovarien

Entwicklung

Ab der 7. Schwangerschaftswoche entstehen die Ovarien aus den zunächst indifferenten Gonaden (→ Kap. 40). Die Urkeimzellen wandern aus dem Dottersack in die Gonaden ein und beginnen, sich mitotisch zu teilen. Es ist jedoch nicht endgültig geklärt, ob allein das Fehlen weiterer Stimuli (SRY-Protein) oder doch „ovardeterminierende Gene" für die Entwicklung des Ovars verantwortlich sind. In der Folge bilden sich konstitutiv, also ohne weiteren Stimulus, aus dem Müller-Gang die Tuben, der Uterus und der obere Abschnitt der Vagina, während sich der Wolff-Gang durch die fehlende Testosteronwirkung zurückbildet. Durch Teilung erreichen die Eizellen beim Fetus zwischen dem 5. und 6. Monat ein Maximum von etwa sieben Millionen. Bis zur Menarche nimmt die Zahl auf etwa 400.000 ab und liegt zum Zeitpunkt der Menopause bei nur noch wenigen Eizellen.

Pubertät

Wie beim männlichen wird auch beim weiblichen Geschlecht die Pubertätsentwicklung durch eine zunehmende pulsatile Sekretion von **GnRH** eingeleitet. Es kommt zur Entwicklung der sekundären Geschlechtsmerkmale (→ Tab. 42.1) und schließlich zur ersten Menstruationsblutung (Menarche). In den ersten Jahren nach der Menarche kann es noch zu unregelmäßigen Zyklen kommen und teilweise kann die Ovulation ausbleiben. Die Entwicklung der Scham- und Achselbehaarung wird dabei durch die Androgene vermittelt. Ein Wachstumsschub erfolgt etwa im 11.–12. Lebensjahr.

Ovar

Die Aufgabe des Ovars besteht in der **Oogenese,** also der Entwicklung von reifen Eizellen, und der **Synthese von Steroidhormonen** (v. a. Östrogene und Gestagene, → Abb. 42.1). Im Gegensatz zu den Hoden sind diese beiden Funktionen eng miteinander verbunden. Die funktionelle Einheit des Ovars ist der Follikel, der aus einer Eizelle, den umgebenden Granulosazellen und einer Basalmembran besteht.

Die Enzyme der Steroidsynthese werden in unterschiedlicher Menge in den Zellen exprimiert. So synthetisieren **luteinisierte Zellen** überwiegend Progesteron. Die Synthese von Östradiol erfolgt über die Androgenbildung als Zwischenschritt (→ Abb. 34.1). Nach der „Zwei-Zell-Theorie" werden Androstendion und Testosteron vorwiegend in den **Theka-Zellen** gebildet und schließlich in den **Granulosazellen** zu Östrogenen aromatisiert. Die Aromatisierung wird dabei vorwiegend durch FSH gefördert, während LH eher die Synthese der Androgenvorstufen stimuliert. Dies ist bei der Pathogenese des PCOS (→ Kap. 44) von Bedeutung. Granulosazellen bilden auch Inhibin, das wie beim Mann zu einer selektiven Hemmung der FSH-Sekretion führt.

Tab. 42.1 Begriffe der weiblichen Pubertätsentwicklung

Thelarche	Entwicklung der Brustknospe, ca. 10. Lj.
Pubarche	Entwicklung der Schambehaarung, ca. 11.–12. Lj.
Adrenarche	Entwicklung der Achselbehaarung, 12. Lj.
Menarche	Erste Menstruationsblutung, ca. 13. Lj.

Zyklus

Im Gegensatz zum Mann folgen die Sexualhormonkonzentrationen bei der Frau einem Zyklus von durchschnittlich 28 ± 3 Tagen (→ Abb. 42.2). Dies dient dem Zweck, einmal pro Monat eine befruchtungsfähige Eizelle heranreifen zu lassen und die weiblichen Geschlechtsorgane auf eine mögliche Schwangerschaft vorzubereiten. Man unterscheidet dabei Follikel- und Lutealphase.

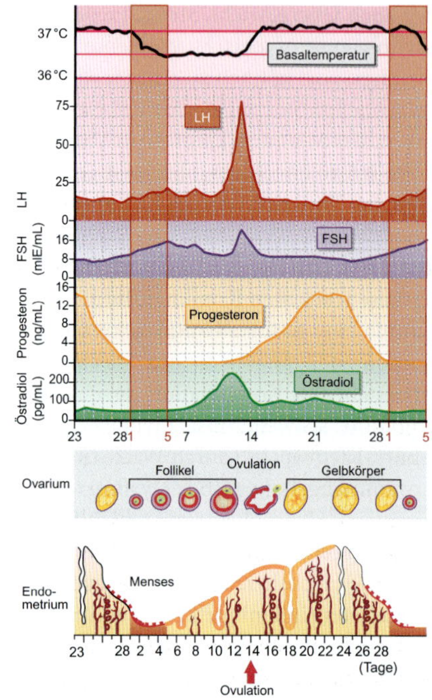

Abb. 42.2 Veränderungen der Hormonkonzentrationen und des Endometriums während des Zyklus [L253]

Follikelphase (Proliferationsphase)

Der Zyklus beginnt definitionsgemäß mit dem ersten Tag der Menstruationsblutung. Dabei kommt es unter dem Einfluss von FSH zur Heranreifung einer Kohorte von Follikeln, die in den Granulosazellen **Östrogene** zu produzieren beginnen. Östrogene erhöhen die Dichte der FSH-Rezeptoren im Follikel und damit die Sensitivität für FSH. Die steigende Östrogen- und Inhibinkonzentration hemmen zunehmend die hypophysäre FSH-

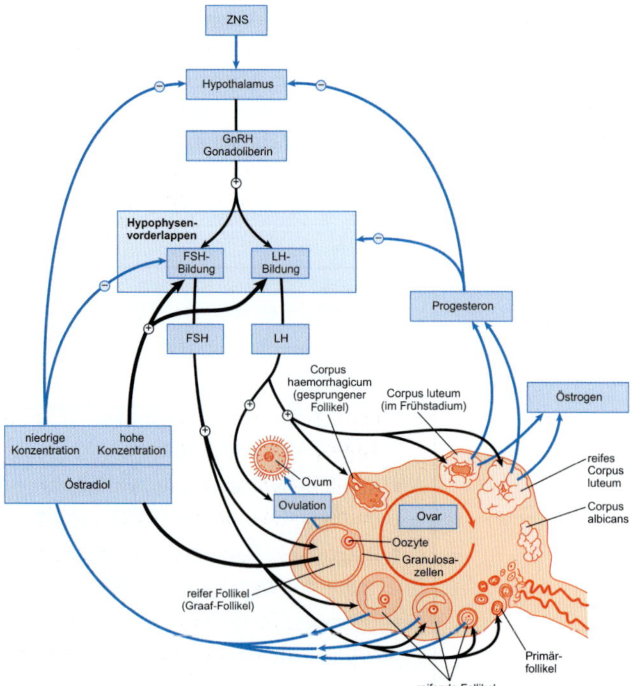

Abb. 42.1 Regulation der Ovarialfunktion [L106]

Freisetzung, sodass nur der Follikel mit dem größten Östrogengehalt weiter stimuliert wird und zwischen dem 6. und 8. Zyklustag zum dominanten Follikel wird (Selektion). In den anderen Follikeln werden durch den fehlenden FSH-Stimulus vermehrt Androgene angestaut, die zur Follikelatresie führen. Am Uterus kommt es unter dem Einfluss der Östrogene zu einer Proliferation des Endometriums.
In der mittleren Follikelphase wird die Gonadotropinsekretion durch Östrogene gehemmt (negative Rückkopplung). Im Gegensatz dazu führt gegen Ende der ersten Zyklushälfte die ansteigende Östrogenkonzentration zu einer Sensibilisierung von Hypothalamus und Hypophyse mit einer vermehrten pulsatilen GnRH-Sekretion und einem mittzyklischen LH-Anstieg (positive Rückkopplung!). Durch diesen LH-Peak kommt es zur endgültigen Ausreifung des Follikels und am 14. Tag zur Ovulation.

Lutealphase (sekretorische Phase, Gelbkörperphase)

Die verbleibenden Follikelzellen bilden den Gelbkörper (Corpus luteum), in dem nun zunehmend **Progesteron** gebildet wird. Progesteron bewirkt am Endometrium eine sekretorische Umwandlung, die zur Einnistung der befruchteten Eizelle notwendig ist. Wenn **keine Befruchtung** erfolgt, kommt es nach etwa 14 Tagen zur Atrophie des Gelbkörpers (Luteolyse) und zur Umwandlung in eine fibröse Narbe (Corpus albicans). Der Abfall der Progesteronkonzentration führt zur Desquamation (Ablösung) des Endometriums und zum Beginn der **Menstruationsblutung.**
Bei einer **Befruchtung der Eizelle** nistet sich diese in das sekretorisch umgewandelte Endometrium ein. Die Blastozyste beginnt dann, **humanes Choriongonadotropin (hCG)** zu bilden, das in das Blut abgegeben und über den Urin ausgeschieden wird. Durch hCG wird der Gelbkörper zum Corpus luteum graviditatis umgewandelt und so die Atrophie verhindert, bis in der 8.–10. Woche die Plazenta die Progesteronsynthese übernimmt, um die Schwangerschaft aufrechtzuerhalten. Schwangerschaftstests funktionieren auf dem Prinzip der Bestimmung von β-hCG im Urin oder Serum, das bereits 8–10 Tage nach der Ovulation nachweisbar ist. Humanes Choriongonadotropin besteht aus einer α- und einer β-Untereinheit. Die α-Untereinheit ist ident mit der anderer Glykoproteine wie TSH, FSH oder LH. Die hormonspezifische Wirkung wird durch die β-Untereinheit vermittelt.

> Voraussetzung für die Funktionalität der Hypothalamus-Hypophysen-Gonaden-Achse ist die pulsatile GnRH-Sekretion!

Östrogene

Östradiol ist das wichtigste Östrogen. Daneben gibt es auch schwächer wirksame Östrogene wie **Östron** oder **Östriol.** Das Verständnis der Effekte ist wichtig in Hinsicht auf die Beurteilung, ob eine ausreichende Östrogenwirkung gegeben ist. Da Östrogene zu einer Entwicklung der sekundären Geschlechtsmerkmale führen, ist bei normal ausgeprägten Geschlechtsmerkmalen eine ausreichende frühere Östrogenbildung wahrscheinlich. Weitere Effekte sind eine Verdickung der Vaginalschleimhaut und eine Proliferation des Endometriums. Östrogene bewirken eine vermehrte Sekretion eines klaren, spinnbaren Zervixschleims, durch den die Aszension der Spermien gefördert wird. Daneben erhöhen Östrogene auch die Gerinnungsfähigkeit, hemmen den Knochenabbau, beeinflussen den Lipidstoffwechsel und führen sowohl an der Niere als auch lokal zu einer vermehrten Natrium- und Wasserretention. Östrogene induzieren des Weiteren die Expression von Progesteronrezeptoren und sind somit für eine ausreichende Progesteronwirkung notwendig.

> Die Östrogenkonzentration folgt einem monatlichen Zyklus. Daher soll die Interpretation einer Hormonbestimmung nur in Kombination mit dem Zyklustag erfolgen!

Progesteron

Progesteron hat eine schwangerschaftsfördernde und -erhaltende (also eine „progestagene“) Wirkung. Die meisten Effekte erfolgen auf den Uterus, wo es die östrogene Endometriumproliferation antagonisiert und zu einer sekretorischen Umwandlung des Endometriums in der Zyklusmitte führt. Daneben erhöht es die Körpertemperatur, mit einem Anstieg um ca. 0,5 °C in der Lutealphase. Der physiologische Progesteronabfall zum Zyklusende wird für depressive Verstimmungen verantwortlich gemacht (prämenstruelles Syndrom), ist aber wichtig, weil dadurch auch die Desquamation der Endometriumschleimhaut eingeleitet wird. Progesteron hat auch eine diuretische Wirkung. Bei einem Progesteronmangel ist daher die Neigung zu Ödemen und Gewichtszunahme erhöht.

Androgene

Bei der Frau stammen Androgene (DHEAS, DHEA, Androstendion und Testosteron) vorwiegend aus der Nebennierenrinde. Das wichtigste ovarielle Androgen ist **Androstendion,** das teilweise als Zwischenstufe für die Östrogensynthese entsteht oder direkt sezerniert wird. Die Synthese erfolgt vorwiegend in den Stromazellen. Eine erhöhte Androgensynthese kann zu Virilisierung und Hirsutismus führen.
Obwohl Androgene auch bei Frauen u. a. Einfluss Stoffwechselfunktionen, die Sexualität und das Wohlbefinden haben, sollte von einem Androgenmangel nur bei definierten Androgenmangelzuständen (z. B. beidseitige Ovarektomie, NNR-Insuffizienz, Hypopituitarismus) ausgegangen werden. Dies gilt auch deshalb, weil es für den Androgenmangel bei Frauen keine klaren biochemischen Kriterien gibt.

Zusammenfassung

- Ohne weiteren Stimulus entstehen Tuben, Uterus und der obere Abschnitt der Vagina aus dem Müller-Gang.
- Im Ovar erfolgen die Steroidsynthese und die Heranreifung der Eizellen, die miteinander gekoppelt sind.
- Östrogen: sekundäre Geschlechtsmerkmale, osteoprotektiv, Natrium- und Wasserretention
- Progesteron: hemmt Endometriumproliferation, sekretorische Endometriumumwandlung, erhöht Körpertemperatur, psychotrope Wirkung

Amenorrhö

Unter einer Amenorrhö versteht man ein Ausbleiben der Menstruationsblutung. Man unterscheidet eine primäre von einer sekundären Form.

- **Primäre Amenorrhö:** Ausbleiben der ersten Regelblutung bis zum 16. Lebensjahr (oder > 3 Jahre nach der Thelarche = Beginn des Brustwachstums)
- **Sekundäre Amenorrhö:** Ausbleiben der letzten Regelblutung über mehr als 3 Monate, nachdem schon einmal ein regelmäßiger Menstruationszyklus stattgefunden hat
- **Oligomenorrhö:** seltene Menstruationsblutung mit Abständen von mehr als 35 Tagen

Ätiologie

Die selteneren angeborenen Ursachen führen zu einer primären Amenorrhö. Bei den meisten anderen Formen kann es sowohl zu einer primären als auch einer sekundären Amenorrhö kommen. Die Amenorrhö ist keine Krankheit, sondern ein Symptom, das Ausdruck funktioneller Störungen oder organischer Erkrankungen sein kann. Auch wenn kein Kinderwunsch besteht und keine Beschwerden vorliegen, sollte eine Abklärung erfolgen. Bei einer länger bestehenden Amenorrhö mit verminderter Östrogenproduktion kann es sonst zu Komplikationen wie einer Osteoporose kommen.
Die Einteilung erfolgt hier nach funktionellen Gesichtspunkten bzw. Ursachen (→ Tab. 43.1).

Physiologisch

Zu einer physiologischen Amenorrhö kommt es im Rahmen der Schwangerschaft. Bei jeder sekundären Amenorrhö ist daher zu Beginn eine Schwangerschaft auszuschließen! Ferner tritt eine physiologische Amenorrhö durch die Prolaktinwirkung während der Stillzeit auf (Laktationsamenorrhö). Auch nach der Menopause kommt es zur Amenorrhö. Definitionsgemäß ist die Menopause die letzte ovariell gesteuerte Regelblutung (→ Kap. 45).

Normogonadotrope Zyklusstörung

Zyklusstörungen bei somatisch gesunden Patientinnen sind häufig und treten oftmals in der Jugend und dem jungen Erwachsenenalter auf. Diese Phase wird von einer Persönlichkeitsfindung, Konflikten mit den Eltern, ersten Partnerkontakten und besonderen Belastungen in der Schule oder im Beruf bestimmt. Bei der Labordiagnostik ist Östradiol niedrignormal oder teilweise erniedrigt. Nach Ausschluss anderer Ursachen sollten die Patientinnen aufgeklärt und beruhigt werden. Bei längerem Bestehen kann eine zyklische Östrogen-Gestagen-Substitution zur Zyklussteuerung und Osteoporoseprävention sinnvoll sein.

Hypothalamische und hypophysäre Ursachen

Funktionelle hypothalamische Störungen

Die pulsatile GnRH-Sekretion reagiert bei Frauen besonders empfindlich auf Störungen. Eine der häufigsten Ursachen der Amenorrhö ist die **Hyperprolaktinämie.** Sie wird in → Kap. 19 behandelt. Weitere Faktoren, die zu einer funktionellen Störung führen können, sind chronischer **Stress, Untergewicht, Leistungssport** oder **schwere Erkrankungen** (Niereninsuffizienz, Malignome).

Gewichtsveränderungen

Sehr oft kommt es durch **Untergewicht** zu funktionellen hypothalamischen Störungen. Eine Amenorrhö entwickelt sich dann während oder nach einer Diät, wobei der direkte Zusammenhang mit den Zyklusstörungen von den Patientinnen mitunter nicht wahrgenommen wird. Nicht selten sind **Malassimilationssyndrome** (z. B. Zöliakie) die Ursache einer Amenorrhö. Aber auch starkes **Übergewicht** kann zu Zyklusstörungen führen.
Häufig liegen einer Amenorrhö **Essstörungen** wie die Anorexia nervosa zugrunde. Betroffen sind überwiegend Frauen im Alter zwischen 15 und 30 Jahren. Sowohl bei der Anorexie als auch bei der Bulimie sind bei der Entstehung soziokulturelle und genetische Faktoren von Bedeutung (→ Tab. 43.2). Die Unterscheidung richtet sich nach dem Körpergewicht: Bei der Anorexie liegt ein Untergewicht vor, während Patientinnen mit Bulimie norm- oder gering übergewichtig sind. Das Körpergewicht steht in Zusammenhang mit funktionellen Störungen, weshalb es eher bei der Anorexie und länger bestehendem Untergewicht zur Amenorrhö kommt.
Anorexia nervosa (AN) Die Anorexia nervosa ist dadurch charakterisiert, dass sich die Betroffenen weigern, ihr Gewicht auf einem altersentsprechenden Niveau zu halten mit einem BMI < 17,5 kg/m². Die Anorexie beginnt oft bereits vor der Pubertät mit einem harmlos wirkenden Diätverhalten. Es bestehen eine Angst vor Gewichtszunahme sowie eine gestörte Wahrnehmung des eigenen Körpergewichts und der Körperform. Das Untergewicht wird oft verheimlicht und die gesundheitliche Gefährdung verleugnet. Beim Ansprechen möglicher Probleme und

Tab. 43.1 Ursachen der Amenorrhö

Physiologisch
Schwangerschaft, Stillzeit, Menopause
Normogonadotrope Zyklusstörungen
Hypothalamische und hypophysäre Ursachen (hypogonadotroper Hypogonadismus)
• **Hyperprolaktinämie (!)** • **Untergewicht (!):** Gewichtsverlust, Essstörungen (z. B. Anorexia nervosa), Malassimilation (z. B. Zöliakie) • Andere funktionelle Störungen (Leistungssport, Stress, Drogen etc.) • Hypopituitarismus • Konstitutionelle Entwicklungsverzögerung (KEV) • Seltene angeborene Formen (Prader-Labhart-Willi-Syndrom)
Ovarielle Ursachen (hypergonadotroper Hypogonadismus)
• Genetisch: Ullrich-Turner-Syndrom, Gonadendysgenesie • Prämature Ovarialinsuffizienz
Hyperandrogenämie
• Ovarielle Steroidsynthese (z. B. PCOS) • Adrenale Steroidsynthese (z. B. AGS, Cushing-Syndrom)
Anatomische Fehlbildungen
• Angeboren: Hymenalatresie, Androgeninsensitivität (testikuläre Feminisierung), Mayer-Rokitansky-Küster-Syndrom • Erworben: Entzündungen, Operationen

Tab. 43.2 Anorexie und Bulimie

Anorexie	Bulimie
Ca. 15–30 Lj.; 90–95 % weiblich; ca. 1 % der Frauen	
Ätiologie: soziokulturelle Faktoren und genetische Prädisposition, individuelle und familiäre Faktoren, entwicklungspsychologische Faktoren	
Weigerung, das Körpergewicht auf einem altersentsprechenden Niveau zu halten Gestörte Wahrnehmung des eigenen Körpergewichts oder der Körperform	Episoden von Essattacken mit umschriebener Zeitspanne und Kontrollverlust
Verleugnung der ernsthaften gesundheitlichen Gefährdung	Wiederholtes unangemessenes Kompensationsverhalten: Erbrechen, Diuretika u. a.

Ursachen wird meist eine Abwehrhaltung eingenommen. Zu Beginn kommt es kaum zu körperlichen Beschwerden, jedoch sind zahlreiche endokrine Funktionen betroffen: Es tritt eine hypothalamische Amenorrhö auf. Ferner kann es zu einer Kortisolerhöhung, Änderungen der Schilddrüsenfunktionsparameter wie bei einem Low-T_3-Syndrom und zu einer GH-Erhöhung bei jedoch erniedrigtem IGF-1 kommen. Wichtig ist ein kontrollierter, langsamer Nahrungsaufbau in Kombination mit einer langjährigen psychotherapeutischen Behandlung. Während sich hormonelle Veränderungen wieder normalisieren können, ist eine Knochendichteminderung oft nur teilweise reversibel.

Bulimia nervosa Im Gegensatz dazu bestehen bei der Bulimia nervosa wiederkehrende Essattacken, wobei innerhalb kurzer Zeit große Mengen an Nahrungsmitteln gegessen werden. Eine Gewichtszunahme wird durch kompensatorisches Verhalten wie selbst induziertes Erbrechen verhindert. In Verbindung mit einem Diuretika- oder Laxanzienabusus kann es dabei zu schweren Flüssigkeits- und Elektrolytstörungen oder gastrointestinalen Störungen (Zahnschmelzdefekte, Refluxösophagitis, Diarrhö) kommen.

Die kausale Therapie bei einer Amenorrhö durch Untergewicht besteht in einer Gewichtszunahme.

Sonstige Ursachen der hypothalamisch-hypophysären Ebene

Mögliche weitere Ursachen sind ein **Hypopituitarismus** (→ Kap. 21), Hypophysentumoren oder seltenere angeborene Formen:

Primärer (idiopathischer) hypogonadotroper Hypogonadismus Tritt etwa fünfmal häufiger bei Jungen als bei Mädchen auf. Näheres → Kap. 41.

Konstitutionelle Entwicklungsverzögerung (KEV) Die KEV wird in → Kap. 41 erklärt. Bei Mädchen spricht man von einer verzögerten Pubertätsentwicklung, wenn bis zu 13,5 Jahren noch keine Brustentwicklung (Thelarche) eingesetzt hat. Ein spontaner Pubertätsbeginn kann evtl. durch kurzzeitige Gabe von Östrogenen induziert werden.

Ovarielle Ursachen

Ein **hypergonadotroper Hypogonadismus** ist durch ovarielle Störungen bedingt, die zu einer reaktiven Erhöhung der Gonadotropine führen. FSH kann deutlich erhöht sein, während die LH-Bestimmung von untergeordneter Bedeutung ist.

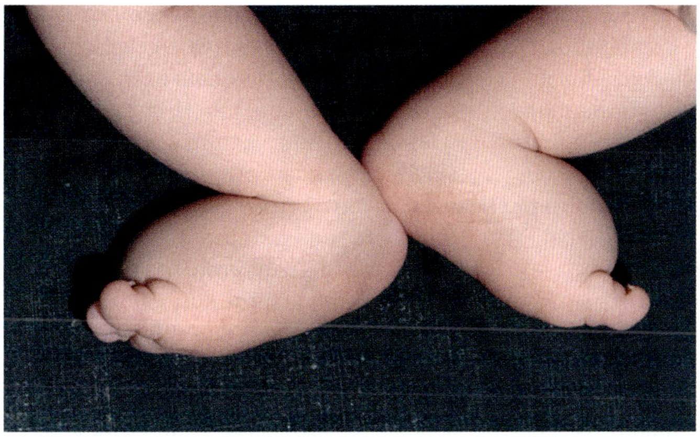

Abb. 43.1 Fußrückenödem bei Neugeborenem mit Ullrich-Turner-Syndrom [T409]

Prämature Ovarialinsuffizienz

Die vorzeitige Ovarialinsuffizienz (Verlust der Ovarfunktion vor dem 40. Lebensjahr) kann durch genetische Ursachen, idiopathisch oder durch eine Autoimmunerkrankung bedingt sein. Sie tritt dann evtl. in Kombination mit weiteren Störungen auf (→ Kap. 48). Iatrogene Ursachen sind Ovarektomie, Chemotherapie und Bestrahlung. Es kommt typischerweise zu einer sekundären Amenorrhö und klimakterischen Östrogenmangelsymptomen (Hitzewallungen, Schweißausbrüche, Schlafstörungen). Als Laborbefund zeigt sich eine starke FSH-Erhöhung bei niedrigem Östradiol. Die Störung sollte symptomatisch behandelt werden. Dazu erfolgt eine Östrogen-Gestagen-Substitution (z. B. als Hormonersatztherapie oder orale Kontrazeption) bis zum Zeitpunkt der eigentlichen Menopause (etwa 50. Lj.).

Eine seltene Sonderform stellt das **Resistant-Ovary-Syndrom** dar, bei dem eine FSH-Resistenz zu einem Reifungsarrest der Follikel führt. Besteht ein Kinderwunsch, kann ein Therapieversuch mit hochdosierten Gonadotropinen durchgeführt werden.

Ullrich-Turner-Syndrom

Das Ullrich-Turner-Syndrom ist eine der häufigsten Chromosomenaberrationen mit dem klassischen 45, X0-Karyotyp oder ähnlichen Mosaikformen (z. B. 45, X0/46, XX). Die Inzidenz der Monosomie 45, X0 bei Neugeborenen beträgt 1 : 5.000–8.000, wobei mehr als 90 % bereits im Verlauf der Schwangerschaft sterben.

Klinik und Diagnostik Das Syndrom ist charakterisiert durch eine Gonadendysgenesie aufgrund einer beschleunigten Follikelatresie, Kleinwuchs (< 150 cm) und eine fehlende, verzögerte oder inkomplette Pubertätsentwicklung. Äußere Genitalien und Vagina sind normal angelegt, während Tuben und Uterus hypoplastisch sind. Weitere charakteristische Fehlbildungen sind in unterschiedlicher Ausprägung vorhanden und v. a. bei Mosaikformen geringer ausgeprägt. Nach der Geburt fallen Lymphödeme (→ Abb. 43.1), ein tiefer Nackenhaaransatz (mit inversem Haarstrich), kurzer Nacken (→ Abb. 43.2) und Herzfehlbildungen (z. B. Aortenklappenfehler, Aortenisthmusstenose) auf. Es kann außerdem zu Nageldysplasien, Pigmentnävi, Skelettdeformitäten, Nierenfehlbildungen, Insulinresistenz und Osteoporose kommen. Seltener, aber auffälliger sind Zeichen wie ein Pterygium colli (Nackenfalten) und Cubitus valgus. Die Follikelatresie führt bis zur Pubertät zu einer Ovarialinsuffizienz mit einer primären Amenorrhö. Nur in sehr seltenen Fällen kommt es zur Menarche, wobei die fortschreitende Atresie zu einer sekundären Amenorrhö führt. Die Diagnose des Turner-Syndroms erfolgt durch ein Karyogramm (→ Kap. 6).

Therapie Im Vordergrund steht die Behandlung der Ovarialinsuffizienz und des Kleinwuchses. Dazu wird mit etwa 11–12 Jahren eine (meist transdermale) Östrogenbehandlung zur Einleitung der

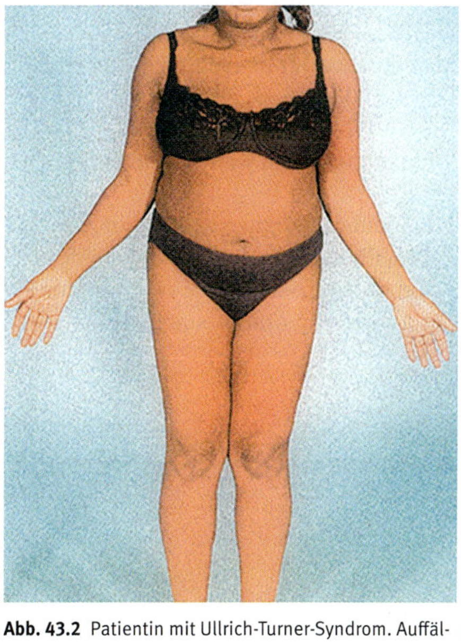

Abb. 43.2 Patientin mit Ullrich-Turner-Syndrom. Auffällig sind der kurze Hals und die X-Stellung der Ellbogen (Cubitus valgus). [E985]

Pubertät begonnen. In weiterer Folge wird eine Östrogen-Gestagen-Kombination verwendet. Häufig ist eine Behandlung mit rekombinantem Wachstumshormon ab dem 4. Lebensjahr, bei vermindertem Wachstum auch früher, notwendig. Aufgrund einer relativen GH-Resistenz werden höhere Dosierungen verwendet als bei einem Hypopituitarismus.
Zudem sollten eine Untersuchung auf Herzfehler und regelmäßige Kontrollen bezüglich Herzerkrankungen bzw. eines Aortenaneurysmas erfolgen. Auch weitere Erkrankungen wie eine Zöliakie, Autoimmunthyreopathien oder Diabetes mellitus sind gehäuft.

Reine Gonadendysgenesie

Es besteht ein normaler 46, XX-Karyotyp. Ein genetisch bedingter Follikelverlust führt schon beim Embryo zur Bildung von bindegewebigen „Stranggonaden". Im Gegensatz zum Turner-Syndrom fehlen jedoch der Kleinwuchs und andere Fehlbildungen. Die Patienten sind normal- oder großwüchsig. Es kommt zu einem hypergonadotropen Hypogonadismus mit fehlender Pubertätsentwicklung.

Diabetes mellitus

Besonders bei schlechter Stoffwechseleinstellung kann es zu ovariellen Störungen und Amenorrhö kommen.

Hyperandrogenämie

Eine erhöhte ovarielle Androgensynthese findet man beim PCOS (→ Kap. 44) oder bei ovariellen Tumoren. Eine Hyperandrogenämie kann aber auch auf einer vermehrten Bildung von Androgenen in der NNR beruhen, wie beim Cushing-Syndrom, dem AGS oder bei androgenbildenden NNR-Tumoren. Von besonderer Bedeutung bei der Diagnostik der Amenorrhö sind nichtklassische Formen des AGS mit einer Manifestation im Erwachsenenalter (Late-Onset-AGS, → Kap. 37).

Fehlbildungen und weitere endokrine Ursachen

Fehlbildungen können den Uterus, die Tuben, die Zervix oder Vagina betreffen. Angeborene Ursachen, die zu einer primären Amenorrhö führen, sind:

Androgeninsensitivität (früher: testikuläre Feminisierung) Durch einen Defekt des Androgenrezeptors kommt es zu charakteristischen Veränderungen der genetisch männlichen Patienten (46, XY). Die Hoden sind nicht deszendiert und liegen im Inguinalkanal oder intraabdominal. Sie sind funktionell und produzieren Anti-Müller-Hormon und Testosteron, das jedoch keine Wirkung entfaltet. Die körperliche Erscheinung und das äußere Genitale sind daher weiblich. Durch Anti-Müller-Hormon kommt es jedoch zum Fehlen des Uterus, sodass die Vagina häufig blind endet. Kennzeichnend sind eine fehlende Achsel- und Schambehaarung (*hairless women*) und eine ausgeprägte Brustentwicklung.

Mayer-Rokitansky-Küster-Syndrom Durch eine Fehlbildung oder Agenesie der Müller-Gänge fehlen Uterus und Vagina oder sind nur rudimentär erhalten. Es liegen jedoch eine normale Ovarialfunktion mit zyklischen Ovulationen und weibliche sekundäre Geschlechtsmerkmale vor. Die Unterscheidung zur Androgeninsensitivität erfolgt durch ein unauffälliges Karyogramm (46, XX), den Nachweis eines biphasischen Temperaturverlaufs (indirektes Zeichen der Ovulation) und eines Progesteronanstiegs in der 2. Zyklushälfte.

Hymenalatresie Ein Ausbleiben der Hymenperforation führt zur Retention von Menstrualblut. Dies resultiert in zyklischen krampfartigen Schmerzen bei Ausbleiben der Menstruation.

Erworbene Formen Sie sind meist die Folge von Entzündungen (Adnexitis, Appendizitis), Infektionen (z. B. Chlamydia trachomatis) oder Operationen.

Asherman-Syndrom Damit bezeichnet man eine uterine Funktionsstörung durch komplette Zerstörung der Endometriumschleimhaut, z. B. im Rahmen einer Infektion oder postpartalen Blutung mit anschließender Kürettage. Es finden sich Narben und Verwachsungen.

Weitere häufige endokrine Ursachen der Amenorrhö sind das Cushing-Syndrom, Schilddrüsenfunktionsstörungen und der Diabetes mellitus.

Klinik

Im Gegensatz zum männlichen Geschlecht hat ein Hypogonadismus bei Frauen keinen Einfluss auf die sexuelle Differenzierung in der Fetalzeit (→ Kap. 42). Erst in der Pubertät führen die weiblichen Sexualhormone zur Ausreifung von Uterus und Brüsten. Bei einer Amenorrhö ist im Rahmen der körperlichen Untersuchung besonders auf Auswirkungen von Hormonstörungen zu achten.

Östrogenmangel Es kommt zu einem Ausbleiben der Pubertätsentwicklung. Es fehlt die Brustentwicklung, während durch die adrenalen Androgene eine spärliche Pubes- und Achselbehaarung auftreten. Ebenso bleiben der Wachstumsschub und die Menarche aus. Bei einer späteren Manifestation kann es zu Östrogenmangelsymptomen wie im Klimakterium kommen (→ Kap. 45). Die häufigsten Zeichen sind Hitzewallungen, Schweißausbrüche und Schlafstörungen. Daneben treten Stimmungsschwankungen und eine verminderte vaginale Sekretion auf. Ein länger bestehender Östrogenmangel kann zu Gelenkbeschwerden, trockener Haut und einem erhöhten Osteoporoserisiko führen.

Androgenüberschuss Er manifestiert sich durch Hirsutismus, androgenetische Alopezie (Haarausfall), Akne und Virilisierungserscheinungen (→ Kap. 37).

Diagnostik

Vor der körperlichen Untersuchung erfolgt eine ausführliche Anamnese mit der Erhebung von genetischen Störungen in der Familie. Ferner ist nach Medikamenten (v. a. Hormonpräparate), Gewichtsveränderungen, übermäßigem Stress, psychischen Belastungen oder extremer sportlicher Aktivität zu fragen. Diese Faktoren können zu einer hypothalamischen Störung der GnRH-Sekretion und zu einem hypogonadotropen Hypogonadismus führen.

> Besondere Aufmerksamkeit ist auf Größe, Gewicht, Körperbehaarung, Brustentwicklung, Fettverteilung und Virilisierungserscheinungen zu richten.

Je nach weiterer Anamnese, gynäkologischer und allgemeiner körperlicher Untersuchung sollte die Diagnostik individuell angepasst werden.

Am Anfang der Abklärung einer sekundären Amenorrhö steht der Ausschluss einer Schwangerschaft durch eine β-hCG-Bestimmung im Serum oder Urin!

Zu Beginn werden eine **Sonografie** des inneren Genitales (Asherman-Syndrom?) sowie ein **Schwangerschaftstest** durchgeführt. Eine Hyperprolaktinämie sollte durch Bestimmung des Serumprolaktins ausgeschlossen werden. Die weitere biochemische Diagnostik umfasst eine Bestimmung von FSH, LH, TSH, Östradiol, Progesteron und bei V. a. eine Hyperandrogenämie auch Testosteron, SHBG, 17-Hydroxyprogesteron, DHEAS. Durch eine **Basaltemperaturmessung** kann indirekt bestimmt werden, ob eine Ovulation stattgefunden hat. Dabei findet man normalerweise einen Anstieg um 0,2–0,6 °C in der zweiten Zyklushälfte, während anovulatorische Zyklen monophasisch verlaufen.
Zum Nachweis einer ausreichenden Östrogenproduktion und eines funktionellen Endometriums dient der **Gestagentest.** Eine Gestagengabe über 10 Tage führt dabei zur sekretorischen Umwandlung des Endometriums, sofern es durch eine vorherige eigene Östrogensekretion zur Endometriumproliferation gekommen ist. Der Test wird als positiv bewertet, wenn nach Absetzen innerhalb von 1 Woche eine Entzugsblutung eintritt.
Zur Differenzierung zwischen ovariellen und hypothalamisch-hypophysären Ursachen wird die Gonadotropinkonzentration (LH, FSH) herangezogen. Im Fall einer ovariellen Störung kommt es zu einer reaktiven Gonadotropinerhöhung, während hypothalamisch-hypophysäre Ursachen zu einem Abfall führen.
Bei einem negativen Gestagentest (und normalen oder erniedrigten Gonadotropinen) kann der **Östrogen-Gestagentest** hilfreich sein. Dabei wird über 20 Tage ein Östrogenpräparat (z. B. Ethinylöstradiol) und vom 11.–20. Tag ein Gestagen verabreicht. Bei Einsetzen der Blutung innerhalb von 1 Woche liegt ein funktionsfähiges Endometrium vor. Die Ursache ist dann eine Ovarialinsuffizienz oder eine hypothalamisch-hypophysäre Störung. Bei einem negativen Ergebnis ist hingegen von einer uterinen Fehlbildung auszugehen.

Zusammenfassung

- Primäre Amenorrhö: Ausbleiben der Regel bis zum 16. Lj., sekundäre Amenorrhö: Ausbleiben über mehr als 3 Monate nach regelmäßiger Menstruation
- Physiologische Ursachen: Schwangerschaft, Stillzeit, Postmenopause
- Hypothalamisch-hypophysäre Ursachen: funktionelle Störungen (Untergewicht, Stress, Leistungssport, schwere Erkrankungen), Hypopituitarismus
- Ovarielle Ursachen: prämature Ovarialinsuffizienz, Ullrich-Turner-Syndrom (45,X0)
- Hyperandrogenämie: PCOS, AGS, Cushing-Syndrom
- Fehlbildungen: Androgeninsensitivität, Mayer-Rokitansky-Küster-Syndrom
- Weitere wichtige Ursachen: Cushing-Syndrom, Schilddrüsenfunktionsstörungen, Diabetes mellitus

→ 44 Polyzystisches Ovar-Syndrom (PCOS)

Das polyzystische Ovar-Syndrom ist gekennzeichnet durch eine Kombination aus erhöhten Androgenen und ovarieller Dysfunktion nach Ausschluss anderer spezifischer Ursachen. Es kann zu einem heterogenen Erscheinungsbild mit Zeichen einer Hyperandrogenämie und Zyklusunregelmäßigkeiten kommen. Häufig, aber nicht zwingend, findet man polyzystische Ovarien. Die Ursache ist weitgehend unbekannt. Es handelt sich um eine polygenetische Erkrankung mit familiärer Prädisposition und einer Assoziation mit dem metabolischen Syndrom. Die Patientinnen sind häufig adipös und haben eine Insulinresistenz.

Pathogenese

Bei vielen Patientinnen scheinen die pathogenetischen Mechanismen der Insulinresistenz und der Hyperinsulinämie von Bedeutung zu sein (→ Abb. 44.1). Insulin steigert die Androgensynthese im Ovar. Daneben ist auch bei etwa 30 % die adrenale Androgensynthese (v. a. DHEAS) erhöht. Die Hyperandrogenämie führt in Kombination mit einer Adipositas zur vermehrten und kontinuierlichen (azyklischen) Aromatisierung zu Östrogenen (v. a. Östron) im Fettgewebe.
Durch nicht genauer bekannte Mechanismen kommt es in weiterer Folge zu hochfrequenten LH-Sekretionspulsen und zu einem typischen Anstieg des LH/FSH-Quotienten. Wie in → Kap. 42 beschrieben, stimulieren LH die Synthese von Östrogenvorstufen und FSH die Aromatisierung. Ein erhöhter LH/FSH-Quotient führt daher zu einer vermehrten Androgensynthese, da die Vorstufen zwar gebildet werden, durch den FSH-Mangel aber nicht zu Östrogenen aromatisiert werden können. Die ovarielle Östradiolsynthese ist somit vermindert, während die Hyperandrogenämie weiter verstärkt wird.
Der FSH-Mangel führt außerdem zu einer gestörten Follikelreifung. Es fehlt die Selektion eines dominanten Follikels. So sind im Ovar zahlreiche Follikel vorhanden, die jedoch in ihrer Reifung arretiert sind (Follikelzysten). Im Rahmen der azyklischen Östrogenumwandlung entsteht eine Chronifizierung aller ursprünglich zyklischen Abläufe, die zu einer chronischen Oligo-/Anovulation und Sterilität führen.
Weitere teilweise unbekannte pathogenetische Mechanismen kommen infrage, z. B. bei Patientinnen mit Normalgewicht.

Klinik

Das klinische Bild ist häufig durch Zyklusunregelmäßigkeiten und Symptome der Hyperandrogenämie bestimmt:
Zyklusunregelmäßigkeiten (Oligomenorrhö, Amenorrhö) Mitunter stehen die Zyklusstörungen für die Patientinnen nicht im Vordergrund oder sind durch orale Kontrazeptiva kaschiert. So wird die Diagnose teilweise erst bei der Abklärung einer Sterilität gestellt.

- Oligomenorrhö: Dauer des Menstruationszyklus > 35 Tage oder < 9 Zyklen pro Jahr
- Amenorrhö: Ausbleiben der Menses (Definition → Kap. 43)

Im Jahr nach der Menarche sind Zyklusunregelmäßigkeiten physiologisch. Auch bis zu 3 Jahre nach der Menarche ist eine Zyklusdauer bis 45 Tage normal.
Androgenüberschuss Zeichen wie Hirsutismus, Akne, androgenetische Alopezie (Kopfhaarverlust) und Seborrhö manifestieren sich üblicherweise nach der Menarche. Bei sehr hohen Androgenkonzentrationen treten auch Symptome der Virilisierung auf. Dazu gehören eine tiefe Stimme, Klitorishypertrophie, androgenetische Alopezie und eine Vermännlichung der Körperform (→ Kap. 37).
Polyzystische Ovarien Der Befund von polyzystischen Ovarien ist nicht spezifisch, sondern wird auch bei ca. 20 % der Frauen gefunden. Es wird geschätzt, dass ca. 20 % davon ein PCO-Syndrom haben. Vor allem bei Jugendlichen sind diese Veränderungen häufig.
Häufig liegen Kriterien eines **metabolischen Syndroms** (→ Kap. 12) vor. Dazu gehören ein gestörter Kohlenhydratstoffwechsel, Adipositas, Dyslipidämie und arterielle Hypertonie. Eine androide Fettverteilung dürfte bei der Entstehung eine besondere Rolle spielen.
Ferner kann es zur Acanthosis nigricans als Zeichen der Insulinresistenz kommen. Darunter versteht man eine Hyperpigmentierung und Papillomatose, die besonders an den Achseln, dem Nacken sowie Kniekehlen und Ellenbeugen zu finden ist (→ Abb. 44.2).
Die Störungen beim PCOS beginnen – wie beim Late-Onset-AGS – meist mit der Pubertät und sind langsam progredient. Ein rasches Auftreten von Zeichen der Hyperandrogenämie bei sehr hohen Androgenkonzentrationen weist hingegen auf einen androgenproduzierenden Tumor hin.

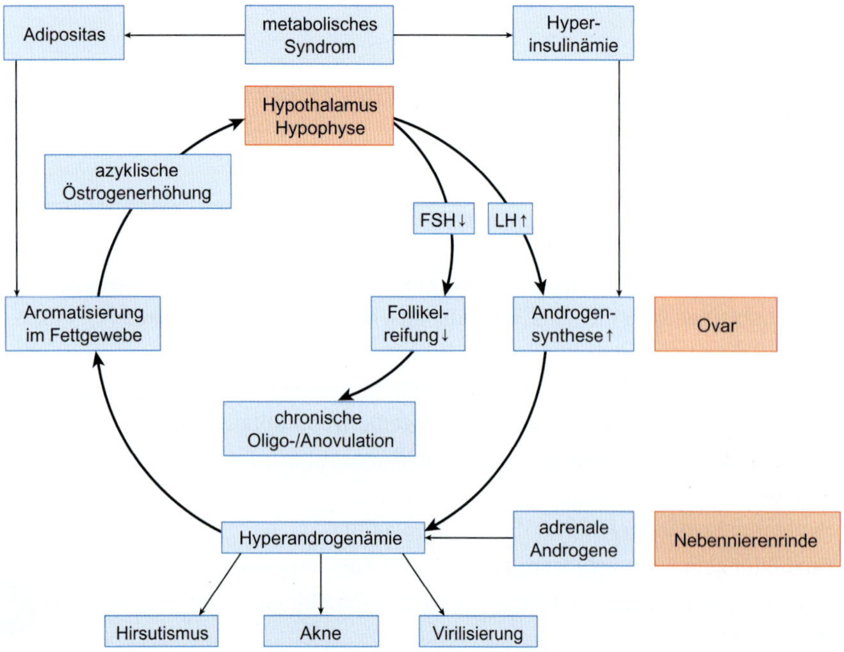

Abb. 44.1 Mögliche pathogenetische Mechanismen des PCOS [L231]

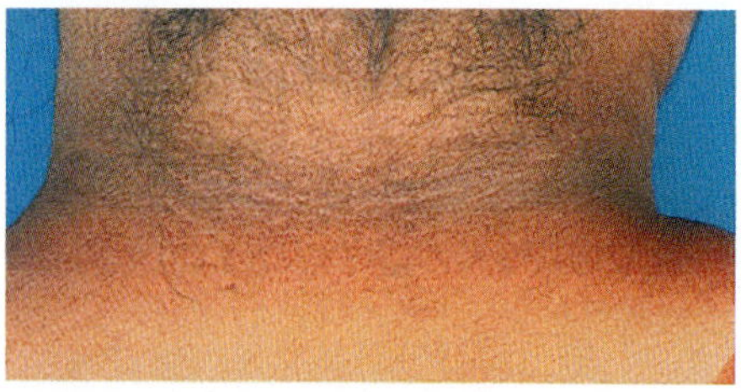

Abb. 44.2 Acanthosis nigricans [E985]

Diagnostik

Es handelt sich um eine Beschreibung eines Syndroms, wobei nicht geklärt ist, ob verschiedene Phänotypen auf dieselbe Ursache zurückzuführen sind. Zudem finden sich auch Überschneidungen mit Gesunden, was die Diagnosefindung erschwert. Während es für den Ultraschall klare Diagnosekriterien gibt, gilt dies für den Hyperandrogenismus und die Zyklusunregelmäßigkeiten nicht in gleicher Weise.

In der **transvaginalen Sonografie** zeigt sich häufig das Bild von polyzystischen Ovarien. Aufgrund besserer Ultraschallauflösung werden heute eine Follikelzahl ≥ 20 und/oder ein Volumen ≥ 10 ml pro Ovar als Diagnosekriterien angesehen. Allerdings finden sich diese Veränderungen auch häufig bei Jugendlichen, sodass Ultraschallkriterien erst 8 Jahre nach der Menarche zur Diagnose verwendet werden können.
Bei Verdacht auf ein PCOS sollte eine Hyperandrogenämie nachgewiesen werden. Dazu werden **Testosteron, SHBG, Androstendion** und **DHEAS** bestimmt. Bei einer massiven Erhöhung sollte auch an einen androgenproduzierenden NNR- oder Ovarialtumor gedacht werden.

Rotterdam-Kriterien
1. Zyklusunregelmäßigkeiten
2. Klinischer und/oder biochemischer Hyperandrogenismus
3. Polyzystische Ovarien

Abhängig davon, welche Kriterien vorliegen, können verschiedene Phänotypen beschrieben werden. Die Diagnose kann gestellt werden, wenn **zwei von drei** Rotterdam-Kriterien erfüllt sind und andere Ursachen der Hyperandrogenämie oder Anovulation ausgeschlossen werden können (→ Abb. 54.2). Dazu erfolgt eine Bestimmung von:
- **β-hCG** (Schwangerschaftstest)
- **LH, FSH** (hypogonadotroper Hypogonadismus)
- **Prolaktin** (Hyperprolaktinämie, Prolaktinom)
- **Östradiol** (Ovarialinsuffizienz)
- **TSH** (Schilddrüsenfunktionsstörungen)

Bei Hyperandrogenämie auch:
- **17-Hydroxyprogesteron** (bei Werten > 2 ng/ml ACTH-Stimulation, 21-Hydroxylase-Mangel)
- 1 mg-**Dexamethasonhemmtest** (Ausschluss eines Cushing-Syndroms)

Je nachdem, welche diagnostischen Kriterien erfüllt sind, können mehrere Phänotypen unterschieden werden. Wegen des häufig assoziierten metabolischen Syndroms sollten der BMI berechnet, Blutdruck und Lipoproteine bestimmt und ein oGTT durchgeführt werden. Zudem besteht ein erhöhtes Risiko für eine Fettleber, ein obstruktives Schlafapnoesyndrom bzw. Depressionen oder Angststörungen.

Therapie

Die wichtigste Maßnahme bei adipösen Patientinnen besteht in einer **Gewichtsreduktion.** Dabei hat auch eine moderate Gewichtsreduktion von 5–10 % bereits deutliche positive Effekte auf den Zyklus bzw. die Fertilität. Zu berücksichtigen ist, dass eine erhöhte Prävalenz von Essstörungen besteht. Bei erwachsenen Frauen mit Übergewicht kann zusätzlich auch eine Off-Label-Therapie mit Metformin zur Verbesserung der metabolischen Veränderungen angedacht werden.
Die weiteren Methoden richten sich nach dem gewünschten Therapieziel:
- Für die Therapie des **Hirsutismus** stehen mechanische Verfahren wie Rasur, Epilation oder Elektrolyse zur Verfügung. Eine medikamentöse Therapie erfolgt z. B. durch orale Kontrazeptiva mit einer antiandrogenen Gestagenkomponente. Bei unzureichender Wirkung können weitere antiandrogene Substanzen (z. B. Spironolacton, Finasterid) eingesetzt werden.
- **Zykluskontrolle und Endometriumschutz:** Durch orale Kontrazeptiva mit einer Östrogen-Gestagen-Kombination kann eine regelmäßige Menstruationsblutung erreicht werden. Die zyklische Gestageneinnahme führt zur sekretorischen Endometriumumwandlung, sodass eine Endometriumhyperplasie verhindert und das erhöhte Risiko eines Endometriumkarzinoms reduziert werden kann.
- Besteht ein **Kinderwunsch,** muss meist eine Ovulation induziert werden. Letrozol (ein Aromatasehemmer) gilt als First-line-Therapie, wird jedoch off-label verwendet. Clomifen (ein selektiver Östrogenrezeptormodulator) ist für diese Indikation zugelassen. Letrozol führt vermutlich zu einer höheren Geburtenrate und scheint auch besser verträglich zu sein als Clomifen. Als 2. und 3. Wahl gelten Gonadotropine und laparoskopische Eingriffe. Bei entsprechender Indikation kommt evtl. auch eine IVF (In-vitro-Fertilisation) in Betracht.
- **Operative Eingriffe:** Eine laparoskopische Elektrokoagulation oder Laserbehandlung des Ovars hat heute eine eher untergeordnete Bedeutung und kommt zur Ovulationsinduktion infrage.

Komplikationen

Bei Patientinnen mit PCOS kann es zu Komplikationen wie Diabetes mellitus Typ 2 und kardiovaskulären Erkrankungen kommen. Es besteht auch ein erhöhtes Risiko für das Auftreten einer arteriellen Hypertonie, eines obstruktiven Schlafapnoesyndroms oder eines Endometriumkarzinoms (durch den chronischen Östrogenstimulus). Zudem kommt es häufiger zu Depressionen.

Zusammenfassung

- Pathogenese: Insulinresistenz → Hyperandrogenämie → periphere kontinuierliche (azyklische) Aromatisierung → Anstieg des LH/FSH-Quotienten → Verstärkung der Hyperandrogenämie
- Klinik: Androgenüberschuss (Hirsutismus, Akne, androgenetische Alopezie) und Zyklusunregelmäßigkeiten
- Diagnose: Rotterdam-Kriterien und Ausschluss anderer Krankheiten
- Therapie: Gewichtsreduktion, orale Kontrazeptiva zur Zykluskontrolle und Behandlung der Hyperandrogenämie, Letrozol bei Kinderwunsch

→ 45 Klimakterium

Eine zunehmende Follikelatresie führt etwa um das 50. Lebensjahr zu einer Erschöpfung stimulierbarer Follikel. Es kommt zu einem langsamen Sistieren der Follikelreifung und einem zunehmenden Östrogenmangel. Dabei können verschiedene Phasen unterschieden werden (→ Tab. 45.1).
Die Hormonkonzentrationen folgen im Klimakterium einem typischen Verlauf (→ Abb. 45.1). In der Prä- und Perimenopause tritt bereits ein Progesteronmangel auf, während die Östrogensynthese noch vorhanden ist und erst später abfällt. Die fehlende negative Rückkopplung führt dann zu einem GnRH-Anstieg mit FSH- und LH-Erhöhung.

Tab. 45.1 Beim Klimakterium können verschiedene Phasen unterschieden werden.

Klimakterium	Übergang vom Ende der fertilen Phase zum Beginn des Seniums
Menopause	Letzte spontane ovariell gesteuerte Regelblutung (mit durchschnittlich 51 Jahren)
Prämenopause	Zunehmende Zyklusunregelmäßigkeiten und vegetative Beschwerden (beginnt ca. 5 Jahre vor der Menopause)
Postmenopause	Beginnt 1 Jahr nach der Menopause und geht nach 10–15 Jahren ins Senium über
Perimenopause	Übergang zwischen Prä- und Postmenopause (ca. 2 Jahre vor und nach der Menopause)

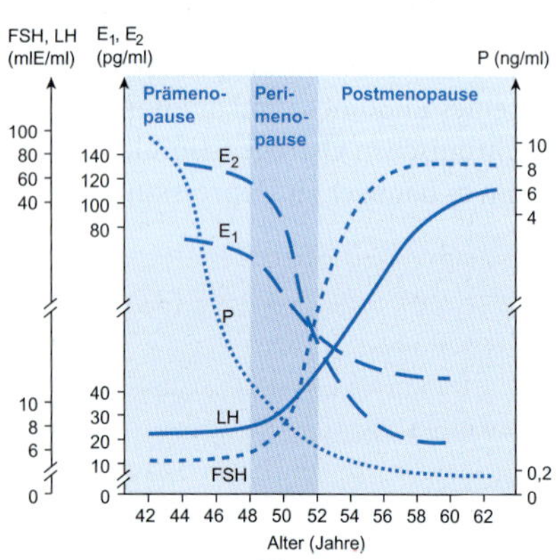

Abb. 45.1 Verlauf der Hormonkonzentrationen im Klimakterium (E_1 = Östron, E_2 = Östradiol, P = Progesteron, LH = luteinisierendes Hormon, FSH = follikelstimulierendes Hormon) [L231]

Klinik

Es kommt zu zunehmenden Zyklusunregelmäßigkeiten mit verminderten und verkürzten Blutungen. Durch anovulatorische Zyklen kann es aber auch zu verlängerten Zyklen mit verstärkter Blutung kommen. Weitere Symptome eines Progesteronmangels sind eine prämenstruelle Mastalgie, Ödemneigung, Migräne oder depressive Verstimmungen.
In weiterer Folge treten typische Östrogenmangelsymptome (→ Tab. 45.2) auf. Diese sind nicht spezifisch für die Postmenopause, sondern können auch bei einem Östrogenmangel anderer Genese vorkommen. Zunächst dominieren neurovegetative und psychische Symptome, bei längerem Östrogenmangel kommt es auch zu Organveränderungen.

Diagnostik

Die Diagnose der Menopause wird rückblickend nach 12-monatiger Amenorrhö gestellt. Bei Frauen über 45 Jahre sind die Menstruationsanamnese und klinischen Symptome meist ausreichend. Zum Teil ist auch eine standardisierte Befragung mittels Fragebogen hilfreich.
Bei Frauen zwischen 40 und 45 Jahren mit Zyklusunregelmäßigkeiten oder klimakterischen Symptomen soll eine weitere Abklärung eine Bestimmung von FSH, β-hCG, Prolaktin und TSH umfassen. Bei Frauen unter 40 Jahren ist ebenso eine weitere Diagnostik zu empfehlen. Bei Hinweisen auf eine prämature Ovarialinsuffizienz soll nach einer entsprechenden Abklärung eine Östrogen-Gestagen-Substitution erfolgen.

Tab. 45.2 Symptome des Östrogenmangels

Neurovegetative Symptome	• Hitzewallungen • Schweißausbrüche • Palpitationen (Herzrasen)
Psychische Veränderungen	• Schlafstörungen • Stimmungsschwankungen • Depressive Verstimmung
Organveränderungen	• Osteoporose • Urogenitale Veränderungen (Vaginalatrophie) • Arthralgie (Arthropathia climacterica) • Kardiovaskuläre Erkrankungen

Therapie

Durch eine Hormontherapie können vasomotorische Symptome (z. B. Hitzewallungen und Schweißausbrüche) effektiv behandelt werden. Da es sich nicht um eine Substitutionstherapie handelt, wurden die Begriffe **„menopausale Hormontherapie (MHT)"** und **„Hormontherapie in der Peri- und Postmenopause (HT)"** eingeführt. Dennoch wird in Deutschland die Bezeichnung **„Hormonersatztherapie (HRT)"** weiterhin am häufigsten verwendet.
Basierend auf der Datenlage konnten einige vermutete positive Effekte einer MHT, z. B. die Prävention von Herz-Kreislauf-Erkrankungen, nicht bestätigt werden. Im Gegenteil kam es in der Women's Health Initiative (WHI) bei älteren Frauen (durchschnittliches Alter bei Studienbeginn von 63 Jahren) zu einer Risikoerhöhung für KHK, Schlaganfälle, Thrombosen und Brustkrebs. Die Studienpopulation und die verwendeten Präparate unterscheiden sich jedoch deutlich von der heutigen Anwendung der MHT. Es ist dennoch ein Wandel von einer unkritischen Langzeitanwendung zu einer kurzen, symptomorientierten Behandlung akuter klimakterischer Beschwerden in den ersten Jahren der Menopause eingetreten. Die Patientinnen müssen über das Nutzen-Risiko-Verhältnis aufgeklärt und die Indikation für die Therapie regelmäßig überprüft werden!
Es wird bei nicht hysterektomierten Frauen eine **Östrogen-Progesteron-Therapie** angewendet. Dabei ist es nicht ausgeschlossen, dass es bei einer Anwendung über mehr als 5 Jahre zu einem erhöhten Mammakarzinomrisiko kommen kann. Eine geringere bis fehlende Risikoerhöhung für Thrombosen, Lungenembolien sowie Schlaganfälle hat eine transdermale Applikation durch Umgehung des First-Pass-Effekts. Alternativ können zur Behandlung vasomotorischer Symptome auch eine Verhaltenstherapie oder Phytoöstrogene angewendet werden. Allerdings zeigte sich auch unter Placebo bzw. Abwarten eine Symptombesserung.

Zusammenfassung

- Die Menopause (letzte Menstruationsblutung) tritt um das 51. Lebensjahr ein.
- Klimakterische Symptome: Hitzewallungen, Schweißausbrüche, Stimmungsschwankungen
- Hormontherapie: kurzzeitige Behandlung vasomotorischer Symptome mit Östrogenen (und Gestagenen) unter Beachtung von Kontraindikationen

Hormonelle Kontrazeption

Die hormonelle Kontrazeption mit einer Östrogen-Gestagen-Kombination ist heute die zuverlässigste reversible Methode. Die Sicherheit von Kontrazeptiva wird durch den **Pearl-Index** angegeben, der sich aus der Zahl der ungewollten Schwangerschaften pro 100 Frauenjahre (= 1.200 Zyklen) errechnet. Bei Ovulationshemmern beträgt der Pearl-Index ca. 0,1–0,9. Die Sicherheit ist jedoch nur bei täglicher Einnahme gegeben!

Wirkung

Es entsteht eine **funktionelle Sterilität.** Diese beruht auf mehreren Mechanismen:

- Die Hauptwirkung beruht auf der Inhibition der Gonadotropinausschüttung (negative Rückkopplung) mit Hemmung des Follikelwachstums und der Ovulation.
- Weitere Effekte werden vorwiegend durch die Gestagenkomponente vermittelt:
  - Macht Zervixschleim für Spermien undurchdringbar
  - Antiproliferatorische Wirkung auf das Endometrium und Bewirken einer vorzeitigen sekretorischen Transformation, wodurch die Einnistung verhindert wird (Nidationshemmung)
  - Hemmung der Tubenmotilität

Substanzen

Als Östrogenkomponente kommt meist **Ethinylöstradiol** (oder Östradiolvalerat) zur Anwendung, oft in einer Dosis von 20–35 µg. Es gibt zahlreiche **Gestagene,** die sich vom 17α-Hydroxyprogesteron oder 19-Nortestosteron ableiten. Zu den α-Hydroxyprogesteronderivaten gehören z. B. Cyproteronacetat oder Medroxyprogesteron. Die Derivate des 19-Nortestosterons haben eine geringe androgene Wirkung (Ausnahme: Dienogest = antiandrogen). Bei den Substanzen der 3. Generation (z. B. Desogestrel, Gestoden, Norgestimat) ist die androgene Restwirkung aber sehr gering. Drospirenon ist ein Gestagen der 4. Generation. Die meisten Substanzen der 3. oder 4. Generation haben ein höheres Risiko venöser Thromboembolien als bei der Pille der 2. Generation. Die Dosis von Ethinylöstradiol korreliert hingegen mit dem Risiko arterieller Embolien.

Präparate

Die Einnahme von **oralen Kontrazeptiva** erfolgt in einem zyklischen Schema mit einer Einnahme über meist 21 Tage und einem hormonfreien Intervall von 7 Tagen, in dem die Abbruchblutung erfolgt. Die Präparate unterscheiden sich in der Zusammensetzung der Substanzen und der Dosierung. Vorteile der Einphasenpräparate (mit konstanter Hormonmenge über den Einnahmezeitraum) sind eine gute Zykluskontrolle und eine mögliche Verbesserung einer Dysmenorrhö (Regelschmerzen). Bei den Dreistufenpräparaten (steigende Gestagendosis teils mit Östrogenerhöhung zur Einnahmemitte) ist das Ziel eine möglichst physiologische Anpassung an den Zyklus. Die kontrazeptive Wirkung der „Minipille" beruht auf kontinuierlicher Gestagengabe, die kein relevant erhöhtes Thromboserisiko besitzt. Die Notwendigkeit einer meist zeitlich exakten Einnahme führt jedoch zu einer geringeren Zuverlässigkeit. Parenterale Anwendungsformen sind z. B. Hormonpflaster (Evra® = Östrogen-Gestagen-Kombination einmal pro Woche), Vaginalring (NuvaRing® für 3 Wochen), hormonhaltiges Intrauterinpessar, Depotpräparate (z. B. gestagenhaltiges Depo-Clinovir® alle 3 Monate) oder Implantate über 3–5 Jahre. Durch Umgehung des First-Pass-Effekts besteht ein etwas geringeres Risiko thromboembolischer Komplikationen. Die Auswahl einer geeigneten hormonellen Kontrazeption richtet sich nach bestehenden Risikofaktoren, Kontraindikationen und weiteren Faktoren wie Nebenwirkungen, Zuverlässigkeit, Verträglichkeit und Zykluskontrolle. Auch im Verlauf sollten Risikofaktoren und Kontraindikationen regelmäßig überprüft werden.
Bei Thromboembolien in der Eigen- oder Familienanamnese, nachgewiesenen Gerinnungsstörungen oder zunehmendem Alter sollten alternative kontrazeptive Methoden zur Anwendung kommen.
Auch bei einer Behandlung mit CYP-P_{450}-induzierenden Medikamenten kann es durch einen erhöhten Metabolismus zu einer verminderten kontrazeptiven Wirkung kommen, sodass in diesen Fällen eine zuverlässige Verhütung, z. B. durch Kondome, empfohlen wird.
In Deutschland wird als **Postkoitalpille** („Pille danach") 1,5 mg Levonorgestrel (Unofem®, Levogynon®) verwendet. Die Anwendung sollte bald erfolgen (max. 72 h). Als Notfallkontrazeptivum ist auch Ulipristalacetat (Progesteronrezeptor-Modulator, ellaOne®) zugelassen.

Tab. 46.1 Wichtige Nebenwirkungen und Kontraindikationen oraler Kontrazeptiva (Östrogen-Gestagen-Kombination)

Nebenwirkungen	Kontraindikationen
Venöse Thromboembolien (→ Thromboembolieprophylaxe bei Immobilität oder größeren Operationen)	Thromboembolien (tiefe Venenthrombose, Lungenembolie, sofern keine prophylaktische Antikoagulation besteht) oder bei positiver Familienanamnese (Verwandte ersten Grades mit Thrombembolie vor dem 45. Lebensjahr)
Risikoerhöhung arterieller Embolien (zerebraler Infarkt, Myokardinfarkt)	Nach Insult oder bei bekannter KHK ≥ 2 Risikofaktoren: Rauchen, Alter > 35 Jahre, BMI > 35, Diabetes, arterielle Hypertonie
	Migräne mit Aura
Arterielle Hypertonie	Arterielle Hypertonie (≥ 140/90 mmHg)
Erhöhung der Triglyzeride	
Erhöhtes Mammakarzinomrisiko nicht auszuschließen, gering erhöhtes Zervixkarzinomrisiko	Mammakarzinom
Benigne Lebertumoren (FNH, Leberzelladenom)	Leberzelladenom oder Leberzirrhose
	Raucherinnen über 35 Jahre
	Schwangerschaft, Stillzeit

Nebenwirkungen und Kontraindikationen

Neben den unerwünschten Wirkungen treten auch einige Effekte auf, die therapeutisch **erwünscht** sind: Verbesserung der Zykluskontrolle (weniger Zwischenblutungen, seltener Eisenmangelanämie und Dysmenorrhö), weniger Akne, Senkung des Endometrium- und Ovarialkarzinomrisikos. Es gibt aber auch zahlreiche **unerwünschte Wirkungen** (→ Tab. 46.1). Weitere mögliche Nebenwirkungen sind eine Triglyzeriderhöhung, Wasserretention, Gewichtszunahme, Ödeme, Appetitsteigerung, Übelkeit, Erbrechen, Ulcus ventriculi u. a.

Zusammenfassung

- Durch verschiedene Effekte (v. a. Hemmung der Gonadotropinausschüttung) entsteht bei der hormonellen Kontrazeption mit Östrogenen und Gestagenen eine reversible funktionelle Sterilität.
- Nebenwirkungen: venöse und arterielle Embolien, arterielle Hypertonie

→ 47 Multiple endokrine Neoplasie (MEN)

Bei der multiplen endokrinen Neoplasie (MEN) handelt es sich um eine seltene, genetisch bedingte Erkrankung mit benignen oder malignen Veränderungen in zwei oder mehr endokrinen Organen (→ Abb. 47.1). Die Prävalenz liegt für die MEN 1 und 2 bei jeweils etwa 2:100.000. Der Erbgang ist **autosomal-dominant.** Bei einem Auftreten in der Familie beträgt daher die Wahrscheinlichkeit für einen Angehörigen ersten Grades, auch an einer MEN zu erkranken, etwa 50 %. Von diesen entwickeln nahezu alle im Laufe des Lebens das Syndrom.
Aufgrund der familiären Häufung kommt den präventiven Maßnahmen eine große Bedeutung zu. Dabei hat der Nachweis von Genmutationen für die Diagnose eine zentrale Rolle.

Charakteristisch für die MEN sind eine Manifestation im jüngeren Lebensalter und ein multifokales oder bilaterales Auftreten von Tumoren.

MEN Typ 1

Die MEN 1 entsteht durch verschiedene Mutationen im **MEN-1-Tumorsuppressorgen,** das für das Menin-Protein kodiert. Sie ist durch folgende Syndrome gekennzeichnet:

- **Primärer Hyperparathyreoidismus** (pHPT, in 90 %): meist Nebenschilddrüsenhyperplasie aller vier Epithelkörperchen
- **Neuroendokrine Tumoren des Duodenums und endokrinen Pankreas** (50–85 %): Gastrinom, Insulinom, Glukagonom, VIPom (→ Kap. 49)
- **Hypophysenadenome** (30–65 %): häufig hormonaktiv (Prolaktinom, GH- oder ACTH-produzierender Tumor), häufiger Makroadenome

Im Englischen auch die „3 Ps“: **p**arathyroid glands, (anterior) **p**ituitary und (endocrine) **p**ancreas.

Bei diesen Patienten findet sich auch ein erhöhtes Risiko für das Auftreten von Hauttumoren, neuroendokrinen Tumoren des Thymus, der Lunge oder des Gastrointestinaltrakts, (v. a. hormoninaktive) Nebennierentumoren, Meningeomen und Angiomyolipomen.

Klinik

Das Bild der MEN 1 ist bestimmt durch Zeichen der Hyperkalzämie wie Polyurie oder Nierensteine. Der pHPT (→ Kap. 30) ist häufig die erste Manifestation und tritt bei der MEN vorwiegend zwischen dem 20. und 40. Lebensjahr auf. Dazu können Beschwerden durch eine Hyperprolaktinämie oder vermehrte GH-Sekretion (Akromegalie, → Kap. 49) kommen. Endokrine Pankreastumoren manifestieren sich vorwiegend durch gastrointestinale Beschwerden.

Diagnostik

Diagnostik und Therapie entsprechen weitgehend dem Vorgehen bei solitärem Auftreten der einzelnen Erkrankungen. Vor allem bei der Manifestation eines **pHPT bei jüngeren Patienten** (Ca^{2+} ↑ und PTH ↑) sollte auch an die Möglichkeit einer MEN gedacht werden. Nachdem eine MEN 1 nachgewiesen wurde, wird auch bei Familienmitgliedern eine genetische Diagnostik zum Nachweis einer Mutation empfohlen. Im Gegensatz zur MEN 2, bei der nur bestimmte Mutationen eine RET-Aktivierung bedingen, können zahlreiche Mutationen zu einem Defekt des Menin-Proteins führen. Bei etwa 10–20 % der Patienten ist daher auch bei eindeutiger Diagnose einer MEN Typ 1 kein Nachweis einer Mutation möglich.
Bei den betroffenen Patienten sollte eine regelmäßige **Screeninguntersuchung** zur Erkennung von später auftretenden Tumoren durchgeführt werden. Dazu kann, neben einer ausführlichen Anamnese, eine Bestimmung von Kalzium, intaktem PTH, Gastrin, Glukagon, Proinsulin, Insulin, Nüchternglukose, Prolaktin, IGF-1 und Chromogranin A erfolgen. Zudem werden auch bildgebende Verfahren zur Überwachung eingesetzt. Familienangehörigen von Patienten mit MEN 1 soll eine humangenetische Beratung und Gendiagnostik angeboten werden.

Therapie

Die Indikation zur Operation eines pHPT wird ähnlich wie bei sporadischem Auftreten gestellt. Eine Operation sollte aufgrund der häufigen Nebenschilddrüsenhyperplasie durch einen erfahrenen Chirurgen erfolgen.
Auch Hypophysentumoren werden wie sporadische Tumoren behandelt.
Prognoselimitierend sind v. a. Duodenum- und Pankreastumoren. Wenn möglich, sollte eine operative Behandlung erfolgen. Als Alternativen kommen eine antiproliferative oder symptomatische medikamentöse Behandlung infrage.

MEN Typ 2

Bei der MEN 2 unterscheidet man drei Unterformen:

- **FMTC** (*familial medullary thyroid carcinoma*): nur medulläres Schilddrüsenkarzinom ohne Assoziation mit anderen Erkrankungen (ca. 20 %)
- **MEN 2a** (ca. 70 %)
- **MEN 2b** (ca. 10 %)

Die Gemeinsamkeit sind aktivierende Mutationen im **RET-Protoonkogen,** das für einen Tyrosinkinase-Rezeptor kodiert. Nur Mutationen an bestimmten Stellen (Hot Spots) führen zu einer Aktivierung dieses Rezeptors und somit zur Tumorentstehung. Leittumor bei allen Formen der MEN 2 ist ein **medulläres Schilddrüsenkarzinom** (→ Kap. 28).

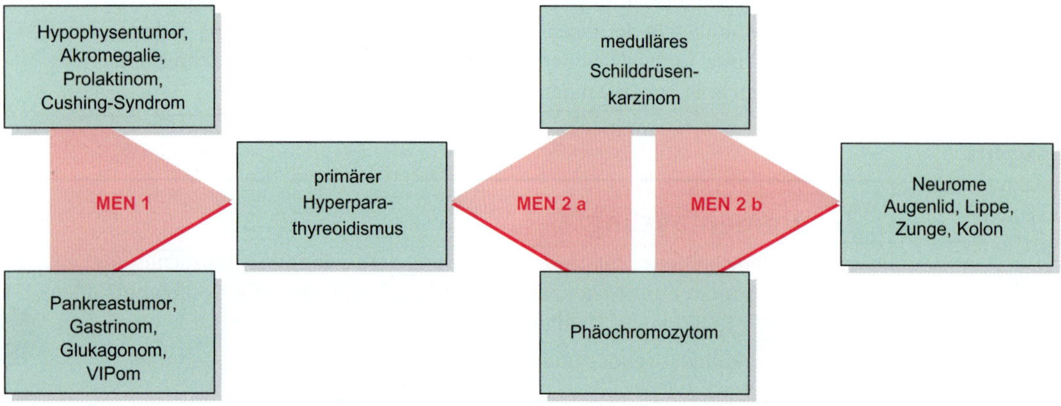

Abb. 47.1 Überlappung der Organbeteiligungen bei der multiplen endokrinen Neoplasie [L106]

MEN 2a

Bei der MEN 2a treten auf:
- **Medulläres Schilddrüsenkarzinom** (ca. 90–100 %)
- (Beidseitiges) **Phäochromozytom** (ca. 50–60 %)
- **Primärer Hyperparathyreoidismus** (ca. 10–30 %)

Häufig tritt zwischen dem 20. und 40. Lebensjahr eine Knotenbildung in der Schilddrüse als Zeichen eines medullären Schilddrüsenkarzinoms auf. Hinweisend ist eine erhöhte Calcitoninkonzentration. Im Unterschied zum sporadischen Karzinom kommt es zu einer früheren Manifestation und häufig zu einem multizentrischen Auftreten.
Phäochromozytome treten durchschnittlich erst 10 Jahre später auf und stellen nur in seltenen Fällen die Erstmanifestation dar. Ein pHPT wird häufig erst nach Diagnose des medullären Schilddrüsenkarzinoms manifest und entwickelt nur eine geringe Symptomatik. Dabei handelt sich ebenso meist um eine Nebenschilddrüsenhyperplasie.

MEN 2b

Die MEN Typ 2b ist deutlich seltener als der Typ 2a. Dazu gehören das medulläre Schilddrüsenkarzinom, das Phäochromozytom und eine intestinale Ganglioneuromatose. Teilweise ist durch den charakteristischen **marfanoiden Körperbau** und **Schleimhautneurome** eine Blickdiagnose möglich (→ Abb. 47.2). Im Gegensatz zum Marfan-Syndrom kommt es jedoch nicht zur Linsenektopie oder Aortenveränderungen. Ein primärer Hyperparathyreoidismus kommt meist nicht vor. Das medulläre Schilddrüsenkarzinom bei der MEN 2b tritt bereits sehr früh auf und hat eine schlechtere Prognose als bei der MEN 2a.

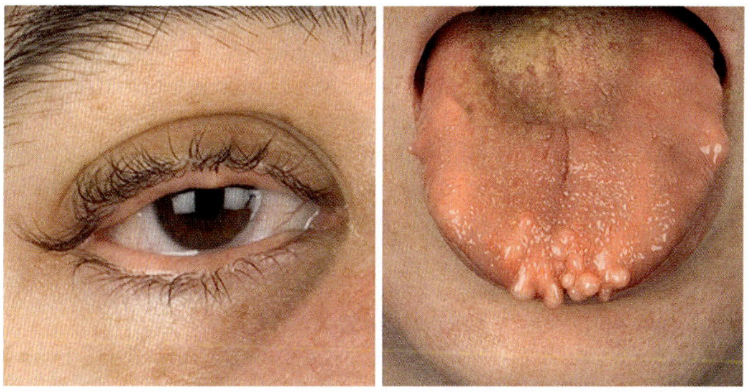

Abb. 47.2 Neurome an Augenlid und Zungenschleimhaut bei MEN Typ 2b [F384-001]

Diagnostik und Therapie

> Bis zum endgültigen Nachweis sollte bei allen medullären Schilddrüsenkarzinomen von einem familiären Auftreten ausgegangen werden, da ein Viertel dieser Tumoren im Rahmen einer MEN Typ 2 vorkommt.

Daher sollte neben der **operativen Entfernung** auch immer eine **molekulargenetische Diagnostik** zum Nachweis einer MEN-2-auslösenden RET-Mutation erfolgen. Bei einem positiven Nachweis ist auch ein genetisches Familienscreening durchzuführen.
Den betroffenen Familienmitgliedern wird wegen des sicheren Auftretens eines Karzinoms eine frühzeitige prophylaktische Thyreoidektomie empfohlen. Vor der Thyreoidektomie muss aufgrund eines erhöhten Operationsrisikos ein Phäochromozytom ausgeschlossen werden, das zuerst operiert werden soll. Bei der MEN 2b kann es abhängig von der Mutation bereits bei Kleinkindern zu einer Tumorentstehung und Metastasierung kommen. Bei Höchstrisikomutationen (Codon 918) sollte eine Thyreoidektomie bereits vor dem 1. Lebensjahr bzw. nach Diagnose der Genmutation erfolgen.
Als **Screening** auf weitere Erkrankungen sollten regelmäßige Bestimmungen der Metanephrine im Plasma oder Harn sowie von Kalzium und PTH erfolgen.

> Bei medullären Schilddrüsenkarzinomen, endokrinen Pankreastumoren, Phäochromozytomen und primärem Hyperparathyreoidimus (im jüngeren Alter) ist immer an ein mögliches Auftreten im Rahmen eines MEN-Syndroms zu denken!

Zusammenfassung

- Multiple endokrine Neoplasie: multifokales oder bilaterales Auftreten von endokrinen Tumoren in jüngerem Lebensalter – daran denken und genetische Beratung und Untersuchung anbieten.
- MEN Typ 1: pHPT + neuroendokrine Tumoren von Duodenum und Pankreas + Hypophysenadenome (3 Ps)
- MEN Typ 2: medulläres Schilddrüsenkarzinom +
  - 2a: Phäochromozytom + pHPT
  - 2b: Phäochromozytom + Neurinome

Polyglanduläres Autoimmunsyndrom (PAS)

Das polyglanduläre Autoimmunsyndrom (oder auch autoimmunes polyglanduläres Syndrom = APS) ist eine seltene, hereditäre Erkrankung mit einer gleichzeitigen oder nacheinander folgenden Manifestation von zwei oder mehr endokrinen Autoimmunopathien. Daneben kommt es aber auch zu weiteren Erkrankungen, die wahrscheinlich nicht durch autoimmune Prozesse entstehen (→ Tab. 48.1). Zwischen dem Auftreten der einzelnen Erkrankungen können auch mehrere Jahre liegen. Daher soll nochmals auf die Bedeutung der Familienanamnese und der Erhebung von früheren und bestehenden Krankheiten hingewiesen werden, die eventuell in Assoziation mit den aktuellen Beschwerden stehen. Eine Gefahr stellt v. a. die NNR-Insuffizienz dar. Die Krankheit verläuft schleichend und die Symptome sind mitunter sehr unspezifisch, sodass sie nur schwer erkannt wird. Beim PAS unterscheidet man eine juvenile Form (Typ 1) von einer adulten Form (→ Tab. 48.2, Typ 2). Eine Unterscheidung ist dabei teilweise erst im Verlauf möglich.

> Bei Autoimmunendokrinopathien sollte auch an eine mögliche Manifestation im Rahmen eines PAS gedacht werden.

Vor allem beim Morbus Addison und Diabetes mellitus Typ 1 sollte an das Auftreten weiterer Autoimmunerkrankungen gedacht werden.

Polyglanduläres Autoimmunsyndrom Typ 1

Diese seltene, monogenetische Erkrankung manifestiert sich häufig schon in der ersten Lebensdekade. Die Ursache ist ein Gendefekt mit autosomal-rezessivem Erbgang, der zu einer Autoimmunität führt (s. u.). Dieses Syndrom tritt in Deutschland nur sporadisch auf, ist jedoch z. B. bei Finnen und Sarden gehäuft. Das PAS Typ 1 wird auch als **APECED-Syndrom** (autoimmune Polyendokrinopathie-Candidiasis-ektodermale-Dystrophie) bezeichnet.

Pathophysiologie

Im Thymus erfolgt die Reifung der T-Lymphozyten. Ausgehend von unreifen Zellen findet zuerst eine positive Selektion statt. Im Anschluss erfolgt die negative Selektion, bei der potenziell autoreaktive Zellen ausgeschlossen werden. Dabei präsentieren medulläre Thymusepithelzellen körpereigene Antigene an T-Lymphozyten. Erkennen die T-Zellen diese Antigene, bekommen sie von den Thymusepithelzellen ein Signal, das die Apoptose induziert. Nur T-Lymphozyten, die nicht mit körpereigenen Antigenen reagieren, werden selektioniert. Eine zentrale Bedeutung bei diesem Vorgang hat das AIRE-Gen (Autoimmunregulator), dessen Produkt als Transkriptionsfaktor zur Expression verschiedenster Selbst-Antigene (Proteine) an der Zellmembran der Thymusepithelzellen führt. Das Besondere daran ist, dass durch das AIRE-Gen auch Antigene exprimiert werden, die sonst nur an räumlich getrennten Zellen vorkommen. Bei einem Gendefekt wird somit die negative Selektion der T-Lymphozyten verhindert und es kann eine Autoimmunität entstehen.

Klinik

Bei betroffenen Kindern kommt es meist zu einer rezidivierenden **Candidiasis** (→ Abb. 48.1), die schlecht auf eine Therapie anspricht. Sie betrifft v. a. die Mundschleimhaut, aber auch eine Manifestation an den Nägeln, seltener im Genitalbereich oder an der Haut, ist möglich. Dazu kommen Symptome des **Hypoparathyreoidismus** mit Parästhesien und Tetanie bis zu Dyskinesien. Eine häufig assoziierte **NNR-Insuffizienz** kann auch erst Jahre später auftreten.
Bei etwa 25 % kommt es außerdem zu **Malabsorptionssyndromen** und gastrointestinalen Beschwerden, die das klinische Bild sogar bestimmen können. Eine Autoimmunhepatitis, ein primärer Hypogonadismus, Typ-1-Diabetes, Hypothyreose, Vitiligo oder andere Manifestationen sind seltener.

Tab. 48.1 Häufige Erkrankungen bei den polyglandulären Autoimmunsyndromen

	Manifestation	Häufigkeit
Typ 1 (juvenile Form)	Mukokutane Candidiasis	75–90 %
	Hypoparathyreoidismus	80–90 %
	Morbus Addison	60–70 %
Typ 2 (adulte Form)	Morbus Addison	Ca. 100 %
	Autoimmunthyreopathie (chronische lymphozytäre Thyreoiditis, Morbus Basedow)	Ca. 70 %
	Diabetes mellitus Typ 1	Ca. 50 %

Tab. 48.2 Unterschiede zwischen PAS Typ 1 und 2

PAS Typ 1	PAS Typ 2
Kinder, Jugendliche	Erwachsene
Autosomal-rezessiv	Autosomal-dominant mit inkompletter Penetranz
Evtl. Geschwister betroffen	Mehrere Generationen betroffen
Keine HLA-Assoziation	HLA-Assoziation (HLA-DR3 und -DR4)
Männer = Frauen	Häufiger Frauen

Polyglanduläres Autoimmunsyndrom Typ 2

Das polyglanduläre Autoimmunsyndrom Typ 2 (auch Schmidt-Syndrom) kommt viel häufiger als der Typ 1 vor und kann unterschiedlich vererbt werden (autosomal-rezessiv, autosomal-dominant oder polygenetisch). Die Häufigkeit dürfte unterschätzt und die Erkrankung bislang unterdiagnostiziert sein. Die Ursache ist unbekannt. Es besteht jedoch eine Assoziation mit HLA-B8 oder -DR3. Typischerweise kommen verschiedene Antikörper vor (→ Tab. 48.3). Man findet daneben auch die Bezeichnungen Typ 3 (v. a. bei Frauen mittleren Alters mit Hypothyreose und anderen Endokrinopathien ohne Nebennierenrindeninsuffizienz) oder Typ 4 (nicht zu Typ 1–3 passend). Es ist jedoch von Überschneidungen auszugehen, sodass diese Formen als polyglanduläres Autoimmunsyndrom Typ 2 zusammengefasst werden.

Klinik

Es kommt zu einem gemeinsamen Auftreten von zwei der drei folgenden Erkrankungen:

- **Morbus Addison**
- **Autoimmunthyreoiditis** (chronische lymphozytäre Thyreoiditis oder Morbus Basedow)
- **Diabetes mellitus Typ 1**

Am häufigsten ist die Kombination eines Morbus Addison (→ Kap. 38) mit einer chronischen lymphozytären Thyreoiditis (→ Kap. 27). Etwa die Hälfte der Patienten mit einem Morbus Addison entwickelt eine weitere Autoimmunerkrankung, während Autoimmunthyreoiditiden häufiger allein auftreten. Weitere seltenere Manifestationen sind eine Insuffizienz der Ovarien oder Testes, eine perniziöse Anämie, Zöliakie, Vitiligo und Alopezie, eine Hypophysitis und eine Myasthenia gravis. Ein Hypopa-

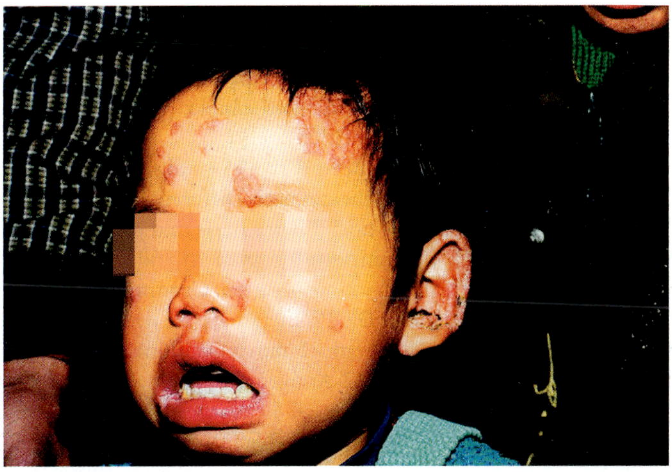

Abb. 48.1 Mukokutane Candidiasis [F111-001]

Tab. 48.3 Häufige Antigene von Antikörpern, die beim PAS Typ 2 vorkommen

Schilddrüsenantigene	Thyreoidale Peroxidase (TPO), TSH-Rezeptor
NNR-Antigene	21-Hydroxylase
Pankreasantigene	Glutamatdecarboxylase u. a.

rathyreoidismus kommt hingegen bei PAS Typ 2 nicht vor.

Diagnostik

Die Diagnose des PAS wird durch das gleichzeitige Auftreten mehrerer Autoimmunendokrinopathien gestellt. Neben der Anamnese, klinischen Symptomen, veränderten Hormonparametern der jeweiligen Erkrankungen ist der Nachweis von gegen bestimmte Antigene gerichteten **Antikörpern** von Bedeutung (→ Tab. 48.3).

Beim Typ 2 sind mitunter zahlreiche Antikörper nachweisbar. Diese sind gegen Antigene der Schilddrüse (TPO, Thyreoglobulin), der Nebenniere (21-Hydroxylase, u. a. NNR-Antigene) oder des Pankreas (Glutamatdecarboxylase u. a.) gerichtet. Es können auch Antikörper gegen Melanozyten (→ Vitiligo) und weitere Antigene vorkommen. Schilddrüsen-Antikörper sind oft auch bei Gesunden nachweisbar. Es besteht dann zwar ein erhöhtes Risiko, jedoch keine sichere Vorhersage für das Auftreten einer späteren Autoimmunthyreopathie.

Eine NNR-Insuffizienz kann zunächst nur gering ausgeprägt sein und erst im **ACTH-Stimulationstest** erkannt werden. Eine gleichzeitige Hypothyreose verlängert die Halbwertszeit von Kortisol und kann so eine NNR-Insuffizienz maskieren. Umgekehrt kann eine Levothyroxingabe eventuell zur Manifestation einer Addison-Krise führen (→ Kap. 21)!

Ist ein PAS nachgewiesen, sollte bei Patienten und Familienmitgliedern eine Untersuchung der **NNR-Funktion** durchgeführt werden. Vor allem bei einer Kombination von Diabetes mellitus Typ 1 und einer Autoimmunthyreopathie sollte immer auch an die Möglichkeit einer primären Nebenniereninsuffizienz gedacht werden. Ebenso sollte beim Auftreten eines Morbus Addison auf eine Schilddrüsenfunktionsstörung geachtet werden.

Therapie

Die Therapie besteht in der Substitution der ausgefallenen Hormonsysteme. Ein Morbus Addison wird mit Hydrokortison und Fludrokortison, eine Hypothyreose mit Levothyroxin behandelt. Im Fall eines gleichzeitigen Nachweises dieser beiden Erkrankungen sollte zuerst die Therapie der NNR-Insuffizienz eingeleitet werden, um eine Addison-Krise zu verhindern, da durch Levothyroxin die Halbwertszeit von Kortisol verkürzt wird.

Zusammenfassung

- PAS Typ 1: seltener Defekt des AIRE-Gens, orale Candidiasis + Hypoparathyreoidismus + NNR-Insuffizienz
- PAS Typ 2: Manifestation im Erwachsenenalter, häufiger Frauen, nachweisbare Autoantikörper!
- Häufig Kombination von Morbus Addison und Autoimmunthyreopathie

Paraneoplastisches Syndrom

Als paraneoplastisches Syndrom bezeichnet man systemische oder lokale Symptome, die durch meist maligne Neoplasien bedingt sind. Es können – unabhängig von der Lokalisation des Tumors – endokrine, hämatologische, neurologische, dermatologische, organbezogene oder systemische Symptome auftreten.
Endokrine paraneoplastische Syndrome entstehen durch eine ektope Hormonproduktion von Tumoren (→ Tab. 49.1). Das bedeutet, dass Hormone nicht von den üblichen endokrinen Organen, sondern von Zellen anderer Gewebe gebildet werden. Allerdings hat sich herausgestellt, dass auch im physiologischen Zustand Hormone nicht nur in den klassischen endokrinen Drüsen gebildet und freigesetzt werden, sondern dass ebenso zahlreiche andere Gewebe Hormone in geringer Menge sezernieren. Eine autonome Proliferation und Produktion können sich dann als paraneoplastisches Syndrom manifestieren.
Dabei können Peptidhormone sezerniert werden, die zu einer Überfunktion von peripheren Drüsen führen (z. B. ACTH, CRH, TRH, TSH) oder Einfluss auf andere Organe haben (Gastrin, Insulin, PTHrP, ADH, GH). Besonders häufig tritt ein paraneoplastisches Syndrom beim kleinzelligen Bronchialkarzinom auf. Das Karzinoidsyndrom entsteht wahrscheinlich durch Sekretion von Serotonin, Tachykininen und anderen vasoaktiven Peptiden (s. u.).

Neuroendokrine Neoplasien des gastroentero-pankreatischen Systems

Neuroendokrine Tumoren (NET) leiten sich von Zellen des diffusen neuroendokrinen Systems ab. Darunter versteht man einzelne Zellen oder Zellsysteme, die verstreut oder als Zellverbände in zahlreichen Organen zu finden sind und auch am Aufbau endokriner Organe beteiligt sind. Sie kommen v. a. im Gastrointestinaltrakt und im Bronchialsystem, aber z. B. auch im Urogenitalsystem oder der Epidermis vor. Im menschlichen Organismus ist die größte Zahl endokriner Zellen im Gastrointestinaltrakt zu finden. Sie sezernieren eine Vielzahl von Hormonen auf endokrinem oder parakrinem Weg und sind somit an der Steuerung gastrointestinaler Funktionen beteiligt.
Neuroendokrine Neoplasien stellen eine heterogene und seltene Gruppe von Erkrankungen dar. Die Bezeichnung leitet sich davon ab, dass die Zellen einerseits charakteristische sekretorische Vesikel bilden. Andererseits exprimieren sie neuronale Antigene, wie Synaptophysin oder Chromogranin A, die auch zur immunhistochemischen Diagnostik verwendet werden. Sie machen ca. 1 % aller malignen Tumoren aus. Die Inzidenz beträgt etwa 2–3:100.000 pro Jahr.
Die Klassifikation hat sich in den letzten Jahrzehnten immer wieder geändert, was nicht unbedingt zu einem besseren Verständnis beiträgt. Grundsätzlich kann man hochdifferenzierte neuroendokrine Tumoren (früher Karzinoidtumoren des Gastrointestinaltrakts und pankreatische neuroendokrine Tumoren) von niedrigdifferenzierten neuroendokrinen Karzinomen unterscheiden.
Die aktuelle WHO-Klassifikation 2019 unterscheidet nach **Differenzierungsgrad** (hochdifferenzierte und niedrigdifferenzierte Neoplasien) und dem proliferationsbasierten **Grading** (→ Tab 49.2). Die Proliferationsrate wird immunhistochemisch durch Quantifizierung des Ki-67-Antigens bestimmt und kann optional durch die Analyse der Mitosezahl ergänzt werden. Neu ist die Kategorie gut differenzierter neuroendokriner Tumoren G3, die bei geringer Mitosezahl einen hohen Ki-67-Proliferationsindex haben.
Obwohl die meisten dieser Tumoren ein oder mehrere Hormone sezernieren, bleiben sie doch häufig funktionell inaktiv. Funktionell aktive Tumoren werden durch ihre Sekretionsprodukte symptomatisch. Bei entsprechender Klinik werden diese Tumoren nach ihrer vorherrschenden Hormonsekretion benannt (z. B. Insulinom, Gastrinom u. a., → Tab. 49.3).
Die Prognose ist v. a. von der Differenzierung und dem Tumorstadium abhängig. Auch wenn gut differenzierte neuroendokrine Tumoren zum Teil frühzeitig metastasieren, besteht doch häufig ein langsames Tumorwachstum. Selbst beim Auftreten von Lebermetastasen ist ein stabiler Krankheitsverlauf für mehrere Jahre möglich. Abhängig von der Lokalisation ist bei guter Differenzierung und lokalem Tumorstadium nach Resektion ein 5-Jahres-Überleben bis zu 95–100 % möglich. Niedrig differenzierte Karzinome haben insgesamt eine schlechte Prognose, mit einem 5-Jahres-Überleben bei 10–30 %.
Neuroendokrine Tumoren des gastroenteropankreatischen Systems können im gesamten Gastrointestinaltrakt und dem Pankreas auftreten.

Neuroendokrine Tumoren des Gastrointestinaltrakts

Klinik

In ca. zwei Dritteln der Fälle findet man **funktionell inaktive Tumoren.** Diese zeigen häufig ein langsames Wachstum und evtl. unspezifische Symptome. Erst im weiteren Verlauf kann es zu Stenosesymptomen, Blutungen oder einem mechanischen Ikterus kommen. Sie werden auch häufig als Zufallsbefund diagnostiziert.
Bei **funktionell aktiven Tumoren** kommt es durch die unkontrollierte Sekretion von Serotonin und vasoaktiven Peptiden (z. B. Kallikrein: Enzym zur Umwandlung

Tab. 49.1 Häufige endokrine paraneoplastische Syndrome

Paraneoplastisches Syndrom	Hormone	Tumoren
Paraneoplastische Hyperkalzämie	PTHrP (*parathormone-related peptide*)	Plattenepithelkarzinome (Lunge, Kopf, Hals), Mammakarzinom
	Zytokine	Nierenzellkarzinom u. a.
	1,25-$(OH)_2$-D_3	Lymphome (mit 1α-Hydroxylase-Aktivität)
SIADH (Syndrom der inadäquaten ADH-Sekretion)	ADH	Kleinzelliges Bronchialkarzinom
Cushing-Syndrom	ACTH (CRH)	Kleinzelliges Bronchialkarzinom

Tab 49.2 Klassifikation neuroendokriner Neoplasien [H126]

Bezeichnung	Differenzierung	Proliferation	Ki-67-Index
NET, G1	Hoch	Niedrig	< 3 %
NET, G2	Hoch	Mittel	3–20 %
NET, G3	Hoch	Hoch	> 20 %
Kleinzelliges neuroendokrines Karzinom	Niedrig	Hoch	> 20 %
Großzelliges neuroendokrines Karzinom	Niedrig	Hoch	> 20 %
Mixed neuroendocrine-nonneuroendocrine Neoplasm	Variabel (häufig niedrig)	Variabel	Variabel

Tab. 49.3 Neuroendokrine Tumoren des gastroenteropankreatischen Systems und damit assoziierte Symptome

Tumor/Syndrom	Hormone	Klinik
Karzinoidsyndrom	Serotonin u. a.	Flush, Diarrhö, Endokardfibrose
Insulinom	Insulin	Nüchternhypoglykämie, neuroglukopenische Symptome, Reversibilität nach Glukosegabe (Whipple-Trias)
Gastrinom (Zollinger-Ellison-Syndrom)	Gastrin	Rezidivierende Ulzera, Diarrhö, Steatorrhö
Glukagonom	Glukagon	Nekrolytisches migratorisches Erythem (Gesicht, akral), Diabetes mellitus, Gewichtsverlust
Somatostatinom	Somatostatin	Steatorrhö und Diarrhö, Diabetes mellitus, Gallensteine
VIPom (Verner-Morrison-Syndrom)	Vasoaktives intestinales Peptid	**W**ässrige **D**iarrhö, **H**ypokaliämie, **A**chlorhydrie (WDHA-Syndrom)

von Kininogen zu Bradykinin) zu einem Karzinoidsyndrom. Bei intestinalen neuroendokrinen Tumoren ist ein Karzinoidsyndrom Ausdruck einer Lebermetastasierung. Liegt keine Metastasierung vor, werden die Mediatoren in der Leber weitgehend abgebaut.
Zur Leittrias des Karzinoidsyndroms gehören: **Flush, Diarrhö und kardiale Symptome.** Die Anfälle können teilweise durch Nahrung, Alkohol, Stress, emotionale Aufregung oder körperliche Belastung ausgelöst werden und dauern Sekunden bis Minuten. Bei fortgeschrittener Tumorerkrankung können die Anfälle aber auch über Stunden andauern.

- Paroxysmaler Flush (70 %): Bei einem Flush kommt es zu einer anfallsartigen Hitzewallung und Schwitzen mit einem Erythem an Gesicht und oberem Rumpf.
- Diarrhö (ca. 70 %) und Gewichtsverlust
- Krampfartige Bauchschmerzen
- Asthmaanfälle
- Hypotonie und Tachykardie
- Rechtsherzendokardfibrose und Trikuspidalinsuffizienz (bis zu 30 %)

Diagnostik

Bei Verdacht auf ein Karzinoidsyndrom wird die Ausscheidung des Serotoninabbauprodukts 5-Hydroxyindolessigsäure **(5-HIES) im angesäuerten 24-h-Urin** bestimmt. Drei Tage zuvor soll eine serotoninarme Diät eingehalten (keine Bananen, Nüsse, Tomaten, Ananas, kein Kaffee etc.) und möglichst keine Antihistaminika, Neuroleptika und bestimmte andere Medikamente eingenommen werden. Die Urinkonzentration ist auch davon abhängig, ob während des Untersuchungsintervalls ein Flush aufgetreten ist.
Vor allem bei funktionell inaktiven Tumoren ist auch die Bestimmung des Tumormarkers **Chromogranin A** von Bedeutung. Dieser dient auch der Verlaufsbeurteilung. Daneben kommen auch andere Tumormarker wie pankreatisches Polypeptid, Gastrin, Glukagon u. a. zur Anwendung (→ Tab. 49.3).
In weiterer Folge werden zum Nachweis des Primärtumors und zum Staging **bildgebende Verfahren** angewendet.
Durch die Endosonografie kann eine Tiefeninfiltration oder Lymphknotenbeteiligung festgestellt werden.
Durch CT oder MRT kann der Primärtumor nicht immer nachgewiesen werden. Meist lassen sich aber Lymphknoten- oder Organmetastasen nachweisen oder ausschließen.
Einen besonderen Stellenwert hat die **Somatostatinrezeptor-PET/CT** ([68Ga]-DOTA-Peptid-PET/CT), da neuroendokrine Tumoren häufig Somatostatin-Rezeptoren an ihrer Zelloberfläche exprimieren.

Differenzialdiagnose

Eine systemische Mastozytose muss ausgeschlossen werden. Dabei kommt es zu einer variablen Symptomatik, bei der auch Flush, Pruritus und Kopfschmerzen auftreten können. Die Mastozytose ist durch ein Mastzellinfiltrat in der Haut oder anderen Organen charakterisiert.

Therapie

Sofern möglich, sollte eine endoskopische Abtragung oder eine chirurgische Resektion erfolgen. Vor einer endoskopischen Therapie sollte eine Endosonografie durchgeführt und ein Gastrinom ausgeschlossen werden, da diese früh metastasieren können (s. u.). Bei Lebermetastasen können chirurgische (z. B. Leberteilresektion) und andere Verfahren (z. B. Chemoembolisation u. a.) erwogen werden.
Bei palliativem Vorgehen kommen, abhängig von der Lokalisation und der Differenzierung, symptomatische und antiproliferative Therapien zur Anwendung:

- Somatostatin-Analoga (Octreotid, Lanreotid, Pasireotid, → Kap. 20) sind die 1. Wahl zur symptomatischen Therapie bei Karzinoidsyndrom und können in höherer Konzentration auch eine Tumorstabilisierung bewirken.
- Radionuklidtherapie mit nuklidgekoppelten Somatostatin-Analoga (z. B. ^{177}LuDOTATATE) bei NET mit Somatostatin-Rezeptorexpression
- Evtl. Everolimus oder Sunitinib
- Chemotherapie bei rasch progredienten Tumoren (und hohem Proliferationsindex)

Insulinom

Insulinome sind im Gegensatz zu anderen neuroendokrinen Tumoren in über 90 % benigne. Es gibt Hinweise, dass diese eher von duktalen und Azinuszellen des Pankreas als von B-Zellen ausgehen. Es handelt sich überwiegend um kleine Tumoren (1–2 cm), die meist solitär, seltener multipel auftreten.

Klinik

Durch die autonome Insulinsekretion kommt es zu Hypoglykämiesymptomen, wie Heißhunger, Schwitzen, Zittern und neuroglukopenischen Symptomen (Kopfschmerzen, Sehstörungen, Konzentrationsstörungen). Die Symptome treten charakteristischerweise im Nüchternzustand auf und verbessern sich umgehend nach Glukosezufuhr!

Diagnostik

Zur Diagnose wird ein **Hungerversuch** über 72 h empfohlen. Es erfolgen dabei engmaschige Blutzuckerkontrollen sowie Bestimmungen von Insulin, Proinsulin und C-Peptid. Der Test wird bei symptomatischer Hypoglykämie beendet. Bei Patienten mit einem Insulinom kommt es zu einem Blutzuckerabfall bei fehlender Insulinsuppression. Auch bei Gesunden fällt die Blutzuckerkonzentration ab, bei jedoch supprimierter Insulinsekretion. Die Bestimmung des C-Peptids, als Maß für die endogene Insulinsynthese, dient zum Ausschluss einer Hypoglykämie durch exogenes Insulin (Hypoglycaemia factitia).
Auch wenn extrapankreatische Insulinome eine Rarität darstellen, sollte aufgrund der Möglichkeit nichtpalpabler Tumoren und zunehmender laparoskopischer Operationen eine präoperative Lokalisationsdiagnostik erfolgen. Dabei kommen die bereits erwähnten Verfahren zur Anwendung (CT, MR, Endosonografie). Das DOTA-PET/CT hat aufgrund der selteneren Expression von Somatostatin-Rezeptoren eine geringere Sensitivität. In Zukunft könnte auch eine PET/CT mit GLP-1-Radioliganden an Bedeutung gewinnen.
Bei kleinen Tumoren gelingt eine Lokalisation nicht immer. Es sollte dann aber auch an die Möglichkeit einer adulten Nesidioblastose (diffuse Betazellhyperplasie oder

Non-insulinoma pancreatogenous hypoglycemia syndrome) gedacht werden. In diesem Fall kann eine selektive intraarterielle Kalziumstimulation (der A. lienalis, A. gastroduodenalis und A. mesenterica superior) mit hepatisch-venöser Bestimmung des Insulingradienten zur Regionalisierungsdiagnostik erwogen werden. Durch Kalzium wird eine Insulinsekretion bei Insulinom oder Nesidioblastose, nicht aber bei normalen B-Zellen stimuliert.

Therapie

Insulinome sollten operativ entfernt werden, bei gutartigen Tumoren vorzugsweise als parenchymsparende Enukleation. Intraoperativ sollte eine Ultraschalldarstellung erfolgen. Falls eine Lokalisation dennoch nicht gelingt, wird eine intraoperative selektive Kalziumstimulation empfohlen. Der Erfolg kann intraoperativ durch einen Schnellschnitt, einen Blutzuckeranstieg ohne Glukosegabe und einen Schnellassay mit Nachweis eines Insulinabfalls bestätigt werden. In Zukunft könnte auch die Radiofrequenzablation bei Insulinomen < 2 cm an Bedeutung gewinnen. Eine niedrigere Komplikationsrate im Vergleich zur Operation ist allerdings mit einer höheren Rezidivrate verbunden.

Bei symptomatischer Hypoglykämie werden rasch resorbierbare Kohlenhydrate oder parenterale Glukose verabreicht. Außerdem kann durch Diazoxid (Proglicem®) die Insulinsekretion gehemmt werden. Eine weitere Alternative stellen Somatostatin-Analoga (z. B. Octreotid) dar.

Gastrinom

Gastrinome sind meist im Pankreas oder im Duodenum lokalisierte Tumoren, die Gastrin produzieren. Sie sind in ca. 60–70 % maligne und in ca. 25 % mit einer MEN Typ 1 assoziiert.

Klinik

Die durch die Gastrinüberproduktion und damit erhöhte Säuresekretion verursachte Erkrankung wird als **Zollinger-Ellison-Syndrom** bezeichnet. Fast immer kommt es zu rezidivierenden, oft atypisch lokalisierten Ulzera im Duodenum, Magen und auch im Jejunum. Zudem kommt es häufig zur Diarrhö, die sich auf PPI bessert.

> Bei rezidivierenden, therapierefraktären Magenulzera sollte an ein Zollinger-Ellison-Syndrom gedacht werden (und an die Assoziation mit der multiplen endokrinen Neoplasie Typ 1).

Diagnostik

Die Diagnose wird durch eine **erhöhte Gastrinkonzentration** (Gastrin > 1.000 pg/ml bei nüchternen Patienten ohne PPI-Therapie) bei gleichzeitig **erhöhter Magensäuresekretion (pH < 2,5)** gestellt. Eine Gastrinerhöhung liegt auch bei einer perniziösen Anämie, bei Niereninsuffizienz oder bei einer Therapie mit Protonenpumpenhemmern vor. In etwa zwei Dritteln der Fälle finden sich Gastrinkonzentrationen < 1.000 pg/ml, sodass zur Diagnosesicherung ein Sekretin-Stimulationstest notwendig ist. Nach der biochemischen Bestätigung sollte eine Lokalisationsdiagnostik erfolgen.

Therapie

Eine kurative Behandlung ist bei Fehlen von Lebermetastasen nur durch eine chirurgische Tumorresektion möglich. Da auch kleine Gastrinome häufig metastasieren, wird eine endoskopische Therapie nicht empfohlen. Eine symptomatische Therapie zur Säureblockade erfolgt durch hochdosierte Protonenpumpenhemmer. Bei der MEN Typ 1 treten Gastrinome meist multifokal und häufiger in der Duodenalwand auf. Bei diesen Patienten kommt teilweise eine lebenslange Therapie mit Protonenpumpenhemmern zum Einsatz.

Zusammenfassung

- Endokrines paraneoplastisches Syndrom: ektope Hormonproduktion, häufig beim kleinzelligen Bronchuskarzinom oder anderen neuroendokrinen Tumoren
- Karzinoidsyndrom: Flush, Diarrhö, kardiale Symptome
- Insulinom: Nüchternhypoglykämie, neuroglukopenische Symptome, Reversibilität nach Glukose (Whipple-Trias), meist benigne
- Gastrinom: multiple und rezidivierende Magenulzera, frühe Metastasierung

Endokrine Disruptoren

Menschen und Tiere sind durch die Nahrung und anderen Quellen endokrin aktiven Substanzen ausgesetzt. Dabei gibt es natürliche Quellen (z. B. Phytoöstrogene in Soja) und künstlich hergestellte Substanzen, die als Umweltschadstoffe oder Verpackungsmaterialien auch in Lebensmittel gelangen können.
Als **endokrine Disruptoren** werden exogene Substanzen bezeichnet, die durch Veränderungen des endokrinen Systems zu gesundheitsschädlichen Effekten in einem Organismus oder dessen Nachkommen führen. Unerwünschte Effekte betreffen physiologische Regelmechanismen, die Entwicklung oder die Fortpflanzung. Sie können Einfluss auf die Hormonbiosynthese, den Hormonmetabolismus oder die Hormonwirkung haben. Endokrine Disruptoren können dabei die Hormonwirkung imitieren oder unterbrechen *(disrupt)*. Man findet sie in Nahrungsmitteln, Verpackungen, Kosmetika und anderen Produkten des Alltags. Wenngleich seit der Definition im Jahr 1991 zahlreiche Studien dazu veröffentlich wurden, bleiben weiterhin viele Fragen offen.
Bedeutsam sind dabei die zahlreichen Effekte auf hormonelle Regulationsmechanismen im Organismus als auch die Tatsache, dass Hormone durch ihre hohe Rezeptoraffinität bereits in niedrigen Konzentrationen ihre Wirkungen entfalten. Gut untersucht sind östrogenähnliche und antiandrogene Wirkungen von endokrinen Disruptoren. Da diese jedoch deutliche strukturelle Unterschiede zu Steroidhormonen zeigen, ist zur Beurteilung von Effekten eine Untersuchung in vivo notwendig.
Wie bei anderen Hormonen ist dabei zu berücksichtigen, dass abweichend zur Toxikologie keine direkte Dosis-Nebenwirkungs-Relation besteht. So können durch endokrine Disruptoren negative Effekte z. B. bei der neuronalen Entwicklung auftreten, die durch eine geringere Wirkung von Schilddrüsenhormonen vermittelt werden. Es ist zudem davon auszugehen, dass in bestimmten Lebensabschnitten wie in der Schwangerschaft und bei Säuglingen bzw. Kleinkindern eine erhöhte Vulnerabilität gegenüber endokrinen Disruptoren besteht.
Ausgewählte Beispiele endokriner Disruptoren sind:
Bisphenol A (BPA) Man findet es in z. B. Lebensmittelverpackungen und Polykarbonatkunsstoffen. Es interagiert mit zahlreichen Rezeptoren wie Östrogen-, Androgen-, PPARγ-, Glukokortikoidrezeptoren und hat Effekte auf die thyreotrope Achse. Aufgrund der kurzen Halbwertzeit und wiederholter Aufnahme ist eine Beurteilung der gesundheitlichen Effekte nur sehr schwer möglich. Dennoch hat die europäische Behörde für Lebensmittelsicherheit (EFSA) in einer Neubewertung im April 2023 den Grenzwert für die tolerierbare tägliche Aufnahmemenge um den Faktor 20.000 auf 0,2 ng/kg Körpergewicht und Tag weiter reduziert. Abgesehen von einem Verbot für Lebensmittelverpackungen in Frankreich und einem EU-Verbot für BPA in Säuglingsflaschen und Verpackungen von Kindernahrungsmitteln gibt es jedoch keine gesetzlichen Vorgaben. In einer Untersuchung in Österreich Ende 2023 wurden in Konservendosen mehr als 100-fache Erhöhungen der neuen Grenzwerte gefunden.

> Die meisten Daten für BPA stammen aus Tierstudien und zeigen Hinweise für negative Effekte auf Gewicht, Stoffwechsel und Reproduktion. Aber auch beim Menschen gibt es bereits Hinweise auf Angststörungen bei Kindern und Veränderungen kardiovaskulärer Funktionen.

Per- und polyfluorierte Alkylsubstanzen (PFAs) Es handelt sich um eine große Gruppe von Industriechemikalien mit wasser- und fettabweisenden Eigenschaften, die z. B. für Beschichtungen von Pfannen, aber auch bei Kleidungsstücken und Lebensmittelverpackungen verwendet werden. Sie sind kaum abbaubar und reichern sich daher auch in der Umwelt an. Aber auch im Blut und in anderen Organen sind sie nachweisbar. Komplexe Mechanismen, eine ubiquitäre Verbreitung und geschätzt mehr als 10.000 verschiedene Stoffe erschweren eine wissenschaftliche Beurteilung der Effekte. Neben einem Einfluss auf das Immunsystem gibt es auch Hinweise auf eine vermindertes Geburtsgewicht durch PFAs. Auch wenn Effekte auf das endokrine System und das Imitieren von Fettsäuren im Körper gezeigt werden konnten, sind weitere Auswirkungen bislang nicht ausreichend erforscht.
Phthalate Sie werden meist als Weichmacher in Kunststoffen eingesetzt. Die Aufnahme erfolgt häufig oral z. B. über Lebensmittelverpackungen, wobei die aufgenommene Menge bei Erwachsenen in der Regel so gering sind, dass kein gesundheitliches Risiko anzunehmen ist. Kinder können hingegen kritische Mengen über Staub oder Spielzeug aufnehmen. Endokrine Effekte betreffen v. a. die Reproduktion, weshalb auch von der Industrie zunehmend alternative Weichmacher verwendet werden.

Zusammenfassung

- Endokrin aktive Substanzen: natürliche oder synthetische Substanzen mit hormoneller Wirkung
- Endokrine Disruptoren: Umweltsubstanzen mit gesundheitsschädlicher Wirkung aufgrund endokriner Effekte. Eine erhöhte Vulnerabilität besteht in der Schwangerschaft und bei Säuglingen bzw. Kleinkindern.

←

Doping

Zahlreiche Hormone haben auch eine leistungssteigernde Wirkung, durch die sich Athleten einen Vorteil im Wettkampf erhoffen. Doping ist der Versuch der Leistungssteigerung durch die Anwendung von **verbotenen Substanzen** oder **verbotenen Methoden.** Es gibt außerdem Substanzen, die bestimmten Einschränkungen unterliegen (z. B. Alkohol, Marihuana, Lokalanästhetika, Kortikosteroide und Betablocker). Neben der Anwendung sind aber auch die Verschreibung und das Inverkehrbringen dieser Substanzen zur Leistungssteigerung strafbar.

Dopingkontrolle

Neben Kontrollen bei Wettkämpfen (*in competition*) gibt es auch Kontrollen außerhalb eines Wettbewerbs (*out of competition*). Die Kontrollen erfolgen meist durch Harnproben. Zunehmend werden auch Blutproben „gezogen", da einige Dopingmittel nur im Blut nachweisbar sind. Urinproben werden unter Aufsicht abgegeben und auf zwei Flaschen und einen Becher aufgeteilt. Der Urinbecher wird für die Bestimmung von pH und Harndichte verwendet. Die Flaschen werden versiegelt und in das Labor geschickt, wo sie anonymisiert analysiert werden. Bei einer positiven **A-Probe** erfolgt die Benachrichtigung des Sportverbands und des Athleten. Der Sportler kann dann eine Öffnung der **B-Probe** beantragen. Verzichtet der Sportler darauf oder wird das Ergebnis durch die B-Probe bestätigt, gilt der Test als positiv.

Die Proben können lange Zeit aufbewahrt werden und durch einen Auftrag der verantwortlichen Anti-Dopingorganisation mit aktuellen Analysemethoden erneut untersucht werden.

Verbotene Substanzen

Anabolika

Zu den Anabolika gehören anabole Androgene und selektive Androgen-Rezeptor-Modulatoren (SARM), Wachstumshormon, hCG (humanes Choriongonadotropin) und β_2-Agonisten (→ Abb. 51.1):

Androgene Die erste Substanz der **anabol androgenen Steroidhormone** (Anabolika im engeren Sinn) war 19-Nortestosteron, von dem sich viele Anabolika ableiten. Häufig verwendete Substanzen sind z. B. Tetrahydrogestrinon (THG), Nandrolon, Stanozol oder auch Testosteron.
Anabolika gehören zu den ersten Dopingsubstanzen und sind durch ihre **anabolen Wirkungen** auch heute noch die wirksamsten Mittel zur Leistungssteigerung bei Kraft- und Schnellkraftsportarten. Sie führen zu einer Positivierung der Stickstoffbilanz, wodurch es zu einer allgemeinen Beschleunigung von Wachstumsprozessen kommt:

- Steigerung der Proteinsynthese in der Muskulatur
- Steigerung der Eythropoiese
- Abnahme des Körperfetts
- Wasserretention
- Neben den erwünschten anabolen Effekten treten aber auch immer (unerwünschte) **androgene Wirkungen** auf.

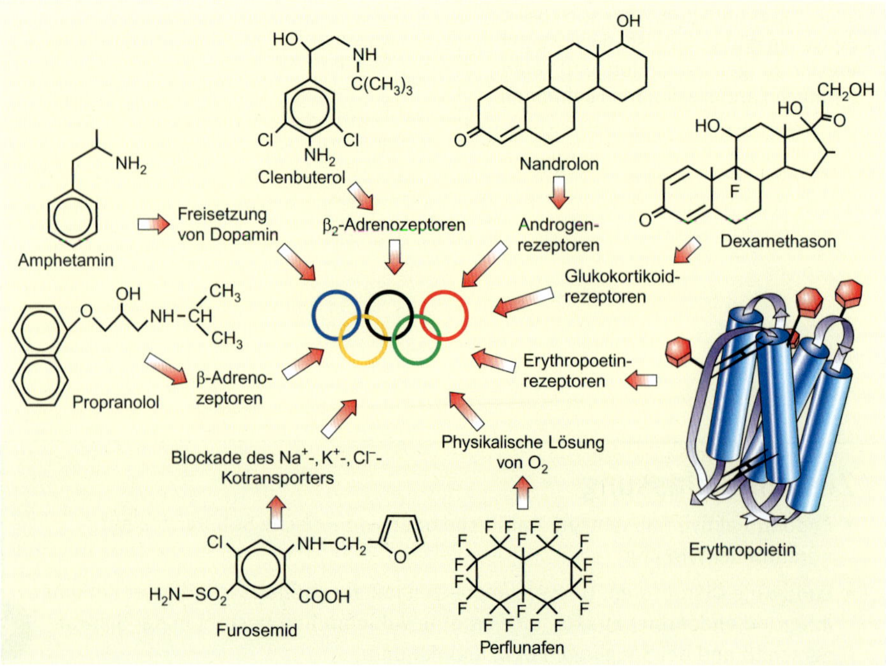

Abb. 51.1 Überblick über einige Dopingsubstanzen [L253]

Bodybuilder nehmen teilweise das Zehnfache der üblichen Dosis einer Hormonsubstitution ein, wodurch es zu zahlreichen Nebenwirkungen kommen kann. Unerwünschte Nebenwirkungen können auch durch die gleichzeitige Einnahme mehrerer Substanzen auftreten. Es kann zu Steroidakne, Dyslipidämie, Herzinfarkt und psychischen Veränderungen kommen (erwünscht: Euphorie, erhöhte Leistungsbereitschaft; unerwünscht: Gereiztheit, gesteigerte Aggressivität).

- Bei **Frauen** sind aufgrund der geringen Androgensynthese die Symptome der Hyperandrogenämie (tiefe Stimme, Virilisierung, Brustdrüsenatrophie; → Kap. 37) ausgeprägter als bei Männern.
- Bei **Männern** kommt es durch eine Gonadotropinsuppression zur Hodenatrophie und zu einem Sistieren der Spermatogenese. Daher kann in Kombination hCG angewendet werden, das die Spermatogenese und das Hodenwachstum stimuliert.

Aromatisierbare Anabolika können zum Auftreten einer Gynäkomastie führen. Bei Jugendlichen kann es durch einen vorzeitigen Epiphysenschluss zur Hemmung des Längenwachstums kommen. Es werden daher auch zusätzlich Antiöstrogene wie Clomifen eingenommen, die die Entstehung einer Gynäkomastie unterdrücken.

Verboten sind auch weitere Substanzgruppen, wie Aromatasehemmer, SERMs sowie Insulin und PPARδ-Agonisten.

Wachstumshormon In früheren Studien konnte, vermutlich aufgrund geringerer Dosierungen, ein Effekt von Wachstumshormon auf Kraft oder Ausdauer nicht nachgewiesen werden. Vor allem in Kombination mit Androgenen ist jedoch bekannt, dass die Sprintleistung verbessert werden kann. Bei Bodybuildern führen Wachstumshormone zu einer Veränderung der Körperzusammensetzung mit Erhöhung der Muskelmasse und Reduktion des Fettanteils.
Nebenwirkungen sind Insulinresistenz und Diabetes mellitus sowie andere Zeichen der Akromegalie (arterielle Hypertonie, Kardiomegalie, Hepatomegalie, vergröberte Gesichtszüge).

Stimulanzien

Indirekt wirkende Sympathomimetika Sie gehören zu den Stimulanzien. Sie bewirken über eine zentralnervöse Freisetzung von Dopamin und anderen biogenen Aminen eine erhöhte Leistungsbereitschaft, Euphorie und eine Erhöhung der Ermüdungsschwelle. In diese Gruppe gehören

Amphetamin und dessen Derivate. Indirekt wirkende Sympathomimetika wie Ephedrin verursachen eine Schleimhautabschwellung und sind auch als Erkältungssaft rezeptfrei erhältlich (z. B. Wick MediNait®). Das Medikament ist aufgrund der niedrigen Konzentration nicht leistungssteigernd, kann jedoch zu einer positiven Dopingprobe führen. Problematisch ist auch die Kombination von Ephedrin mit einem sedierenden Antihistaminikum, Paracetamol, der psychoaktiven Substanz Dextromethorphan und Alkohol in einem rezeptfreien Hustensaft.
β_2-Agonisten Der wichtigste Vertreter ist Clenbuterol, das sowohl anabole als auch stimulierende Effekte hat. Es kann zu Tachykardien und Tremor kommen. Unrühmlichen Bekanntheitsgrad hat es durch die Anwendung bei der Kälbermast erlangt. β_2-Agonisten (Salbutamol, Salmeterol und Terbutalin), die bei der Therapie des Asthma bronchiale zur Anwendung kommen, dürfen nach ärztlicher Bestätigung zur Inhalation verwendet werden.
Koffein Es hat ebenfalls eine stimulierende Wirkung. Seit dem 1.1.2004 steht Koffein jedoch nicht mehr auf der Liste verbotener Substanzen der WADA (World Anti-Doping Agency).

Erhöhung der Sauerstofftransportkapazität

Ein leistungslimitierender Faktor im Ausdauersport ist die maximale Sauerstofftransportkapazität. Diese kann z. B. durch eine erhöhte Erythrozytenzahl gesteigert werden. Dazu werden Substanzen verwendet, die teilweise auch für die Therapie der Anämie geeignet sind. Auch verschiedene verbotene Methoden erhöhen die Sauerstofftransportkapazität (s. u.).
Erythropoietin (kurz: EPO) Renales Hormon, das für die Bildung der Erythrozyten essenziell ist. Es wird z. B. im Radsport angewendet, wo enorme Ausdauerleistungen verlangt werden. Durch die Hämatokriterhöhung kommt es jedoch zu einer erhöhten Blutviskosität und zur Gefahr von Thrombosen. Nachdem früher nur ein indirekter Nachweis durch die Bestimmung von Hämatokrit, Hämoglobinkonzentration und Retikulozytenzahl möglich war, kann rekombinantes Erythropoietin (rEPO) nun auch direkt im Harn nachgewiesen werden. Eine Weiterentwicklung ist CERA (*Continuous Erythropoietin Receptor Activator*), das durch Pegylierung eines EPO-Derivats ein höheres Molekulargewicht besitzt. Es wird daher kaum renal filtriert und zirkuliert somit länger im Blut.
HIF-Stabilisatoren Stabilisatoren des HIF-Komplexes (Hypoxie-induzierbarer-Faktor) können oral verabreicht werden und stimulieren die körpereigene Erythropoietinsynthese. Tests auf rekombinantes Erythropoietin bleiben daher negativ.

Weitere Substanzen

Ebenfalls verboten sind opioidartige Analgetika. Sie bewirken zwar keine Leistungssteigerung, haben aber eine beruhigende und anxiolytische Wirkung. Zur Schmerzbehandlung dürfen NSAR verwendet werden. Problematisch ist jedoch der Missbrauch von NSAR im Freizeitsport. Dabei werden Schmerzmittel auch vorbeugend vor Wettkämpfen oder Trainings verwendet, um die Belastungsfähigkeit zu erhöhen. Neben den potenziellen Risiken (Nierenversagen, gastrointestinale Ulcera, Hautblutungen, Herzinfarkte u. a.) gibt es in Studien keine einheitlichen Hinweise auf eine Leistungssteigerung.
Auch Cannabinoide und Glukokortikoide gehören zu den verbotenen Substanzgruppen. Betablocker sind bei bestimmten Sportarten im Wettkampf verboten.

Verbotene Methoden

Sauerstofftransport

Blutdoping Für eine autologe Transfusion wird Erythrozytenkonzentrat 4–6 Wochen vor dem Wettkampf abgenommen und kurz davor reinfundiert. Hinweise auf Eigenblutdoping können derzeit nur indirekt geliefert werden, z. B. durch Nachweis des Stabilisators Glykol. Eine Fremdbluttransfusion kann hingegen auch direkt nachgewiesen werden. Auch die Entnahme und UV-Bestrahlung geringer Eigenblutmengen mit anschließender Retransfusion fällt unter die verbotenen Methoden, selbst wenn sich gerichtliche Gutachter zum Teil gegen einen leistungssteigernden Effekt ausgesprochen haben.
Perfluorkohlenwasserstoffe Synthetische Substanzen, die mit hoher Affinität Sauerstoff physikalisch lösen können. Sie werden als Emulsion mit Phospholipiden angewendet, da sie sich nicht mit Wasser mischen lassen.
Efaproxiral (RSR13) Es moduliert die Sauerstoffaffinität des Hämoglobins. Durch eine Rechtsverschiebung der Sauerstoffbindungskurve wird die O_2-Abgabe im Gewebe erleichtert. Physiologisch tritt dieser Effekt z. B. auch bei niedrigem pH oder erhöhter CO_2-Konzentration auf. 2001 wurde beim Giro d'Italia unter anderem auch RSR13 sichergestellt.
Modifiziertes Hämoglobin Quervernetztes und polymerisiertes Hämoglobin wird vor dem Wettkampf in das Blut injiziert. Das polymerisierte Hämoglobin Hemopure® war nur in Südafrika zugelassen und wurde später wieder vom Markt genommen. Einige andere Produkte wurden hingegen vor der Zulassung gestoppt. Hemopure® basiert auf Rinderhämoglobin. Im Vergleich zu Erythrozytenkonzentraten hat es den Vorteil, dass es einfacher und länger gelagert werden kann und mit allen Blutgruppen kompatibel ist.
Repoxygen Gentherapeutisches Verfahren, das bisher nur an Mäusen getestet wurde. Das Erythropoietin-Gen wird dabei in Muskelzellen eingeschleust. Die Genexpression wird durch einen weiteren sauerstoffempfindlichen Faktor reguliert.

Dopingmaskierer

Unter die verbotenen Methoden fällt auch die Manipulation von Harnproben.
Furosemid führt durch die erhöhte Diurese zu einer Verdünnung der Urinkonzentration von verbotenen Substanzen.
Probenecid vermindert die renale Steroidausscheidung, sodass die Konzentration endogener und exogener Androgene im Harn sinkt.
Finasterid (5α-Reduktase-Hemmer) vermindert die Ausscheidung von 5α-Metaboliten und verändert so das Steroidprofil.

Zusammenfassung

- Doping ist der Versuch der Leistungssteigerung durch verbotene Methoden oder verbotene Substanzen.
- Anabole Steroide werden bei Kraftsportarten und von Bodybuildern missbraucht. Unerwünscht sind die androgenen Wirkungen.
- Erythropoietin erhöht die Sauerstofftransportkapazität.
- Dopingmaskierer verdünnen die Harnkonzentration oder hemmen die Ausscheidung von verbotenen Substanzen.

Fallbeispiele

BASICS

Fall 1: Starker Durst und Polyurie

Fallbeschreibung

Eine 62-jährige Patientin stellt sich bei Ihnen in der internistischen Ambulanz mit Polyurie und Polydipsie vor.

An welche Differenzialdiagnosen denken Sie?

Diabetes mellitus, ADH-Mangel, primärer Hyperparathyreoidismus und andere Ursachen der Hyperkalzämie, psychogene Polydipsie, Medikamente.

Welche weiteren anamnestischen Fragen sollten Sie stellen?

Urinmenge (z. B. mehr als 2 l/Tag) und Harnfarbe (konzentriert, hell)? Wie lange bestehen die Symptome? War der Beginn plötzlich oder langsam? Bestehen Zeichen der Dehydratation (Mundtrockenheit)? Liegen Symptome vor, die auf eine bestimmte Erkrankung hinweisen (Gewichtsverlust, Müdigkeit, Kopfschmerzen u. a.)? Nicht vergessen werden darf die Medikamentenanamnese (v. a. Frage nach Diuretika).

Was sollte bei der körperlichen Untersuchung besonders beachtet werden?

Kann die Polyurie durch ausreichende Flüssigkeitsaufnahme kompensiert werden oder bestehen Exsikkosezeichen (z. B. auffällig trockene Schleimhäute, stehende Hautfalten)? Bestehen weitere Hinweise auf eine Erkrankung, die mit Polyurie und gesteigertem Durst einhergeht? Besteht eine Hypotonie oder eine orthostatische Dysregulation?

Welche initialen labordiagnostischen Untersuchungen sind bei der Abklärung von Trinkstörungen sinnvoll?

Bestimmung von Glukose, HbA_{1c}, Natrium, Kalium, Chlorid, Kalzium, Kreatinin, Harnstoff, Hämatokrit, Serum- und Harnosmolarität, evtl. Urinnatriumkonzentration (Polyurie bei Hyperkalzämie und Hypokaliämie; Erhöhung von Natrium, Osmolalität, Harnstoff oder Hämatokrit können auf eine Dehydratation hinweisen).

Die Patientin gibt an, pro Tag 2–3 l Flüssigkeit zu trinken und etwa ebenso viel auszuscheiden. Nach ausführlicher Befragung berichtet sie auch über allgemeine Müdigkeit und Gewichtsabnahme. Sie könne sich nicht erinnern, seit wann die Symptome verstärkt aufgetreten seien. Eine arterielle Hypertonie werde seit 5 Jahren mit Bisoprolol behandelt. Sie gibt an, etwa 25 Zigaretten pro Tag zu rauchen und gelegentlich Alkohol zu trinken. Ihre Mutter habe an einem Typ-2-Diabetes gelitten. Der Vater sei vor 15 Jahren an einem Myokardinfarkt verstorben.
Die Patientin ist adipös und in einem guten Allgemeinzustand. Bei der körperlichen Untersuchung zeigen sich diskrete Exsikkosezeichen wie trockene Haut und Schleimhäute. Die Patientin hat eine beidseitige Gonarthrose.

Welcher Verdacht besteht nach der ersten Untersuchung?

Diabetes mellitus.

Welche diagnostischen Schritte leiten Sie zum Nachweis der Verdachtsdiagnose ein?

Bestimmung des HbA_{1c}, der Nüchternglukose (8 h nüchtern) oder oraler Glukosetoleranztest.

Welche diagnostischen Werte gelten als pathologisch?

Diabetes mellitus: $HbA_{1c} \geq 6{,}5$ %, Nüchternglukose ≥ 126 mg/dl oder oGTT ≥ 200 mg/dl.

Welche Lifestyle-Therapie empfehlen Sie der Patientin?

Rauchen aufgeben (Hilfe mit Nikotinpflastern, Kaugummi möglich), Ernährungsumstellung und Kalorienrestriktion, Bewegung soweit möglich. Es kann auch überlegt werden, den Betablocker durch einen ACE-Hemmer zu ersetzen oder zu ergänzen.

Fallbeschreibung

Am Nachmittag kommt eine weitere 55-jährige Frau in die Ambulanz, die ebenfalls unter starkem Durst und Polyurie leidet. Die Patientin beschreibt den Durst als zwanghaftes Verlangen zu trinken. Die Symptome bestünden seit etwa 2 Monaten. Sie müsse etwa alle 2 h Wasser lassen und stehe auch in der Nacht 3- bis 4-mal auf. Sie schätzt, dass sie etwa 5–6 l Urin pro Tag mit heller Farbe ausscheide. Seit dem 25. Lebensjahr bestehe ein wiederkehrender Spannungskopfschmerz. In letzter Zeit trete dieser jedoch häufiger auf. Die Patientin ist in einem guten Ernährungs- und Allgemeinzustand. Der weitere Status ist unauffällig.

Auf welche Erkrankung weisen die Symptome hin?

ADH-Mangel (vormals zentraler Diabetes insipidus).

Welche Symptome sind charakteristisch für diese Erkrankung?

Zwanghaftes Trinken, Polydipsie, Kopfschmerzen, Sehstörungen, plötzliches Auftreten, Bevorzugung kalter Getränke.

Welche Krankheiten sollen im Speziellen ausgeschlossen werden?

Differenzialdiagnose: Diabetes mellitus, ADH-Resistenz (vormals renaler Diabetes insipidus), psychogene Polydipsie (häufiger bei Patienten mit psychiatrischen Erkrankungen).

Durch welche Untersuchung kann die Verdachtsdiagnose bestätigt werden?

Durstversuch: Dabei ist kein physiologischer Anstieg der Urinosmolalität zu beobachten (< 300 mosmol/l). Hilfreich kann auch die Bestimmung von Copeptin sein.

Wie gehen Sie in diesem Fall weiter vor?

Bei nachgewiesenem ADH-Mangel centralis sollte nach der Ursache gesucht werden (Tumor, Trauma, Enzephalitis, Meningitis, jedoch in etwa 30 % idiopathisch!). Die Kopfschmerzen könnten durch eine intrakranielle Raumforderung bedingt sein. Eine medikamentöse Therapie ist bei geringer Harnmenge nicht immer notwendig.

Fallbeschreibung

Kurze Zeit später wird eine 60-jährige Frau von ihrem Ehepartner in der Ambulanz angemeldet. Ihr Mann meinte, sie solle wegen des Schwindelgefühls beim Aufstehen und des erhöhten Dursts einmal zum Arzt gehen und auch gleich eine Routineuntersuchung machen lassen. Sonst gibt die Patientin keine Beschwerden an. Sie trinke nach eigenen Angaben täglich ca. 2 l Wasser und müsse untertags und auch in der Nacht häufiger Wasser lassen. Die weitere Anamnese ist unauffällig, bis auf eine Hysterektomie vor 10 Jahren. Es sind keine Fragilitätsfrakturen erhebbar. Bei der Frage nach der Medikation gibt sie an, seit 2 Jahren einmal täglich Pantoprazol wegen Bauchschmerzen einzunehmen. Diese hätten sich seitdem gebessert. Auch Nahrungsergänzungsmittel nehme sie regelmäßig. Es bestehen anamnestisch und klinisch keine Hinweise auf eine Herzinsuffizienz oder andere Ödemerkrankungen. Bei der körperlichen Untersuchung fallen v. a. stehende Hautfalten und eine trockene schuppende Haut auf. Der Ernährungszustand ist leicht herabgesetzt, der Allgemeinzustand gut.

Welche Verdachtsdiagnosen bestehen?

Diabetes mellitus, primärer Hyperparathyreoidismus, Tumorhyperkalzämie.

Welche weiteren anamnestischen Fragen sollten gestellt werden?

Es sollte nach weiteren Symptomen eines Diabetes mellitus bzw. eines primären Hyperparathyreoidismus gefragt werden. Bei Letzterem kann es zu rezidivierender Nephrolithiasis, Übelkeit, Erbrechen, Magenulzera, Obstipation, Knochenschmerzen oder Herzrhythmusstörungen kommen.

Außerdem sollte nach Knochenschmerzen und bisherigen Vorsorgeuntersuchungen (Thoraxröntgen, bei Frauen Mammografie, bei Männern urologische Untersuchung) gefragt werden.

Sie machen eine Blutabnahme. Dabei erhalten Sie folgende Werte: Natrium: 147 mmol/l, Kalium 3,9 mmol/l, Kalzium: 3,1 mmol/l (Interpretation mit Serumproteinen – Albumin: 44,2 g/l), Kreatinin: 2,3 mg/dl, Osmolalität: 304 mmol/l, Glukose: 134 mg/dl. Welche weitere Untersuchung sollte durchgeführt werden? Wieso?

Es liegt eine Hyperkalzämie vor. Daher sollten auch intaktes PTH und Phosphat bestimmt werden. Außerdem sollte ein Diabetes mellitus ausgeschlossen werden. Es zeigen sich folgende Ergebnisse: PTH intakt: 32 pg/ml, Kalzium: 3,04 mmol/l, Phosphat: 1,1 mmol/l, Nüchternblutzucker: 92 mg/dl. Bei einer Blutgasanalyse kann auch das ionisierte Kalzium bestimmt werden.

Welche Differenzialdiagnosen gibt es?

Die PTH-Konzentration ist in Bezug auf die Kalziumkonzentration relativ erniedrigt. Ein primärer Hyperparathyreoidismus ist daher unwahrscheinlich.

Bei supprimiertem Parathormon besteht am häufigsten eine Tumorhyperkalzämie oder eine Vitamin D-Intoxikation. Das Kalzium-Alkali-Syndrom (im Deutschen noch häufig Milch-Alkali-Syndrom genannt) ist ebenso eine häufige Ursache der Hyperkalzämie mit metabolischer Alkalose und Nierenversagen. Auch wenn die früheren Auslöser (Natriumbikarbonat und große Mengen Milch) heute nicht mehr vorkommen, kann es auch heutzutage durch übermäßige Einnahme von Kaalziumkarbonat dazu kommen. Nicht nur bei dieser Patientin wird die Diagnose dadurch erschwert, dass häufig keine Blutgasbestimmung erfolgt und nicht über die exzessive Einnahme von Kalzium und Vitamin D berichtet wird. In der weiteren Abklärung fand sich kein Tumorhinweis. Bei unklaren Befunden sollte daher auch an die Möglichkeit eines Milch-Alkali-Syndroms gedacht werden.

Fall 2: Gewichtszunahme

Fallbeschreibung

Ein 42-jähriger Mann stellt sich bei Ihnen in der Praxis mit Gewichtszunahme vor. Er hat in den letzten 12 Monaten mehr als 10 kg zugenommen.

Im Rahmen einer ausführlichen Anamnese berichtet der Patient, dass er seit längerer Zeit an zunehmender Müdigkeit und vermindertem Antrieb leide. Er friere außerdem leicht und ziehe sich lieber eine Schicht mehr an als früher. Die Sprache ist verlangsamt. Die Mutter habe an einem Kropf gelitten, der entfernt worden sei, nachdem Beschwerden beim Schlucken aufgetreten seien. Seitdem sei sie beschwerdefrei. Der Vater leide an Morbus Parkinson.
Der Ernährungszustand ist gut, der Allgemeinzustand leicht herabgesetzt. Bei der körperlichen Untersuchung fallen struppige, trockene Haare auf. Die Gesichtshaut ist trocken und leicht geschwollen. Der BMI beträgt 28 kg/m^2. Der Puls liegt bei 52 Schlägen pro Minute, der Blutdruck bei 130/90 mmHg. Die weitere Untersuchung ist unauffällig.

Welche Endokrinopathien können mit einer Gewichtszunahme einhergehen?

Hypothyreose, Cushing-Syndrom, Hypopituitarismus, Hypogonadismus, Insulinom, Diabetes mellitus und Insulintherapie.

Eine Gewichtszunahme bei Erwachsenen ist häufig und kann zahlreiche Ursachen haben. Auf welche Fragen sollte in der Anamnese besonderer Wert gelegt werden?

Von besonderer Bedeutung ist die Frage nach Ernährungsgewohnheiten, Nahrungsmenge, Essattacken, Kontrollverlust, depressiven Symptomen und körperlicher Aktivität. Auch alkoholische Getränke sollten berücksichtigt werden.
Es sollte des Weiteren nach dem Verlauf der Gewichtszunahme gefragt und nach Symptomen der oben angeführten Endokrinopathien gesucht werden (z. B. Kälteintoleranz, Obstipation, Müdigkeit, Vollmondgesicht, Stammfettsucht, Muskelatrophie, Ausfall der lateralen Augenbrauen). Die weitere Befragung beinhaltet eine Familienanamnese (Adipositas, metabolisches Syndrom) und eine Medikamentenanamnese. Verschiedene Pharmaka wie Hormone (Glukokortikoide, Östrogene, Gestagene, Insulin und Sulfonylharnstoffe), Psychopharmaka (Antidepressiva!, Antikonvulsiva), Antihistaminika oder Betablocker können ebenfalls zu einer Gewichtszunahme führen.

Was sollte bei der körperlichen Untersuchung bestimmt werden?

Es sollte eine Bestimmung von Körpergewicht und Körpergröße erfolgen. Es kann dann der Body-Mass-Index (BMI) bestimmt und der Bauchumfang gemessen werden. Außerdem soll auf die Fettverteilung (gynoid, android) geachtet werden. Bei Frauen sollte auch auf Zeichen der Hyperandrogenämie geachtet werden. Ein Hirsutismus wird jedoch häufig durch Rasieren behandelt, sodass auch aktiv danach gefragt werden muss.

Welche weiteren diagnostischen Schritte sind sinnvoll?

Es sollte eine biochemische Basisdiagnostik erfolgen. Dazu gehören: Nüchternblutzucker (bzw. oraler Glukosetoleranztest), HbA_{1c}, Lipide, Kreatinin, Elektrolyte, Harnsäure, Leberwerte und TSH. Nur bei gleichzeitigem klinischem Verdacht auf endokrine Störungen werden weitere labordiagnostische Verfahren eingesetzt. Bei Verdacht auf eine psychische Essstörung (z. B. bei einer Depression) sollte eine psychiatrische Untersuchung erfolgen.

Ab welchem BMI spricht man von Adipositas?

Adipositas: BMI $\geq$ 30 kg/m^2; Übergewicht: BMI 25–29,9 kg/m^2, Normalgewicht: BMI 18,5–24,9 kg/m^2.

Wie hoch ist der Anteil übergewichtiger Menschen in Deutschland?

Gut die Hälfte der deutschen Erwachsenen ist übergewichtig. Bei ca. 20 % liegt eine Adipositas vor.

Auf welche Erkrankung weisen diese Symptome hin?

Es besteht der Verdacht auf eine Hypothyreose.

Welche weiteren Symptome können außerdem auftreten? Nach welchen Beschwerden sollte noch gefragt werden?

Neben Antriebslosigkeit und Kälteintoleranz kann es auch zu Obstipation und Depression kommen. Bei einer Hypothyreose kommt es häufig zu trockener und schuppender Haut, brüchigen Nägeln, Haarausfall, heiserer Stimme oder verzögerten Reflexen.

Sie machen eine Sonografie. Welches sonografische Bild könnte vorliegen? Was erwarten Sie bei einer Szintigrafie?

Bei der Sonografie zeigt sich eine verkleinerte Schilddrüse mit diffus verminderter Echogenität, vereinbar mit einer chronischen lymphozytären Thyreoiditis. Eine Szintigrafie würde einen diffus verminderten Uptake zeigen.

Sie führen eine Blutabnahme durch. Was bestimmen Sie? Welchen Wert erwarten Sie?

Sie führen eine Bestimmung von TSH und der Schilddrüsenhormone durch. Man erwartet ein erhöhtes TSH bei niedrigem fT_4. Liegt fT_4 noch im Normbereich, spricht man von einer latenten Hypothyreose. Zum Nachweis einer chronischen lymphozytären Thyreoiditis erfolgt eine Bestimmung von Anti-TPO-Antikörpern.

Welche Therapie schlagen Sie vor?

Zur Schilddrüsenhormonsubstitution wird Levothyroxin gegeben. Meist ist eine lebenslange Substitution erforderlich.

Besteht ein Zusammenhang zwischen der Struma der Mutter und der Hypothyreose des Patienten?

Die Struma der Mutter war wahrscheinlich durch einen Iodmangel bedingt. Ein direkter Zusammenhang mit einer chronischen lymphozytären Thyreoiditis besteht nicht.

Fallbeschreibung

Kurz vor der Mittagspause betritt ein 47-jähriger Patient Ihre Praxis. Auf den ersten Blick fallen ein rundes Gesicht und eine androide Adipositas mit dünnen Extremitäten auf (→ Abb. 53.1). Der Patient ist Landwirt. Frühere Erkrankungen sind nicht bekannt („Ich war immer gesund"). In letzter Zeit fühle er sich jedoch zunehmend abgeschlagen und müsse sich bei bestimmten Tätigkeiten von seinem Sohn helfen lassen. Der Patient trinkt gelegentlich Bier und raucht etwa 20 Zigaretten pro Tag. Auf die Frage nach Allergien und Unverträglichkeiten gibt er an, dass er Aspirin nicht vertrage, da er davon schnell Bauchschmerzen bekomme. Ansonsten ist die Anamnese unauffällig.
Der Allgemeinzustand ist gut. Nach Messung der Körpergröße und des -gewichts wird ein BMI von 29,4 berechnet. Der Bauchumfang beträgt 115 cm. Bei der körperlichen Untersuchung fallen Hautblutungen an den Unterschenkeln und Fettablagerungen im Nacken auf. Der Blutdruck liegt bei 145/95 mmHg, der Puls liegt bei 68 Schlägen pro Minute. Von dem erhöhten Blutdruck wisse er. Er möchte aber auf keinen Fall täglich Tabletten schlucken.

Welche Verdachtsdiagnose stellen Sie?
Es besteht der Verdacht auf ein Cushing-Syndrom.

Welche Symptome können bei dieser Krankheit auftreten?
Stammfettsucht, Vollmondgesicht, Muskelatrophie und Hypertonie gehören zu den häufigsten Symptomen. Daneben kommt es auch zu rascher Erschöpfbarkeit und Schwäche. Bei Frauen treten evtl. Zyklusunregelmäßigkeiten und Zeichen der Hyperandrogenämie auf (Hirsutismus, Akne). Charakteristisch sind breite Striae im Bereich des Abdomens und Fettanlagerungen im Nacken und zwischen den Schulterblättern.

Welche diagnostischen Schritte leiten Sie ein?
Am Anfang der Diagnostik stehen ein niedrigdosierter Dexamethasonhemmtest und die Bestimmung der Kortisolausscheidung im 24-h-Harn. Je nach Verfügbarkeit kann auch eine mitternächtliche Kortisolbestimmung im Speichel durchgeführt werden. Die weiterführende Diagnostik besteht in einer ACTH-Bestimmung. Bei einem ACTH-abhängigen Cushing-Syndrom sollten zur weiteren Differenzierung ein CRH-Test, ein Desmopressintest bzw. ein 8-mg-Dexamethason-Hemmtest und eine weitere Bildgebung erfolgen. Bei der ACTH-unabhängigen Form wird mit bildgebenden Verfahren nach Raumforderungen der Nebenniere gesucht.

Worin besteht die Therapie bei einem ACTH-sezernierenden Hypophysenadenom?
Die Therapie der Wahl besteht in einer transsphenoidalen Adenomektomie.

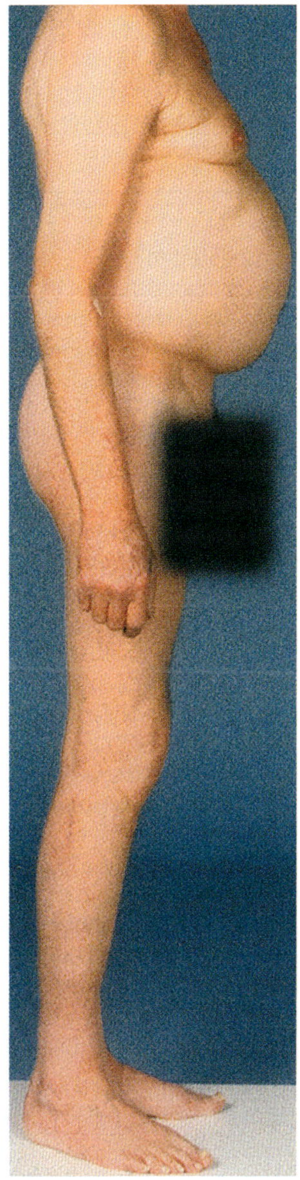

Abb. 53.1 Abdominelle Adipositas mit dünnen Extremitäten bei Patient mit Cushing-Syndrom [E985]

Fallbeschreibung

Am Nachmittag rufen Sie einen 45-jährigen Mann in Ihr Sprechzimmer. Neben der Gewichtszunahme berichtet der Patient über Schmerzen in den Knie- und Hüftgelenken. Ansonsten habe er aber keine Beschwerden. Sorgen bereite ihm die rasche Gewichtszunahme. Vor einem Jahr habe er noch 92 kg gewogen und wiege jetzt 102 kg bei einer Größe von 180 cm. Erst nach eindringlicher Befragung stellt sich heraus, dass er seit 14 Monaten arbeitslos ist und vor einem halben Jahr mit dem Rauchen aufgehört hat. Früher sei er KFZ-Mechaniker gewesen. Er mache derzeit zwar eine Umschulung, aber er finde nichts, was ihm ebenso viel Freude mache wie sein früherer Beruf. Der BMI beträgt 31,5 kg/m^2. Der Status weist keine weiteren Besonderheiten auf.

Auf welche endokrine Erkrankung weisen die Symptome hin?
Die Symptome weisen auf keine endokrine Erkrankung hin.

Was raten Sie dem Patienten bezüglich des Übergewichts?
In diesem Fall führt eine neue Lebensaufgabe in Kombination mit einer Lebensstilumstellung wahrscheinlich auch zu einer Gewichtsabnahme. Im Allgemeinen kann Übergewicht langfristig nicht durch radikale Diäten behandelt werden. Schließlich dauert es auch längere Zeit, bis das aktuelle Übergewicht erreicht ist. Im Vordergrund steht daher die Erarbeitung eines Therapiekonzepts, das auf einer langsamen Reduktion des Körpergewichts durch Kalorienrestriktion, körperliche Aktivität und Verhaltenstherapie basiert.

Fall 3: Hirsutismus

Fallbeschreibung

Eine junge Frau im Alter von 20 Jahren stellt sich bei Ihnen in der Ambulanz vor. Sie berichtet über Amenorrhö sowie zunehmende Behaarung am Kinn und an der Oberlippe.

Welche Fragen sind bei der Anamnese zu stellen?

Neben der gynäkologischen Anamnese ist im Besonderen nach dem Zeitpunkt und dem Verlauf des Auftretens zu fragen. Eine verstärkte Behaarung ist häufig idiopathisch bedingt. Eine Kombination mit Zyklusunregelmäßigkeiten oder anderen Symptomen kann jedoch auf eine endokrine Störung hinweisen.

Auf welche weiteren Merkmale sollten Sie besonders achten?

Es sollte auf weitere Zeichen einer Hyperandrogenämie, wie Akne, androgenetischer Haarausfall, tiefe Stimme und Brustdrüsenatrophie, geachtet werden. Bei Frauen manifestiert sich eine androgenetische Alopezie v. a. als diffuser Haarausfall am Scheitel bei erhaltenem frontalem Haaransatz, seltener bestehen haarlose Areale temporal, wie sie häufig bei Männern auftreten.
Beim Hirsutismus liegt eine vermehrte Behaarung an den androgensensitiven Regionen vor, z. B. Oberlippe, Kinn oder Brust. Außerdem sollte auch auf Zeichen eines Cushing-Syndroms geachtet werden, wie Stammfettsucht, Vollmondgesicht, Muskelatrophie, rasche Erschöpfbarkeit oder arterielle Hypertonie.

Welche weiteren diagnostischen Schritte leiten Sie ein?

Zu Beginn der Abklärung einer sekundären Amenorrhö sollte immer auch eine Schwangerschaft ausgeschlossen werden. Hirsutismus und Virilisierung weisen auf eine Hyperandrogenämie hin. Die erste biochemische Diagnostik umfasst z. B. eine Bestimmung von FSH, LH, TSH, Östradiol, Progesteron, Testosteron, DHEAS, 17-OH-Progesteron, SHBG und Prolaktin.

Mit 14 Jahren kam es zum Eintritt der Menarche. Danach bestanden unregelmäßige Zyklen. Diese wurden in Zusammenhang mit der Scheidung der Eltern gesetzt. Seit der Pubertät besteht eine starke Akne. Selbst eine Therapie mit Retinoiden hat jedoch nur einen eingeschränkten Erfolg gezeigt. Zur Kontrazeption unter Retinoidbehandlung nimmt die Patientin die Pille, seitdem sie 16 Jahre alt war. Die Pille wurde vor 1 Jahr aufgrund eines Kinderwunsches abgesetzt.
Mit 15 Jahren erfolgte eine Appendektomie, außerdem besteht eine Laktoseintoleranz. Der Vater (49 Jahre) leidet an Diabetes mellitus, der vor 5 Jahren diagnostiziert wurde und seitdem mit Tabletten behandelt wird. Die weitere Familienanamnese ist unauffällig.
Die Patientin ist übergewichtig (BMI = 28 kg/m^2) und treibt ungern Sport. Bei genauerer körperlicher Untersuchung erkennen Sie eine vermehrte Behaarung am Kinn, an der Oberlippe (→ Abb. 54.1) sowie eine Verlängerung der Schambehaarung in Richtung Nabel und einzelne dunkle Haare um die Brustwarzen. Eine Klitorishypertrophie liegt nicht vor.

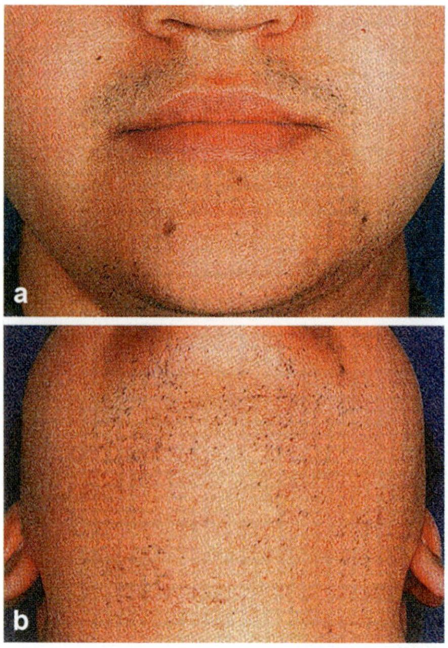

Abb. 54.1 Hirsutismus an Oberlippe (a) und Kinn (b) [E985]

Bei der weiteren Diagnostik zeigt sich eine Erhöhung der Androgene. In der frühfollikulären Phase erfolgt eine Bestimmung von basalem 17-OH-Progesteron und nach Stimulation durch ACTH: 17-OH-Progesteron: 0,6 ng/ml (normal: 0,2–1,0 ng/ml). Nach ACTH-Stimulation erfolgt kein weiterer Anstieg. Welche Krankheit können Sie somit ausschließen?

Es können sowohl das „klassische“ als auch die Late-Onset-Form des adrenogenitalen Syndroms ausgeschlossen werden.

Welche weiteren Differenzialdiagnosen sollen berücksichtigt werden? Wie können sie festgestellt werden?

Cushing-Syndrom (Ausschluss durch Dexamethasonkurztest), polyzystisches Ovar-Syndrom (Diagnose durch Rotterdam-Kriterien nach Ausschluss eines hypogonadotropen Hypogonadismus, einer Hyperprolaktinämie, einer Ovarialinsuffizienz, von Schilddrüsenfunktionsstörungen oder eines Cushing-Syndroms).

Nach Ausschluss anderer Ursachen kann bei der Patientin die Diagnose eines PCOS gestellt werden. Sie versucht seit einiger Zeit, schwanger zu werden. Wie können Sie der Patientin helfen? Was müssen Sie dabei berücksichtigen?

Das PCOS ist mit dem metabolischen Syndrom assoziiert (Insulinresistenz!). Es muss daher vor Eintritt einer Schwangerschaft eine mögliche Störung des Kohlenhydratstoffwechsels ausgeschlossen bzw. behandelt werden, da es sonst zu einer erhöhten Inzidenz von Fehlbildungen und Schwangerschaftskomplikationen kommen kann. Um eine Ovulation zu induzieren, lassen sich beim PCOS gute Erfolge mit Letrozol oder Clomifen erzielen.

Fallbeschreibung

Am selben Tag meldet sich eine 19-Jährige in der Ambulanz aufgrund vermehrter Behaarung an. Die Patientin berichtet, dass die Menarche mit 13 Jahren eingetreten sei. Danach hätten für 24 Monate regelmäßige Zyklen vorgelegen, die seit 5 Jahren zunehmend unregelmäßiger würden. Mit 16 Jahren habe sie ein Polytrauma bei einem Verkehrsunfall erlitten, weshalb sie mehrere Wochen im Krankenhaus verbracht habe. Die weitere Anamnese ist unauffällig.
Die Patientin ist schlank. Bei der körperlichen Untersuchung erkennen Sie einen männlichen Behaarungstypus mit Brustbehaarung und verlängerter Schambehaarung. Der Hirsutismus liegt seit einigen Monaten vor. Der Zeitpunkt des ersten Auftretens ist nicht erinnerlich. Die Stimme ist vor wenigen Monaten etwas tiefer geworden. Die Labordiagnostik führt zum Nachweis der Hyperandrogenämie mit stark erhöhten Werten.

Welche Punkte sprechen für einen androgensezernierenden Tumor, welche für ein adrenogenitales Syndrom (AGS)? Wie kann im Zweifelsfall eine Unterscheidung erfolgen?

Ein langsames Auftreten bzw. eine frühe Manifestation sprechen für ein Late-Onset-AGS. Sehr hohe Androgenkonzentrationen und ein rasches Auftreten weisen auf einen androgenproduzierenden Tumor hin (→ Abb. 54.2). Bei unklaren bildgebenden Befunden kann zur Differenzierung Dexamethason 0,5 mg abends über 10–14 Tage verabreicht werden. Falls es zu keiner deutlichen Suppression von Testosteron, DHEAS bzw. Androstendion kommt, ist von einer autonomen Androgenproduktion auszugehen.

Wie erfolgt der Nachweis eines adrenogenitalen Syndroms?

Bestimmung von 17-OH-Progesteron in der frühfollikulären Phase (3.–5. Zyklustag) vor und 1 h nach ACTH-Gabe. Eine erhöhte basale Konzentration und ein Anstieg nach ACTH-Stimulation sprechen für ein adrenogenitales Syndrom mit 21-Hydroxylase-Mangel.

Worin besteht die Therapie?

Die Therapie des Late-Onset-AGS richtet sich nach Symptomen und Kinderwunsch. Zur Behandlung des Hirsutismus können mechanische Methoden (Rasur, Epilation, Elektrolyse) verwendet werden. Orale Kontrazeptiva führen zu einer Zyklusregulierung und verbessern häufig einen Hirsutismus. Auch Antiandrogene kommen zum Einsatz. Bei Kinderwunsch kann zur Ovulationseinleitung eine niedrig dosierte Glukokortikoidbehandlung erfolgen. Zur Behandlung des klassischen AGS ist eine lebenslange Steroidsubstitution zur ACTH-Suppression notwendig.

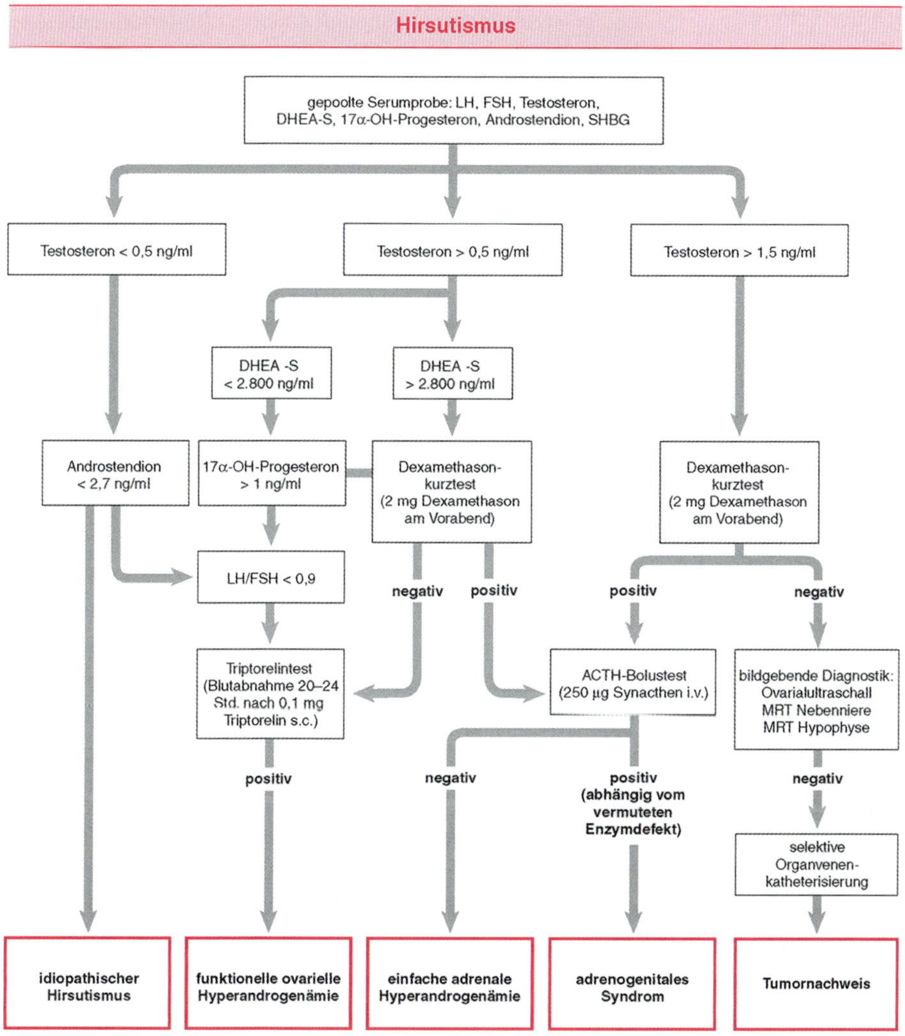

Abb. 54.2 Diagnostik des Hirsutismus. Stark erhöhte Androgenwerte weisen auf einen androgenproduzierenden Tumor hin. [L217]

→ 55 Fall 4: Knochenschmerzen

Fallbeschreibung

Eine verschleierte Patientin stürzt in die Ambulanz und klagt sofort lautstark über heftige Schmerzen. Die Frau ist türkischer Herkunft und spricht nur gebrochen deutsch, weshalb eine ausführliche Anamnese kaum möglich ist. Sie lassen daher Ihren türkischen Kollegen ausrufen und bitten ihn, wenn nötig, zu übersetzen. Die Patientin ist 56 Jahre alt und berichtet über Knochenschmerzen (→ Tab. 55.1).

Tab. 55.1 Knochenschmerzen sollen sorgfältig von anderen Schmerzen abgegrenzt werden.

Knochenschmerzen	Betreffen den Skelettapparat
Gelenkschmerzen	Bewegungsabhängige Schmerzen
Muskelschmerzen	Druckschmerzhaft
Nervenschmerzen	Polyneuropathie, Bandscheibenvorfall, Neuritis
Gefäßbedingte Schmerzen	pAVK, Thrombosen (typisch: Wadenschmerz)
Kopfschmerzen	Migräne, Clusterkopfschmerz

Welche Ursachen kommen für Knochenschmerzen infrage?

Metabolische Osteopathien (primärer/sekundärer Hyperparathyreoidismus, Osteoporose, Osteomalazie, Morbus Paget), Tumoren (Plasmozytom, primäre Knochentumoren und Knochenmetastasen), Osteomyelitis, Frakturen.

Welche weiteren Fragen sollten Sie bezüglich der Schmerzen stellen?

- Seit wann (akut oder chronisch)?
- Wie? Art (stechend, dumpf)?
- Wie stark? Schmerzskala (0–10)?
- Häufigkeit (permanent oder rezidivierend, belastungsabhängig)?
- Wo? Lokalisation und Ausstrahlung (diffus oder lokalisiert)?
- Begleitsymptome?

Worauf ist bei der körperlichen Untersuchung im Besonderen zu achten?

Bestimmung von Körpergröße und -gewicht im Verlauf. Es sollte auch auf die Körperhaltung und den Gang geachtet werden. Ferner ist festzustellen, ob Bewegungseinschränkungen, Klopf- oder Druckschmerzen bestehen.

Die Patientin berichtet über diffuse Knochenschmerzen in den Beinen und dem Becken, die seit einigen Jahren langsam zunehmen würden. Weitere Krankheiten seien nicht bekannt. Auch die Familienanamnese sei unauffällig. Sie erzählt weiter, dass sie die Wohnung nur mit einem Schleier verlasse. Medikamente nehme sie keine ein.
Die Patientin ist in einem guten Allgemeinzustand und, soweit beurteilbar, in einem etwas reduzierten Ernährungszustand. Wirbelsäule und das Becken sind druckschmerzhaft. Bei der körperlichen Untersuchung fällt außerdem ein Watschelgang auf. Die Patientin macht kürzere Schritte und rollt nicht mit den Fußsohlen ab.

Sie entnehmen Blut und bestimmen: Kalzium 2,09 mmol/l (Albumin: 51,2 g/l), Phosphat 0,73 mmol/l, alkalische Phosphatase (AP) 354 U/l (60–170 U/l), Kreatinin 0,72 mg/dl. Welcher Verdacht besteht? Worauf achten Sie im Röntgen?

Vermindertes Kalzium bei erhöhtem PTH und deutlich erhöhter AP weisen auf eine kalzipenische Osteomalazie hin. Durch eine Bestimmung von 25-OH-Vitamin D wird der Verdacht bestätigt. Bei einer Röntgenaufnahme können evtl. Looser-Umbauzonen nachgewiesen werden. Es zeigen sich eine verminderte Knochendichte und verwaschene, unscharfe Strukturen. Ferner könnten auch Wirbelkörperfrakturen vorliegen.

Nach welchen Ursachen sollte noch gesucht werden?

Zu den häufigsten Ursachen gehören ein Mangel an UV-Licht und Malabsorptionsstörungen. Es sollte daher auch nach gastrointestinalen Symptomen gefragt werden.

Welche Therapie schlagen Sie vor?

Wenn möglich, sollte eine Therapie der Grunderkrankung erfolgen. Der Vitamin-D-Mangel wird durch eine Substitution von Colecalciferol behandelt. Dabei sind jedoch regelmäßig das Serumkalzium und die Kalziumausscheidung zu bestimmen, um eine Hyperkalzämie und Ausfällungen zu vermeiden.

Fallbeschreibung

Einige Zeit später quält sich eine 55-Jährige mit starken Rückenschmerzen in die Ambulanz. Seit etwa 2 Jahren bestünden chronische Rückenschmerzen, die bei Belastung und in letzter Zeit auch vermehrt nachts auftreten würden. Heute Morgen habe sie plötzlich akute heftigste Schmerzen gehabt. In der Familie habe auch die Mutter Probleme mit der Wirbelsäule gehabt. Die jüngere Schwester sei bis auf eine frühere Schilddrüsenunterfunktion gesund. Sie meint, sie sei früher etwas größer gewesen, und schätzt, dass sie ca. 2 cm an Körpergröße verloren habe. Bei Bedarf nehme sie Omeprazol gegen Sodbrennen und Aspirin gegen Kopfschmerzen. Weitere Medikamente, auch Hausmittel, nehme sie nicht ein.
Gynäkologische Anamnese: Menarche mit 14 Jahren, Amenorrhöphase mit Anfang 30, Menopause mit 45 Jahren, 2 gesunde Kinder, die jeweils etwa 6 Monate gestillt wurden.
Bei der körperlichen Untersuchung fällt ein Rundrücken auf. Ein Tannenbaumphänomen ist nicht nachweisbar. Die Wirbelsäule ist druckdolent.

Eine Laborbestimmung zeigt: Kalzium 2,27 mmol/l (Albumin: 42,8 g/l), Phosphat 1,15 mmol/l, alkalische Phosphatase 73 U/l, Kreatinin 0,80 mg/dl, BSG: 6/13 mm, Blutbild unauffällig, Hb 11,8 g/dl, TSH: 1,53 mU/l. Welcher Verdacht besteht?

Es besteht der Verdacht auf eine primäre Osteoporose.
Nächtliche Schmerzen mit Besserung bei Bewegung können auf entzündliche Rückenschmerzen wie die axiale Spondylarthritis hinweisen. Dabei sind häufiger Personen unter 45 Jahren betroffen. Die Entzündungswerte CRP und BSG sind nur bei ca. 50–70 % der Patienten erhöht. In unklaren Fällen kann zur Differenzierung

eine Bestimmung von HLA-B27 in Kombination mit bildgebenden Verfahren (Röntgen, MRT) hilfreich sein. Die Behandlung umfasst physikalische Therapien, NSAR und in weiterer Folge auch TNF-Blocker.

Welche Frakturen sind bei der Erkrankung pathognomonisch?

Wirbelkörperfrakturen, distale Radiusfrakturen, Schenkelhalsfrakturen.

Wie erfolgt die Diagnose?

Die Diagnose der primären Osteoporose kann durch eine verminderte Knochendichte nach Ausschluss sekundärer Ursachen gestellt werden. Dazu werden Kalzium, Phosphat, Differenzialblutbild, CRP, Blutsenkung, AP, γ-GT, Kreatinin, Elektrolyte und TSH bestimmt. Außerdem sollte eine Elektrophorese durchgeführt werden.

Welche Umbaumarker kennen Sie?

Umbaumarker sind unter anderem: alkalische Phosphatase, Osteocalcin (beide Anbaumarker), Cross-Links (Abbaumarker).

Welche Therapie schlagen Sie konkret vor?

Bisphosphonate gehören zu den wirksamsten Substanzen zur Behandlung der Osteoporose. Als Nebenwirkung könnten bei dieser Patientin jedoch weitere Schleimhautschädigungen auftreten. Bei gastrointestinaler Unverträglichkeit kommen eine parenterale Anwendung oder andere Substanzen infrage.

Fallbeschreibung

Noch am selben Tag stellt sich eine 59-jährige Patientin vor, die ebenfalls unter starken Knochenschmerzen leidet. An weiteren Erkrankungen ist eine Glomerulonephritis bekannt, die vor 2 Jahren diagnostiziert wurde. Dabei erfolgte eine Behandlung mit Prednisolon und Ciclosporin. Als weiteres Symptom verspüre sie immer wieder ein leichtes Kribbeln an den Fingerspitzen. Seit etwa 6 Monaten bereiteten ihr aber v. a. zunehmende, diffuse Knochenschmerzen Probleme. Diese seien v. a. in der Wirbelsäule und im Becken lokalisiert. Geringere Schmerzen würden auch im Bereich der Schultern auftreten. Die Familienanamnese ist unauffällig.

Der Allgemeinzustand ist etwas reduziert. Die Patientin ist übergewichtig. Die Wirbelsäule ist druckschmerzhaft, die Extremitäten sind schmerzfrei. Nach dem Hinknien kommt sie ohne Hilfe der Arme kaum aus der Hocke. Bei der Herzauskultation hören Sie ein leises spindelförmiges Systolikum mit einem Punctum maximum über dem zweiten Interkostalraum rechts.

Bei der Blutabnahme werden folgende Werte bestimmt: Kalzium: 1,91 mmol/l (Albumin: 33,7 g/l), Phosphat: 2,04 mmol/l, alkalische Phosphatase: 154 U/l, Kreatinin: 3,14 mg/dl (GFR: 16 ml/min), Kalium: 5,2 mmol/l, PTH: 340 pg/ml.

Welche Diagnose stellen Sie? Wieso?

Klinische Symptome und Laborparameter weisen auf einen sHPT bei Niereninsuffizienz hin. Kalzium ist auch nach Korrektur der verminderten Plasmaproteine noch inadäquat erniedrigt. Erhöhtes Kreatinin, Phosphat und Kalium weisen auf eine chronische Niereninsuffizienz hin. PTH ist reaktiv erhöht.

Welche Komplikationen können außerdem auftreten?

Durch Überschreitung des Löslichkeitsprodukts für Kalzium und Phosphat kann es auch zu Kalzifizierungen außerhalb des Knochens in Gefäßen, Herzklappen oder der Kornea kommen.

Welche weitere Therapie schlagen Sie vor?

Bei der Niereninsuffizienz soll die Phosphatkonzentration durch Phosphatbinder gesenkt werden. Da bei einer Nebenniereninsuffizienz die Vitamin-D-Synthese gestört ist, werden z. B. Calcitriol oder Alfacalcidiol gegeben. Kalzium und Phosphat sollten regelmäßig kontrolliert werden, um Ausfällungen zu vermeiden. Ein Therapiemonitoring erfolgt durch Bestimmung von intaktem PTH. Bei zu starker Hemmung der PTH-Sekretion besteht jedoch die Gefahr der Low-Turnover-Osteopathie.

Anhang

BASICS

Tab. 56.1 Hormonklassifikation mit ausgewählten Hormonwirkungen

Hormon	Hormonart	Bildungsort	Freisetzung durch	Wirkungen
ACTH (adrenokortikotropes Hormon)	b	Adenohypophyse	CRH (zirkadianer Rhythmus)	Synthese von Glukokortikoiden und adrenalen Androgenen
ADH (antidiuretisches Hormon = Vasopressin)	P	Neurohypophyse	Hyperosmolarität, verminderte Vorhoffüllung	Vasokonstriktion (V1-Rezeptor) und Rückresorption von freiem Wasser in der Niere (V2-Rezeptor)
Adrenalin	AS	v. a. NNM (Neurotransmitter im ZNS)	Sympathische Innervation des NNM	HF ↑, HMV ↑, syst. RR ↑, Anstieg des zentralen Blutvolumens, Bronchodilatation, Glykogenolyse und Lipolyse ↑, Darmperistaltik ↓, Pupillenerweiterung (Stresshormon: *fight-fright-flight*)
Aldosteron	S (Mineralokortikoid)	NNR (Zona glomerulosa)	Angiotensin II, Hyperkaliämie, gehemmt durch ANP	Na^+-Rückresorption und K^+-Sekretion in der Niere (u. a. im Darm, in Speicheldrüsen und Schweißdrüsen) → Volumenretention und RR ↑
Angiotensin II	P	Entsteht aus Angiotensin I durch ACE (großteils in der Lunge)	RAAS-Aktivierung (Hypovolämie, adrenerge Stimulation)	Aldosteronfreisetzung, Vasokonstriktion
ANP (atriales natriuretisches Peptid)	P	v. a. rechter Vorhof	Erhöhte Vorhofdehnung	Erhöhte Na^+-Ausscheidung in der Niere, Vasodilatation
BNP (Brain-natriuretisches Peptid)	P	v. a. linker Ventrikel	Erhöhte Ventrikeldehnung (z. B. bei Herzinsuffizienz)	Erhöhte Na^+-Ausscheidung in der Niere, (Herzinsuffizienzmarker)
Cholezystokinin (CCK)	P	Duodenum und Jejunum	Nahrungsproteine, langkettige Fettsäuren	Sekretion von Pankreasenzymen, Gallenblasenkontraktion
CRH (Corticotropin-releasing-Hormon)	P	Hypothalamus	Zirkadianer Rhythmus und negative Rückkopplung	Freisetzung von ACTH
DHEA und DHEAS (Dehydroepiandrosteron und DHEA-Sulfat)	S (Androgen)	v. a. NNR (Zona reticularis)	ACTH	Niedrigpotentes adrenales Androgen, zahlreiche positive Effekte werden diskutiert, sind aber nicht nachgewiesen (soll u. a. den Altersprozess hemmen), Umwandlung in Testosteron und Östrogene (s. dort)
DHT (Dihydrotestosteron)	S (Androgen)	Bildung in den Zielzellen aus Testosteron	Reduktion von Testosteron	Potentes Androgen zur Differenzierung der äußeren männlichen Geschlechtsorgane, erhöhte Konzentrationen in Prostata, Achsel oder Schambereich (vermehrte Expression der 5α-Reduktase)
Endorphine	P	Hypophyse und ZNS	Notfallsituationen (z. B. Unfall), große körperliche Anstrengung, positive Erlebnisse	Starke analgetische Wirkung, euphorische, beruhigende und anxiolytische Wirkung („Glückshormone")
Erythropoetin	GP	v. a. Niere	Hypoxie (vermindert bei Niereninsuffizienz u. a.)	Stimuliert die Erythropoese
FSH (follikelstimulierendes Hormon)	GP	Adenohypophyse	Pulsatiler GnRH-Stimulus	♀: Follikelreifung ♂: Spermatogenese
Gastrin	P	Antrum, Duodenum (G-Zellen)	Magendehnung, Nahrungsproteine, Vagusaktivierung	Magensäure- und Pepsinogensekretion
Kalzitonin	P	C-Zellen (Schilddrüse)	Hyperkalzämie, Pentagastrin, medulläres Schilddrüsenkarzinom (Tumormarker)	Osteoklastenhemmung, Senkung der Kalziumkonzentration
Kalzitriol (1,25-Dihydroxy-Vitamin D_3)	Steroidähnlich	Haut → Leber → Niere	PTH, Phosphat ↓	Kalzium- und Phosphatresorption aus dem Darm, Knochenmineralisation, Immunmodulation
GH (*growth hormone*), s. Wachstumshormon				
GHIH (Growth-hormone-inhibiting-Hormon = Somatostatin)	P	Hypothalamus und Pankreas (D-Zellen)	Negative Rückkopplung	Hemmt GH-Sekretion; hemmt Insulin- und Glukagon-Ausschüttung im Pankreas
Ghrelin (*growth-hormone-release-inducing*)	P	v. a. Magen (auch Hypothalamus und Hypophyse)	Nahrungskarenz (sinkt nach Nahrungsaufnahme ab)	Reguliert Nahrungsaufnahme, wachstumshormonfreisetzend
GHRH (Growth-hormone-releasing-Hormon = Somatoliberin)	P	Hypothalamus	Negative Rückkopplung	Stimuliert GH-Freisetzung
Glukagon	P	Pankreas (A-Zellen)	Hypoglykämie, Katecholamine, Aminosäuren	Steigert Glykogenolyse und Glukoneogenese → Blutzuckeranstieg
GnRH (Gonadotropin-releasing-Hormon)	P	Hypothalamus	Negative Rückkopplung (Pulsgenerator: Nucleus arcuatus)	Freisetzung von LH und FSH
hCG (humanes Choriongonadotropin)	GP	Blastozyste		Stimuliert Corpus luteum zur Umwandlung zum Corpus luteum graviditatis (Schwangerschaftstest)
hGH (*human growth hormone*), s. Wachstumshormon				

Tab. 56.1 Hormonklassifikation mit ausgewählten Hormonwirkungen *(Forts.)*

Hormon	Hormonart	Bildungsort	Freisetzung durch	Wirkungen
hMG (humanes menopausales Gonadotropin)	GP	FSH und LH aus dem Urin postmenopausaler Frauen		FSH- > LH-Aktivität (Fertilitätstherapie)
IGF-1 (Insulin-Like-Growth-Faktor 1)	P	Leber	Wachstumshormon	Zahlreiche wachstumsfördernde Wirkungen (erhöhte Proteinsynthese), auch Agonist am Insulinrezeptor
Insulin	P	Pankreas (B-Zellen)	Hyperglykämie, Aminosäuren	Erhöht zelluläre Glukoseaufnahme und Glykogensynthese, hemmt Glukoneogenese und Lipolyse → Blutzucker sinkt; fördert zelluläre Kaliumaufnahme
Kortisol	S (Glukokortikoid)	NNR (Zona fasciculata)	ACTH (zirkadianer Rhythmus)	Proteinabbau (z. B. Muskulatur, Haut), Glukoneogenese, Lipolyse, immunsuppressive, antiphlogistische und antiallergische Wirkung, mineralokortikoide Wirkung (siehe Aldosteron)
LH (luteinisierendes Hormon)	GP	Adenohypophyse	Pulsatiler GnRH-Stimulus	♀: Ovulation, Gelbkörperbildung ♂: Androgenbildung
Melatonin	AS	Zirbeldrüse (Corpus pineale)	Bei Dunkelheit	Steuert Tag-Nacht-Rhythmus (schlaffördernd)
MSH (melanozytenstimulierendes Hormon)	P	Von POMC abgespalten	MRH (MSH-releasing-Hormon), durch MSH-inhibiting-Hormon gehemmt	Steigert Melaninsynthese in den Melanozyten
Noradrenalin	AS	Sympathische postganglionäre Neurone, NNM, ZNS	Sympathikusaktivierung	Vasokonstriktion (RR ↑) und reflektorische HF-Abnahme! (Parasympathikus ↑, nur geringe Wirkung auf β_1-Rezeptoren), keine Vasodilatation der Skelettmuskulatur über β_2-Rezeptoren
Östradiol	S (Östrogen)	♀: v. a. Ovar (Follikel), Plazenta ♂: v. a. extraglandulär (z. B. im Fettgewebe durch Aromatisierung von Androgenen)	FSH (bei ♀ zyklischer Verlauf)	Sekundäre weibliche Geschlechtsmerkmale, weibliche Fettverteilung, Endometriumproliferation, fördert Knochenaufbau und hemmt Knochenabbau, erhöhte Gerinnungsneigung, Natrium- und Wasserretention
Oxytocin	P	Neurohypophyse	Sensible Reize	Myometriumkontraktion, Milchejektionsreflex, soziale Bindung
Parathormon	P	Nebenschilddrüse	Hypokalzämie	Kalzium- und Phosphatmobilisierung aus dem Knochen, erhöhte Kalziumrückresorption und Phosphatausscheidung in der Niere, stimuliert Vitamin-D-Synthese
PIF (Prolaktin-inhibiting-Faktor = Dopamin)	AS	Hypothalamus	Negative Rückkopplung	Hemmt Prolaktinfreisetzung
Progesteron	S	Ovar (Gelbkörper), Plazenta	LH (zyklischer Verlauf)	Sekretorische Endometriumumwandlung, hemmt östrogeninduzierte Endometriumproliferation, erhöht Basaltemperatur, diuretische Wirkung
Prolaktin	P	Adenohypophyse	Regulation v. a. über Hemmung durch Dopamin, durch TRH stimuliert	Laktation, hemmt GnRH-Sekretion, (immunstimulierende Wirkung)
Sekretin	P	Duodenum	Säureübertritt aus dem Magen	Bikarbonatsekretion in Pankreas und Galle, hemmt gastrininduzierte Säuresekretion
Serotonin	AS	ZNS (Raphe-Kerne), Darm (EC-Zellen), Thrombozyten		Komplexe Wirkungen auf Stimmung, Gedächtnis, Schlaf-wach-Rhythmus, Nahrungsaufnahme, Schmerz und Temperaturregulation; Vasokonstriktion (Lunge, Niere) und Vasodilatation (Skelettmuskulatur), erhöhte Darmperistaltik, Thrombozytenaktivierung
Somatoliberin, s. GHRH				
Somatostatin, s. GHIH				
STH (Somatotropin), s. Wachstumshormon				
Testosteron	S (Androgen)	♂: Hoden (♀: NNR und Ovar)	LH	Sexuelle Differenzierung, sekundäre männliche Geschlechtsmerkmale (Bart, Körperbehaarung, tiefe Stimme), Spermatogenese, Wirkung auf die Psyche (steigert Stimmung und Libido, erhöhte Aggressivität); anabole Wirkungen (Muskel- und Knochenaufbau)
Thyroxin (T_4), Triiodthyronin (T_3)	AS	Schilddrüse	TSH	Wachstum und Reifung von Skelett und ZNS, steigern Grundumsatz, Darmmotilität, Knochenumbau und andere Stoffwechselvorgänge, Blutzuckeranstieg (erhöhter Insulinbedarf)

Tab. 56.1 Hormonklassifikation mit ausgewählten Hormonwirkungen *(Forts.)*

Hormon	Hormonart	Bildungsort	Freisetzung durch	Wirkungen
TSH (thyreoideastimulierendes Hormon)	GP	Adenohypophyse	TRH	Schilddrüsenhormonsynthese, Hypertrophie der Follikelepithelzellen
Vasopressin, s. ADH				
VIP (vasoaktives intestinales [Poly-]Peptid)	P	Neurotransmitter des enterischen (und zentralen) Nervensystems	Aktivierung enterischer Nerven	Stimuliert Bikarbonat-, Wasser- und Elektrolytsekretion, senkt gastrointestinale Motilität, hemmt Magensäuresekretion, vasodilatierend
Wachstumshormon ([h]GH, [human] *growth hormone* = STH, Somatotropin)	P	Adenohypophyse	GHRH, Ghrelin, gehemmt durch GHIH (Somatostatin)	Körperliche Entwicklung, Lipolyse, Glykogenolyse, viele wachstumsfördernde Wirkungen entstehen indirekt durch Freisetzung von IGF-1

Abk. für die Hormonart: P = Peptid/Protein; GP = Glykoprotein; AS = Aminosäurederivat; S = Steroid

Normalwerte

aus Innere Medizin, 5. Aufl.:
Classen, Diehl, Kochsiek, Berdel, Böhm, Schmiegel

URBAN & FISCHER

ACE (S)	18–55 U/l
ACTH (P)	< 18 pmol/l (80 ng/l)
ADH (P)	< 6,7 pg/ml
Adrenalin (24U)	< 0,15 µmol/d (< 27 mg/d)
AFP (S)	< 10 ng/ml
Albumin (S)	3,5–5,5 g/dl (35–55 g/l)
Albumin (24U)	< 20 mg/l
Albumin-Quot. L/S	< 8
Aldosteron (S)	28–150 ng/l (80–400 pmol/l)
Ammoniak (P)	♂: 25–94; ♀: 19–82 (µg/dl) ♂: 15–55; ♀: 11–48 (µmol/l)
Ammoniak (24U)	0,3–1,0 g
Amylase (S)	70–300 U/l
Amylase (U)	100–2000 U/l
ANA (S)	1:160
Anionenlücke (S)	8–16 mmol/l
α_1-Antitrypsin (S)	90–180 mg/dl
α_1-Antitrypsin	< 0,4 mg/g Fz
APC-Ratio	> 2,3
ASL (S)	< 1:80
ATIII (CB)	80–120 %; 0,19–0,3 g/l
β_2-Mikroglobulin (S)	< 2,5 mg/l
β_2-Mikroglobulin	< 0,4 mg/dl
Bilirubin, ges. (S)	0,2–1,1 mg/dl (3,4–18,8 µmol/l)
Bilirubin, dir. (S)	0,05–0,3 mg/dl (0,9–5,1 µmol/l)
Bilirubin, ind. (S)	< 0,8 mg/dl (< 13,7 µmol/l)
Blutungszeit (CB)	
• n. Ivy	2–6 min
• n. Simplate	3–9 min
BSG n. West. (VB)	1h: ♂: 3–8 mm; ♀: 6–11 mm 2h: ♂: 5–18 mm; ♀: 6–20 mm
Calcitonin (P)	♂: 2–48; ♀: 2–10 (pg/ml)
CA 15-3 (S)	< 28 U/ml
CA 19-9 (S)	< 37,5 U/ml
CA 125 (S)	< 35 U/ml
CEA (S)	2,5–10 µg/l
Chlorid (S)	98–112 mval/l
Chlorid (24U)	6–6,3 g/d
Chlorid	720–750 mg/dl
Cholest., ges. (S)	120–200 mg/dl (3,1–5,2 mmol/l)
• LDL-Cholest.	< 150 mg/dl (< 3,87 mmol/l)
• HDL-Cholest.	> 50 mg/dl (> 1,3 mmol/l)
• Lp (a)	< 25 mg/dl
Cholinesterase (S)	3000–8000 U/l
Chymotrypsin	> 3 IE/g
CK (S)	♂: < 80 U/l; ♀: < 70 U/l
CK-MB (Herz) (S)	< 10 U/l (6 % der Ges.-CK)
Coeruloplasm. (S)	15–60 mg/dl (0,94–3,75 µmol/l)
Complem. C3 (S)	0,55–1,2 g/l (55–120 mg/dl)
Complem. C4 (S)	0,2–0,5 g/l (20–50 mg/dl)
Cortisol, 8h (S)	8–25 µg/dl (1,26–3,94 nmol/l)
Cortisol, 16h (S)	5–12 µg/dl (0,79–1,89 nmol/l)
Cortisol, 24h (S)	< 5 µg/dl (< 0,79 nmol/l)
CRP (S)	< 0,5 mg/dl
δ-Aminolävulinsäure (24U)	250–6400 µg/d (2–49 µmol/d)
Dopamin (24U)	< 450 µg/d (< 3 mmol/d)
Eisen (S)	♂: 80–150 µg/dl (14,3–26,9 µmol/l)
Eisen (S)	♀: 60–140 µg/dl (10,7–25,1 µmol/l)
Eisenbind.kap. (S)	310–528 µg/dl
Eiweiß, ges. (S)	6–8,4 g/dl
• Albumin	3,6–5,0 g/dl (45–56 %)
• α_1-Globuline	0,1–0,4 g/dl (2–5 %)
• α_2-Globuline	0,5–0,9 g/dl (7–10 %)
• β-Globuline	0,6–1,1 g/dl (9–12 %)
• γ-Globuline	0,8–1,5 g/dl (12–20 %)
Eiweiß (24U)	< 70 mg/d
Eiweiß	15–45 mg/dl
Erythrozyten (VB)	♂: 4,2–5,9 (×10^6/ml); ♀: 4,0–5,2 (×10^6/ml)
• MCH	27–34 pg (1,67–2,1 mmol/l)
• MCHC	30–36 g Hb/dl Ery (19–22 mmol/l)
• MCV	80–100 µm³ (80–100 fl)
• Retikulozyt	4–15 ‰
Ferritin, M (S)	30–200 µg/l (30–200 nmol/l)
Fett	< 7 g/d
Fibrinogen (CB)	200–400 mg/dl (5,88–11,76 µmol/l)
Fibrin.spalt.pr. (S)	< 0,5 mg/l
Folsäure (S)	3–15 ng/ml
γ-GT (S)	♂: 6–28 U/l; ♀: 4–18 U/l
Gastrin (S)	< 40–210 pg/ml
GLDH (S)	♂: < 7,0 U/l; ♀: < 5,0 U/l
Glukose (S)	70–100 mg/dl (3,89–5,55 mmol/l)
Glukose (24U)	< 90 mg/d
Glukose	45–75 mg/dl (70 % BZ)
GOT (S)	♂: < 18; ♀: < 15 (U/l)
GPT (S)	♂: < 22; ♀: < 17 (U/l)
Hämoglobin (VB)	♂: 14–18; ♀: 12–16 (g/dl) (8,69–11,16 mmol/l; 7,45–9,93 mmol/l)
HbA_{1c} (VB)	4–6 %
Methäm.gl. (VB)	< 1 % Hb
Hämatokrit (VB)	♂: 41–50; ♀: 37–46 (%) (0,41–0,50 l/l; 0,37–0,46 l/l)
Haptoglobin (S)	20–204 mg/dl
Harnsäure, M (S)	♂: < 7 mg/dl (< 420 µmol/l); ♀: < 5,7 mg/dl (< 342 µmol/l)
Harnsäure (24U)	0,4–1,3 g/d
Harnstoff (S)	10–50 mg/dl (1,64–8,18 mmol/l)
Harnstoff (24U)	20–35 g/d
Harnstoff-N (S)	4,7–24 mg/dl (1,7–8,6 mmol/l)
HBDH (S)	55–140 U/l
β-HCG (S)	< 5 U/l
5-HIES (24U)	2–10 mg/d (10–50 µmol/d)
Immunglobuline (S)	
• IgA	0,75–4,07 g/l
• IgD	3–140 mg/l
• IgE	< 120 U/ml
• IgG	6,8–14,45 g/l
• IgM	0,34–2,48 g/l
Immunglobuline	
• IgA	< 6 mg/l
• IgG	9–26 mg/l
• IgM	< 0,9–2,5 mg/l
Kalium (S)	3,5–5,0 mmol/l
Kalium (24U)	61–79 mmol/d
Kalzium, ges. (S)	9,2–10,5 mg/dl (2,3–2,63 mmol/l)
Kalzium, ion. (S)	4,5–5,3 mg/dl (1,12–1,32 mmol/l)
Kalzium (24U)	4,02–4,99 mg/dl
Ketonkörper gesamt (S)	0,5–1,5 mg/dl
Ketonkörper (24U)	10–100 mg/d
Kreatinin (S)	0,5–1,2 mg/dl (44–106 µmol/l)
Kreatinin (24U)	0,5–1,5 g/d

ISBN 3-437-41007-5 Alle Angaben ohne Gewähr!

Kupfer (S)	♂: 70–140 µg/dl (11–22 µmol/l) ♀: 85–155 µg/dl (13,4–24,4 µmol/l)
Laktat (P)	< 2,4 mmol/l
Laktat (L)	< 2,1 mmol/l)
LAP (S)	11–35 U/l
LDH (S)	140–290 U/l
Leukozyten	4–9 (× 10^3/µl); 4–9 G/l
• Neutrophile	2,12–6,75 (× 10^3/µl; 53–75 %)
– Stabkernige	0,12–0,45 (× 10^3/µl; 3–5 %)
– Segmentkern.	2–6,3 (× 10^3/µl; 50–70 %)
• Eosinophile	0–0,36 (× 10^3/µl; 2–4 %)
• Basophile	0–0,1 (× 10^3/µl; 0–1 %)
• Lymphozyten	1–3,6 (× 10^3/µl; 25–40 %)
– B-Lymphozyten	160–270
– T-Lymphozyten	1000–1500
– T-Helfer (CD4)	600–980
– T-Suppr. (CD8)	420–660
– CD4/CD8-Qu.	1,2–1,9
• Monozyten	0–0,54 (2–6 %)
Lipase (S)	30–180 U/l
Liquordruck	5–20 cm H_2O
Magnesium (S)	0,65–1,03 mmol/l
Magnesium (24U)	> 3 mmol/d
Myoglobin (S)	♂: < 92 ng/ml; ♀: < 76 ng/ml
Natrium (S)	135–150 mmol/l (mval/l)
Natrium (24U)	120–220 mmol/d
Neur. Enolase (NSE) (S)	< 16,5 µg/l
Noradrenalin (S)	185–275 ng/l (1094–1625 pmol/l)
Noradrenalin (U)	23–105 µg/d (136–620 nmol/l)
Osmolalität (S)	280–300 mosmol/kg H_2O
Osmolarität (U)	50–1400 mosmol/kg
Parathormon (S)	15–65 ng/l (1,5–6,5 pmol/l)
Phenylalanin (P)	0,6–2,7 mg/dl
Phosphatase, alk. (S)	65–220 U/l
Phosphatase, sauer (S)	♂: < 4,7; ♀: < 3,7 (U/l)
Phosphat (S)	2,6–4,5 mg/dl (0,84–1,45 mmol/l)
Phosphat (24U)	300–1000 mg/d (95–320 mmol/d)
Porphyrine (24U)	< 100 µg/d (< 120 nmol/d)
• Koproporph.(24U)	14–78 µg/d (21–119 nmol/d)
• Porphobilinogen (24U)	100–700 µg/d (0,5–7,5 mmol/d)
• Uroporph. (24U)	3–24 µg/d (4–29 nmol/d)
Prolaktin (S)	♂: 3,0–14,7 mg/l (72–353 mU/l); ♀: 3,8–23,2 mg/l (91–557 mU/l)
Protein C (P)	70–140 %
Protein S (P)	60–145 %
PSA (S)	0–4 ng/ml
PTT (CB)	23–35 s
Renin (P)	Liegen: 0,2–2 ng/ml/h Stehen: 1,0–4,2 ng/ml/h
Rheumafaktor (IgM) (S)	< 100 U/ml
Serotonin (S)	♂: 80–290 µg/l; ♀: 110–320 µg/l
Serotonin (U)	< 1 µmol/d
Serum-Thymidinkinase (S)	< 7 U/l
Schildd.-AK (S)	
• mikros. AK (MAK)	♂: < 60 U/ml; ♀: < 100 U/ml
• Thyr.glob.-AK (TAK)	♂: < 60 U/ml; ♀: < 100 U/ml
• TSH-Rez.-AK (TRAK)	< 10 U/ml
T_4, gesamt (S)	5–12 µg/dl (65–155 nmol/l)
• freies T_4 (S)	1,0–2,3 ng/dl (13–30 pmol/l)
T_3, gesamt (S)	0,9–2,0 µg/dl 1,38–3,10 nmol/l)
• freies T_3 (S)	0,7–1,8 µg/l (1,1–2,8 nmol/l)
• T_4/TBG-Qu. (S)	3,1–5,5
TBG (S)	16–27 mg/dl
Thromb.zeit (TZ) (CB)	14–21 s
Thromboplastinz. (Quick)	70–120 %
Thrombozyten (VB)	150–350 (× 10^3/µl)
Thyreoglob. (S)	13–30 mg/l (220–510 nmol/l)
TSH basal (S)	0,3–3,5 mU/l
Transferrin (S)	200–400 mg/dl (2–4 g/l)
Triglyzeride (S)	74–160 mg/dl (0,84–1,82 mmol/l)
Troponin T (S)	< 0,1 ng/ml
Uringewicht, spez. (U)	1,003–1,030
Urinosmolalität (U)	50–1400 mosmol/kg
Urobilinogen (24U)	3–25 mg/d
Viskosität (P)	2,2
Vit. B_{12} (S)	310–1100 pg/ml (229–812 pmol/l)
VMS (24U)	< 3,24 µmol/d (< 97 µg/d)
Zellen	< 4/µl
• Lymphozyten	30–60 %
• Monozyten	30–50 %
• Neutrophile	0–3 %
Zink (S)	74–139 µg/l (0,94–1,77 µmol/l)

Pleuraflüssigkeit

	Transsudat	Exsudat
Amylase		> 500 U/ml
Erythrozyten	< 10000/µl	> 10000/µl
Gesamteiweiß (Pleura/Ser.-Qu.	< 3 g/dl (< 0,5)	> 3 g/dl (> 0,5)
Glukose	wie Serum	< 60 mg/dl
Laktat	5–45 mg/dl	45–210 mg/dl
LDH (Pl./Ser.-Qu.)	< 200 U/l (< 0,6)	> 200 U/l (> 0,6)
Leukozyten	< 1000/µl	> 1000/µl
pH	> 7,2	< 7,2
Spez.Gewicht	< 1016	> 1016

Blutgase

	arteriell (AB)	venös (VB)	met. Az.	resp. Az.	met. Alk.	resp. Alk.
pH	7,37–7,44	7,34–7,42	↓	↓	↑	↑
pO_2	65–105 mmHg	30–60 mmHg				
pCO_2	31–44 mmHg	38–48mmHg	↓	↑*	↑	↓*
Stand. HCO_3^-	22–26 mval/l	19–24 mval/l	↓*	↑	↑*	↓
BE	-3,4–2,3 mval/l	-2–5 mval/l	< 0 mval/l	> 0mval/l	< 0mval/l	< 0 mval/l
O_2-Sättigung	< 95–98%	40–70%				*= primär

S = Serum; P = Plasma; CB = Citratblut; 24U = 24-h-Urin; U = Urin

Blutwerte aus Serum und Plasma | Urin | Liquor | Stuhl | Hämatologische Werte

ISBN 3-437-41007-5 Alle Angaben ohne Gewähr!

Abb. 56.1 Normwerte [R123]

Tab. 56.2 Endokrinologische Diagnostik. Diese Richtwerte gelten für Erwachsene und können abhängig vom Labor variieren.

Diabetes mellitus	
HbA_{1c}	≥ 6,5 % (48 mmol/mol)
Nüchternblutglukose (8 h nüchtern)	≥ 126 mg/dl (7,0 mmol/l)
Oraler Glukosetoleranztest	≥ 200 mg/dl (11,1 mmol/l)
Insulin (nüchtern)	2,6–25 µU/ml
C-Peptid (nüchtern)	1–4 ng/ml
Hypophyse	
hGH (humanes Wachstumshormon)	< 8 ng/ml
hGH nach oGTT	< 1 ng/ml
IGF-1	Altersabhängig, Höchstwerte in der Jugend
LH und FSH	Frauen: zyklusabhängig, Anstieg in der Postmenopause
LH	Männer: 1–8 mU/ml
FSH	Männer: 2–10 mU/ml
TSH	0,3–4,0 mU/l
ACTH, basal	10–60 pg/ml
Prolaktin	Frauen: 5–25 ng/ml Männer: 5–20 ng/ml
Schilddrüse	
TSH	0,3–4,0 mU/l
Thyroxin, gesamt	5–12 µg/dl
Freies Thyroxin (f_{T4})	1,0–2,3 ng/dl
Triiodthyronin, gesamt	0,7–1,8 µg/l
Freies Triiodthyronin (f_{T3})	2,5–6,0 pg/ml
TBG	13–30 mg/l
Knochen	
Kalzium, gesamt	2,2–2,6 mmol/l
Kalzium, ionisiert	1,1–1,3 mmol/l
Phosphat	0,8–1,4 mmol/l
Intaktes Parathormon (iPTH)	15–65 pg/ml
Nebenniere	
Kortisol, basal	Im Serum (morgens): 5–25 µg/dl Im 24-h-Urin: < 140 µg/24 h
Nach Dexamethasonkurztest	< 2 µg/dl
Nach ACTH-Test	> 18–20 µg/dl
Aldosteron	Liegend: < 160 pg/ml Stehend: 40–310 pg/ml
Metanephrine (Metanephrin + Normetanephrin)	
Sexualhormone	
Androstendion (Ovar und Nebennieren)	Frauen (prämenopausal): 0,4–4,1 ng/ml Männer: 0,4–2,6 ng/ml
DHEAS (v. a. Nebennieren)	Alters- und geschlechtsabhängig
Östradiol	Frauen: zyklusabhängig, Abfall in der Postmenopause Männer: < 50 pg/ml
Progesteron	Frauen: zyklusabhängig, Abfall ab der Prä- und Perimenopause
17-Hydroxyprogesteron	Frauen (Follikelphase): 0,2–1,0 ng/ml Männer: 0,3–2,2 ng/ml
Testosteron, gesamt	Frauen: < 1 ng/ml Männer: 3–10 ng/ml
SHBG	Frauen (nicht gravide, keine Ovulationshemmer): 17–110 nmol/l Männer: 16–76 nmol/l
β-HCG	Nicht schwangere Frauen: < 1 mU/ml
Weitere	
5-Hydroxyindolessigsäure (5-HIES)	24-h-Urin: < 9 mg
Serotonin	24-h-Urin: < 0,25 mg Im Serum: < 260 ng/ml
Tumormarker	
Kalzitonin (medulläres Schilddrüsenkarzinom)	< 10 pg/ml
Thyreoglobulin (nach Thyreoidektomie eines differenzierten Schilddrüsenkarzinoms)	< 0,1 ng/ml (unter der Nachweisgrenze)

→ Abb. 57.1

MRN: ____________________

GEB.-DAT.: | GERÄT: FreeStyle Libre 3 + ❸ | TEL.-NR.: | SEITE: 1 / 1 | Erstellt: 11/12/2023

AGP-Bericht

28 November 2023 - 11 Dezember 2023 (14 Tage)

LibreView

GLUKOSESTATISTIK UND -ZIELE

28 November 2023 - 11 Dezember 2023	**14 Tage**
Zeit, in der der Sensor aktiv ist:	**96%**

Bereiche und Ziele für	Diabetes Typ 1 oder Typ 2
Glukosebereiche Zielbereich 70-180 mg/dL	**Ziele** % der Messwerte (Zeit/Tag) Größer als 70% (16h 48min)
Unter 70 mg/dL	Kleiner als 4% (58min)
Unter 54 mg/dL	Kleiner als 1% (14min)
Über 180 mg/dL	Kleiner als 25% (6h)
Über 250 mg/dL	Kleiner als 5% (1h 12min)
Jeder 5%ige zeitliche Anstieg im Bereich (70-180 mg/dL) ist klinisch von Nutzen.	

Glukose-Durchschnitt	**132** mg/dL
Glukosemanagementindikator (GMI)	**6,5% bzw 47 mmol/mol**
Glukosevariabilität	**28,3%**

Definiert als prozentualer Variationskoeffizient (%VK); Zielbereich ≤ 36 %

ZEIT IN BEREICHEN

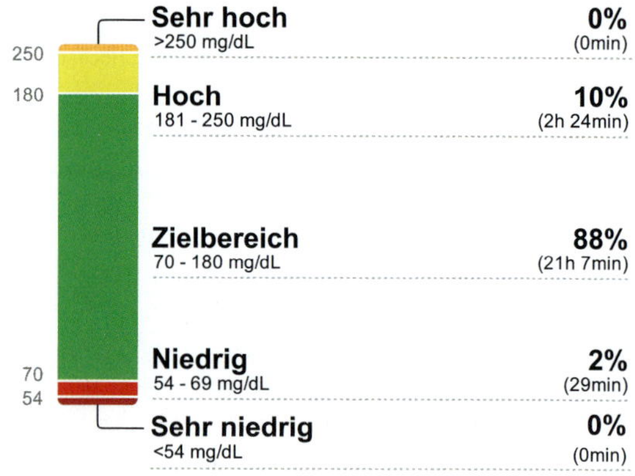
250
180
70
54
Sehr hoch
>250 mg/dL
0%
(0min)
Hoch
181 - 250 mg/dL
10%
(2h 24min)
Zielbereich
70 - 180 mg/dL
88%
(21h 7min)
Niedrig
54 - 69 mg/dL
2%
(29min)
Sehr niedrig
<54 mg/dL
0%
(0min)

AMBULANTES GLUKOSEPROFIL (AGP)

AGP ist eine Zusammenfassung der Glukosewerte aus dem Berichtszeitraum, wobei der Medianwert (50 %) und andere Perzentile angezeigt werden, als beträfen sie einen einzigen Tag.

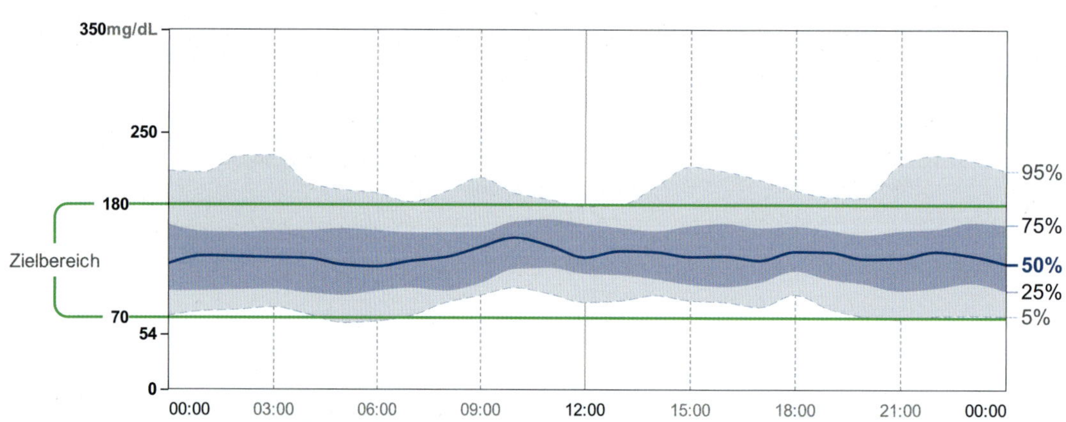

TÄGLICHE GLUKOSEPROFILE

Jedes Tagesprofil bezieht sich auf den Zeitraum von Mitternacht bis Mitternacht, wobei das Datum in der oberen linken Ecke angezeigt wird.

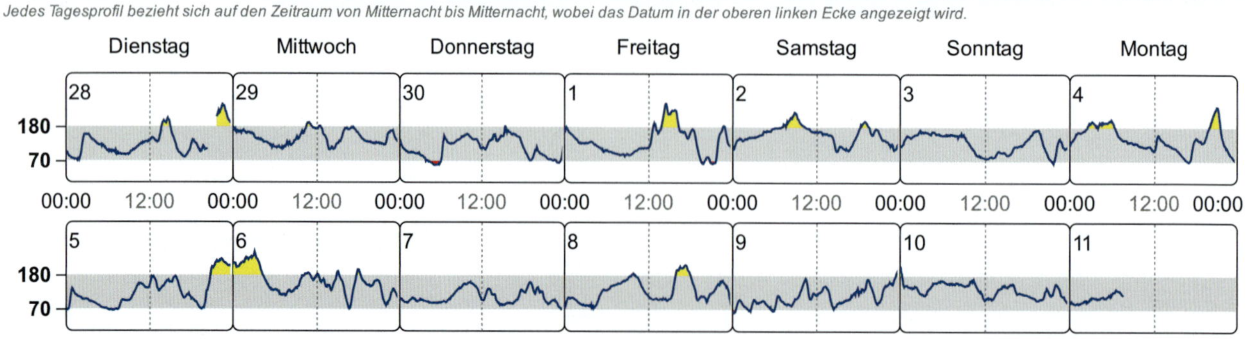

Quelle: Battelino, Tadej, et al. „Clinical Targets for Continuous Glucose Monitoring Data Interpretation: Recommendations From the International Consensus on Time in Range." Diabetes Care, American Diabetes Association, 7 June 2019, https://doi.org/10.2337/dci19-0028.

Abb. 57.1 Blutzuckerprofil eines kontinuierlichen Glukosemonitorings (CGM) über 2 Wochen einer Typ-1-Diabetikerin mit intensivierter Insulintherapie. Da mit einem CGM viel mehr Daten generiert werden als durch die vereinzelte blutige Blutzuckermessung mit Teststreifen, wurden einige Parameter zur Interpretation definiert. Der obere Teil zeigt die Zeit im Zielbereich (Time in Range) bzw. die Zeit über (Time above Range) und unterhalb des Zielbereichs (Time below Range). Der Glukosemanagementindikator (GMI) entspricht dem Durchschnitt der Blutzuckerwerte im Zeitintervall in Korrelation zum HbA1c.
Die Glukosevariabilität in Prozent ist der Quotient aus Standardabweichung und Mittelwert der mittleren Glukosekonzentration multipliziert mit 100. Im unteren Bereich sind die Glukoseprofile als Zusammenfassung und für die einzelnen Tage abgebildet.

Quellenverzeichnis

Der Verweis auf die jeweilige Abbildungsquelle befindet sich bei allen Abbildungen im Werk am Ende des Legendentextes in eckigen Klammern.

[E356] Katz V L, Lentz G M, Lobo R et al. Comprehensive Gynecology. Elsevier/Mosby, 5. Aufl. 2007.

[E420] Talley N J, O'Connor S. Clinical Examination. A Systematic Guide to Physical Diagnosis. Elsevier/Churchill Livingstone, 6. Aufl. 2010.

[E492] Bolognia JL, Jorizzo J L, Rapini R P. Dermatology. Elsevier/Mosby, 2. Aufl. 2008.

[E508] Swartz M H. Textbook of Physical Diagnosis. History and Examination. Elsevier/Saunders, 5. Aufl. 2005.

[E882] Yannuzzi L A. The Retinal Atlas. Elsevier/Saunders, 1. Aufl. 2010.

[E936] Melmed S, Polonsky K S, Larsen P R et al. Williams Textbook of Endocrinology. Elsevier/Saunders, 12. Aufl. 2011.

[E942] Nerad J A. Techniques in Ophthalmic Plastic Surgery. Elsevier/Saunders, 1. Aufl. 2009.

[E984] Klinke R, Silbernagl S. Lehrbuch Physiologie. Thieme, 5. Aufl. 2005.

[E985] Chew S L, Leslie R D. An Illustrated Colour Text. Clinical Endocrinology and Diabetes. Elsevier/Churchill Livingstone, 1. Aufl. 2005.

[E986] Resnick D, Kransdorf M J. Bone and Joint Imaging. Elsevier/Saunders, 3. Aufl. 2005.

[E1290] Anisman H, Kusnecov A W. Cancer: How Lifestyles May Impact Disease Development, Progression, and Treatment. Elsevier 2022.

[F111-001] Liu J, Lei P. Histopathologic and scanning electron microscope examination of the nail and hair in chronic mucocutaneous candidiasis. Journal of the American Academy of Dermatology August 2003; 49(2). Elsevier.

[F384-001] Callender G G et al. Multiple Endocrine Neoplasia Syndromes. Surgical Clinics of North America August 2008; 88(4). Elsevier.

[F497] Jayarao M, Devaiah A K, Chin L S. Utility and Safety of the Flexible-Fiber CO2 Laser in Endoscopic Endonasal Transsphenoidal Surgery. World Neurosurgery July–August 2011; 76(1–2). Elsevier.

[F498] Jevtic V. Imaging of renal steodystrophy. European Journal of Radiology May 2003; 46(2). Elsevier.

[F1177] Herrmann J. Neuere Aspekte in der Therapie der thyreotoxischen Krise. Dtsch Med Wochenschr 1978; 103(4): 166–174.

[F1178] Sharma A, Kushner R. A proposed clinical staging system for obesity. Int J Obes 2009; 33: 289–295.

[F1179] Robinson A G. Disorder of antidiuretic hormone secretion. Clinics in Endocrinology and Metabolism 1985; 14: 55–88.

[H126] Nagtegaal I D et al. The 2019 WHO classification of tumours of the digestive system. Histopathology January 2020; 76(2): 182–188. Wiley.

[H127] Persani L et al. 2018 European Thyroid Association (ETA) Guidelines on the Diagnosis and Management of Central Hypothyroidism. European Thyroid Journal October 2018; 7(5): 225–237. Karger.

[L106] Henriette Rintelen, Velbert.

[L138] Martha Kosthorst, Borken.

[L141] Stefan Elsberger, Planegg.

[L143] Heike Hübner, Berlin.

[L157] Susanne Adler, Lübeck.

[L190] Gerda Raichle, Ulm.

[L217] Esther Schenk-Panic, München.

[L231] Stefan Dangl, München.

[L253] Dr. Wolfgang Zettlmeier, Barbing.

[L311] Birgit Pietzsch, München.

[M468] Prof. Dr. S. Sollberg, Schwerin.

[M607] Dr. Clemens Marischler, Linz.

[O891] emer. Prim. Dr. Wilhelmine Maschek, Linz.

[R235] Böcker W et al. Pathologie. Elsevier/Urban & Fischer, 4. Aufl. 2008.

[T127] Prof. Dr. med. Dr. h.c. Peter C. Scriba, München.

[T409] Archiv des Dr. von Haunerschen Kinderspitals, Ludwig-Maximilians-Universität München.

[W1052] Spasovski G et al. Clinical practice guideline on diagnosis and treatment of hyponatraemia. European Journal of Endocrinology July 2014; 170(1).